同仁眼科手册系列

同仁眼科
诊疗指南

主编　魏文斌

编者（以姓氏拼音为序）

董喆	付晶	傅涛	高旭
何雷	姜利斌	接英	金涛
李冬梅	林楠	刘丽娟	卢海
齐颖	秦毅	佘海澄	史翔宇
史雪辉	孙霞	唐炘	田蓓
王海燕	王乙迪	魏文斌	赵军阳
邹留河			

编者单位

首都医科大学附属北京同仁医院

人民卫生出版社
PEOPLE'S MEDICAL PUBLISHING HOUSE

图书在版编目（CIP）数据

同仁眼科诊疗指南 / 魏文斌主编 . —北京：人民卫生出版社，2014

（同仁眼科手册系列）

ISBN 978-7-117-18560-8

I.①同… Ⅱ.①魏… Ⅲ.①眼病 – 诊疗 – 指南

Ⅳ.①R77-62

中国版本图书馆 CIP 数据核字（2014）第 002653 号

| 人卫社官网 | www.pmph.com | 出版物查询，在线购书 |
| 人卫医学网 | www.ipmph.com | 医学考试辅导，医学数据库
服务，医学教育资源，大
众健康资讯 |

同仁眼科诊疗指南

主　　编：魏文斌
出版发行：人民卫生出版社（中继线 010-59780011）
地　　址：北京市朝阳区潘家园南里 19 号
邮　　编：100021
E - mail：pmph @ pmph.com
购书热线：010-59787592　010-59787584　010-65264830
印　　刷：北京虎彩文化传播有限公司
经　　销：新华书店
开　　本：787×1092　1/32　印张：16
字　　数：418 千字
版　　次：2014 年 2 月第 1 版　2023 年 1 月第 1 版第 7 次印刷
标准书号：ISBN 978-7-117-18560-8/R·18561
定　　价：48.00 元

打击盗版举报电话：010-59787491　E-mail：WQ @ pmph.com
（凡属印装质量问题请与本社市场营销中心联系退换）

　　自 1886 年至今,北京同仁医院眼科已经有 127 年历史。多少代眼科前辈为之奉献了毕生的心血,也铸就了同仁眼科的知名品牌,在老百姓中留下良好的口碑。目前已经发展为国内最有影响力的眼科之一,国家级重点学科,也是首批国家临床重点专科。每日接诊患者 3 千 ~4 千人次,2012 年眼科门诊量达 93 万人次,病种也比较复杂,不乏众多的疑难杂症。眼科医护人员近 500 人,还有百余位研究生和来自全国各地的进修医师。因此,临床上更需要有统一的诊疗指南和操作规范,以便保障医疗质量和医疗安全。近些年眼科学临床也发生了突飞猛进的变化,相当多的新技术、新知识、新疗法涌现,一些知识被更新,也有一些技术被淘汰。所以,迫切需要修订以往的诊疗常规。本次修订均由眼科临床一线有相当丰富的临床经验的医生执笔,一批知名专家审校。

　　同仁眼科在发展的历程中也逐渐形成同仁的特色,并不断制订和更新所形成的规范,这些诊疗常规或指南都是根据多年积累的经验,并吸取国内外同行的经验编写而成,使眼科医护人员在工作中有所遵循。随着科技的不断发展,我们的认识也在不断加深,一些常规经过一定的时间实践就需要修改补充,一个多世纪的历程中,同仁眼科编写的《眼科医疗护理手册》几经修订,其中 1976 年和 1991 年由李志辉教授主持做过 2 次较大的修改,并正式印刷成册发至每一位眼科员工,影响了同仁几代人。本次修订较大,几乎是重新编写,内容也做了调整和扩充,删除了医疗制度部分,护理方面也分开单独编写并已经出版。本手册仅介绍同仁眼科诊疗规范。本次修订整理出版,既是目前临床需要,也是对李志辉教授等同仁老前辈们的纪念。

　　本指南是同仁医院眼科的临床积累,对国内其他医院眼科和眼科医生临床工作中也许也有参考价值,因此,此次修订稿由人民卫生出版社正式出版发行,在此也对出版社编辑和编校者致以崇高的敬意和谢忱。

　　科学在发展中,认识也在不断深入,为了进一步提高本书的质量,以供再版时修改,因而诚恳地希望各位读者、专家提出宝贵意见。

魏文斌

2014 年元月

于北京同仁医院

目录

第一章

眼科病史采集及常用检查法

一、病史采集

应按常规进行询问,并做好记录。门诊病史应简明扼要,入院病史应系统详尽。

1. 一般资料　姓名、性别、年龄、婚姻状况、职业、民族、籍贯、住址。

2. 病史

(1) 主诉:主要的症状和持续的时间。若两眼均异常,宜先着重近期发病之眼,再问另一眼。

(2) 现病史:主要症状的发生发展过程,及伴随症状、病情演变和诊治过程。抓主要特点,特别是视功能变化过程。

注意事项:两眼分别进行记录,患眼在先,健眼在后;近期病眼在先,早期发病眼在后。

(3) 既往史:既往眼病史,与眼有关的全身病史,如高血压、心脏病、肾病、糖尿病、呼吸和消化系统疾病。手术外伤史和传染病史。

(4) 个人史:个人生活习惯,移居停留的地方。

(5) 家族史:对遗传性疾病、先天性疾病,询问近亲结婚史、家族中相似疾病史、孕育生产史。

二、视功能检查

包括视觉物理学检查(视力、视野、色觉、立体视等)及视觉电生理检查(见后)。

(一) 视力检查

1. 远视力检查

【适应证】

（1）眼科就诊和会诊患者。

（2）健康体检者。

【禁忌证】

（1）全身状况不佳。

（2）意识不清、精神异常不能配合者。

【方法】视力是分辨二维物体形状大小的能力，分为中心视力与周边视力。视力表是检查中心视力的重要工具，是根据视角原理设计的。人眼能分辨出两点间最小距离的视角是 1 分（1'）角，视力是视角的倒数。

（1）国际标准视力表、对数视力表：同仁医院采用国际标准视力表。检查距离 5m，视力表的 0.1 行与受检眼等高。视力表照明均匀，可采用自然照明、人工照明。

（2）两眼分别检查，先查右眼，后查左眼。先查裸眼视力，再查戴镜视力。用挡眼板遮盖非检查眼。

（3）视力记录：能看清全行视标，则记录为该行视力。

（4）如最低视力行 0.1 不能辨认，患者走近视力表，到认出 0.1 视标为止。记录实际距离并折算，如 3m 距离看清 0.1 视标，则视力记为 0.1×3/5=0.06。

（5）如在 1m 处不能辨认最大视标，则检查指数（counting finger，CF）：受检者背光检查，检查者伸手指让其辨认手指数，记录能辨认指数的最远距离，如指数 /30cm 或 CF/30cm。若 5cm 处不能辨认指数，则检查手动（hand motions，HM）：检查者在受检者前摆手，记录能辨认手动的最远距离，如手动 /30cm 或 HM /30cm。

（6）如手动也无法察觉，则用烛光或电筒光反复置于受检眼前，检查并记录是否有光感（light perception，LP）。

【注意事项】

（1）可在视力表对面 2.5m 处放一平面镜，以节省检查距离。

（2）每视标检查应在 3 秒内读出。

（3）未受检眼遮盖要完全，勿压迫眼球。

（4）受检者头位要正，不能用遮盖眼偷看。

（5）对于裸眼视力小于 1.0，而没有带矫正眼镜的受检者,可加用针孔板再查小孔视力。

(6) 视力检查是心理物理检查,有时需结合患者的心理精神状况考虑结果的真实性。

2. 近视力检查

【适应证】

(1) 屈光不正患者。

(2) 老视患者。

其他适应证和禁忌证同远视力检查。

【方法】

(1) 多选用 Jaeger 近视力表。照明可采用自然弥散光或人工照明。

(2) 两眼分别检查,先查右眼,后查左眼。用挡眼板遮盖非检查眼。

(3) 检查距离为 30cm。对于屈光不正者,又需改变检查距离才能测得最好近视力。距离越近,近视力越好者,可能为近视;距离越远,近视力越好者,可能为远视或老视。

(4) 以能看清最小一行字母为检查结果,记录为 J1~J7,并注明检查距离。

【注意事项】

(1) 每视标检查应在 3 秒内读出。

(2) 未受检眼遮盖要完全,勿压迫眼球。

(3) 受检者头位要正,不能用遮盖眼偷看。

3. 视网膜功能检查

【适应证】视力低于 0.02 者,其他适应证和禁忌证同远视力检查。

【方法】

(1) 应在暗室中进一步检查光感、光定位(light projection)。

(2) 将烛光或电源光置于受检眼前 1~6m 距离,检查受检眼是否能辨认,并记录能看见光源的最远距离。如不能辨认 5m 而仅能看到 4m 光,则记录"4m 光感"。

(3) 再嘱受检眼注视正前方不动,将烛光或电源光置于受检眼前 1m 的 9 个方位(左上、左中、左下、右上、右中、右下、正上、正中、正下)检查受检眼是否有光感,并在有光感方位记录"+"，无光感方位记录"−"，是为"光定位"检查。

（4）用红绿镜片置于光源前，检查患眼是否可以辨认红、绿颜色，是为"色觉"检查。

（5）如受检眼不能看见 1m 光，则记录"小于 1m 光感"。如受检眼不能辨认眼前各方向光，记录为"无光感"。

【注意事项】检查光定位时，观察受检眼是否注视正前方不动。

4. 婴幼儿视力检查

（1）注视反应试验：

【适应证】适用于 1~12 月龄的婴儿。

【方法】检查者手执玩具，分别遮挡婴儿的左眼和右眼，注意非遮盖眼能否注视和追随眼前的玩具。如果发现一眼不注视，或者有嫌恶反应，提示该眼视力差。

（2）选择性观看：

【适应证】适用于 4 个月以下的婴儿。

【方法】应用 Teller 测试卡，婴儿坐在家长腿上，距 Teller 测试卡 55cm，检查者于测试卡的窥孔内观察婴儿的注视反应。

【注意事项】

1）比较适合 4 个月以下的婴儿，较大的婴儿容易被分散注意力而影响检测结果。

2）假阳性率较高。

（3）视动性眼球震颤检查法：

【适应证】适用于 6 个月以下的婴儿。

【方法】应用视动性眼球震颤的原理，将一个有不同宽窄黑白光栅条纹可转动的试鼓，置于婴幼儿眼前，婴幼儿双眼球追踪试鼓产生逆向性运动，检查者可观察婴幼儿双眼球对不同宽窄光栅条纹的反应，记录引起眼球震颤最细条纹，并换算成视锐度。

【注意事项】

1）视动性眼震在皮质盲的患儿也可诱导出来。

2）如果注意力未集中在视动性刺激则诱发不出视动性眼震。

3）视动性眼震的运动通路发育不完善可导致试验

阴性。

(4) 儿童视力表检查法：

【适应证】适用于 2~3 岁幼儿。

【方法】使用儿童熟悉和喜欢的各种图形，按视角大小设计而成，测定方法同成人远视力表检查。

(二) 视野检查

视野(visual field)是指一眼向前注视某一点时，所能看见的空间范围。亦称"周边视力"。

1. 动态视野检查

(1) 平面视野计：用于检查注视点 30° 以内的中心视野。

(2) 弧形视野计：用于检查注视点 30° 以外的周边视野。

【适应证】

(1) 普查及特殊职业人员体检。

(2) 怀疑青光眼者。

(3) 青光眼的随诊检查。

(4) 视路疾病。

(5) 黄斑部疾病。

【禁忌证】

(1) 智力低下。

(2) 全身疾病不配合者。

【方法】

(1) 在暗室内进行。受检者遮盖一眼，坐于屏前，头部固定在下颌架上。

(2) 检查距离平面视野计为 1m，弧形视野计为 50cm。一般用 3mm 白色和红色视标。必要时可将视标加大或减小。

(3) 嘱受检眼固视中央注视点，先查视力较好的眼，若两眼视力相近则先检查右眼。

(4) 平面视野计检查开始时，先将视标由颞侧约 20° 处沿水平子午线渐渐向内移动，在 18°~13° 应看不到视标，是生理盲点所在处，记录其范围。

(5) 用不同大小、颜色的视标沿视野计自周边向中心移动,记录患者发现视标出现和消失的位置。

(6) 每隔 15°~30° 检查一次,依次检查 12 个子午线。将各子午线开始看见视标的点连接画线,即为该视标所查出的视野。

(7) 正常周边视野范围:白视标:颞侧 90°、鼻侧 60°、上方 55°、下方 70°。蓝红绿视野依次递减 10°。

(8) 视野中除生理盲点以外的暗点均是病理性暗点,完全看不见视标的暗点为绝对性暗点,仅能看见较大的视标为相对性暗点。

【注意事项】

(1) 检查前应了解受检者眼部情况,对视野可能缺损的部位重点检查。

(2) 向受检者说明检查步骤和注意事项。

(3) 屈光不正者应戴矫正眼镜检查。

(4) 有视野缺损时,应将视标由外向内移动,再由内向外移动,确定其缺损范围。

2. 静态视野检查　现在有各种新型的自动视野计,按照程序在视野的各个位点用不同亮度的光刺激测定光阈值或光敏感度的方法,静态阈值视野检查法是自动视野计中最常用的方法。

【适应证】同动态视野检查。

【禁忌证】同动态视野检查。

【方法】

(1) 开启视野计,选择适当的程序。

(2) 在暗室内进行。受检者遮盖一眼,头部固定在下颌架上。受检眼固视视野屏十字中心。

(3) 告知受检者当察觉视野屏出现闪亮点,即按一下手柄按钮。

(4) 检查完毕,视野计自动记录结果、存盘和打印。

【注意事项】

(1) 检查前应了解受检者眼部情况。

(2) 向受检者说明检查步骤和注意事项。

(3) 屈光不正者应戴矫正眼镜检查。

(4) 去除上睑遮挡。

(5)检查中受检者不能漏按和多按,受检眼应始终固视前方。

(三)色觉检查

【适应证】

1. 健康及特殊职业体检。

2. 色盲或有色盲家族史者。

3. 某些视网膜或视神经疾病患者。

【禁忌证】 因精神因素等不能配合者。

【方法】

1. 临床上常用假同色色盲本检查。

2. 自然光照明,双眼同时检查,视线与画面垂直,检查距离0.5m,5秒钟内读出图中的图形或数字。先阅读示教图。根据检查图册内规定说明,判断检查结果,是否色盲、色弱、红绿色盲等。

3. 临床应用 在某些疾病中可出现色觉异常,如红绿色觉异常多见于视神经萎缩、球后视神经炎及脑垂体肿物;黄色觉异常多见于视网膜色素变性、黄斑变性及青光眼等。

(四)立体视检查

【适应证】

1. 斜视、弱视患者。

2. 屈光不正患者。

3. 眼球震颤。

4. 视疲劳。

5. 特殊职业 司机、显微外科医生、特种兵等。

【禁忌证】因精神因素等不能配合者。

【方法】

1. 同视机检查法 适于具备正常视网膜对应的双眼视力良好的斜视患者。

(1)受检者端坐于同视机前,头部固定于托架上。

(2)同时知觉画片检查主观斜视角;融合画片检查融合范围。正常:集合$25°$~$30°$,分开$4°$~$6°$,垂直分开$2^{\triangle}$~$4^{\triangle}$。深度知觉画片测定三级立体视。

2. 随机点立体图 检查看近的立体视。常用的有颜少明立体视觉图。

（1）受检者戴偏振镜片，注视距离 40cm 处图形。

（2）先看筛选图，再看动物图，最后看圆形图。分别记录立体视觉的灵敏度。

【注意事项】有屈光不正者要先矫正。

（五）伪盲检查法

【概述】被受检者由于要达到某种目的，而假装视力减退或丧失。被检者除视力减退外，眼部检查均不能查到视力减退的客观依据，应考虑伪盲或伪弱视可能。一般伪装单眼盲者多。

【方法】

1. 伪装单眼全盲

（1）伪盲者对检查一般不合作，或拒绝检查。令被检者双眼注视眼前一目标，受检者故意往其他方向看。

（2）伪盲者双眼瞳孔一般等大（除外散瞳剂作用）。伪盲眼直接对光反射应存在，另一眼间接对光反射应存在（外侧膝状体以后的损害可不发生瞳孔大小、形状及光反应的障碍）。

（3）瞬目试验：遮盖健眼，用手指或棉棒，在被检者不注意时，作突然刺向盲眼动作，注意不要触及睫毛或眼睑，如为真盲则无反应，伪盲者立即出现瞬目动作。

（4）同视机检查：如双眼有同时视功能，即为伪盲。

（5）三棱镜试验：

1）嘱被检查者向前方注视一目标，可疑伪盲眼前放一 6△ 的三棱镜，如眼球向外（三棱镜底向内）或向内（三棱镜底向外）转动，以避免复视，即为伪盲。

2）遮盖伪盲眼，在好眼前放一 6△ 的三棱镜，基底向下，其边缘位于瞳孔中央，此时好眼产生单眼复视，除去被检眼前遮盖，同时把好眼前的三棱镜上移遮住整个瞳孔，仍有复视则为伪盲。

3）被检者注视眼前一点，将一 6△ 的三棱镜放在好眼前，如被检者出现复视，则为伪盲。

（6）Jackson 试验：将 −5D 和 +5D 柱镜片两轴重合，此时镜片度数为 0，放于健眼前，检查双眼视力，转动其中一镜片与另一镜片垂直,则健眼视力模糊,再查视力,若视力不变即为伪盲。

(7)试镜架上眼前放一 +6D 球镜,盲眼前放一 +0.25D 球镜,戴在被检者眼前,如仍能看清 6m 远距离视力表字时即为伪盲。

(8)Harlan 试验:在被检者好眼前放一 +6D 镜片,使其成为人工近视,令其读眼前 16cm 处近视力表,在不知不觉中将视力表移远,如被检者仍能读出,则为伪盲眼的视力。

(9)检查健眼视野,但不遮盖所谓盲眼。如果鼻侧视野超过 60°,则考虑伪盲。

(10)嘱被检者读横行印刷的书报,头与读物都固定不动,将一笔杆垂直放在被检者两眼和读物之间,多靠近读物的一方,如被检者仍能继续往下顺利朗读,则证明其用双眼注视读物,盲眼即为伪盲。

2. 伪装单眼视力减退

(1)遮盖健眼,缩短检查距离,伪弱视者可在 5m 看到第 2 行,在 2.5m 仍看第 2 行,甚至 1m 处仍看第 2 行。

(2)将视力表的视标剪下,每一字贴在一张白纸上,任意拿出相近行的视标,伪弱视者可能不会估计视标的大小,往往可能看见 0.4 视标,反而看不见 0.2 视标。

(3)伪弱视眼不同距离查视野,视野范围可能无变化。

(4)双眼分别查视力后,将镜架置于被检者眼前,健眼前放一 +12D 球镜,低视力眼前放一 −0.50D 球镜,如双眼同时查视力,其视力较单独查低视力眼的视力好时,则该眼为伪弱视。

(5)视觉诱发电位(VEP)检查是客观检查,根据 VEP 曲线可推算被检者视力,是鉴别伪盲的可靠方法。

3. 双眼伪盲者通过障碍物时不会有困难,而真盲者往往被障碍物绊脚,遇危险物体时不会躲避。为被检者作视动性试验,即令被检者注视眼前迅速旋转、画有直线条的视动鼓,伪盲者可出现水平性、快慢交替有节律的跳动型眼球震颤,称为视动性眼球震颤,而真盲者不具有观看活动目标的能力,故不出现此种震颤。

【鉴别诊断】

1. 癔症性盲目或弱视 癔症性者有精神因素存在，眼部检查正常，视力下降，能查视野一般都为向心性收缩，且有螺旋形改变，但视野的改变与行动不相符。患者愿意接受治疗，暗示治疗有效。VEP 正常。

2. 皮质盲 皮质盲为大脑枕叶纹状区视觉皮质的严重损害所引起。皮质盲瞳孔对光反射存在，调节、集合反应消失，眼底正常。异物突然出现于眼前，缺乏瞬目反射。视动性眼球震颤消失。

3. 球后视神经炎 球后视神经炎有眼球转动疼痛，瞳孔开大，对光反射不能持久，视野有哑铃形暗点。与感冒、中毒、多发性硬化等有关。

三、裂隙灯检查

【适应证】

1. 眼部常规检查一部分。

2. 眼病患者。

3. 健康体检。

【禁忌证】因全身状况不允许坐位患者。

【方法】

(一) 概述

1. 裂隙灯显微镜是将光线高度集中，在焦点处分辨各屈光间质，可达到组织学效果。临床上简称"裂隙灯"。裂隙灯主要由照明系统和双目显微镜构成。光源发出的光线经凸透镜集中，经不同形状的隔板投射到眼部，产生长短宽窄不同的光带。光路中还装有无赤、钴蓝等滤光片。双目显微镜由物镜和目镜组成，常用放大倍率为 10~16 倍。

2. 常用检查方法 暗室内进行。患者的准备：坐位，调整检查台的高度，使之头部舒适地固定于颌架上。调整仪器，避免强光长时间照射患眼。检查者右手调节裂隙灯手柄等各旋钮，左手可撑开患者眼睑。一般使光线来自受检眼颞侧 40°角，也可根据需要调整角度。

3. 裂隙灯的 6 种检查方法

(1) 弥散光照射法：将裂隙充分开大，一般在低倍镜下全面观察眼表面。

（2）直接焦点照射法：最常用的方法。光线的焦点与显微镜的焦点完全重合，在角膜和晶状体上形成光学六面体。根据检查需要可分宽光照射、窄光照射和圆锥光照射。

（3）后部反光照射法：光线聚焦在目标后方，借光线反射光检查前部组织。

（4）镜面反光照射法：利用光线在角膜或晶状体形成的镜面反光区，检查角膜或晶状体的前后表面。

（5）角膜缘分光照射法：光线从侧面照射角膜缘，在对侧角膜缘形成强光晕，借以观察角膜病变。

（6）间接照射法：光线聚焦目标旁侧，借光线的折射观察目标。

应按顺序检查结膜、角膜、前房、虹膜、晶状体和前玻璃体，加用附件还可行压平眼压、前房角、后部玻璃体、眼底等检查。

（二）裂隙灯检查应用

1. 角膜检查方法

（1）注意角膜大小、形状、透明度、弯曲度，表面是否光滑；角膜有无混浊、水肿、浸润、溃疡、异物、瘢痕、新生血管和血管翳、角膜后沉着物（keratic precipitates，KP）等。

（2）荧光素染色试验：对怀疑有角膜上皮缺损或溃疡者，以荧光素滤纸条轻沾于结膜囊内，在裂隙灯下用钴蓝光观察，有鲜明黄绿色着染区，即为角膜上皮缺损。如有溪流现象，即渗漏的房水被染成绿色的溪流，轻压眼球，溪流更为明显，表明有角膜瘘。此方法也常用于检查青光眼滤泡渗漏、角膜或结膜伤口渗漏。

（3）角膜知觉检查：用消毒棉签捻出一细长绵丝，从受检者侧面接近并轻轻触及角膜，如不引起瞬目或瞬目速度较健眼明显变慢，则说明角膜知觉消失或减退。

2. 前房检查方法

（1）注意前房深度，房水是否混浊，有无闪辉、浮游体、渗出物、积血或积脓等。

（2）周边前房深度：患眼注视前方，窄裂隙自颞侧30°角投射至6点钟角膜缘处，用6点钟角膜缘处的角膜厚度

(cornea thickness, CT)为单位估计周边的角膜内皮与虹膜前表面间距离。正常人周边前房≥1CT。

（3）房水混浊程度检查：目镜 ×10，物镜 ×1.6，长 8mm、宽 0.2mm 的裂隙为 1 个视野。

1)（-）:房水透明。

2)（±）:3~5 个视野仅见 1 个微粒。

3)（+）:1 个视野 1~5 个微粒。

4)（++）:1 个视野 >5 个微粒。

5)（+++）:无数微粒，有纤维蛋白渗出。

6)（++++）:明显渗出，伴有积脓。

3. 虹膜检查方法　双侧虹膜进行对比检查。注意虹膜色泽、纹理、形态，有无色素脱失、萎缩、缺损、结节及新生血管，有无前后粘连、虹膜震颤、根部离断等。

4. 瞳孔检查方法

（1）先在自然光线下观察双眼瞳孔是否等大、圆形，边缘是否整齐。检查其对光反射。注意瞳孔大小、瞳孔中央是否有渗出膜、闭锁。瞳孔区黄白色反光要除外"白瞳症"。

（2）瞳孔对光反射检查：当裂隙灯光照射瞳孔或裂隙光线由弱变强时，观察受检眼虹膜瞳孔括约肌是否收缩，是为瞳孔直接对光反射。而对侧眼是否同时有瞳孔括约肌收缩，是为瞳孔间接对光反射。

5. 晶状体检查方法　注意晶状体位置是否正常，是否透明，有无混浊。虹膜震颤时，注意晶状体有无脱位。必要时散瞳进行详细检查。外伤眼，晶状体囊膜是否完整；异物伤，晶状体是否存留有异物。观察晶状体病变情况是否与视功能变化相对应。

6. 玻璃体检查方法　裂隙灯下，焦点光照到晶状体后面时，玻璃体前部反光带似悬挂的幕布，有一定活动度。用高度照明深部偶可看到纤维状结构。注意前玻璃体是否有颗粒状、片状混浊，有时可以见到高度脱离的视网膜。

加用前置镜，裂隙灯下可进行玻璃体、眼底的检查。观察玻璃体混浊的程度、混浊物的形态和色泽，是否有玻璃体液化、后脱离，是否形成对视网膜的牵拉。

7. 眼底检查方法

（1）散瞳后加用前置镜、三面镜、全视网膜镜，裂隙灯下可以观察到视网膜的全貌。

（2）检查顺序先后极部，再周边部。

（3）注意观察视盘大小、形态、色泽、盘沿和凹陷；视网膜血管粗细、走行、动静脉比例；黄斑有无水肿、渗出、出血、瘢痕、色素改变、中心凹反光情况；视网膜有无渗出、出血、变性、脱离等。

【注意事项】

（1）裂隙灯越往眼球深部检查，光源与显微镜的夹角应越小。

（2）对于浅前房者，散瞳要谨慎，避免诱发急性闭角型青光眼。

（3）如角膜有炎症、穿孔伤时，不能使用接触镜检查。

8. 裂隙灯前置镜检查

【概述】裂隙灯加用附件后，可使检查范围增大。联合不同的物镜，如 Hruby 前置镜、Goldmann 眼底接触镜，可检查玻璃体后部和眼底；联合 Goldmann 前房角镜可检查前房角；联合三面接触镜可检查眼底、玻璃体、房角，特别是眼底周边部；联合压平眼压计可测量眼压；联合激光器进行激光治疗。

【方法】

（1）前置镜：传统前置镜一般是 55~58.6D 的平凹透镜，装置于裂隙灯上，可置于被检眼的角膜前 15mm 处进行检查。所见眼底为立体正像，视野小，放大倍率高。适用于观察眼底后极部及靠近眼球中央轴的玻璃体。缺点是玻璃体和眼底的周边部不便于检查，而且反射光线较多，易于干扰被观察的物体。

检查前应用短效散瞳剂散大瞳孔，患者位置同裂隙灯检查，先在裂隙灯上调整好前置镜位置，注意投射光轴与视轴间的角度在 30° 以内，将裂隙灯向被检眼方向推进，至光线聚焦于视网膜上。

（2）接触镜：常用接触镜是 Goldmann 三面镜，中央为凹面镜，凹面与角膜表面一致，放置在角膜前面以检查玻璃体及眼底。所见为正像,其放大倍率大,镜野大,反射光线较少,物像清晰。三面反射镜的斜度分别为 59°、67°、75°,用中央部观察眼底的中央部分,三个反射镜分别可观察前房角和眼底极周边部、赤道部至周边部、眼底 30° 内至赤道部的视网膜。接触镜检查有助于玻璃体后脱离的诊断,观察视盘水肿及其程度,视网膜脉络膜病疾病的诊断,特别是黄斑囊肿或裂孔的诊断。联合使用压陷装置可扩大眼底周边的观察范围。

使用接触镜时,可在滴表面麻醉剂后,将接触镜放在结膜囊内,接触镜与角膜接触面之间以甲基纤维素、生理盐水或其他等渗液填充以左手持镜随需要而活动。注意投射光轴与视轴间的角度在 30° 以内。先用中央部分检查,再用三个反射镜分别旋转一周检查不同部位的眼底。

(3) 全视网膜镜:全视网膜镜为 +90D、+78D 或 +132D 等非球面双凸透镜,又称为生物显微镜镜头,放大倍率分别为 0.76 倍和 0.93 倍,所见眼底为倒像,视野大,立体感强,放大倍率较间接检眼镜大。被检查者坐于裂隙灯前,检查者手持全视网膜透镜置于被检眼前,裂隙灯 0° 角照明,可观察到大部分眼底。

四、前房角镜检查

【概述】眼前节尤其是前房角的解剖结构与各类青光眼的发病机制密切相关。判断前房角的宽窄与开闭对青光眼的诊断、分类和防治具有重要意义。前房角镜检查是临床上常用的方法。常用的前房角镜为间接型前房角镜,中央为一凹面镜,内有一斜面为 64° 的反射镜,可将光线反射至房角隐窝。检查前房角的结构时需用前房角镜配合裂隙灯显微镜进行,操作方便,有优越的照明和放大倍数,房角的解剖标志及细微变化的分辨程度高,并可以结合静态和动态检查技术。

【方法】

1. 滴表面麻醉剂 2~3 次(一滴麻)。如眼有分泌物应暂缓检查。

2. 使用前,用肥皂或洗衣粉及自来水洗净接触镜,再用无菌生理盐水冲洗。

3. 先在接触镜凹面滴入少量生理盐水、甲基纤维蛋白或抗生素眼药水。检查者以左手手指轻轻分开患者上、下睑,嘱患者稍向上注视;检查者用右手持接触镜轻轻置于患者角膜缘下方,再嘱患者稍向下注视,迅速将接触镜置于患者角膜上。

4. 若前述方法不能装入时,可令患者头向后仰,装入接触镜。再嘱偏向检查眼之颞侧,翘起接触镜之鼻侧,将消毒生理盐水注入结膜囊,使角膜与接触镜间充满生理盐水,随即将接触镜轻压于角膜上。

5. 检查时,一手扶住接触镜,以免接触镜跌落或进入气泡。

6. 用裂隙灯直接焦点照明法检查前房角或眼底,并按顺序检查各部位情况。在估计房角宽度时,不可压迫眼球或倾斜房角镜,应在原位或静态观察。

7. 检查结束时滴抗生素液。

8. 取下的接触镜用肥皂或洗衣粉及自来水洗净,收藏于盒内,放回原处。

9. 记录

(1) 将检查所见按顺序(虹膜根部、睫状体带、巩膜突、小梁、Schlemm 管和 Schwalbe 线)扼要记录,房角的宽度及色素按 Scheie 分类进行记录。

(2) 正常前房角镜下检查所见:

1) Schwalbe 线:房角前界,相当于 Descemet 膜的末端,房角镜下为向前房内凸出的一条界限清楚的半透明白色反光线条,由于表面粗糙,房水循环中的一些色素较易沉积于此,以下方多见。

2) 小梁网:位于 Schwalbe 线与巩膜突之间,半透明状,约 0.5mm,小梁后 2/3 在巩膜突前方,是房水引流的主要通路,为功能性小梁,Schlemm 管位于其深部。

3) 巩膜突:位于小梁与睫状体之间,是小梁的后缘。

4) 睫状体带:睫状体平坦部外 1/3 构成,位于房角周边部,深棕色带。

5) 虹膜末卷和虹膜突:虹膜末卷为房角后界,与虹膜根部相连。虹膜突,又称梳状韧带,约见于1/3正常眼,起自虹膜根部,像桥样止于睫状体或巩膜突。

(3) Scheie房角宽窄分类法(以原位静态观察为准):

1) 宽角(W):虹膜周边部平坦,全部房角结构均能看清。

2) 窄角(N):虹膜周边部不同程度隆起。①窄Ⅰ:可见部分睫状体带;②窄Ⅱ:看不到睫状体带,仅见巩膜突及小梁;③窄Ⅲ:仅见前部小梁;④窄Ⅳ:看不到小梁,仅见或不见Schwalbe线。

(4) Scheie房角色素分级法:

1) 0级:房角无色素沉着。

2) Ⅰ级:色素极少,稀疏地分布于后部小梁。

3) Ⅱ级:后部小梁色素较多,前部小梁及Schwalbe线上少量色素沉着。

4) Ⅲ级:后部小梁色素密集。

5) Ⅳ级:整个小梁是深棕色,巩膜突及角膜内面亦有色素沉着。

(5) Shaffer前房角分类法:

1) 0级:房角已关闭。

2) 1级:明显窄角,仅可见Schwalbe线或部分小梁。

3) 2级:中度窄角,仅可见小梁网。

4) 3级:开角,可见巩膜嵴。

5) 4级:宽角,原位状态可见睫状体带。

【禁忌证】

1. 眼球破裂伤患者。

2. 急性结膜炎患者。

3. 角膜上皮水肿。

4. 眼部有炎症,眼痛者。

【注意事项】操作要轻巧,勿损伤角膜,其他同裂隙灯检查。

五、眼底检查法

【概述】常用的眼底检查法包括直接检眼镜法、间接检眼镜法以及裂隙灯显微镜眼底检查法。

【方法】

1. 直接检眼镜检查法 一般在暗室内进行。直接检眼镜所见眼底为正像,放大倍率约为 16 倍。被检者坐位,检查者持眼底镜逐渐靠近被检眼。检查右眼时,检查者应该坐在或站在被检者的右侧,用右手持检眼镜用右眼检查。检查左眼时,检查者坐或站在被检者左侧,用左手持检眼镜以左眼检查被检者的左眼。必要时可散大瞳孔后检查。睑裂太小时,可用另一只手的拇指向上牵引上眼睑以便检查。检眼镜屈光度轮盘顺序排列 –25~+15D 屈光度的凹、凸镜片,检查时可以自由转动轮盘,以校正或补偿检查者或被检查者的屈光差或调节力,直至观察到最清晰的眼底图像。开始检查时,先将轮盘置于 +8~+10D 屈光度的镜片,被检者双眼正视前方,距被检者眼前 10~20cm,将检眼镜灯光射入瞳孔,嘱被检者上下左右转动眼球,观察不同层次眼屈光间质有无混浊。再将轮盘置于 0 处,嘱被检者平视前方,将检眼镜移近被检眼前 2cm 处,开始检查眼底的各部分。检查者需逐区检查,将所见影像综合成完整的眼底像。一般先找到观察视盘,被检者正视前方时,可看到视盘。再观察由视盘发出的视网膜中央动静脉的大分支,沿颞上、颞下、鼻上、鼻下四大分支自中心向周边依次观察,被检眼可向相应方向注视以便于观察周边部视网膜。最后检查黄斑,被检者注视光源或检查者头和检眼镜稍偏向颞侧观看时,可观察到黄斑部。

2. 双目间接检眼镜检查法 简单易行,被检者不必采取特殊体位,适合于儿童,甚至婴幼儿检查。观察范围较广泛,对比性强,亮度高,立体感较强,易于发现视网膜脱离等眼底改变,受屈光间质透明度影响较小,可同时绘制眼底图。

双目间接检眼镜由光源及组成的头灯和物镜两部分及附件组成。光源置于头灯暗箱内,光线经折射由下方射出,通过转动平面镜,调整投照方向。下方为两个 +2.00D 目镜,瞳孔距离可调节。检查时光路需透过一无球面差透镜。根据检查需要可选择 +13D、+20D、+30D 的透镜进行检查。+13D 透镜放大倍率为 ×4.3,其视野范围为 35°,检查时应距眼前约 80mm;+20D 透镜放大倍率为 ×3,视野范围为 45°,检查时距眼前距离为 53mm;而 +30D 透镜的放大倍率为 ×2,视野范围约为 55°。被检者应充分散瞳,取仰卧位或坐位。检查者戴好额带,调整好检眼镜瞳孔距离,调整投照光与目镜同轴。一般左手持透镜,凸面对向检查者,由远而近向眼球推进。当推进到确定距离后,即可清楚地看清眼底。联合使用巩膜压陷器局部加压可观察周边部眼底情况。

为便于说明病变所在部位和范围,可绘制眼底图。眼底划分区域:①赤道部:以赤道为中心向前后各 2 个 PD 的环形范围;②锯齿缘部:锯齿缘前后各 1.5PD 的环形区;③周边部:赤道部到锯齿缘部之间范围;④中周部:由黄斑部到周边部之间的范围;⑤后极部:即黄斑部及其周围范围。眼底检查记录图上有 3 个同心圆,最内侧圆代表赤道,中间圆代表锯齿缘,外圆代表睫状体;12 条放射线则代表时钟子午线。绘图时,先标示出视盘及黄斑所在位置,然后将图纸倒置,以相应的颜色画出眼底各结构及病变。

3. 前置镜、三面镜、全视网膜镜检查见裂隙灯显微镜检查。

六、眼睑检查方法

【适应证】

1. 眼部常规检查一部分。

2. 疑有眼睑疾患。

3. 眼部外伤。

4. 健康体检。

【禁忌证】无。

【方法】以观察为主,结合触诊。

【检查内容】观察局部形态及颜色,有无红肿、淤血、气肿、瘢痕或肿物,有无内翻或外翻,两侧睑裂对称情况,上睑提起及睑裂闭合程度。睫毛分布、方向、颜色及疏密程度,根部有无充血、鳞屑、脓痂、异物或溃疡等。睫毛与角膜、结膜表面的相互位置关系。触诊则判断有无压痛、水肿、气肿、肿物等。

七、泪器检查方法

【适应证】

1. 流泪、泪溢。
2. 眼干涩。
3. 疑有泪器损伤、炎症、肿物。

【禁忌证】

1. 急性泪囊炎禁行泪道冲洗检查。
2. 有脓性分泌物禁行加压泪道冲洗。

【方法】

1. 泪腺检查方法　判断是否存在泪腺肿物、脱垂及炎症。触摸颞上方眶缘，检查有无肿物，正常情况下不能触及。如有，判断其质地、硬度、大小、活动度等。眼球极度鼻下注视，有时可暴露脱垂的泪腺。泪腺炎症时有上睑肿胀、压痛。当可疑泪腺肿物时，可选择性行眼部超声、CT 或 MRI 检查。

泪液分泌试验（Schirmer Ⅰ试验）：怀疑泪液分泌减少时进行。用 5mm×35mm 的消毒滤纸，将一端折 5mm，夹于下睑中内 1/3 下穹隆处，5 分钟后读取滤纸湿润的长度（折叠的 5mm 不记录）。≥10mm 为正常。

泪膜破裂时间（tear break-up time，BUT）测定：裂隙灯显微镜下以钴蓝色滤光片检查。结膜囊内滴入 1% 荧光素钠 1 滴，受检眼眨眼转动使荧光素在角膜涂布均匀；然后睁大受检眼，注视前方，同时计时，观察角膜，到出现第一个黑斑（泪膜破损）为止，记录时间。若 <10 秒为泪膜破裂时间缩短。

2. 泪道检查方法　观察泪点位置，有无外翻、狭窄、闭锁。泪囊区有无红肿、压痛、瘘管。挤压泪囊区有无分泌物自泪点溢出。

泪道冲洗试验：

（1）怀疑泪道狭窄或泪道阻塞时进行。

（2）冲洗泪道前，挤压泪囊部，观察有无分泌物排出，并尽量排挤干净。

（3）结膜囊点表面麻醉剂，受检者取坐位，头略后仰固定,受检眼向颞上方注视,检查者用拇指将下睑内侧部向下牵拉,暴露下泪点。

(4) 若泪点较小,可先以泪点扩张器略扩张之。

(5) 将泪道冲洗针头插入下泪点 1mm 后转向鼻侧,针头呈水平位,沿睑缘内下泪小管走行 4~6mm 注入生理盐水。

(6) 询问受检者有无液体进入鼻咽部,观察注水有无阻力、上下泪点有无液体反流。

(7) 冲洗结果分析:

1) 泪道通畅:注水时无阻力,泪点无水液反流,受检者诉液体进入鼻咽部。

2) 泪道狭窄:下冲上返,压住上泪点后冲洗通畅。

3) 泪小管阻塞:下泪点注水时有阻力,冲洗液从下泪点返回,鼻咽部无液体流入,说明下泪小管阻塞,可再行上泪点冲洗,如上冲原返则说明上泪小管亦阻塞。

4) 泪总管阻塞:下冲上返,鼻咽部无液体流入,压住上泪点后冲洗液从下泪点返回(加压原返)。

5) 鼻泪管阻塞:下冲上返,并带有大量黏性或脓性分泌物,则合并慢性泪囊炎。

【注意事项】

1. 进行泪液试验时,滤纸条切莫擦伤角膜。

2. 测定 BUT 时,室内避免使用电风扇。

3. 泪道冲洗时,若下睑出现水肿,表明假道形成,应即停止注液。

八、结膜检查方法

【适应证】

1. 眼部常规检查一部分。

2. 疑有结膜疾患。

3. 眼部外伤。

4. 健康体检。

【禁忌证】无。

【方法】一般可按先下后上顺序检查,先睑结膜、穹隆结膜,然后球结膜及半月皱襞。

1. 睑结膜和穹隆结膜检查法

（1）睑结膜和穹隆结膜暴露法：

1）嘱受检者向上注视,拇指向下轻拉下睑皮肤中部,即可暴露下睑结膜和下穹隆结膜。

2）嘱受检者向下注视,检查者用拇指和示指轻捻上睑皮肤,示指轻压睑板上缘同时,拇指向上捻转睑缘皮肤,并将其固定于上眼眶,上睑外翻即暴露上睑结膜。若同时另一手拇指于下睑轻轻向上挤压眼球,即可暴露出上穹隆结膜。

（2）检查内容:观察颜色、透明度,有无充血、水肿、乳头、滤泡、瘢痕、结石,有无异物、分泌物等。

2. 球结膜检查法

（1）球结膜暴露法:分开上下睑,嘱患者向各方向转动眼球,即可观察球结膜各部分。

（2）检查内容:观察有无充血、出血、水肿,有无异物、疱疹、结节、溃疡、分泌物、新生物等。

【注意事项】

1. 翻转眼睑要轻柔,勿划伤角膜。

2. 眼球破裂伤时,勿对眼球加压。

3. 注意区分睫状充血和结膜充血。

4. 检查者手部清洁消毒,先检查健眼,避免双眼交叉感染。

九、眼球突出度检查

【概述】眼球在眼眶内可向前或向后移位,可用眼球突出计进行测量。眼球后方的肿物或其他占位性病变以及内分泌疾病可引起眼球向前移位;眶骨骨折或交感神经的损伤可引起眼球向后移位。

【方法】

1. 直尺测量法　被检者双眼向正前方水平注视。检查者将两面有刻度的透明尺的一端水平并准确地向前方向放在颞侧眶缘最低处,直尺与视线平行。检查者自侧面观察,读出角膜顶点与眶缘间的距离,即为眼球突出度。双眼分别检查。

2. Hertel 眼球突出计测量　Hertel 眼球突出计由一

带有刻度的标尺和左右两个带有反光镜的测量器组成。检查时检查者与被检者相对平视而坐,将突出计平放在双眼前,并将两侧的小凹固定在两颞侧眶缘,令被检者双眼向正前方看,观察突出计上反光镜,使平面镜与反光镜中的红线重合,角膜顶点所在位置的毫米数,即为眼球突出度。标尺上的刻度为眶距。记录时分别记录双眼的眼球突出度和眶距,右眼 - 左眼 / 眶距。我国人眼球正常值为 12~14mm,双眼之差不超过 2mm。如右眼球突出度为 12mm,左眼为 14mm,眶距 98mm,即记录为:

$$14>\!\!\!\frac{98}{\rule{3cm}{0.4pt}}\!\!\!<12\,(\text{mm})$$

十、眼压检查

(一)指测法

【适应证】

1. 只需大致了解眼压,简单的定性估计眼压的方法。

2. 不能用眼压计测量者,角膜病变,小儿不配合,眼表面有新近手术切口。

3. 眼球震颤者。

【禁忌证】

1. 眼内活动性出血伴低眼压。

2. 眼球壁极薄易破裂者。

3. 眼球破裂伤。

【方法】

1. 患者向下注视,检查者两手中指、环指置于受检者前额作支撑。

2. 检查者双示指放于上睑板上缘的皮肤面中央,交替向眼球中心轻压眼球,体会波动感,估测眼球的抵抗力,以估计眼压的高低。

3. 记录法　眼压正常为 T_n;眼压轻、中、极度升高记录为 T+1、T+2、T+3;反之,则以 T-1、T-2、T-3 分别表示眼压稍低、较低和极低。

【注意事项】压迫眼球时,勿用力过大。

（二）Schiötz 眼压计测量法

是常用的压陷式眼压计，以一定重量的砝码压迫角膜中央，根据角膜被压陷的深度间接反映眼内压。

【适应证】需了解眼压时。

【禁忌证】

1. 不允许卧位者。

2. 结膜或角膜急性或活动性炎症。

3. 严重的角膜上皮损伤。

4. 眼球开放性损伤。

【方法】

1. 患者结膜囊滴表面麻醉剂 1~2 次。

2. 在眼压计试板上测试指针指向"0"，指针灵活。然后用 75% 乙醇棉球擦拭眼压计足板，再以消毒干棉球擦干。

3. 患者仰卧，双眼注视正前方，使角膜位于水平正中位。

4. 检查者右手持眼压计，左手轻轻撑开患者上下睑，勿加压于眼球。然后将眼压计足板垂直放置于角膜中央，迅速读出眼压计指针刻度。一般先用 5.5g 砝码，指针所指刻度应为 3~7。若刻度小于 3 应改用 7.5g 或 10g 砝码。每眼连续测 2 次，其读数差值不超过 0.5 刻度。

5. 测量完毕受检眼滴抗生素眼药水一滴。用酒精棉球立即消毒眼压计足板。

6. 记录方法　查 Schiötz 校正核算表，砝码 / 指针读数 = 换算后眼压值，单位 mmHg。正常值为 10~21mmHg。

【注意事项】

1. 眼压计足板应认真清洗消毒。

2. 检查时，避免受检者紧张、凝视。

3. 测量时，分开眼睑勿加压眼球。

4. 眼压计足板勿压陷角膜时间过长，以免损伤角膜上皮，也导致眼压下降。

5. 若发现角膜擦伤，应涂抗生素药膏，次日复查。

6. 压陷式眼压计测得的眼压受巩膜硬度影响，可用两个不同重量砝码测量，查表得出矫正眼压值。

（三）Goldmann 眼压计测量法

属于压平式眼压计，用可变的重量压平一定面积的角膜，根据所需的重量与被检测角膜面积改变之间关系判定眼压。眼球壁硬度和角膜弯曲度，对测量结果影响小，是目前准确性较可靠的眼压计。

【适应证】需了解眼压时。

【禁忌证】

1. 不允许坐位者。

2. 结膜或角膜急性或活动性炎症。

3. 严重的角膜上皮损伤。

4. 眼球开放性损伤。

【方法】

1. 测压头清洗和消毒　肥皂水清洗，无菌生理盐水冲洗，75% 乙醇棉擦拭。

2. 受检眼表面麻醉，受检者舒适坐于裂隙灯前。结膜囊内滴荧光素液，消毒干棉球吸去过多的泪液。头部固定于下颌托上。

3. 裂隙灯与显微镜夹角为 35°~60°，选择钴蓝光，用 ×10 目镜观察，测压头置于显微镜前方。受检眼睁大放松，必要时检查者轻提上睑，帮助开大睑裂。

4. 眼压计测压螺旋转至 1g 刻度位置，然后向前缓推裂隙灯操纵杆，使测压头刚刚接触角膜，角膜面即出现蓝光，停止推进裂隙灯。

5. 用裂隙灯观察，可见两个黄绿色半圆环。再调节裂隙灯操纵杆，使两环形状对称均匀，位于中央。缓慢旋转测压螺旋，直到两个半圆环内界刚好相切，此时螺旋上的刻度乘以 10，即得眼压值，单位 mmHg。取 2~3 次测量的平均值，每次测量值相差不应超过 0.5mmHg。

6. 测量完毕，受检眼滴抗生素液一滴。

7. 测压头清洗和消毒。

【注意事项】

1. 分开眼睑时不能加压眼球。

2. 测眼压时，勿使睫毛夹于测压头和角膜之间。

3. 荧光素不宜过多过浓。

4. 测压头与角膜接触时间不宜过长,以免损伤角膜上皮,也导致眼压下降。

5. 测量完毕应检查角膜有无擦伤,若发现角膜擦伤,应涂抗生素药膏,次日复查。

6. 角膜厚度和曲度影响测量的准确性。

(四)非接触眼压计测量法

用可控的气体脉冲将角膜中央 3.6mm 直径的面积压平,借助微电脑感受角膜表面反射的光线和压平此面积所需的时间,换算成眼压值。优点是避免接触可能带来的感染,缺点是测量值欠准确。

【适应证】

1. 需要了解眼压时。

2. 进行眼内血管搏动测定。

3. 进行房水动力学测定。

【禁忌证】

1. 不允许坐位者。

2. 结膜或角膜急性或活动性炎症。

3. 严重的角膜上皮损伤。

4. 眼球开放性损伤。

【方法】

1. 患者坐位,头固定于托架上,注视仪器中注视点。

2. 检查者调节调焦手柄,将眼压计测压头对准受检眼角膜,眼压计自动显示眼别。按下发射钮,或选择"auto",仪器自动发出气体,显示眼压数值。

3. 一般连续测量 3 次,可打印出来,取其平均值。

【注意事项】

1. 在高眼压时,测量值可有偏差。

2. 角膜异常或注视困难者,测量结果可能不准确。

3. 若角膜上皮大泡性水肿有引起角膜下气泡可能。

(五)24 小时眼压曲线

【概述】正常人 24 小时眼压波动有一定的规律变化。较大的眼压昼夜波动也是青光眼病情进展的独立威胁因素。24 小时眼压测量对于诊断、鉴别诊断、观察疗效、调整治疗方案及个体化的治疗等都是十分必要的。特别是鉴别诊断正常眼压性青光眼时,24小时眼压测量数据是必不可少的,有时甚至要测量2~3次。对于药物治疗,24小时眼压测量结果有助于选择药物种类及确定药物的具体使用时间。根据眼压峰值出现的具体时间,结合药物达到最佳降眼压效果的时间,确定药物的具体使用时间,做到青光眼的个体化治疗。

【方法】

1. 检查前应排除一切影响眼内压的主客观因素,包括用药、情绪因素或其他环境因素,最好住院观察。尽量不打乱患者日常的生活规律。

2. 测量中要保证同一检查者使用同一台仪器,以保证结果的准确性和可比性。

3. 对已使用药物的患者,要同时记录用药的具体时间。

4. 要包括夜间和凌晨的眼压。

5. 根据人群调查,大多数人清晨或傍晚眼内压最高。常规检查一般采取上午5:00、7:00、10:00,下午2:00、6:00、10:00为测量眼内压时间点,或24小时中每2~4小时测量眼压1次。上午5:00第一次测量眼压应在起床前进行。

6. 24小时眼内压波动范围应≤0.67kPa(5mmHg),病理范围≥1.06kPa(8mmHg)。

十一、屈光状态检查

【概述】屈光检查(验光)是使用不同的方法检测眼屈光不正的性质及程度,以了解眼屈光状态的方法。分为主觉验光法与他觉验光法。

(一)主觉验光法

【概述】主觉验光法是受检者在自然调节情况下,依其诉说的视力情况来选择最适宜的镜片,根据所用矫正透镜的性质与屈光度值来测知受检眼的屈光异常状态及其矫正视力的方法。也叫显然验光或主观验光。

【特点】这种方法完全是以受检查者主觉的知觉能力、判断能力为依据,因此在使用上有一定的局限性。

【方法】

1. 插片法(显然验光法,manifest refraction) 为最常

用的主觉屈光检查法,此方法为将镜片放于受检眼前进行调试,这时该眼可获得最佳矫正视力。然后,依此镜片即可判知其矫正镜片值。

(1) 验光的设备:

1) 暗室。

2) 视力表 / 视力表投影仪 / 视力表箱。

3) 镜子(在没有投影仪时使用)。

4) 镜片箱:①镜片:260 片左右;②镜架:不同瞳距(46~74mm)。

5) 检眼镜。

6) 检影镜:点状光检影镜、带状光检影镜。

7) 手电。

8) 近视力表。

(2) 适合对象:

1) 中老年人。

2) 成年人以配镜为目的的验光。

3) 无晶状体者。

4) 人工晶状体术后。

5) 因疾病原因不宜散瞳的患者。

(3) 禁忌证:

1) 因精神因素或全身疾病不配合者。

2) 学龄前儿童(人工晶状体除外)。

(4) 度数表达的分类:

1) 单纯近视:-1.00S。

2) 单纯远视:+2.50S。

3) 单纯散光(近视性):-1.50C×180°。

4) 单纯散光(远视性):+2.00C×70°。

5) 复性近视散光:-2.00S-1.00C×90°。

6) 复性远视散光:+1.50S+1.00C×90°。

7) 混合散光:+1.50S-2.50C×90°。

(5) 插片操作程序:

1) 单纯近视、单纯远视、单纯散光的插片步骤:

① 让患者在验光座位上坐好,距远视力表 5m 处,被检者戴上瞳距适合的镜架(注意要使试镜片的光学中心对

准眼的视轴)。两眼分别检查,检查一眼时用不透光遮片遮挡另一眼。

②先测裸眼视力。

③将一个与电脑测试结果相同的球镜片放在镜架上。

④用与该片相邻的其他球镜片和该片比较,保留视力较好的镜片。

⑤再进行下一个镜片的比较,直到试出一个最好视力的度数。

⑥将黑片挡在已测试的眼前,用同法测试另外一眼。

2)复性近视散光、复性远视散光、混合散光的插片步骤:

①让患者在验光座位上坐好,距远视力表 5m 处,被检者戴上瞳距适合的镜架(注意要使试镜片的光学中心对准眼的视轴)。两眼分别检查,检查一眼时用不透光遮片遮挡另一眼。

②先测裸眼视力。

③在镜架上放与测试结果相同的一个球镜片和一个柱镜片。

④用与该片相邻的其他球镜片和该片比较,保留视力较好的球镜片。接着,用与该片相邻的其他柱镜片和该片比较,保留视力较好的柱镜片。

⑤重复上一步骤,直到试出最理想的视力。

注意:一定不可先将球镜试好后再试柱镜,球镜与柱镜要同时试。

2. 针孔片(曾称小孔片)法 镜片箱内有一针孔片,是在黑镜片中央有一直径为 1mm 圆孔,置此片于受检眼前,阻止周围光线干扰,将瞳孔人为缩小,消除眼屈光系统中周边部分的光学作用,克服部分散光,并可增加所观察外界物体的景深。所以,如系光不正者,其中心视力会有所提高。如系屈光间质病变、眼底病变等,则视力不能提高。这样就可将屈光异常和屈光介质病变、眼底病变进行定性鉴别。但是,仅依此点不能确定屈光异常的性质及度数。

3. 裂隙片法

(1)原理:镜片箱内有一黑遮片,其中央刻有一长

20mm、宽 1mm 的裂隙,此谓裂隙片。利用裂隙片可以遮挡裂隙方向以外的光线。对散光眼而言,不同子午线方向上的屈光力不同,所以当裂隙处在散光力盘最小的子午线方向时,视力增进。用此法可以确定散光的轴向。

(2) 方法:将裂隙片放在试镜架上,旋转裂隙的方向,寻找最好视力的子午线,用插镜片法提高其视力,然后旋转 90°,再用球面镜检查另一子午线上的屈光度。以所得结果进行球柱换算,即为矫正镜片值。

4. 雾视法(云雾试验)

(1) 适应证:适用于远视或远视散光患者,也可用于假性近视的诊断,尤其适用于因各种原因不能使用睫状肌麻痹剂或对麻痹剂过敏者。

(2) 禁忌证:估计有近视或近视散光的患者。

(3) 方法:将一高度凸球镜片(+3.0~+4.0DS)置于受检眼前,形成人为近视,而视力明显下降、视物模糊不清,有如处于云雾之中,故称之为云雾法。此时令其观看远视力表 30 分钟后,睫状肌逐渐松弛,直至调节功能暂时处于休息状态(这与应用睫状肌麻痹剂的作用相似)以后,再逐渐减少凸透镜的度数,必要时加凹柱镜片,直至获得最佳视力。

5. 散光表法　散光表检查法可以较快确定有无散光及散光的轴向。由于规则散光是互相垂直的两个子午面屈光力不等,故其看散光表时,线条浓淡不一,且最清楚的线条与最模糊的线条垂直相交。如近视散光,眼的散光存在于所见散光表上线条最清楚的方向上,而矫正近视散光要将负柱镜的轴放在线条模糊方向。而远视散光时,由于调节作用的影响,看散光表线条的浓淡、清晰度可以变化,为获得正确矫正结果,需结合雾视法放松调节,即将远视散光变成近视散光,然后再用上述近视散光的矫正方法进行矫正。例如 -2.00DC×180° 的散光眼,它的散光力量在垂直子午线上,水平线是正视的,即其散光轴在 180°。此散光眼将水平光聚焦在视网膜上,而垂直光在视网膜前形成焦线,因而把每个黑点看成是上下两端带着尾巴的模糊黑点。此散光眼所看到的垂直线,都是由无数的黑点纵向重叠而成,所以它比正视眼看到的线条细而黑,线条两边的边界很清楚,但线的上下两端是模糊的。水平线是由无数的上下两端带着尾巴的黑点并行排列而成,这种线条粗而淡,边界非常模糊,所以散光表上的模糊线条代表散光轴位。

6. 交叉柱镜验光法 在进行插片验光初步试镜以后,用交叉柱镜法可校正及调整原柱镜片轴向和镜度。也常用于检影验光之后的校正。熟练掌握此方法后,操作简单、方便、灵敏,是主觉验光法的重要步骤之一。

(1) 构成原理:交叉柱镜是将两个屈光度相等、符号相反的柱镜片磨制在一个透镜的正反面上,且两轴向互相垂直。常用者为 0.25DC 和 0.50DC。例如:+0.25DC×90° ⌒ −0.25DC×180°(或转换为球柱透镜:+0.25 DS ⌒ −0.50 DC×180°),轴向在镜片上以正负号("+","−")标出。在两符号中间,是交叉柱镜正负屈光力相抵消之处,其屈光力等于零。交叉圆柱镜的持柄即位于此方向。这样的位置便于翻转操作,因为检查者在捻转持柄而翻转镜面时,恰使镜片的正负轴向做了90°改变,即正负轴向对换。

(2) 作用:

1) 校正散光轴向:当初步矫正散光后,可用交叉圆柱镜进一步测定轴向是否准确。将交叉柱镜片的持柄置于所矫柱镜片轴位上,翻转试之。如果前后视力无变化,说明柱镜片轴位正确;如果觉得某一面较清楚,就将试镜架上柱镜片的轴向交叉柱镜相同符号的方向移动5°左右,再将持柄与新轴重合,作向上测定,并用同样方法作轴向调整。反复试之,直到两面清晰度(或模糊度)相同为止。此时试镜架上柱镜片的轴向即是该散光眼所需矫正镜片的轴向。

2) 校正散光度数:将交叉柱镜的一个轴与试镜架上柱镜片的轴相重合,然后翻转试之。询问被检者,比较两面的情况,指出哪一面视力较好、较清晰。例如,原镜架上正柱镜轴在 90°,当交叉柱镜的正轴与之重合时,视力增进,则表明原正柱镜的度数不足,应换一较强者;反之,如交叉柱镜的负轴与90°相重时,视力增进,则表明正柱镜的度数过强,应换一较弱者。当交叉柱镜放在两种位置都不能使视力增进,则表明所用散光镜片度数适宜。

7. 两色试验法(色像差试验)　根据眼的生理性光学缺陷——色像差所设计。不同波长的颜色光在通过眼的屈光系统后,并非全都聚焦在视网膜上。对正视眼,如波长为 570~590nm 的黄光会聚在视网膜上;而波长较长的红光由于折射率小,故焦距较长,乃聚焦于视网膜后;紫光波长较短,折射率较大,故在视网膜前聚焦。这就是说,如果眼对于黄光是正视眼,则对红光来说是远视眼,对紫光来说是近视眼。因此,可用红绿玻璃交替置于眼前,比较有无差别。若用红玻璃看得较清楚,即为近视眼,应加凹透镜;若用绿玻璃看得较清楚,为远视眼,应加凸透镜,直至两色的清晰度相等为止。此法也可作为检影验光后试镜是否合适的一种验证方法。

(二) 他觉检查法

【概述】不需患者诉说,只由检查者根据检查的状况来测知屈光状态。还可用于主觉检查法不可能或不可信赖时,如儿童、聋哑、精神迟钝的成人等。

【方法】

1. 直接检眼镜检查法　使用直接检眼镜进行检查,可粗略估计屈光状况。其原理为:当用直接检眼镜检查眼底时,需用检眼镜上的镜片矫正检眼及被检眼的屈光不正后,才能看清眼底。因此,检查者需了解自己眼睛的屈光状态,才能推断出被检眼的屈光状态。如检眼有 −2.00D 的近视,用 −4.00D 能看清被检眼眼底,故估计被检眼约有 −2.00D 的近视。

2. 检影法(视网膜检影法)　为最常用的一种他觉屈光检查法,此法是在使用散瞳剂使瞳孔散大并睫状肌失去调节的情况下,用视网膜镜观察眼底反光的顺动和逆动,客观测量眼屈光状态的一种方法。

(1) 原理:根据透镜的共轭焦点理论来确定被检眼的远点位置。对正视眼而言,5m 以外发出的平行光线,经过处于调节静止状态的眼屈光系统后,则在视网膜上结成清晰的像,此时无限远处的发光点与视网膜是互为共轭焦点的;即将视网膜成像的位置作为一个发光点,它向外发射的光线是由屈光指数较高的屈光介质(眼内)向屈光指数较低的介质(空气)中进行,因此,光线射出眼外也成平行光线。同理,近视眼视网膜上一发光点向外发射光线时,则为向远点聚合的光线;而远视眼视网膜上一点向外发射的光线是为散开光线,即视网膜与其远点互为共轭焦点。

(2) 操作程序:

1) 检影:

① 应在暗室内进行,检查时检者在 100cm 处面对被检者而坐。

② 将与患者瞳距适合的镜架为其戴好,用黑片遮住一眼,先给另一眼检影。

③ 检查者手持检影镜将光线投射到被检眼散大的瞳孔区内,用检影镜将由光源发出的光线反射到被检眼内,照亮被检眼的瞳孔。

④ 检者从平面检影镜中央的小孔来窥视被检眼内的反光,并轻微转动检影镜。

⑤ 同时观察被检眼瞳孔区内出现的光的移动(影动)。

2) 影动的类型:

① 顺动:表现为瞳孔区光影运动的方向与检影镜运动的方向相一致,即瞳孔发亮区出现的阴影随检影镜移动的方向而移动,表明被检眼的远点位于检查眼平面的后方,需加凸透镜加强汇聚力量,以使远点恰位于检查眼平面上。此眼的屈光状态为远视,还有可能为正视及 1.00D 以内的近视,如检查距离为1m,即造成 −1.00D 的人为近视。

② 逆动:表现为瞳孔区光影运动的方向与检影镜运动的方向相反,即瞳孔发亮区出现的阴影与检影镜移动的方向相反移动,表明被检眼的远点位于检查眼平面之前,需加凹透镜将光线散开些至远点位于检查眼平面。此眼的屈光状态为 −1.00D 以上的近视。

③ 中和:瞳孔区光影不动的状态(不顺动,也不逆动);即瞳孔区忽明忽暗,看不到有阴影的移动,表明被检眼的远点恰位于检查眼平面上,此眼的屈光状态为 −1.00D 的近视。

3）近视和远视的检影：

①近视：若被检眼为单纯近视，其瞳孔区出现的影动为逆动（即其影动方向与检者检影镜移动的方向相反）。在患者镜架上放负球镜片，再观察其影动情况。若仍为逆动，继续加负球镜片，直到影动中和。接近中和（或本身的度数越低）影动的速度越快，颜色越亮。若影动变为顺动，说明过矫，降低镜片的度数，此时已接近中和。

②远视：若被检眼为单纯远视，其瞳孔区出现的影动为顺动（即其影动方向与检者检影镜移动的方向相符）。在患者镜架上放正球镜片，再观察其影动情况。若仍为顺动，继续加正球镜片，直到影动中和。越接近中和（或本身的度数越低）影动的速度越快，颜色越亮。若影动变为逆动，说明过矫，降低镜片的度数，此时已接近中和。

4）散光的检影：以复性远视散光为例说明：逐步增加球镜的度数，在一个方向上达到反转点，球镜即被矫正。余下的为一柱镜，在瞳孔区可见一顺动光带，于镜架上放一柱镜片，如果其轴与光带相符，力相等，则达到全面中和。

具体步骤：

① 球镜正确，柱镜的力及轴均正确，光影为中和。

② 球镜正确，柱镜的轴正确，但其力不足，原轴位上仍有顺动光带。

③ 球镜正确，柱镜的轴正确，但其力过矫，原轴位上改为逆动光带。

④ 球镜正确，柱镜力正确，但其轴偏向一方（造成偏轴、离轴）。

如果轴偏向顺时针方向：

● 则产生一新的顺动光带，其轴约在正确轴对侧45°处。另有一新逆动光带与之垂直。

● 将柱镜轴向新顺动光带旋转少许，再观察影动情况。

● 若旋转后轴位正确，则所有光带消失，影动为中和。

● 若旋转不到位，原有情况继续存在。

● 若旋转过多超越正确轴位，等于轴偏向逆时针方向。

轴偏向逆时针方向：

● 则又于正确轴位对侧45°处产生一顺动光带及与

之垂直的一个逆动光带。

· 将柱镜向回旋转,转向新的顺动光带。

· 若旋转后轴位正确,则所有光带消失,影动中和。

关键:柱镜的检影在于利用上述离轴现象,检查出正确的轴位。永远将正柱镜向新的顺动光带旋转。

⑤ 球镜正确,柱镜力不足,并且轴位又偏向一方。此时见与④中相似的现象,但新的顺动光带距正确轴少于45°。按同法旋转柱镜,使之达到正确轴位。新的逆动轴位消失,正确轴位上遗有顺动光带。增加柱镜的度数,直到顺动光带消失,影动中和。

⑥ 球镜正确,柱镜力过矫,并且轴位又偏向一方。此时见与④中相似的现象,但新的顺动光带距正确轴多于45°。与之垂直处亦有新逆动光带。矫正方法参照⑤。

以上各步骤的基础在于:务必先将球镜矫正充分,仅余一条散光光带,再加柱镜片。否则将使情况复杂化。

5) 特殊的影动:

① 球面差:因角膜弯曲度过大造成,只看中心 5mm 内的影动。

② 剪动:两条光带方向相反,矫正力大的一方。

③ 油滴样:屈光间质不清所致。

④ 古井样:高度屈光不正。

6) 检影的注意事项:

① 让被检者坐好坐正,使检查者的眼睛与被检眼在同一水平线上;同时检查者与被检者的头部垂直线保持平行。

② 严格距离,在检查过程中不要变动距离。

③ 检影时要尽量检出黄斑区的屈光状态,但避免直接照射黄斑部。让患者注视检影镜的上缘,照射视盘和黄斑区之间的视网膜。

④ 检影镜有点状和带状两种,初学者使用点状检影镜较好。

3. 自动验光仪

(1) 目的:快速获得被检者的基本屈光状态,缩短验光时间,作为主观验光过程的第一步,操作简单快速,具有先导作用和进一步准确验光的参考价值。

（2）方法：

1）事先设置好电脑验光仪的各项参数。

2）嘱受检者坐在电脑验光仪前，调整座椅、验光仪、颌托的高度，使其下颌舒适地置于下颌托上，前额紧贴于头架的横档上。应注意让受检者保持头、眼位的相对不动，尽量处于松弛状态。

3）测试时每眼连续测三次，配合不佳的眼应重复检测。

4）检查者要熟练掌握操作技术，操作力求迅速，尽量缩短测试时间，不要使受检者感到极度疲劳而影响测量的准确性。

5）测试后打印数据。

（3）缺点：

1）验光仪是通过红外光来验光的。任何影响光路传输的因素，均会影响验光结果，甚至无法验光，例如患者屈光介质病变和配合程度差等。

2）儿童调节力很强，验光仪往往无法验出准确结果。

3）局限性强，抗干扰能力差。其准确性会受被检者的合作程度、眼调节作用及仪器精确度等因素的影响。又称验光的初始阶段或粗糙阶段。

十二、眼外肌功能常见检查

（一）眼位和斜视角的检查

1. 角膜映光法

【适应证】

（1）与遮盖法结合使用对眼球正位、隐斜、显斜的诊断。

（2）单眼注视功能障碍而不能交替注视患者。

（3）眼球运动受限患者。

（4）不配合检查的婴幼儿。

【方法】被检查者背光而坐，注视眼前33cm处的手电光源，检查者在其正前方观察光源在角膜上反光点的位置。如双眼角膜反光点在瞳孔中央，为双眼正位视；如一眼反光点在瞳孔中央，另一眼角膜反光点在瞳孔缘，则斜视角约为 15°，另一眼角膜反光点位于瞳孔缘与角膜缘中间斜视角为 25°~30°，另一眼反光点在角膜缘斜视角为 45°。一般角膜反光点移位 1mm 相当于 7°。用同法测定注视距离为 6m 时的斜视角。

【注意事项】

（1）角膜映光法只能粗略地估计斜视角，在计算斜视手术量时应参考三棱镜测量的结果。

（2）测量的斜视角含有 Kappa 角，在诊断斜视与计算斜视手术量时应注意 Kappa 角的存在。

2. 交替遮盖法

【适应证】

（1）隐斜视及间歇性斜视的诊断。

（2）与内眦赘皮、Kappa 角、面部不对称引起的假性斜视相鉴别。

【方法】遮盖一眼，观察另一眼是否有水平或垂直运动，再将遮板迅速移至另一眼前，观察去遮盖眼是否有运动。如两眼均不动则为正位视，如有转动则表示有 2° 以上的斜视或隐斜。

【注意事项】

（1）被检查者双眼必须具备注视功能，一眼盲或者旁中心注视者不适宜本法。

（2）眼球运动受限制者不适宜本方法。

3. 单眼遮盖去遮盖法

【适应证】用于各类隐斜视及显性斜视的诊断。

【方法】

（1）遮盖一眼，然后将遮板迅速移去，观察双眼运动情况。

（2）如双眼均无运动且双眼均为正位，则为正位视。

（3）如被遮盖眼由某一偏斜位转至正位，而另一眼不动，则患者有隐斜。

（4）如被遮盖眼转至正位而另一眼又转至偏斜位，则为单眼斜视，被遮盖眼为注视眼。

（5）如遮盖前一眼偏斜，遮盖此眼去遮盖后被遮盖眼不动，另一眼也不动，则为单眼斜视，被遮盖眼为非注视眼。

【注意事项】同交替遮盖法。

4. 三棱镜加交替遮盖法

【适应证】

(1) 共同性水平及垂直斜视角的测量。

(2) 所测得的斜视度包括隐斜视和显斜视。

【方法】将三棱镜置于斜视眼前,如为内斜视则底向外,外斜视则底向内。交替遮盖双眼并根据眼球运动的方向增加三棱镜度数,直到消除眼球运动为止,此时所用的三棱镜度即斜视度。可进行 6m 和 33cm 不同距离及 9 个方位斜视度的检查。

【注意事项】

(1) 一眼盲、旁中心注视者、眼球运动受限制者不适宜本法。

(2) 放置三棱镜时不要倾斜。

(3) 在同一眼不宜将相同方向的三棱镜叠加使用。

5. 同视机法 9 方位斜视角检查

【适应证】麻痹性斜视的诊断,特别是对单条眼外肌麻痹的诊断。

【方法】被检查者分别注视十字与表盘画片,同视机镜筒臂分别于 0 刻度、左和右转 15°、左上转 15°、左下转 15°、右上转 15°、右下转 15°、上和下转 15°共 9 个位置做主观斜视角检查,无同时视者做客观斜视角检查。

【注意事项】记录方法以患者观测的位置书写。

(二) 眼球运动功能测定

1. 单眼运动

【适应证】各类斜视眼外肌力量强弱的检查。

【方法】

(1) 被检查者遮盖一眼。另一眼注视检查者手持的视标,并追随视标的移动做水平左转、右转、垂直上转、下转以及左上转、右上转、左下转、右下转运动。

(2) 眼球运动的正常幅度及单眼运动异常的判断:眼球水平内转时,瞳孔内缘应达到上下泪点连线。外转时外侧角膜缘应达到外眦角。超过此点为肌力亢进,未达此点为肌力不足。上转时角膜下缘与内外眦连线在同一水平,下转时角膜上缘与内外眦连线在同一水平。眼球内转时上转为下斜肌功能亢进,内转时下转为上斜肌功能亢进。

2. 双眼运动

【适应证】各类斜视眼外肌力量强弱的检查。

【方法】检查患者向上、下、左、右、左上、右上、左下、右下等各个诊断眼位注视时的双眼运动是否协调,各组配偶肌间有无功能亢进或减弱。

【注意事项】对内眦赘皮患者,患眼内转时注意排除假性内直肌亢进,内上、内下转时注意排除假性斜肌功能亢进。

3. 集合运动

【适应证】集合不足、集合麻痹患者的检查与诊断。

【方法】将一直尺 0 点置于患者眶外缘,令患者注视33cm 视标,将视标逐渐向患者鼻根移动,患者双眼随之集合,当视标移至某一点时,患者双眼不能再向内集合而有一眼外转,此点在直尺上的位置即为集合近点。正常值5~10cm。

(三)双眼视觉功能测定

1. Worth 4 点试验

【适应证】各类斜视术前、术后双眼视功能的评估。

【方法】用一个装有四块圆形玻璃的灯箱,上方为红色,中央两个为绿色,下方为白色。患者戴红绿眼镜。有双眼视觉者可看到 4 个灯,上方为红色,中央两个为绿色,下方为红或绿色。双眼视觉不正常者仅看到两个红灯或3 个绿灯,如看见二红三绿 5 个灯则患者有复视。

【注意事项】Worth 4 点试验是主观检查,要求被检查者充分合作。

2. Bagolini 条纹镜试验

【适应证】

(1) 各类斜视术前、术后双眼视功能的评估。

(2) 视网膜对应的检查。

【方法】检查在半暗室或暗室进行。令被检查者戴Bagolini 镜,分别注视 33cm 及 6m 距离的手电光源。

(1) 被检查者看到呈 X 形的灯像,点光源位于交叉点,说明被检查者有融合功能。做交替遮盖,观察双眼是否运动。如果双眼不动,为正常对应;双眼运动,为异常对应。

(2) 被检查者仅看到一条表示右眼灯像的斜线,为左眼抑制;反之,右眼抑制。

(3) 被检查者看到一条斜线并且在交叉点处有缺口,为单眼斜视,黄斑中心凹有抑制。

(4) 被检查者看到两斜线交叉,交叉点在电光源之上,说明有内斜视复视;交叉点在电光源之下,说明有外斜视复视。

3. 同视机法

【适应证】

(1) 正常人和斜视患者看远的双眼视觉。

(2) 运动融合功能的检查。

【方法】使用不同的画片可检查三级功能。

(1) Ⅰ级:同时知觉画片可查出主观斜视角和客观斜视角。如主观斜视角等于客观斜视角为正常视网膜对应,如两者相差 5°以上则为异常视网膜对应。

(2) Ⅱ级:融合画片为一对相同图形的画片,每张图上有一不同部分为控制点。先令患者将两画片重合并具有控制点,再将两镜筒臂等量向内和向外移动,至两画片不再重合或丢失控制点,向内移动范围为集合,向外移动范围为分开,两者相加为融合范围。正常运动融合范围为:集合 25°~30°,分开 4°~6°,垂直分开 2$^\triangle$~4$^\triangle$。

(3) Ⅲ级:立体视画片,双眼画片的图形相似有一定差异,在同视机上观察有深度感。

4. 立体视觉图检查

【适应证】正常人和斜视患者看近的立体视觉。

【方法】常用的有 Titmus 立体图、TNO 图和颜少明立体视觉检查图。前者用偏振光眼镜,后两者用红绿眼镜检查。

(四) 运动融合储备力检查法

【适应证】

1. 对于有双眼视觉的隐斜视患者视疲劳的检查。

2. 调节性内斜视患者外展储备力的测定。

【方法】患者注视 6m 远的视标。在双眼前加三棱镜，逐渐增加度数，直至被检查者感觉视标变为两个。底向内的三棱镜测定分开融合储备力；底向外的三棱镜测定集合融合储备力；一眼加底向下的三棱镜测定垂直融合储备力。

正常值：

	33cm	6m
集合融合储备力	$25^\triangle \sim 35^\triangle$	$25^\triangle \sim 35^\triangle$
分开融合储备力	$16^\triangle \sim 18^\triangle$	$7^\triangle \sim 8^\triangle$
垂直融合储备力	$3^\triangle \sim 4^\triangle$	$3^\triangle \sim 4^\triangle$

【注意事项】屈光不正者检查时需佩戴矫正眼镜。

（五）被动牵拉试验和主动收缩试验

1. 被动牵拉试验

【适应证】鉴别眼球运动障碍是限制性还是麻痹性。

【方法】局部麻醉后用固定镊子夹住角巩膜缘处球结膜，将眼球向偏斜方向的对侧牵拉。如遇阻力说明向偏斜方向作用的肌肉有机械性限制，如无阻力说明偏斜方向对侧的肌肉麻痹。根据阻力大小判断机械性限制的程度。

2. 主动收缩试验

【适应证】用于鉴别眼外肌属完全麻痹或部分麻痹。

【方法】局部麻醉后以固定镊子夹住麻痹肌作用方向对侧的角巩膜缘处球结膜，嘱患者向麻痹肌作用方向注视。如眼球运动牵动镊子说明该肌肉有部分功能存留。

（六）红玻璃片复视像检查

【适应证】

1. 分析麻痹性斜视中的受累肌肉。

2. 主要用于单条眼外肌麻痹的检查与诊断。

【方法】用红镜片置于患者右眼前，被检查者注视 1m 处光源。检查者依次检查 6 个诊断眼位的复像的位置和距离并记录分析。

检查者询问 3 个问题：

1. 询问患者看见的是水平复视还是垂直复视。

2. 在哪个方向复视像分离的距离最远，则向这一方向作用的一对配偶肌为受累肌肉。

3. 询问周边物像属哪只眼,则该眼肌肉为受累肌肉。

(七) Hess 屏检查

【适应证】

1. 麻痹性斜视的辅助诊断。

2. 麻痹性斜视手术、药物治疗前后疗效的定量比较。

3. 对 A-V 现象以及对肌肉功能亢进和不足的判断。

【方法】被检查者坐在距屏 50cm 远处,戴红绿眼镜,右手持绿色投射灯。检查者按眼外肌作用方向依次开亮 9 个方位的红灯,让患者用绿灯去追踪,使两者重叠,将绿灯所示的位置记录在 Hess 屏记录图上。然后将双眼的红绿镜片调换位置,再检查一次并记录。比较两次记录图形,两图中面积较小者表示当时戴绿镜片的眼为麻痹眼(第一斜视角)。从面积小的图形中按 6 个诊断眼位所代表的肌肉进行分析,图形上较原来标志向内收缩的部分表示某肌肉功能不足,向外扩张部分表示某肌肉功能过强。

【注意事项】

1. 有异常视网膜对应的患者不适宜本法。

2. 单眼有抑制的患者不适宜本法。

(八) Parks 三步检查法

【适应证】用于单条眼外肌麻痹的诊断。

【方法】以右眼位高为例:

1. 第一步 检查在第一眼位时何眼为高位眼。则可能在右下转肌(右下直肌、右上斜肌)和左上转肌(左上直肌、左下斜肌)之间某一条眼外肌麻痹。

2. 第二步 检查双眼同时向左注视时还是向右注视时垂直斜视度加大。如向左注视时垂直斜视度加大,可能为左上直肌或右上斜肌麻痹。

3. 第三步 检查头向右肩倾斜还是向左肩倾斜时垂直斜视度加大。如头向右肩倾斜时垂直斜视度加大(右眼上移),为右眼上斜肌麻痹,即 Bielschowsky 征阳性。

(九) Bielschowsky 头位倾斜试验

【适应证】

1. 检查垂直运动肌肉的功能不足。

2. 主要用于上斜肌麻痹的检查与诊断。

【方法】使被检者的头向左肩或右肩倾斜,观察双眼的位置是否对称,运动幅度是否对称。如果向一侧倾斜,双眼垂直分离大于另一侧,则为 Bielschowsky 头位倾斜试验阳性。

(十) AC/A 比值的测定

【适应证】对非屈光性调节性内斜视进行诊断。

【方法】AC/A 是指调节性集合与调节的比值(accommodative convergence/accommodation),即每 1D 的调节所诱发的调节性集合,正常值为 3~5:1,常用的测定方法有两种:

1. 同视机法　患者矫正屈光不正,用 I 级黄斑中心凹画片测定自觉斜视角,再插入 –3D 镜片重复测定自觉斜视角。如果查不到自觉斜视角,改查他觉斜视角。

计算方法:

$$AC/A = (\triangle_2 - \triangle_1)/3D$$

$\triangle_1$ = 自觉(或他觉)斜视角;$\triangle_2$ = 插入 –3D 镜片后测得的自觉(或他觉)斜视角

2. 梯度法　矫正患者屈光不正,令患者注视 6m 远的视标,测量斜视度,然后双眼戴相同屈光度的凹透镜,再测量斜视度。

计算方法:

$$AC/A = (\triangle_2 - \triangle_1)/D$$

$\triangle_1$ = 戴凹透镜前测得的斜视角;$\triangle_2$ = 戴凹透镜后测得的斜视角;D= 双眼所戴凹透镜的屈光度

(十一) 4$^\triangle$ 三棱镜底向外试验

【适应证】

1. 检查微小度数斜视。

2. 术后存在黄斑中心凹抑制性暗点。

【方法】患者注视 5m 处点光源,将 4$^\triangle$ 三棱镜基底向外置于一眼前,观察双眼运动情况。

1. 如置于左眼前,双眼同时向右侧移动,随即右眼向左移动注视灯光,说明双眼均无黄斑抑制性暗点。

2. 如置于左眼前,双眼同时向右侧移动,但右眼并不随即向左移动,说明左眼黄斑正常,右眼有 4$^\triangle$ 以上的抑制性暗点,不能引起融像运动。

3. 然后将三棱镜置于右眼前,如双眼均不移动,说明右眼有 4$^\triangle$ 以上的抑制性暗点,因光点落在暗点内不引起右眼的移动。

【注意事项】有集合功能不足患者,未放三棱镜眼可能不出现典型的双向运动,容易误诊为中心抑制。

(十二)隐斜视检查

1. Maddox 杆加三棱镜法

【适应证】水平与垂直隐斜视的诊断和隐斜视角度的测量。

【方法】

(1)水平隐斜视:将 Maddox 杆水平置于右眼前,双眼注视光源。此时右眼可见一竖光带,左眼见一光点,无隐斜时光带恰从光点中央通过。若两者分离表明有隐斜。如竖光带在灯光左侧,表示有外隐斜,如竖光带在灯光右侧,表示有内隐斜。然后旋转三棱镜,使光带恰好通过光点,此时三棱镜的读数即为隐斜度。分别测定远、近隐斜度。

(2)垂直隐斜视:将 Maddox 杆垂直置于右眼前,右眼所见为一水平光带,无垂直隐斜时光带恰从左眼所见的光点中央通过。如光带高于左眼所见的光点,则为左上隐斜,如光带低于光点,则为右上隐斜。旋转三棱镜可以测量隐斜度。

【注意事项】

(1)隐斜视检查时间不宜过久,并且不应连续重复测量。

(2)检查时只见光线不见光点,表示一眼有抑制。

2. 双 Maddox 杆试验

【适应证】旋转斜视的诊断和旋转斜视角度的测量。

【方法】在暗室检查。被检查者分别注视 33cm 和 6m 处点光源。将 2 个 Maddox 杆垂直放于眼镜架中,红色放于右眼,白色放于左眼,并将其垂直刻度与眼镜架 90° 对准。被检查者可以看到两条水平线。如果红线向鼻侧倾斜,说明右眼有外旋转斜视。向颞侧转动右眼 Maddox

杆柄,使红线与白线平行,这时右眼 Maddox 杆所对应的眼镜架的弧度就是外旋转斜视度。其他类推。

【注意事项】检查时被检查者的头位要正,眼镜架不能倾斜。

十三、眼科特殊检查

(一)激光共焦显微镜检查

【概述】眼科临床型共焦显微镜是一种能观察到角膜各层的三维立体图形加实时变化,且无创伤的显微镜。其中常用的是激光共焦显微镜,以激光为光源,除用于角膜的活体检查外,可用于玻璃体及视网膜的检查。其有一个专门的附件用于角膜和角膜缘组织细胞的检查。

【适应证】

1. Lasik、角膜移植术前术后定量检测。

2. 无创伤角膜感染快速诊断。

3. 干眼症和角结膜烧伤的角膜状态随访。

4. 外伤手术或角膜成形术后再生状况随访。

5. 角膜变性、圆锥角膜等细胞形态学检测。

6. 佩戴角膜接触镜的角膜状态随访。

7. Langerhans 细胞数随访。

【方法】

1. 点表面麻醉剂,开睑器开睑。被检者下颏放在检查托上,前额与检查托的头带接触,保持头位正。

2. 在共焦显微镜的水漫式锥状物镜表面涂上眼用胶,开启共焦显微镜的微机及录像系统后,调节镜头使其通过眼用胶与角膜接触,镜头与角膜上皮的距离为1.98mm,并通过镜头调节器调整其前后左右运动。角膜各层的扫描图像可以通过电脑显示器同步显示,同时也被S-VHS 录像机记录。

3. 每个受检者,每次均行角膜中央区和周边区的两点检测。

4. 检查结束后选择有价值的较为清晰的图像存入电脑中,再转输入磁盘,经计算机多媒体系统处理后摄取照片。

5. 统计学方法　利用微机内的分析系统对细胞数、细胞面积及形态进行综合分析。

6. 共焦显微镜 Z-scan 功能　作用原理类似 A 型超声波，能够准确测出活体角膜各个部分的厚度，可测量出角膜厚度、基质的混浊程度及基质混浊的深度等。

7. 记录　正常角膜：可见正常角膜上皮三层细胞，表层上皮细胞边界像一层具有高亮度细胞核的扁平细胞，其形态规则，与基底细胞联结。基底细胞形态似内皮细胞，形态规则，排列整齐。上皮基底细胞下有细小珠状的神经丛，在前弹力层处呈一白线状。角膜的基质细胞在正常条件下仅能见细胞核，但在暗背景光下，能见到角膜基质细胞的内部联结情况。越接近上皮细胞，角膜基质细胞的密度越高，而近内皮细胞时，密度在逐渐下降。在基质细胞间可见较粗大的角膜神经干穿行。内皮细胞的形态与角膜内皮显微镜下形态一样。只是与上皮不同的是，内皮边界为黑色，核为亮白色，而上皮核为黑色，边界为白色。共焦显微镜能对各层细胞的大小、形态、细胞数进行分析、处理。

（1）上皮细胞层：表层扁平上皮细胞的边缘发亮，细胞核清晰可见，偶见黑区及少量的翼状细胞。

（2）Bowman 膜：在共焦显微镜下无形态及结构，仅见上皮下的神经纤维丛。

（3）基质细胞层：在图像的暗背景下被衬托出发亮的细胞核，核间有不定形的黑色背景分割。细胞核的形态为成骨细胞状、纺锤状或椭圆形，窥不清细胞质、细胞边缘及板层胶原。基质细胞的密度以 Bowman 膜下的最高。

（4）Descement 膜：共焦显微镜的焦距一半在后角膜基质细胞，另一半在内皮细胞层时，两者之间即为后弹力层，但此膜无细胞结构。

（5）内皮细胞层：边缘显黑色、细胞体发亮的图像。与角膜内皮镜检查时的细胞形态相同，细胞密度越大者，六边形形态的细胞占的比例越大；反之，细胞六边形越少，不规则形细胞比例增大。

【注意事项】

1. 保持镜头与角膜之间的距离，在镜头上覆以黏稠剂时量要适中,太多易流失,太少的话镜头与角膜之间介质少,会影响图像的清晰度。

2. 一般检测至少为 2 个点,以提高阳性率。

3. 镜头要用 75% 乙醇消毒,避免交叉感染。

(二)角膜内皮显微镜检查

【概述】角膜内皮显微镜是根据镜面反射原理设计制造的。当照明光在角膜、晶状体等透明介质的界面发生反射时,在角膜与房水的界面上,由于细胞间的缝隙连接处发生反射而形成暗线,从而勾画出细胞轮廓,看到内皮细胞六边形镶嵌状外观。目前在临床上应用的角膜内皮显微镜主要是接触型和非接触型两种。

非接触型角膜内皮显微镜是利用裂隙灯的强光源及小裂隙形成集中光线,透过角膜后形成镜面反射显示内皮细胞轮廓。非接触型内皮显微镜虽然容易获得被检查者的合作,但照相放大率只有 10 倍,观察的放大率为 60 倍,观察和照相的清晰度好。但该检查系统完全受电脑控制,采集内皮时往往以最清楚部位的内皮数进行分析。

接触式内皮显微镜照相的放大率为 50~100 倍,观察的放大率为 300 倍,使角膜内皮细胞形态容易清楚地显示出来。另外,浸锥式镜头因检查时与角膜接触,减轻了眼球在高放大率时的微震对内皮的图像所造成的影响。还可自行选定需要检查部位的角膜内皮进行取像和分析。缺点是检查前需要表面麻醉,年龄小或检查过度敏感的人不易合作。

【适应证】

1. 观察正常人一生中的角膜内皮细胞变化,通过形态、密度面积和其他异常,来判断其正常的生理功能及内皮细胞储备,预测行内眼手术的安全性及后果。

2. 眼球手术、创伤、药物毒性、炎症、高眼压和其他各种病理性刺激均可使角膜内皮细胞大量死亡。特别是检查术眼在手术前后的角膜内皮细胞变化,评价手术方法的安全性、术者操作技巧以及判定预后。

3. 眼库评价供体角膜的优劣,筛选角膜材料。

4. 对前房和滴眼药物的应用安全性进行评价。

5. 术前检查术眼角膜内皮细胞的愈合储备能力,判定内眼手术机会,有无发生角膜内皮细胞失代偿的可能性。

【方法】

1. 接触型内皮显微镜检查 该系统主要由角膜内皮显微镜、计算机内皮分析系统和图像处理打印系统构成。

(1) 检查前,被检眼结膜囊滴表面麻醉眼药水。

(2) 操作者向计算机内输入被检查者姓名、年龄、眼别等。

(3) 将内皮镜的浸锥式镜头轻轻接触被检查者的角膜中央区。

(4) 镜头后面有弹性装置,可容许接触镜头前后轻度移动,并保持与角膜的压力处于安全范围内。

(5) 镜头一旦与角膜表面正确接触后,计算机屏幕上即显示内皮的图像,一般每次检查在角膜上取 3~5 个点检查。

(6) 内皮图像分别被存入计算机供处理分析。

(7) 被检眼滴抗生素眼药水,并检查角膜上皮是否被擦伤。

(8) 婴幼儿在检查前应用 10% 水合氯醛灌肠,镇静后再检查。

2. 非接触型内皮显微镜检查 自动对焦、照相系统,取像范围广,操作方便,被检者无任何痛苦,适用于筛选普查。

(1) 先输入被检者姓名、年龄等一般资料。

(2) 受检查者下颌放置在检查托上,受检眼注视显微镜的采集镜头。

(3) 3~5 秒钟内便可得到有分析结果的角膜内皮图像,储存入计算机,并打印结果分析。

【结果分析】

1. 主要观察指标

(1) 角膜内皮细胞总数。

(2) 最大和最小内皮细胞面积。

(3) 平均内皮细胞面积和细胞密度。

(4) 平均误差及系数偏差。

（5）六边形内皮细胞所占的百分率。

（6）内皮细胞的边界。

（7）角膜后表面及黑区等情况。

2. 角膜内皮细胞密度和形态的变化　正常人平均内皮密度为(2899±410.06)个/mm²。但随年龄的变化、内皮细胞数和形态也有改变。婴幼儿细胞密集，呈圆形和立方形。年轻时期呈六角形，大小形态相当一致；40~50岁以后细胞逐渐呈多形性，细胞变大；50岁以后，可出现角膜内皮赘疣并可见暗区出现，内皮细胞密度与年龄呈负相关，细胞面积和年龄是正相关。正常人角膜内皮细胞随着年龄增长，有生理性下降。

（三）角膜曲率计检查

【概述】角膜前表面屈光力是眼总屈光力的重要组成部分，其屈光力的大小与角膜曲率呈反比，是形成散光的主要原因。角膜曲率半径是指角膜屈光面上任意一点到角膜圆心的距离，曲率愈小，表示角膜表面线的弯曲度愈大。角膜曲率计是测量角膜表面曲率半径屈光力及散光轴的仪器。角膜的不同子午线上的曲率半径不同，测出的最大值和最小值之差就可算得角膜散光度。角膜后表面曲率半径偏小，其屈光力约为−5D，因此角膜总屈光力小于前表面屈光力。角膜曲率计检查结果显示的是去除该常数后的角膜总屈光力。

【适应证】

1. 检查角膜散光　国人生理角膜散光平均值是0.406D，90% 1.00D以内，生理性角膜散光发生率为71%。据研究国人角膜水平径线曲率半径平均值为(7.674±0.06)mm，角膜曲率平均为(43.125±0.0032)D。垂直径线曲率半径平均值为(7.594±0.003)mm，曲率的平均值为(43.531±0.036)D，主要径线平均值有显著差异，但左右眼无差异。通过检测角膜散光的量和轴向，可判定散光的性质。如最大曲率与最小曲率的轴向相差90°者为规则散光；最小曲率的轴向位于垂直子午线(60°~120°)者为顺规散光；位于水平子午线(0°~30°或150°~180°)者为逆规散光；位于30°~60°或120°~150°者为斜轴散光。

2. 圆锥角膜、扁平角膜或较大的散光,可借助角膜曲率检查,作为诊断依据。

3. 观察各种角膜手术后和圆锥角膜的角膜曲率变化。

4. 指导角膜接触镜的佩戴,尤其是硬性接触镜或RGP,角膜曲率与接触镜背面的曲率半径一致是佩戴后是否舒适的前提,该检查可提供重要的参考数据,是验配前的必查项目之一。

5. 指导角膜屈光手术 其检查结果可为角膜屈光手术的术前设计和术后疗效分析提供参考,随着角膜地形图的普及应用,该检查结果的参考意义明显弱化。

6. 指导人工晶状体度数测算 其检查结果与眼球前后轴径测量结果,是人工晶状体植入术前,测算植入晶状体屈光度的两项必备参数。

【禁忌证】

1. 不规则角膜表面,如穿透性角膜移植术后,角膜裂伤缝合术后或某些角膜屈光手术后由于角膜表面不规则变形,往往测量结果不准确或测不出结果。

2. 过平或陡的角膜,尤其屈光力 >50D 的角膜,测量的精确性较差。

3. 不能作为圆锥角膜早期诊断的手段,因不能测出角膜中央 3mm 直径外的角膜曲率。

4. 对于当前临床上广泛开展的准分子激光角膜屈光手术,该检查方法由于其测量范围的局限性,不能据此检查结果对术后疗效进行全面评估。

【方法】

1. 检查可在自然光线下进行,按先右后左的顺序测量双眼。

2. 被检者将下颏置于托架上,前额与额托贴紧,向正前方平视,用挡板遮盖一眼。

3. 检查者采用下颌托调整眼位,将仪器的图像投照光投射在被检眼角膜正中,通过目镜观察被检眼角膜上的影像,调整旋钮使其清晰。

4. 角膜曲率(屈光度)的测量 以 Baush&Lomb 角膜曲率计为例:操作者对准焦点,将正号游标调到受检查的视野中心,移动操作手柄,找到三个环,将右下侧环套在正号的中心,调整底部的左右环在一水平面上,或在同一个子午线上,把上下和左右环周围的"+、−"与相邻的"+、−"重叠,曲率计内的H、V下的两组数字分别为水平和垂直轴上的角膜曲率和相应屈光度。

5. 角膜散光轴向的测量 　常规测量时,角膜曲率计的水平和垂直刻度放在180°和90°上,只有当散光轴不在水平和垂直轴上,需要调散光轴后,才能重叠"+、−"得出角膜曲率。转动轴旋把手及测量头,直到"+、−"的错位消失,这时测量头与角膜的散光轴重合。调节水平与垂直移动把手左侧的"−"与中央的重合,顶部的"+"与中央上方的重合。此时角膜曲率计的水平和垂直刻度所指位置即为散光轴向。

6. 记录内容 　包括最大及最小曲率半径所在轴向、曲率半径(mm)及屈光力(D)。

【结果分析】

1. 无散光 　如垂直轴(V)=7.5mm(45.0D)。水平轴(H)=7.5mm(45.0D)。

2. 有散光 　如垂直轴(V)=7.5mm(45.0D),轴为110°。水平轴(H)=7.70mm(43.0D),轴为20。提示角膜散光−2.00DC×20°。

【注意事项】

1. 调整好受检者眼高度与曲率计的水平刻度为一线,这样易在曲率计内找到三个环。

2. 若图像黑或难以看清,可调节照明控制开关,但不要太亮,以免使受检眼疲劳。

3. 嘱受检者要始终盯着曲率计内反光镜,不要转动眼球。

4. 为保证角膜曲率计数的准确,每个子午线要测3次,取平均值作为最后的角膜曲率计(K)读数。

5. 要保持受检眼角膜表面泪膜的完整,以利成像。

(四)角膜地形图检查

【概述】角膜地形图即对角膜表面作为一个局部地势进行描绘。角膜地形图的描绘方法有等高线位和分层设线位。等高线是由地面高度相同的点所连成的闭合曲线，等高线密集地面坡度陡峭，等高线稀疏代表坡度缓和，等高线间隔均匀，说明坡度均匀。如高处的等高线稀疏，向下等高线逐渐密集，说明坡度上缓下陡；反之，为坡度下缓上陡。而分层设线法，是在等高线的底图上按不同高(深)层次，涂染代表不同等度的颜色，常代表地形起伏，使之有好的视觉效果。

角膜地形图主要由 Placido 盘投射系统、图像监视系统和计算机图像处理系统三大部分组成。计算机图像处理系统将储存的角膜图像先数字化后，再进行分析。采用计算机彩色编码技术将角膜不同曲率和屈光力总值，用各种不同颜色表示。冷色(深蓝、浅蓝)代表平坦的角膜部分(弱屈光力)，以暖色(红、橙、黄)代表陡峭的角膜部分(强屈光力)，中间色为绿色。上述色彩又被分为 15 个级阶，每个级阶代表一定的屈光度，从暖色到冷色，每个相邻级阶的屈光度差值是相等的。这些颜色相当于地形图中的分层设色谱，其既有定量分析又定性诊断的功能。ORBSCAN-Ⅱ则将计算机的分析结果用四个不同的图像显示，分别为：角膜前表面屈光力图、角膜地形图、角膜后表面屈光力图及角膜厚度图。结果可在彩色打印机上打出，以供分析和保存。

【特点】

1. 信息量大　一个典型的角膜地形图可包括 14 000 个数据点，由圆筒形角膜照相机向角膜表面投射 32 个同心圆环，几乎覆盖整个角膜，其精确度为 0~0.07D。

2. 精确度高　不受角膜病变的影响，对上皮缺损、溃疡及瘢痕的角膜进行检查，仍能得到具有很高参考价值的数据。

3. 直观性强　对角膜不同屈光力，用不同颜色代表，暖色棕黄代表屈光力强部位，冷色(蓝绿)代表屈光力弱的部分，使地形图十分直观醒目。

【常用术语】

1. 角膜表面非对称性指数(surface asymmetry index, SAI)　对分布于角膜表面 128 条相等距离径线上相隔

180°的对应点角膜屈光度进行测量,将各相应屈光力的差值总和起来得 SAI,正常值 0.12±0.01。SAI 愈大说明角膜表面非对称性愈大。

2. 角膜表面规则性指数(surface regularity index,SRI) 对 256 条径线上角膜屈光度的分布频率进行评价,角膜表面愈规则,SRI 愈小。

3. 潜视力(PYA) 使用 SAI、SRI 同 PYA 之间的关系,可为临床提供一系列预测视力的分析。

4. 模拟角膜镜读数(simulated keratoscope reading,Simk) 即为最大子午线上屈光度在第 6、7、8 层上的平均值,并显示离开此子午线上 90°方向的同样 3 环平均值,并标出所在轴向。

5. 最小角膜镜读数(minimum keratoscope reading,Mink) 即在最小子午线上屈光度的第 6、7、8 环上的平均值,并标出所在轴向。

【方法】

1. 先输入被检者姓名、年龄等一般资料。

2. 受检者下颌放在托架上,眼和架上的黑色标线在同一水平上,受检眼盯着圆筒环中心的白光。

3. 操作者在看清荧光屏上显示的地形图后,储存入计算机,并打印结果分析。

4. 结果分析 正常角膜地形图 Placido 映象环为同心圆,边缘光滑、完整、无畸变,映象环之间距离大致相等,角膜中央区位于视轴中心偏颞上方,由中央区向旁中央区曲率逐渐变小,这种变化区鼻侧比颞侧更为明显。角膜光学中心因人而异,52% 围绕视轴,而在视轴颞上、下方的各为 25% 和 12%,位于视轴鼻侧者少见。

(五) 角膜厚度测量

【概述】角膜厚度测量是观察被检者角膜厚度的客观指标,还是观察角膜内皮细胞损伤的一项早期客观指数。角膜的厚度可以评价角膜内皮细胞损害的程度。中国人的中央角膜厚度为(0.510±0.030)mm,周边厚度为(0.66±0.070)mm。正常角膜中央厚度 >0.65mm 可提示内皮功能失代偿。

【适应证】

1. 评价穿透性角膜移植术后内皮细胞功能。

2. 板层角膜移植术前测厚,利于术者对设计手术方案和手术操作心中有数。

3. 观察穿透性角膜移植术后内皮型排斥反应的重要指标。

4. 对角膜变薄或水肿进行诊断。

【方法】

1. 角膜厚度的光学测量　目前常用的光学角膜测厚仪是安装在裂隙灯显微镜的附件,是在显微镜的物镜和角膜之间安装两片平行的玻璃片,下片固定,上片可以转动。当旋转上片玻璃片时就出现移动的光学切面,使移动的角膜的表面和固定的角膜内表面成一直线时,根据旋转玻璃片的角度计算出角膜厚度,其精确度是 0.02mm,装置安装在 Haag streit 900 型裂隙灯上。

2. 超声角膜厚度仪　准确性高,可重复性强,不受检查者个人因素影响。可对角膜中央、周边的厚度检测,而且还能测量混浊的角膜。角膜超声测厚仪就是利用波的反射和折射后的两个波峰测及角膜厚度的。

操作步骤:

(1) 被检眼行角膜表面麻醉。

(2) 取仰卧位,注视天花板上某一点,探头垂直接触角膜,不要对角膜加压。

(3) 根据临床需要确定所测角膜厚度点数,一般为 5 个点。

(4) 所测数据可储存在电脑内供分析,并可重复进行。

(六) 青光眼视神经检查

【概述】青光眼定义为一组特征性视神经损害的眼病,主要的病理特征为视网膜神经节细胞凋亡和视网膜神经纤维层进行性丢失,进而导致视功能的损害。眼底视盘和视网膜神经纤维层检查是诊断、随访及预后评估必不可少的指标。同时,客观的青光眼视神经改变一般要早于主观的视野检测改变。视神经检查对开角型青光眼早期诊断至关重要。

【青光眼性视神经损害的特征】

1. 青光眼特征性视神经损害主要有盘沿丢失（rim loss）、视网膜神经纤维层缺损（retinal nerve fiber layer defect，RNFLD）及视盘线状出血（linear hemorrhage）。这三项中同时出现两项即明确提示有视神经损害，若仅有一项，则需要结合眼压、视野结果综合判断，必要时需长期随访以最终明确诊断。早期青光眼视神经损害是不对称的，多先出现在颞下方和颞上方，尤其是颞下方最为常见。

2. 大多数正常盘沿符合"ISNT"法则，即各象限盘沿宽度由宽到窄的顺序是下方（inferior）、上方（superior）、鼻侧（nasal）、颞侧（temporal）。在判断是否有青光眼视神经损害时，可以以鼻侧盘沿宽度作为参照，比较下方和上方盘沿是否有变窄及丢失。正常视神经纤维层厚度是颞下、颞上、鼻下、鼻上比较厚，鼻侧和颞侧比较薄，形态类似于蝴蝶的翅膀。

3. 青光眼性的视网膜神经纤维层缺损应与视盘边界相连续，有局限性和弥漫性两种类型，局限性缺损可以表现为裂隙状缺损、束状缺损、楔状缺损，比较容易观察。裂隙状RNFLD也可见于正常人，但如果裂隙状缺损一直延伸到视盘边缘，很可能为异常。楔状RNFLD多见于视盘的颞上及颞下方，为明确的局限性损害。弥漫性RNFLD早期较难发现，必须依靠眼底照相检查。通过观察穿行RNFL下面的毛细血管的可见性，能帮助判断。如果毛细血管清晰裸露，说明有弥漫性RNFLD。视盘出血在青光眼患者中的发生率明显高于正常人。视盘出血相应部位在出血吸收后可看到病情进展的征象，如视网膜神经纤维层缺损范围扩大、盘沿丢失增加。

4. 判断大视杯是否是由青光眼损害引起的，需要同时结合视杯形态、盘沿形态及视网膜神经纤维层检查综合判断。青光眼的视杯多呈竖椭圆形，因为青光眼的早期损害以颞上、颞下、鼻上及鼻下方的盘沿面积为主，而生理性视杯多呈横椭圆形。如果盘沿形态符合"ISNT"法则，且视网膜神经纤维层正常则可以除外青光眼。另外，先天性正常大视杯者的一级亲属成员（如父母、兄弟姊妹等）多有形态相近的大视杯表现,这一点也可以辅助诊断。但要注意,有研究表明大视杯是开角型青光眼的危险因素,确诊为大视杯者仍应建议定期随访。

【常用的视神经分析检查方法】目前,常用的青光眼眼底视神经检查方法主要有:检眼镜(直接或间接检眼镜、裂隙灯前置镜等)、眼底立体照相及共焦激光、偏振激光、干涉激光断层扫描等各种视神经定量检测仪。

1. 检眼镜　直接或间接检眼镜、裂隙灯前置镜等。

【优点】检查不需要特殊的仪器,使用和携带都很方便,对允许散瞳的患者散瞳后更有利于病变的检出。

【缺点】由于视神经的杯/盘变化较缓慢,检眼镜检查不利于客观记录和随诊动态观察视盘的细小变化,且直接检眼镜的观察角度较小(5°),已不能完全满足临床和科研的需要。

2. 眼底立体照相　是目前公认的最有价值的青光眼视神经诊断工具。

【方法】采用立体视下图像闪烁比较法。利用计算机图像分析系统,将先后两次所拍的立体像校正、叠加在不同的帧存体上,然后利用图像快速切换法,交替显示两幅叠加好的立体像。

【优点】在图像闪烁显示中,无变化的部分稳定,变化的部分有跳动感。在立体镜下观察,可观察到视杯变化的深度及杯壁改变的情况。对于视盘形态的分析观察很明确。如果没有条件进行立体照相检查,普通眼底照相检查对评估青光眼视神经损害也有帮助。目前,眼底立体照相不需要散瞳,对于闭角型青光眼和窄房角的患者也是非常安全的。

3. 海德堡视网膜断层扫描仪

【概述】海德堡视网膜断层扫描仪(heidelberg retina tomography,HRT)是由德国海德堡公司生产的一种自动化共焦激光扫描检眼镜(confocal scanning laser ophthalmoscopy,CSLO),它可以提供视盘及周围15°内视网膜的三维结构。HRT测量时需要一个标准的参考平面,被人为定义为颞侧350°~356°处视盘边界下50μm的平面,低于参考平面者被定义为视杯,位于视盘内和高于参考平面者被定义为盘沿。最新版本的 HRT 软件推出了一个新的不依赖轮廓线的人工智能参数——青光眼可能性评分(glaucoma probability score,GPS)。GPS 更注重视盘整体 3D 形态分析,通过对五个参数的评估并与标准数据库中所建立的早期青光眼与正常视盘立体模型进行比对,判断青光眼的可能性。这五个参数包括两个 RNFL 参数和三个视盘参数,具体是:垂直和水平 RNFL 曲率、视杯宽度和深度以及盘沿陡峭程度(steepness)。结果通过柱形图和判别标志,即绿色的"√ within normal limit"、黄色的"! Borderline"、红色的"× outside normal limits",给医生以直观的提示。

【读取报告】

(1) 在正式阅读 HRT 报告结果前首先要关注的一个参数是图像标准差(topography standard deviation,Std Dev.),它是评估图像质量的指标。因为每次 HRT 检查都是连续成像 3 次,测量取平均值。所以,检查过程中患者的固视和配合就很重要,如这期间出现眼球转动则会导致测量数值的标准差较大,故标准差的大小提示了检查质量的好坏。标准差数值越小越好,$40\mu m$ 以下都是可以接受的,$40\mu m$ 以上建议重新检查。

(2) 单次 HRT 报告一般包括地形图、反射图、RNFL 厚度的 TSNIT 曲线图、双眼 TSNIT 曲线对称性对比图、测量参数及 Moorfields 回归分析结果等数据。软件版本及报告模式不同,报告包括的具体内容略有不同。受检者测量数据会自动与同人种的标准数据库比对计算得出统计学几率 P 并显示判别标志(绿色"√正常",黄色"! 边界",红色"× 异常")。此外,随访分析时,HRT3 具有智能血管对位技术,提供地形图变化几率分析及立体参数变化随访曲线用于视神经损害进展分析,有利于青光眼客观的随访观察。

地形图用红色代表视杯,绿色代表高于参考平面的盘沿,蓝色代表位于参考平面内的盘沿。比较直观地提示CID 及视杯的位置。反射图直观地显示了 Moorfields 回归分析的结果。TSNIT 曲线图是指颞侧（temporal）、上方（superior）、鼻侧（nasal）、下方（inferior）四个象限视盘轮廓线上的相对参考平面的视网膜神经纤维层（RNFL）平均厚度。因上方和下方 RNFL 比较厚，鼻侧和颞侧比较薄，所以正常人 TSNIT 曲线是典型的"双驼峰曲线"。

【测量参数】测量参数包括盘沿面积（rim area）、盘沿容积（rim volume）、视杯形态测量（cup shape measure，CSM）、轮廓线高度变化（height variation contour，HVC）、平均视网膜神经纤维厚度（mean RNFL thickness）、视盘面积（disk area）、视杯面积（cup area）、视杯容积（cup volume）、平均及最大视杯深度（cup depth）、CID 线性及面积比等一系列测量数值。其中前 5 个是比较重要的参数。

【分析】HRT 采用的 Moorfields 回归分析（Moorfields regression analysis，MRA）提高了 HRT 在青光眼诊断中的准确性。将视盘分为颞侧、鼻侧、颞上、颞下、鼻上、鼻下六个部分，并分别对六个部分的盘沿面积和视杯面积进行分析。强调盘沿的面积相对于视杯面积的大小是否正常，而不仅仅看 CID 是否增大，因此可以更好地鉴别"大视杯"是生理性的还是病理性的。

【动态反射图影像】动态反射图影像是将从视网膜神经纤维层到视杯底部扫描的所有图像连续播放，有助于发现有无 RNFLD 及盘沿变窄，局限性改变更易被发现。

【注意事项】

（1）无论是否散瞳都可以完成检查测量，但有研究表明散瞳可以改善测量的准确性，特别是对瞳孔较小或白内障患者。

（2）HRT 有其应用的局限性，如图像质量受屈光间质、瞳孔大小、散光等因素影响，视盘边界勾画存在人为因素，倾斜视盘者会影响深度测量，没有中国人数据库及数据库样本量有限等。因此，临床上一定要结合病史、查体及其他检测手段，进行综合分析判断。

4. GDx 神经纤维层厚度分析仪

【概述】GDx 神经纤维层厚度分析仪（Carl Zeiss 公司）是一种无创的可定量客观测量视盘周围视网膜神经纤

维层(RNFL)厚度的检查仪器。GDx 使用的是 780nm 二极管激光,采用了偏振激光扫描测量法技术。其原理为:在光学上平行排列的结构具有双折射特性,RNFL 轴突内微管是平行排列的,当激光经过具有双折射特性的 RNFL 时,会产生位相的延迟,延迟的量与 RNFL 轴突内微管的密度呈正比,通过测量延迟量可以间接反映 RNFL 厚度。因为眼前节的角膜、晶状体(主要是角膜)也是平行排列的结构,也具有双折射特性,故在测量 RNFL 厚度之前,仪器会先对角膜等眼前段组织双折射特性进行测算。因眼前节双折射特性存在个体差异,GDx 将原有的固定角膜补偿升级为可变的角膜补偿模式,提高了准确性。

【优点】GDx 具有较好的准确性和可重复性,能提供 RNFL 客观的、定量的信息,易于发现局限性或弥漫性 RNFLD。

【缺点】GDx 仅检测 RNFL 的厚度,不能同时评估视盘形态。

【方法与注意事项】

(1) 检查不需要散瞳,检查时间短,获取图像仅需 0.7 秒,患者容易合作。

(2) 检查时要求患者良好的固视配合,视力较差(如晚期青光眼、屈光间质严重混浊者)不能良好注视仪器内固视点者会影响成像质量,干扰测量结果。长时间使用缩瞳剂的患者也会影响成像质量。

(3) 戴角膜接触镜和玻璃体切除手术后硅油存留都不影响检查。

(4) 角膜疾病(如圆锥角膜、角膜移植、角膜瘢痕)、近视眼屈光手术、严重白内障、白内障手术和明显玻璃体混浊等会影响检查结果。

(5) 高度近视眼视盘周围有萎缩弧的患者检查时测量环应避开萎缩弧,因为暴露出来的巩膜也是平行排列的组织,也具有双折射特性,若巩膜组织在测量环内会造成测量误差。

【读取报告】

(1) GDx 的单次检查结果报告包括一般信息、眼底图、厚度图、偏差图、TSNIT 曲线和参数表,右眼、左眼分列两边。报告通过彩色图像直观地反映出 RNFL 缺损的部位和程度,结果简单易懂。

(2) Q 值是成像质量评分。仪器系统自动用分值、校准、固视、屈光和图像照度 5 项指标对图像质量进行评分(每项 2 分),满分为 10 分,8 分以上的图像被认为较可靠,可以采纳。眼底图可辅助判断图像质量。

(3) 厚度图中用红色、橙色和黄色代表 RNFL 较厚的区域,用蓝色、绿色代表较薄的区域。正常人眼 RNFL 厚度图类似蝴蝶的形状。

(4) 偏差图中用基于 P 值的不同颜色小方格显示缺损的程度,P 值代表 RNFL 厚度值在正常人数据库中出现的几率。与正常人数据库相比 P 值低于 5%、2%、1% 和 0.5%,分别用深蓝色、浅蓝色、黄色和红色表示。

(5) TSNIT 曲线图显示测量环中 360°RNFL 厚度值,正常人是典型的"双驼峰曲线"。测量环是以视盘为中心,外环直径 3.2mm,内环直径 2.4mm。阴影范围包括了 95% 正常人数值,低于此范围提示为异常。中间是双眼 TSNIT 曲线图的比较,可以直观看出双眼的对称性。

在双眼眼底图之间是 TSNIT 参数表,测量参数包括:①TSNIT 平均值;②上方 120° 平均值;③下方 120° 平均值;④TSNIT 标准差;⑤双眼对称性;⑥神经纤维指数(nerve fiber indicator,NFI)。其中 NFI 是仪器基于评估整个 20°×20° 范围的 RNFL 厚度的神经网络方法计算得出的一个智能化参数,是提示青光眼可能性的重要参数。

1) NFI 为 0~30:正常的可能性大。

2) NFI 为 30~70:可疑青光眼。

3) NFI 为 70~100:青光眼的可能性大。

即 NFI 数值越大说明 RNFL 异常的可能性越高,青光眼可能性越大。参数表中前五个参数的底色用基于 P 值的不同颜色突出显示,与正常人数据库相比,P 值大于 5% 用白底绿字表示,P 值低于 5%、2%、1% 和 0.5%,分别用深蓝色、浅蓝色、黄色和红色表示。

(6) GDx 具有较好的可重复性,可用于随访。1 次基线 3 次随访检查后,可得到 RNFL 进展分析报告(RNFL progression analyse),报告中有厚度图、偏差图、与基线比较变化图及其几率图,还有各个参数变化曲线图及各次检查 TSNIT 曲线图,综合各项指标可以提示 RNFL 是否有变化。

5. Retcam 眼底照相技术

【概述】Retcam 又称数字化视网膜照相技术,为目前国内外开始尝试使用的尤其适用于婴幼儿眼底或眼前节照相的技术。其优点为 Retcam 镜头可达 130°,超过间接检眼镜的可视范围,不必巩膜压迫几近视网膜周边部;操作简单,检查时间短;实时图像显示,直观且易保存,有利于随访和远程会诊。

【适应证】视网膜、角膜和外眼照相等;小儿眼病尤其是早产儿视网膜病变(retinopathy of prematurity,ROP)的筛查和治疗随访。视网膜母细胞瘤等儿童眼底病检查与治疗随访。

【方法】

(1)小儿患者尽量全麻下检查,对患儿进行充分的检查前准备,尤其对于早产儿,须请儿科医师进行全面的全身检查,如需全身麻醉更须请麻醉科医师对患儿进行全身麻醉风险评估。

(2)检查前须清洁镜头,并仔细检查镜头接触面,如有破损、划痕等粗糙现象,以免造成患者眼表损害。

(3)使用镜头照相前加入耦合剂,避免镜头直接接触眼表,检查过程中避免对眼球施压。

(4)术前评估患者,排除患有感染性眼部疾病或已有眼表损害(如角膜上皮损伤)的患者,避免造成二次损伤或者延期愈合继发感染。

(5)患者准备:充分散瞳(视网膜照相者);表面麻醉剂(即使全身麻醉者亦建议使用)。

(6)开睑器开睑,结膜囊涂眼用凝胶作为耦合剂,同时可保护角膜。

(7)根据检查目的选择合适的镜头进行眼前节或眼底照相。

(8)图像保存,患者眼部预防性点用抗生素眼药水。

6. 超声检查

【适应证】

(1) 眼球病变:屈光间质混浊时眼内病变首选检查方法。

(2) 眼内肿瘤。

(3) 玻璃体切割术前常规检查。

(4) 眼内异物的探查和定位。

(5) 眼眶病变。

(6) 眼球生物测量。

(7) 眼及眶部血流动力学研究(CDI)。

【禁忌证】严重眼球破裂伤未缝合者。

【方法】

(1) B型扫描检查:多使用直接接触法。间接探查法需于眶前加水浴杯,用于检查眼前节。

1) 患者平卧位。

2) 患者轻闭受检眼,眼睑涂抹接触剂。

3) 沿角膜缘各钟点位置,分别对眼球进行横切、纵切扫描,最后进行轴切扫描。横切及纵切扫描为临床最常用的扫描方法。

4) 发现病变后,在不同位置,以不同角度进行探查。

5) 对于占位性病变,应观察其位置、范围、形状边界、内回声、声衰减和硬度。

6) 对于眼球突出而未发现占位病变者,应观察眼外肌、视神经、球后脂肪垫和眼上静脉。

7) 眼球赤道部以前的眼内病变,需嘱患者眼球转向与探头相反方向,以便观察眼球周边部。

8) 眼轴测量方法同A型超声测量。

(2) A型超声生物测量:多用直接接触法测量眼轴,探查眼后节病变。

1) 首先设定组织灵敏度。

2) 受检查者头部靠近屏幕。

3) 眼部滴用表面麻醉剂。

4) 探头放置眼球表面。

5) 自后向前扫描8个子午线,沿角膜缘至穹隆部滑动,保持声束垂直于眼球壁,嘱受检者将眼球转向被检查的子午线。

6) 要采用高分贝(T+6db)以发现玻璃体混浊,或低分贝(T-24db)以测量视网膜脉络膜厚度或病变高度。

(3) 彩色多普勒显像仪(color Doppler imaging,CDI):

1) 患者仰卧位躺于检查床上,轻闭双眼。

2) 将耦合剂均匀涂布被检查的眼睑上,将探头轻轻置于眼睑上。

3) 脚踩控制键,在眼睑上做横向、纵向或旋转扫描。

4) 选满意的图像存盘,打印扫描结果。

5) 结果分析:CDI 为速度显示方式,将朝向探头的血流定为红色,背离探头的血流定为蓝色,流速越高,色调越高,反之亦然。多用于测量血流速度,判断血流方向、血管形态和分布。

【注意事项】

(1) 眼眶检查要包括眶软组织、眼外肌和视神经。

(2) 探查过程中,常需改变灵敏度(增益),或图像冻结后进行处理。

(3) 特殊手法的使用:观察后运动以鉴别玻璃体后脱离;压迫试验以观察眶内占位病变的硬度,鉴别囊性、实性或血管病变。

(4) 测量眼轴时,应尽量避免 A 超探头对角膜施压。

(5) CDI 检查时,注意调节好仪器速度的显示刻度,以免出现颜色逆转现象。

(6) 超声造影,CDI 检查时静脉注射六氟化硫微泡造影剂。

7. 超声生物显微镜检查(ultrasound biomicroscopy,UBM)

【适应证】

(1) 眼前节疾病。

(2) 眼后节前段疾病。

(3) 某些眼外伤,如睫状体离断、眼前节异物。

(4) 眼前节肿瘤。

(5) 青光眼房角关闭的研究。

【禁忌证】

(1) 急性眼表炎症,如急性结膜炎、角膜炎等。

(2) 因精神状态或其他原因不配合者。

【方法】

(1) 接通电源后,检查仪器是否正常工作。

(2) 输入患者相关信息。

(3) 患者仰卧位躺于检查床上,行表面麻醉。

(4) 选合适的眼杯置于患者的结膜囊内。

(5) 在眼杯内滴满接触剂,如甲基纤维素、卡波姆滴眼液等。

(6) 嘱患者固视眼前目标。

(7) 检查者右手持换能器,把探头置于眼杯内,靠近眼球要检查的部位。

(8) 脚踩控制键进行扫描。

(9) 检查者观察荧光屏,调整扫描方向,获得满意图像存盘,打印结果。

(10) 结束时,被检眼滴抗生素眼药水,以防感染。

【注意事项】

(1) 检查室应有屏蔽作用,室内照明稳定。

(2) 探头上避免形成气泡。

(3) 注意避免擦伤角膜,左手持光笔调整参数时,应将探头离开眼杯。

(4) 注意探头和眼杯的消毒,防止交叉感染。

8. 荧光造影检查术

(1) 荧光素眼底血管造影(fundus fluorescein angiography,FFA):

【适应证】

1) 协助一些眼底病的诊断。

2) 提供对某些眼底病分期分型的依据。

3) 了解疾病程度和治疗选择。

4) 比较治疗前后的疗效。

【禁忌证】

1) 严重心、血管和肝、肾功能损害等全身疾病。

2) 对注射用的荧光素钠过敏者。

3) 有过敏体质或有严重家族过敏史者。

4) 有原发性闭角型青光眼或不宜散大瞳孔者。

5）不允许接受坐位检查者。

【方法】

1）检查前准备：

① 交代检查事项，签署知情同意书。

② 行荧光素钠皮肤试验。

③ 受检者双眼充分散瞳。

④ 录入受检者信息，调整受检者头位，固定头带。

⑤ 检查者调整目镜，看清瞄准线。助手做好静脉注射荧光素钠准备。

⑥ 先拍摄立体彩色眼底像。

2）造影：

① 拍双眼无赤光眼底片。然后对准主要检查眼，启用蓝色滤光片。

② 注射荧光素前，再拍摄双眼荧光对照片。

③ 给受检者注射荧光素钠，10~20mg/kg。成人用20%荧光素钠3~5ml于4~5分钟内注射完毕。注射时即开始计时，注射完毕时拍片一次。

④ 在30秒内连续拍片，1~2张/秒。30秒后每5秒拍1张，至1分钟。然后于2、5、10和20分钟各拍1张。可视病情需要调整拍片间隔和数量。

⑤ 眼底相片应按顺序拍摄，尽量包括全部眼底。一般拍摄7~9个视野，次序为：后极部、颞侧、颞上、上方、鼻上、鼻侧、鼻下、下方和颞下。造影早期可安排拍摄视盘和黄斑的立体像。造影过程中尽可能穿插拍另一眼的照片。

⑥ 存储照片。

【注意事项】

1）造影室内应常规备有各种抗休克急救药品、器械，工作人员应具备急救技术。

2）检查前检查数码相机的电路连接和显像；或为底片相机的胶卷安放是否妥当。

3）荧光素钠一般患者均可耐受，少数偶觉恶心，嘱其张口呼吸，可完成拍片。个别人严重反应，呕吐或晕厥，应立即停止造影，使其平卧。必要时急请内科会诊，协助处理。

4）检查完嘱患者多饮水，24小时内皮肤和尿色发黄属正常现象。

（2）吲哚青绿眼底血管造影（indocyanine green angiography，ICGA）：

【适应证】主要用于脉络膜血管成像：

1）协助一些眼底病的诊断，如脉络膜新生血管膜（CNV）、视网膜色素上皮脱离的可疑 CNV、息肉样多发性脉络膜血管病变（PCV）等。

2）提供对某些眼底病分期分型的依据，如年龄相关性黄斑变性、慢性中心性浆液视网膜病变等。

3）了解疾病程度和治疗选择，如视网膜血管瘤样增生、眼底肿瘤等。

4）比较治疗前后的疗效。

【禁忌证】

1）严重心、血管和肝、肾功能损害等全身疾病。

2）对碘及贝壳类食物过敏者。

3）有过敏体质或有严重家族过敏史者。

4）有原发性闭角型青光眼或不宜散大瞳孔者。

5）不允许接受坐位检查者。

【方法】

1）检查前准备：

① 交代检查事项，签署知情同意书。

② 受检者双眼充分散瞳。

③ 录入受检者信息，调整受检者头位，固定头带。

④ 检查者调整目镜，看清瞄准线。助手做好静脉注射吲哚青绿准备。

⑤ 先拍摄立体彩色眼底像。

2）造影：

① 拍双眼无赤光眼底片。然后对准主要检查眼，启用近红外光眼底摄像系统。

② 给受检者注射荧光素钠，0.25~0.5mg/kg 剂量溶于 2~3ml 蒸馏水内，5 秒之内注入肘前静脉，同时计时拍照。

③ 每 15 秒拍摄 1 张，双眼至 1 分钟时再拍摄 1 张。然后于 5、10 和 20 分钟各拍 1 张。可视病情需要调整拍片间隔和数量。

④ 眼底相片应按顺序拍摄，尽量包括全部眼底。一般拍摄 7~9 个视野，次序为：后极部、颞侧、颞上、上方、鼻上、鼻侧、鼻下、下方和颞下。造影过程中尽可能穿插拍另一眼的照片。

⑤ 存储照片。

【注意事项】

1）造影室内应常规备有各种抗休克急救药品、器械，工作人员应具备急救技术。

2）检查前检查数码相机的电路连接和显像；或为底片相机的胶卷安放是否妥当。

3）吲哚青绿一般患者均可耐受，少数偶觉恶心，嘱其张口呼吸，可完成拍片。个别人严重反应，呕吐或晕厥，应立即停止造影，使其平卧。必要时急请内科会诊，协助处理。

9. 相干光学断层成像（optical coherence tomography，OCT）

【适应证】主要用于眼后节检查，如：

（1）黄斑部病变，如黄斑水肿、黄斑裂孔、黄斑前膜、黄斑下新生血管膜等。

（2）视盘病变，如视盘水肿、视神经萎缩、视盘小凹等。

（3）视网膜病变，如视网膜血管性病变、视网膜脱离、视网膜变性性疾病等。

（4）视网膜神经纤维层厚度分析及动态监测。

（5）对视盘杯盘比动态监测。

也可用于眼前节检查。

【禁忌证】

（1）屈光间质混浊者。

（2）瞳孔太小。

（3）婴幼儿或其他不能配合者。

【方法】

（1）受检者不散瞳可获取良好图像。

（2）将受检者信息输入 OCT 数据库。

（3）受检者面向眼底摄像机，头置于下颌托上，光线通过瞳孔射入眼底，检查者通过监视器定位。

（4）选择测试条件，开启扫描。黄斑病变选择放射状线条组，视盘病变选择视盘放射状线条组，视神经纤维层选择圆环组。

(5) 处理分析数据,打印检查报告。

【注意事项】

(1) 检查前应向受检者解释,以取得配合。

(2) 眼底病变尽量散瞳检查。

10. 视觉电生理检查

(1) 眼电图检查(electrooculogram,EOG):

【适应证】

1) 遗传性视网膜病变。

2) 中毒性或营养性眼病。

【禁忌证】

1) 眼球震颤者。

2) 不能合作者。

【方法】

1) 向患者解释检查内容及要求,取得配合。

2) 快速散瞳剂散瞳,也可自然瞳孔下检查。适应检查室内光线 5~10 分钟。

3) 清洁剂清洁局部皮肤,以备安置电极。皮肤电极分别置于双眼内外眦部,地电极置于前额中部。

4) 暗室内,患者双眼跟随信号运动,记录 15 分钟;转入明适应,患者双眼跟随信号运动,记录 15 分钟。

5) 计算光峰 / 暗谷比。

【注意事项】

1) 按照国际标准照明操作。

2) 视力低于 0.1,视野小于 30°,受检者年龄小于 5 岁一般无法引出可靠的 EOG 反应。

3) 不散瞳时,光强度宜在 400~600cd/m² 范围内。

4) 记录前 30 分钟内避免强光照射。

(2) 闪光视网膜电流图检查(flash electroretinography,FERG):

【适应证】

1) 视网膜遗传性和变性疾病。

2) 屈光间质混浊时视网膜功能评估。

3) 视网膜药物中毒性反应。

4）视网膜铁锈症损害程度。

5）视网膜血管性、炎症性和外伤性等疾患造成的功能损伤。

【禁忌证】

1）眼部急性炎症。

2）不能散瞳者。

3）不能配合者。

【方法】

1）受检者散瞳。

2）向受检者解释检查事项，使其在检查中保持放松和固视。

3）散瞳后在暗室中适应至少 20 分钟。

4）滴表面麻醉剂 2 次。

5）在暗红光照状态下，用清洁剂清洁安放电极处皮肤，将参考电极置于受检者额正中或眼外眦皮肤上；作用电极用角膜电极或线状电极（置于结膜囊），地电极置于耳垂或额正中。

6）遮挡未检眼，受检者头部置于颌架上。

7）受检者注视指示灯，保持眼位不动，开始检查。待基线稳定，开始记录。

8）暗适应下检查完成后，经至少 10 分钟明适应后，再行明适应的 ERG 检查。

9）结果存盘打印，摘下电极，眼部滴抗生素眼药水。

【注意事项】

1）检查最好在屏蔽室内进行。

2）选择适宜的灵敏度和扫描时间。

3）瞳孔大小可影响 FERG 的成分和振幅。

4）角膜电极放置时，角膜和电极之间保持无气泡。

5）检查完毕，及时清洁所用电极。

（3）图形视网膜电流图检查（pattern electroretinography，PERG）：

【适应证】

1）开角型青光眼。

2）黄斑病变。

3）原发性视神经萎缩。

4）帕金森病。

【禁忌证】

1）眼部急性炎症。

2）不能配合者。

【方法】

1）滴表面麻醉剂 2 次。

2）在普通照明的检查室静坐 5 分钟。

3）用清洁剂清洁安放电极处皮肤,将参考电极置于受检者同侧眼外眦部;作用电极用角膜电极或线状电极(置于结膜囊),地电极置于耳垂或额正中。

4）将检查眼的屈光矫正到看清刺激器的最佳状态。

5）遮挡未检眼,受检者头部置于颌架上。

6）受检者注视指示灯,保持眼位不动,开始检查。待基线稳定,开始记录。

7）叠加次数应大于 100 次,以减少噪声干扰和伪迹。

8）结果存盘打印。摘下电极,眼部滴抗生素眼药水。

【注意事项】

1）检查最好在屏蔽室内进行。

2）向受检者解释检查事项,使其在检查中保持放松和固视。

3）角膜电极放置时,避免引起屈光度的改变。

4）注意视网膜刺激阈应大于 8′视角,也可使用特殊圆环产生较小视野,获得较小反应。

5）使用的方格应对应弧度 30′,如果还需要非图形反应,则方格应变大,常使用 5′方格。

6）若患者眨眼严重,可试用短脉冲记录。

7）正弧光栅产生的反应较方格小,应避免使用。

8）瞬态记录图形翻转频率为 4~10 次 / 秒,对稳态记录则为 10~16 次 / 秒。

9）检查完毕,及时清洁所用电极。

（4）视觉诱发电位检查(visual evoked potential,VEP):

【适应证】

1）怀疑为视神经或视路疾病。

2) 眼外伤及头颅外伤可能伤及视神经或视路者。

3) 视力下降且屈光间质混浊者预测手术后视功能。

4) 中毒性及营养不良性眼病。

5) 颅内病变。

6) 监测弱视治疗效果。

7) 鉴别伪盲。

【禁忌证】无法配合者。

【方法】

1) 向受检者解释检查事项,使其在检查中保持放松和精神集中。

2) 受检者坐在检查室刺激器前,眼位和固视点在同一水平。瞳孔保持自然状态。

3) 通常使用银盘(银-氯化银)电极或针状电极。

4) 在需要安放电极的位置,用乙醇清洁头皮,擦掉油脂和头皮屑。

5) 用导电膏及胶布将电极敷在头皮上,或将针状电极刺入头皮下组织。

6) 组织和电极之间的电阻通常要低于 5kΩ。

7) VEP 记录电极的位置应用国际 10/20 系统。

8) 电极位置固定后和放大器的相应端口连接。

9) 遮盖非测试眼,测试眼向前注视固视点。

10) 至少 2 次记录可重合后,保存并打印结果。

【注意事项】

1) 应矫正视力,不用缩瞳药或散瞳药。

2) 矫正视力低于 0.3 应查闪光视觉诱发电位(flash visual evoked potential,FVEP);矫正视力高于 0.3 应查图形视觉诱发电位(pattern visual evoked potential,PVEP)。

3) 环境安静,患者注意力应集中。

4) 采用 1995 年国际临床视觉电生理(ISCEV)学会推荐的 VEP 刺激和记录标准。

11. X 线

【适应证】

(1) 眼球突出。

(2) 眼眶外伤,异物定位。

（3）泪道阻塞的检查,如泪囊造影。

（4）眼眶静脉造影,现多已被 CT、MRI 等取代。

【禁忌证】不能配合者。

【方法】

（1）根据临床需要选择合适的体位。

（2）除外异物,可仅拍眶正位片。

（3）异物定位,需加定位器拍双眶正、侧位片。定位器有巴氏定位器及缝圈定位器。

（4）放置巴氏定位器,受检眼先滴表面麻醉剂,以无菌镊持定位器,宜先放于上睑内,再拉开下睑将定位器置于结膜囊,然后调整定位器方向,使定位器四个标志点位于 3、6、9、12 点钟位。

（5）缝圈定位术,受检眼消毒铺巾,无菌操作,将金属定位圈以 5/0 丝线间断缝合 4 针固定于角膜缘 3、6、9、12点钟位。标志缺口置于 4:30 方位。

（6）考虑异物细小或显影弱,可拍缝圈薄骨像进行异物定位检查。拍片时:面向底片,头向患侧转 45°,患眼内转 45°,是为正位片;患眼再外转 45°,是为侧位片。

（7）加放定位器检查,应根据正位片测量异物所在方位,以时钟方向表示;根据侧位片测量异物与角膜缘距离,用毫米数表示;并测量异物大小,用毫米数表示。

（8）泪囊造影患者,宜先行泪道冲洗,再注入造影剂进行检查,并嘱患者检查前勿挤眼揉眼将造影剂挤出。泪囊测量长径和横径,用毫米数表示。

【注意事项】

（1）巴氏定位器及缝圈定位器,应灭菌消毒。

（2）应告知放置定位器患者注意事项,以免检查中定位器脱出,避免检查中揉眼损伤角膜。定位器取出后,点用抗生素眼药水。

（3）巴氏定位器定位检查,放射科也应备有无菌镊,拍片前再次检查定位器方向,必要时调整。

（4）若眼前部有贯通伤口,眼内组织脱出,宜先行眼球破裂伤缝合术,术毕再行缝圈异物定位检查。

（5）进行异物定位、泪囊测量时,应考虑 X 线片的缩放率。

12. 计算机断层扫描(computed tomography,CT)

【适应证】

(1) 眼内肿瘤。

(2) 眼眶:肿瘤、炎症、血管畸形。

(3) 眼眶骨折,眼内、眶内异物。了解异物与眼球壁关系。

(4) 眼眶邻近结构病变:如鼻窦、颅内病变等。

(5) 有关神经眼科学问题。

【禁忌证】不能配合者。

【方法】

(1) 水平扫描:常规扫描,平行眦-耳线(OM),层厚3~5mm。

(2) 视神经管扫描:眶下缘-外耳道上臂连线(RBL),层厚1.5mm。

(3) 冠状位扫描:显示眶顶、眶底截面,上下直肌的厚度等。

(4) 增强CT:静脉注射泛影葡胺,以使病变密度增强。

13. 磁共振成像(magnetic resonance imagine,MRI)

【适应证】

(1) 眼内、眶内肿瘤,特别是眶尖小肿物;视神经管内段、颅内段是否受侵犯优于CT。

(2) 眶内炎症,Graves病。

(3) 眶内血管畸形。

(4) 眶内与眶周相蔓延肿物。

【禁忌证】

(1) 体内有磁性金属异物,包括球内异物、起搏器、人工关节、骨钉以及动脉瘤夹等。

(2) 探查骨病变应选择CT。

【方法】

(1) 射频脉冲常规采用SE序列。

(2) 调整TR和TE获T_1加权像(T_1WI)和T_2加权像(T_2WI)。短TR和TE(TR为500~600毫秒,TE为33毫秒)产生T_1WI;长TR和TE(TR>1500毫秒,TE>66毫秒)产

生 T_2WI。

（3）接收线圈视检查部位而定，眼球疾患用表面线圈，眼眶及视路病变用标准头部线圈。

（4）切线方向 - 水平位为常规，酌情加冠状或矢状位，调整梯度线圈即可获得所需层面相。

（5）切层厚度一般 3~5mm，观察范围 12~16mm。

（6）必要时可注射顺磁性造影剂（Gd-DTPA）强化，也可同时采用脂肪减影技术。

第二章

常见症状、体征与眼病

一、常见症状

(一)盲和低视力

1973 年,世界卫生组织(WHO)提出了盲和视力损伤的分类标准。

1. 视力损伤的分类(表 2-1)

表 2-1 视力损伤的分类

视力损伤		最好矫正视力	
类别	级别	较好眼	较差眼
低视力	1	<0.3	≥0.1
	2	<0.1	≥0.05(指数/3m)
盲	3	<0.05	≥0.02(指数/1m)
	4	<0.02	光感
	5	无光感	

2. 视野状态　不论中心视力是否损伤,如果以中心注视点为中心,视野半径≤10°但>5°时为 3 级盲,视野半径≤5°时为 4 级盲。

(二)夜盲

1. 眼部病变　视网膜色素变性、视网膜视杆细胞功能不良、静止型白点状眼底(小口病)、进行性视网膜萎缩、脉络膜视网膜炎、视神经萎缩、严重的青光眼、高度近视。也可见于全视网膜光凝后。

2. 全身病变　维生素 A 缺乏症。

（三）幻视

又名闪光幻视、闪光感。视网膜脱离、玻璃体后脱离、脉络膜视网膜炎和玻璃体机化牵拉，是为眼部器质性病变刺激视网膜所致。

还可因脑神经疾患引起幻视。

（四）复视

1. 单眼复视　少见。

（1）屈光不正：近视，散光。

（2）虹膜根部离断，多瞳，晶状体半脱位。

（3）斜视矫正术后，原有异常视网膜对应者。

（4）生理性，由于晶状体三棱镜效应所致。

2. 双眼复视　见于斜视、异常视网膜对应、眼球运动障碍、融合障碍、眼镜的三棱镜效应及生理性。眼球突出也可出现复视。

（五）虹视

见于青光眼、Fuchs角膜上皮内皮营养不良。角膜水肿时也可有此症状。角膜瞳孔区黏附有分泌物时可出现，但经瞬目可使之消失。

（六）视疲劳

患者用眼后，尤其视近物后眼部不适，视物模糊，眼发干，烧灼感，眼痛，眼眶痛，可伴有全身症状头痛、头晕、恶心等。

1. 眼部原因　屈光不正，远视，散光，假性近视，屈光参差，眼镜佩戴不合适。

（1）调节力下降：老视，调节衰弱，调节痉挛。

（2）眼肌功能异常：隐斜视，集合无力。

（3）其他眼病导致视力不良。

2. 还可因全身和环境因素引起视觉疲劳。

（七）视物变形

表现为所看见的物体发生形态的扭曲、变大或变小。多发生于视网膜疾病。

1. 黄斑疾病　中心性浆液性脉络膜视网膜病变，年龄相关性黄斑病变，高度近视黄斑病变等。

2. 视网膜脱离。

3. 角膜不规则散光。

（八）眼痛

1. 眼眶痛　眶上神经痛,鼻窦炎,眶骨膜炎,眶蜂窝织炎。

2. 眼睑痛　睑腺炎,眼睑脓肿,眼睑疱疹。

3. 眼球痛　结膜、巩膜和浅层巩膜、眼球筋膜炎症,虹膜睫状体炎,角膜炎,电光性眼炎,眼内炎,全眼球炎,青光眼,眼球萎缩,视力疲劳。

4. 眼球后痛　球后视神经炎,眶内肿瘤。

5. 伴头痛的眼痛　急性闭角型青光眼,急性虹膜睫状体炎,葡萄膜大脑炎,交感性眼炎。其他原因:血管神经性头痛,偏头痛,热病,中毒等。

（九）急性视力障碍

1. 一过性视力丧失　常于 1 小时内恢复。

（1）一过性黑矇:体位性低血压,一过性脑缺血,视盘水肿,视网膜中央或分支动脉痉挛。

（2）不常见的有缺血性视神经病变,眼缺血综合征,青光眼,中枢神经系统病变。

2. 视力丧失数小时或以上

（1）视网膜中央动脉阻塞,视网膜中央静脉阻塞,玻璃体积血,视网膜出血,视网膜脱离等。

（2）急性闭角型青光眼发作期,急性视神经炎,各种眼外伤,特别是视神经间接性损伤,葡萄膜炎等。

（十）功能性视觉丧失

1. 偏头痛。

2. 过度疲劳、饥饿、精神刺激。

3. 癔症。

4. 伪盲。

二、常见体征

（一）红眼

1. 充血性红眼

（1）结膜充血:结膜炎症,眼睑炎症,眼睑、结膜异物,眼干燥症。

（2）睫状充血或混合充血：角膜炎，虹膜睫状体炎，巩膜炎，角膜异物，眼球筋膜炎，青光眼，眼内炎，全眼球炎，眼外伤，眼球手术后等。

2. 结膜下出血　眼外伤，炎症；全身因素。

3. 新生血管　结膜、角膜损伤或炎症病变后；眼化学烧伤、热灼伤。

（二）眼球突出

1. 炎症性　眶蜂窝织炎，眶骨膜炎，全眼球炎，急性鼻窦炎，眶炎性假瘤，眶尖综合征，眶上裂综合征，Graves 病。

2. 外伤性　眶内出血，眶内异物，挫伤。

3. 占位性　眼眶肿瘤，颈动脉海绵窦瘘。

4. 神经麻痹性　第Ⅲ、Ⅳ、Ⅵ脑神经麻痹所致眼外肌麻痹，Foix 综合征（海绵窦综合征），神经纤维瘤病。

5. 先天性　脑积水，眶脑膜膨出，颅面骨异常等。

（三）白瞳

1. 常指小儿瞳孔区有白色反光　常见于视网膜母细胞瘤（retinoblastoma，Rb），Coats 病，永存原始玻璃体增生症（persistent hyperplasia primary vitreous，PHPV），先天性白内障，早产儿视网膜病变（retinopathy of prematurity，ROP），眼内炎等。

2. 其他　如脉络膜缺损，有髓神经纤维，视网膜脱离，家族性渗出性玻璃体视网膜病变等。

（四）低眼压

1. 眼球破裂伤，钝挫伤，内眼术后伤口漏。

2. 睫状体脉络膜脱离，视网膜脱离，睫状体损伤。

3. 降眼压药物应用，眼内炎，眼球萎缩，眼前节坏死。

第三章 眼睑病

一、外睑腺炎

【概述】外睑腺炎是 Zeiss 腺、睫毛毛囊或其附属腺体 Moll 腺的急性化脓性炎症，即"外麦粒肿"，俗称"针眼"。大多为金黄色葡萄球菌感染所致。

【临床表现】

1. 患处局部有红、肿、热、痛的表现。

2. 炎症主要在睫毛根部的睑缘处。

3. 初期眼睑红肿范围弥散，剧烈疼痛，有硬结，压痛明显。

4. 如病变靠近外眦部，可引起反应性球结膜水肿。

5. 可有同侧淋巴结肿大和触痛。

6. 一般 2~3 天后局部皮肤出现黄色脓点，硬结软化，可自行破溃。随后炎症明显减轻、消退。

【诊断】根据典型的眼睑急性炎症的表现，可以诊断。

【鉴别诊断】

1. 眼睑慢性肉芽肿　常由外睑腺炎迁延而来，无明显疼痛，常见睫毛根部慢性局限性充血、隆起，边界清晰。

2. 眼睑蜂窝织炎　眼睑弥漫性潮红肿胀、皮温增高；病变界限不清，无局限性压痛和硬结；毒血症症状，如发热明显。

3. 急性泪囊炎　病变发生在泪囊区，有泪道阻塞和黏液性分泌物。

4. 急性泪腺炎　病变位于上睑外上方，同侧外上方穹隆部可见泪腺突出。

【治疗】

1. 病变初期局部红肿明显时,可行局部冷敷。

2. 局部滴用抗生素滴眼液,如妥布霉素滴眼液、氧氟沙星滴眼液等。

3. 病变早期对患侧行耳尖放血治疗　将耳廓纵向折叠,折角耳尖最高处,针刺放血 30~50 滴。

4. 若有脓肿形成,如果脓肿尚未破溃或虽然破溃却难以排出脓液时,行脓肿切开排脓,并放置引流条进行引流。外睑腺炎由皮肤面切开,切口应与睑缘平行。脓肿未成熟前切忌挤压,以免感染沿静脉进入颅内,引起海绵窦血栓、败血症等严重并发症。

5. 局部反应明显或伴有全身症状时,可全身应用抗生素治疗。

6. 经 3~4 周治疗,局部红肿消退,残留局部肉芽组织或包块变硬,患者要求去除者,可行切除术或刮除术。

二、内睑腺炎

【概述】内睑腺炎是睑板腺的急性化脓性炎症,即"内麦粒肿"。亦多为金黄色葡萄球菌感染所致。

【临床表现】

1. 患处局部有红、肿、热、痛的表现。

2. 可于皮下睑板部位触及限局性硬结,触痛明显。

3. 相应睑结膜面局限性充血明显。

4. 2~3 天后可形成黄色脓点,可由结膜面自行破溃,随后炎症明显减轻、消退。

【诊断】根据典型的临床表现可以诊断。

【鉴别诊断】早期鉴别诊断同外睑腺炎。

晚期要与睑板腺囊肿鉴别:为睑板腺无菌性慢性肉芽肿炎症,无疼痛,无压痛,界限清楚,相应结膜面慢性充血。

【治疗】治疗同外睑腺炎,如有脓肿形成,需由结膜面切开排脓,切口与睑缘垂直。

三、睑板腺囊肿

【概述】睑板腺囊肿是睑板腺管道的阻塞,腺体的分泌物潴留在睑板内引起的一种无菌性慢性肉芽肿炎症。有一个纤维结缔组织包囊,囊内含有睑板腺分泌物及巨噬细胞在内的慢性炎症细胞浸润。

【临床表现】

1. 见于儿童及青少年,成年人亦可罹患。

2. 患者多无明显症状,不影响视力,囊肿较大者可压迫眼球产生散光导致视力下降。突出于睑结膜面者可有异物感。

3. 好发于上睑,单个或多个,可双眼同时发生。表现为眼睑皮下无痛性近圆形结节,边界清晰,通常与皮肤无粘连,无触痛。翻转上睑后可在相应睑结膜面片状充血或呈紫红色病灶。

4. 小的囊肿可自行消退,大多数长期不变或逐渐变软,少数自行破溃,伴有炎症者形成内睑腺炎。

【诊断】根据临床表现可诊断。

【鉴别诊断】

1. 睑板腺癌 对于中老年患者,出现复发性睑板腺囊肿、上下睑同时增厚、睑板腺囊肿伴有睫毛脱失、表面破溃呈菜花样、色发黄等表现时,应高度怀疑睑板腺癌的可能。切除术中送冷冻切片,术后常规组织病理学检查以确诊。

2. 睑腺炎 具有红、肿、热、痛的炎症表现,病变初期界限不清,触痛明显,经 2~3 天后可自行破溃。

【治疗】

1. 无症状者,不需要治疗,观察待其自行吸收。

2. 有炎症、皮肤潮红肿胀的,可行病变局部微波治疗,每天 1 次,疗程视病情变化而定,一般 7~10 天。

3. 包块较大不能消退且有局部症状者,可行切除术或刮除术;中老年或复发性患者,行常规组织病理学检查除外睑板腺癌。

四、睑缘炎

【概述】是指睑缘部的急性或慢性炎症。按其临床特点分为三种:鳞屑性睑缘炎、溃疡性睑缘炎和眦部睑缘炎。

鳞屑性睑缘炎多与睑板腺分泌功能过度旺盛有关,屈光不正、视力疲劳、营养不良、长期使用劣质化妆品也可能诱发本病。溃疡性睑缘炎是睫毛毛囊及其附属腺体的慢性或亚急性化脓性炎症,致病菌多为金黄色葡萄球菌。眦部睑缘炎主要累及外眦部,致病菌为 Morax-Axenfeld 双杆菌,维生素 B_2 缺乏者好发。

【临床表现】

1. 鳞屑性睑缘炎

(1)睑缘干、痒、刺痛、异物感。

(2)睑缘充血、肿胀、睫毛及睑缘表面附有上皮鳞屑,睑缘表面点状皮脂溢出,形成黄色蜡样分泌物,干燥后结痂。

(3)睫毛易脱离,但可以再生。

(4)长期不愈者睑缘增厚,后唇钝圆,泪小点肿胀外翻、泪溢。

2. 溃疡性睑缘炎

(1)症状较为明显,干痒、刺痛、烧灼感和异物感。

(2)睑缘充血,睫毛根部可见散在的小脓疱,表面痂皮覆盖,去除痂皮后,暴露小溃疡,并有脓液溢出。

(3)睫毛随痂皮脱落,如果毛囊被破坏,睫毛将不能再生,形成局部秃睫。

(4)长期不愈者睑缘肥厚变形,局部瘢痕收缩,导致眼睑外翻、泪溢、睫毛乱生。

3. 眦部睑缘炎

(1)可表现为单侧或双侧发病。

(2)眼痒、异物感、烧灼感、畏光和流泪。

(3)外眦部睑缘和皮肤充血、肿胀、糜烂和脱屑。

(4)邻近结膜伴有炎症,表现为充血、水肿、黏性分泌物,可伴发滤泡性结膜炎,偶伴有点状角膜上皮炎。

【诊断】根据患者的主诉及典型临床表现,可作出诊断。

【鉴别诊断】

1. 鳞屑性睑缘炎 为睑缘皮脂腺溢出引起的慢性炎症。睫毛睑缘表面附着鳞屑,睑缘表面黄色蜡样分泌物,睫毛脱落后可再生。

2. 溃疡性睑缘炎 多为金黄色葡萄球菌感染所致。睫毛根部散布小脓疱,去除痂皮后露出小溃疡,睫毛脱落后不能再生。

3. 眦部睑缘炎 为 Morax-Axenfeld 双杆菌感染所致。表现为外眦部睑缘和外眦部皮肤充血、肿胀、糜烂和脱鳞屑,局部伴有结膜炎的表现。

【治疗】

1. 鳞屑性睑缘炎

(1) 去除诱因:如屈光不正、视疲劳、营养不良及劣质化妆品等。

(2) 局部清洁:鳞屑性睑缘炎行睑板腺按摩,促进睑板腺排空,中性洗涤剂(如婴儿洗涤用品)洗涤局部皮肤。

(3) 药物:涂抗生素及皮质类固醇类眼膏,伴有结膜炎者,滴用抗生素眼药水。

2. 溃疡性睑缘炎

(1) 清除诱因:同鳞屑性睑缘炎。

(2) 局部清洁:用生理盐水或 3% 硼酸溶液清洗睑缘,彻底去除痂皮、脓液及脱落的睫毛。较为严重者,可使用 1% 硝酸银溶液涂擦睑缘。

(3) 药物:进行细菌培养及药敏试验,选择敏感药物。局部使用敏感抗生素眼膏,滴用抗生素眼药水。泪膜异常者滴用人工泪液。

3. 眦部睑缘炎

(1) 局部清洁:中性洗涤剂(如婴儿洗涤用品)洗涤局部皮肤,热敷局部皮肤。

(2) 药物:口服维生素 B_2 或复合维生素 B,局部滴用 0.3% 硫酸锌眼药水及抗生素眼药水。

五、睑内翻

【概述】睑内翻是指睑缘向眼球方向卷曲的一种眼睑位置异常,常与倒睫合并存在,睑内翻必然导致倒睫,但倒睫不一定是由睑内翻引起。睑内翻分为三类:①先天性睑内翻:多见于婴幼儿,多因内眦赘皮、鼻梁发育欠饱满、睑板发育不全等。②痉挛性睑内翻:常见于老年人,下睑多见。由于皮肤萎缩失去张力,皮下组织松弛使睑板下缘处的眼轮匝肌向前上方滑动压迫睑板上缘,使下睑向内翻转。③瘢痕性睑内翻:某些疾病引起的睑结膜或睑板瘢痕性收缩导致眼睑内翻,临床上以沙眼和外伤最为常见。

【临床表现】

1. 先天性睑内翻多为双眼,痉挛性和瘢痕性睑内翻可为单侧或双侧。

2. 眼红、刺痛、畏光、流泪。

3. 睑缘部向眼球方向卷曲,若合并倒睫,则可见睫毛摩擦角膜,角膜上皮脱落,继发感染者可见角膜溃疡。

4. 长期反复者,角膜有新生血管形成,失去透明性,重致角膜白斑,视力下降。

【诊断】根据主诉及裂隙灯检查可以诊断,合并角膜上皮损失或角膜溃疡者,行角膜荧光染色了解病变范围及深度。

【鉴别诊断】

1. 双行睫 由睑板腺开口处长出异常的第二排睫毛,多为先天性发育异常,偶为慢性炎症所致,但患者睑缘位置正常。

2. 先天性下睑赘皮 睑缘位置正常,下视时睫毛触及角膜,展平赘皮时睫毛位置正常。

【治疗】

1. 结膜囊内使用抗生素眼膏保护角膜。

2. 先天性睑内翻 随年龄增长会逐步减轻,2岁以内患儿病情较轻、角膜无损害者可观察,程度较重、倒睫摩擦角膜者需行睑内翻矫正术,采用缝线固定矫正或皮肤轮匝肌切除术。

3. 老年性痉挛睑内翻 可试行肉毒杆菌毒素局部注射。多用手术切除多余松弛皮肤及部分眼轮匝肌予以矫正。

4. 瘢痕性睑内翻 需行手术治疗,松解瘢痕,视整体情况行整形手术。

六、睑外翻

【概述】睑外翻是指眼睑及睑缘向外翻转、离开眼球的位置异常,常合并眼睑闭合不全。睑外翻分为三类:①瘢痕性睑外翻:眼睑皮肤由于外伤、炎症等原因遗留瘢痕,瘢痕收缩牵拉所致。②老年性睑外翻:见于下睑。老年人眼轮匝肌功能减弱,内外眦韧带松弛,对睑板的压力减弱,眼睑因重力作用外翻。③麻痹性睑外翻:见于下睑。面神经麻痹后眼轮匝肌收缩功能丧失,下睑因重力作用外翻。

【临床表现】

1. 泪溢,眼部刺激症状。

2. 轻者睑缘离开眼球,重者睑缘向外翻转,暴露睑结膜,结膜失去润泽的外观,干燥、粗糙、肥厚甚至角化。

3. 眼睑闭合不全,重者导致暴露性角膜炎甚至角膜溃疡。

【诊断】

1. 病史　既往眼病、外伤、手术史。

2. 检查　眼轮匝肌功能、眼睑瘢痕、睑缘位置情况,裂隙灯下角结膜病变情况。

【鉴别诊断】睑裂闭合不全:各种原因致上下眼睑不能完全闭合,导致部分眼球暴露。

【治疗】

1. 病因治疗　治疗原发病,如面神经麻痹等。

2. 保护眼球　对眼睑闭合不全者,睡前结膜囊内涂大量眼膏保护角膜,防止出现暴露性角膜炎。已经出现角膜损害者,予以抗生素眼药水及眼膏对应治疗。

3. 因外翻而伴有泪溢的老年人,应嘱其不要向下擦眼泪,以免加重睑外翻。

4. 手术治疗　瘢痕性睑外翻手术目的是增加眼睑前层的垂直长度,消除牵引力,需在创伤愈合或炎症消退6个月后手术治疗,视具体情况行 V-Y 成形术、Z 成形术、异位皮瓣术或游离植皮术等;老年性睑外翻可切除部分松弛睑板后缝合拉紧皮肤；麻痹性睑外翻关键在于治疗面神经麻痹，治疗 3~6 个月后无效者可手术治疗。

七、倒睫与乱睫

【概述】倒睫是指睫毛向内生长，乱睫是指睫毛不规则生长，两者均导致睫毛接触刺激角膜，可伴有或不伴有睑内翻。沙眼、睑缘炎、外伤等均可引起倒睫或乱睫。

【临床表现】

1. 眼痛、畏光、流泪和异物感。

2. 少则 1~2 根，多则所有睫毛均倒向眼球，摩擦角膜。

3. 睫毛长期摩擦角膜，导致结膜充血、角膜上皮脱失、角膜新生血管、角膜溃疡、角膜白斑等。

【诊断】

1. 眼痛、畏光流泪等症状。

2. 肉眼或裂隙灯下可见倒睫或乱睫。

3. 裂隙灯下可见角膜受损情况。

【鉴别诊断】

1. 睑内翻　为眼睑睑缘，包括睫毛向内翻转，伴有倒睫者症状相似。

2. 内眦赘皮　为先天发育异常，下睑皮肤皱褶，压迫内眦部睫毛向内而接触眼球。

3. 双行睫　先天发育异常或慢性炎症所致，睑板腺开口处出现第二排睫毛。

【治疗】

1. 去除病因，治疗沙眼、睑缘炎等局部病变。

2. 倒睫数量较少者，可用拔睫镊直接拔除，多再次复发，合作者可指导患者在家中自行拔除。

3. 电解毛囊法　可彻底破坏毛囊，减少睫毛再生的机会。

4. 如果倒睫较多，可行手术治疗。倒睫伴有睑内翻者，可行睑内翻矫正术；不伴有睑内翻或程度较重者，需手术显微镜下切开倒睫根部，破坏或清除毛囊。

5. 伴有角膜病变者，局部滴用抗生素眼膏和促进角膜上皮修复的滴眼液进行治疗。

八、睑裂闭合不全

【概述】上下眼睑不能完全闭合,部分角膜、结膜不能被眼睑覆盖而暴露在外,称为眼睑闭合不全,俗称兔眼。最常见的病因为面神经麻痹,其次为瘢痕性睑外翻,其他原因可归纳为眼眶容积与眼球大小的比例失调,如:甲状腺相关眼病性突眼、先天性青光眼、眼眶肿瘤、角巩膜葡萄肿等。全身麻醉或深度昏迷时可发生暂时性功能性眼睑闭合不全。少数正常人睡眠时睑裂留一条缝,但角膜不会暴露,称为生理性兔眼。

【临床表现】

1. 病情较轻时,仅下方球结膜暴露,引起暴露区域结膜充血、干燥、肥厚甚至角化。

2. 病情较重时,因角膜暴露导致角膜干燥、上皮脱失,导致暴露性角膜炎,甚至角膜溃疡、角化。

3. 眼睑不能贴附眼球者,出现泪溢。

【诊断】

1. 原发病的表现。

2. 闭睑时,上下眼睑不能完全闭合。

3. 肉眼及裂隙灯下可见结膜及角膜的损害情况。

【鉴别诊断】睑外翻:睑缘向外翻转离开眼球,睑结膜暴露。睑外翻是引起眼睑闭合不全的原因之一。

【治疗】

1. 针对病因治疗　药物、针灸治疗面神经麻痹;手术矫正瘢痕性睑外翻;放射治疗、眶减压术等降低眶内压。

2. 早期治疗可采用结膜囊内涂大量抗生素眼膏、湿房保护角膜、软性角膜接触镜等方法保护角膜。

3. 较长时间不能缓解的,可行睑缘缝合术,待原发病缓解后再行睑缘切开。

4. 发生角膜并发症者行相应治疗。

5. 全身麻醉或重度昏迷者,结膜囊内涂抹大量抗生素眼膏保护角膜。

九、上睑下垂

【概述】是指上睑部分或全部不能提起所造成的下垂状态。临床上,双眼向前方注视时,上睑缘遮盖角膜上部超过角膜的 1/5 即为上睑下垂。先天性上睑下垂是一种常染色体显性或隐性遗传病,可能是由于动眼神经核发育不全或提上睑肌发育不良所致。后天性上睑下垂的原因有动眼神经麻痹、重症肌无力、交感神经病变、提上睑肌损伤等。

【临床表现】

1. 先天性上睑下垂可为单侧或双侧,病变程度可不相同。可伴有眼球上转运动障碍。

2. 眼睑睑裂变窄,上睑缘部分或全部遮盖角膜。为了便于看清物体,多头部后仰,努力使用额肌的力量抬高上睑,致使额部皱纹明显增加,牵拉眉毛向上弓形凸起。

3. 后天性上睑下垂多伴有原发病的表现:动眼神经麻痹可伴有其他眼外肌麻痹;重症肌无力所致上睑下垂具有晨轻暮重的特点,注射新斯的明后明显减轻;交感神经病变伴有 Horner 综合征的表现;提上睑肌损伤具有局部外伤史等。

【诊断】

1. 病史及典型临床表现　睑裂变窄、上睑部分或全部遮盖视轴,头后仰、额部皱纹增加。

2. 诊断标准

(1) 上睑下垂程度的划分:①轻度:上睑缘遮盖瞳孔 1/3;②中度:上睑缘遮盖瞳孔 1/3~1/2;③重度:上睑缘遮盖瞳孔超过 2/3。

(2) 提上睑肌肌力测定:先嘱患者向下看,此时的上睑缘为起点,压迫眉弓的同时向上看,此时的上睑缘为终点,两者的距离不超过 5mm 表明肌力极差,6~11mm 表明肌力中等,达 12mm 或 12mm 以上表明肌力良好。

【鉴别诊断】

1. 假性上睑下垂　眼睑皮肤松弛症、眼球内陷、小眼球、眼睑水肿等多种原因均可引起类似上睑下垂的表现,而不是提上睑肌和 Müller 肌的功能不全或丧失所致的上睑下垂。

2. 下斜视引起的假性上睑下垂 由于麻痹肌的直接对抗肌作用过强引起。遮盖患眼,恢复健眼原有的神经支配作用,健眼的上睑下垂就会消失。

【治疗】

1. 先天性上睑下垂以手术治疗为主,中重度患儿尤其是单眼患儿应早期手术,一般选择 3 岁左右手术为宜,避免引起弱视或影响患儿心理发育。伴有上直肌功能不全者,应先改善眼球的上转功能后再考虑上睑下垂的手术。伴有其他眼睑畸形的,也应先矫正眼睑的畸形,后矫正上睑下垂。提上睑肌肌力≥5mm 时,选择提上睑肌缩短术,提上睑肌肌力 <3mm 选择额肌腱膜悬吊术。但一般情况下儿童 <8 岁者考虑行额肌手术,>12 岁者考虑行提上睑肌缩短术。轻度患儿如果不影响视力发育可待能够耐受局麻手术时再治疗。

2. 后天性上睑下垂应先进行病因治疗,经系统治疗 0.5~1 年以上无效者可考虑手术治疗。较为合乎生理和美容要求的手术方式为提上睑肌缩短术。

十、眼睑痉挛

【概述】是指不明原因眼轮匝肌的痉挛性收缩引起不随意不断重复肌肉痉挛抽搐。病因有很多种,最常见的是眼病性痉挛,患者可因倒睫、结膜炎、角膜炎、眼外伤等疾病引起眼睑痉挛;特发性痉挛一般见于老年人,双眼受累,痉挛逐渐加重,精神紧张可使痉挛加剧;反射性痉挛是脑干皮质束损害的释放现象;脑炎后痉挛为非意识性、双侧性眼睑严重痉挛;周围面神经刺激性痉挛为眼睑及面部阵发性痉挛,患者可伴有基底动脉瘤、面神经管内肿瘤等,也可见于无明显原因的中年女性。

【临床表现】

1. 不能自控的眨眼、抽搐、闭睑,伴有视力下降,常为双侧。

2. 睡眠时眼睑痉挛可消失。

3. 可伴有不能自控的颜面及颈部肌肉抽搐。

【诊断】根据临床表现即可诊断。必要时行颅后窝CT(水平位和冠状位)和(或)MRI检查,请神经内科会诊协助诊断治疗。

【鉴别诊断】

1. 半侧面肌痉挛　单侧面部肌肉抽搐,睡眠时不消失,为脑干水平第Ⅶ脑神经损伤所致,可行小脑脚MRI检查除外肿瘤。

2. Tourette综合征　多发强迫性肌肉痉挛,伴有奇异发声的语言表达或秽语。

3. 三叉神经痛　第Ⅴ脑神经分布区急性阵发性疼痛,常引起抽搐痉挛。

4. 迟发性运动障碍　颜面部肌肉运动障碍,伴有躯干及肢体无休止的肌张力障碍性运动。

5. 眼睑肌纤维颤搐　眼睑抽搐,常因精神压力或咖啡因所致。

【治疗】

1. 治疗引起眼部刺激的任何眼部疾患,如干眼症、睑缘炎等。滴用抗生素类药水、人工泪液等。

2. 如眼睑痉挛严重,首选眼轮匝肌注射肉毒杆菌毒素A(疗效通常持续3~4个月),分别于上下眼睑中内1/3和中外1/3处,外眦颞侧皮下共注射4~5个位点,剂量5~25单位/睑,5~75单位/眼。

3. 若注射肉毒杆菌毒素后症状仍然不能缓解,可手术切除上睑至眉弓间的眼轮匝肌,但此手术操作繁琐,手术效果不肯定。

十一、眼睑松弛症

【概述】又称为睑皮松弛症,是发生在青春期,以反复发作为特性,无瘢痕形成的慢性进展性眼睑水肿为特征,可能为青少年期发病的先天性遗传性疾病,为一种特殊类型的眼睑疾病。常染色体显性遗传,与眶隔、筋膜悬韧带的薄弱有关,由于泪腺脱垂、肿胀,导致循环障碍,引起眼睑血管神经性水肿,泪腺的脱垂进一步刺激眶隔使泪腺脱垂加重,皮肤出现松弛退变。

【临床表现】

1. 多在 10 岁左右发病,男女皆可,多为双眼发病,偶有侵及单眼者。

2. 发病缓慢,双上睑反复发作的水肿、微红,皮肤逐渐变薄、皱缩、松弛,弹性消失。皮肤呈紫红色,皱纹增加,皮肤下垂甚至越过睫毛。

3. 可侵及下睑及外眦部造成下睑松弛及外眦圆钝畸形。

4. 泪腺脱垂,部分病例可侵及提上睑肌腱膜致上睑下垂。

【诊断】

1. 年轻人眼睑慢性或复发性水肿病程。

2. 上睑水肿、松弛,皮色加深,皮肤下垂;外眦圆钝,下睑松弛。

3. 泪腺脱垂,上睑下垂。

【鉴别诊断】

1. 眼睑肿物　于上睑可触及肿物,CT 及 MRI 检查可明确。眼睑松弛症为泪腺脱垂。

2. 上睑下垂　无眼睑皮肤松弛、水肿、皱缩等改变。

【治疗】

1. 轻者观察。

2. 病情稳定者可手术治疗,针对其畸形特征进行整形,如重睑成形加泪腺复位加固术、上睑下垂矫正、外眦畸形矫正等。

十二、内眦赘皮

【概述】内眦赘皮是发生于内眦部垂直走向的皮肤皱襞。先天性内眦赘皮一般为双侧性,3~6 个月的胎儿很常见,白种人只有 2%~5% 长期存在内眦赘皮,而黄种人较多见,我国 10 岁以下儿童中 79.5% 有内眦赘皮,随年龄增长逐渐减轻,20 岁以上成人中约 21.7% 发生内眦赘皮。先天性内眦赘皮为常染色体显性遗传。后天性内眦赘皮多为外伤、烧伤或手术等引起的瘢痕收缩所致。

【临床表现】

1. 先天性内眦赘皮常为双侧性。

2. 内眦角及泪阜部分被遮盖,造成内斜视的假象。

3. 根据发生部位不同分为四型:①眉型内眦赘皮:由眉部开始向下止于内眦部皮肤;②睑型内眦赘皮:起自上睑,向下延伸经内眦部至下睑;③睑板型内眦赘皮:起自上睑皱襞向下止于内眦部;④倒向型内眦赘皮:又称逆向型内眦赘皮,起自下睑,向上延伸经内眦部至上睑。

4. 部分患者伴有下睑内眦部倒睫,触及角膜。

【诊断】

1. 先天性内眦赘皮多为双侧,自幼发生。后天性多有外伤或手术史。

2. 内眦部垂直的皮肤皱襞,遮盖内眦角和部分泪阜。

3. 伴有倒睫触及角膜者,裂隙灯检查可见角膜上皮剥脱。

【鉴别诊断】共同性内斜视:由于遮盖内眦部及泪阜,内眦赘皮常被误认为共同性内斜视,使用交替遮盖法可予以鉴别。

【治疗】

1. 轻症及年幼者不需要治疗,随着颅骨及鼻骨的发育,可自行缓解。

2. 若倒睫摩擦角膜,使用抗生素眼药水和眼膏预防感染。

3. 重症者合并上睑下垂、小睑裂者可手术治疗,手术的目的是缓解垂直方向的皮肤张力。常使用 L 形皮肤切除术、Y-V 成形术和 Mustarde 法。

4. 后天性内眦赘皮的手术矫正需在外伤或病变治愈0.5~1 年后,再行手术治疗。

十三、双行睫

【概述】是睫毛发育异常,通常在正常睫毛后方,相当于睑板腺开口处长出一排睫毛(副睫)。多为先天性的,属常染色体显性遗传,少数由于 Stevens-Johnson 综合征、类天疱疮等引起。

【临床表现】

1. 正常睫毛后方睑板腺开口处长出一排睫毛,少则数根,多则数十根。

2. 常见于双眼上下睑,也可单眼发生。

3. 双行睫排列规则,方向直立或向内倾斜。

4. 睫毛触及角膜,出现角膜刺激症状,重者可造成角膜斑翳、角膜白斑等。

【诊断】根据典型临床表现可诊断。

【鉴别诊断】

1. 内翻倒睫 指睑缘向眼球方向卷曲的位置异常,由于睑缘的向内翻转导致睫毛倒向角膜,睫毛自身位置没有异常。

2. 倒睫和乱睫 倒睫指睫毛向后生长,乱睫指睫毛不规则生长,均指睫毛生长方向异常所致睫毛触及角膜的状况。

【治疗】

1. 行睫较少、细软,刺激症状不重者,可涂用眼膏或戴软性角膜接触镜来保护角膜。

2. 睫毛较硬者,可拔除或电解毛囊,但复发较常见。

3. 病变广泛者,可手术治疗,沿灰线切开睑缘,暴露双行睫的毛囊,逐一切除或破坏毛囊。

十四、先天性睑裂狭小综合征

【概述】是一种眼周异常的常染色体显性遗传性疾病。多发生于基因突变,可有家族性,根据遗传方式分为两型:①1 型:由父亲传代,女性患者伴不孕症,外显完全;②2 型:父、母传代,机会相等,不完全外显。

【临床表现】

1. 眼部主要特征

(1) 睑裂狭小,左右径及上下径较正常明显变小,有的长度仅有 13mm,睑裂高度仅有 1mm。

(2) 上睑下垂。

(3) 逆向内眦赘皮。

(4) 内眦间距增宽。

2. 其他特征

（1）鼻梁低平、上眶缘发育不良等一系列颜面发育异常。

（2）可能合并小眼球、小角膜、弱视及智力缺陷。

（3）耳畸形等。

【诊断】

1. 先天发病，有家族史。

2. 根据睑裂狭小、上睑下垂、逆向内眦赘皮、内眦间距增宽等临床表现可以诊断。由于这四个典型特征，睑裂狭小综合征又称为 Komoto 四联症。

【鉴别诊断】

1. 上睑下垂 为提上睑肌和 Müller 肌功能不全导致上睑部分或全部下垂。不具备先天性睑裂狭小综合征中其他的颜面特征。

2. 内眦赘皮 内眦部垂直皮肤皱褶，遮盖内眦角和泪阜。可呈现假性内眦间距过宽，但不具备上睑下垂、睑裂狭小的表现。

【治疗】需要分期手术治疗，一期矫正内眦赘皮，行睑裂开大术，6 个月后二期行上睑下垂矫正术。

1. 内眦成形术 根据内眦间距增宽的程度，可选择 Y-V 成形术或 Mustarde 法，术中行内眦韧带缩短。

2. 外眦成形术 开大外眦角，可采用 Von Ammon 外眦成形术、Fox 外眦成形术。

3. 上睑下垂矫正术 由于患者大部分提上睑肌肌力很差，通常采用额肌悬吊术。

十五、单纯疱疹病毒性睑皮炎

【概述】由单纯疱疹病毒-Ⅰ型感染引起。病毒潜伏于体内，上呼吸道感染、紧张、劳累等，病毒趋于活跃引发感染，且容易复发。

【临床表现】

1. 病变可侵犯上下睑，多发生于下睑皮肤，感染病灶可局限于睑缘，也可累及眶周皮肤，并与三叉神经眶下支分布区域吻合。

2. 眼睑皮肤出现簇生的半透明小水疱,周围轻度红肿,主觉瘙痒与灼热感。疱疹同时可出现于嘴唇及鼻翼皮肤。

3. 开始水疱内为透明黄色液体,数天或 1 周后干瘪结痂,不留瘢痕,但可有轻度色素沉着。

4. 少数可有眼睑糜烂、溃疡,睑缘间存在糜烂区(1~4mm)及如病变近睑缘皮肤溃疡(3~6mm)。

5. 多数可并发滤泡性结膜炎。部分可发展为慢性睑缘炎。

6. 唇部和鼻前庭部可有同样损害,严重者可有耳前淋巴结肿大。

【诊断】

1. 根据病史和临床表现,可作出诊断。

2. 病变基底刮片可见多核巨细胞,Giemsa 染色可见嗜酸性病毒包涵体。

3. 水疱渗出液可分离出病毒。

4. 免疫荧光电子显微镜、免疫过氧化物酶染色、放射免疫测定、琼脂凝胶免疫扩散及 DNA 探针等可做特异性检查。

5. 血清学酶联免疫法(ELISA)、补体结合试验、免疫粘连血凝试验、荧光抗体染色等可协助诊断。

6. 血清病毒抗体滴度测定可鉴别原发和复发病例。

【治疗】

1. 局部皮肤涂抗生素眼膏,促使干燥。

2. 滴抗病毒滴眼液防止角膜受累。角膜病变按单纯疱疹病毒性角膜炎治疗。

3. 全身抗病毒治疗可给予口服阿昔洛韦 0.25g,每天 5 次;儿童 10~15mg/(kg·d),分 5 次口服,疗程 5 天。

十六、带状疱疹病毒性睑皮炎

【概述】水痘 - 带状疱疹病毒感染三叉神经的半月神经节或三叉神经第一支可引起带状疱疹病毒性睑皮炎。原发感染多见于儿童水痘患者。病毒潜伏,复发感染表现为带状疱疹眼病或疱疹。

【临床表现】

1. 前驱症状有发热、寒战、倦怠及食欲减退等。

2. 三叉神经分布区剧烈的神经疼痛，皮肤灼热，感觉过敏。

3. 皮肤潮红、肿胀，出现簇生粟粒状丘疹。

4. 沿三叉神经的分支出现热性疱疹样小水疱，可有睑缘疱疹，疱疹一般局限为一侧头部、前额及上下睑皮肤，正中线分界鲜明，不越过颜面中线。水疱大小不一，疱液开始透明，后混浊或合并感染形成脓疱。最终干燥形成棕色痂，脱痂后遗留包括真皮层、久不褪色的瘢痕。

5. 可发生双行睫、倒睫、上睑下垂及眼睑畸形。

6. 如病变累及浅层角膜，角膜知觉减退。如疱疹破溃侵入角膜实质层，终致结瘢影响视力。也可并发虹膜睫状体炎。疱疹消退后常可发生巩膜炎、青光眼、眼肌麻痹、视神经萎缩等。

7. 炎症消退后，额部、头部的皮肤知觉减退，要持续数月方可恢复。

【诊断与鉴别诊断】根据病史、疱疹的发病部位等即可诊断。皮肤病理活检有助于诊断。

【治疗与预后】

1. 局部治疗原则为消炎，干燥，收敛，防止继发感染。

2. 阿昔洛韦、更昔洛韦滴眼液滴眼。有感染时给予抗生素滴眼液或眼膏。

3. 水疱干涸、结痂、瘙痒时可用曲咪新乳膏等外涂皮肤。

4. 并发角膜炎、虹膜睫状体炎时按相应治疗原则处理。

5. 全身治疗包括休息、避光、给予止痛药及镇静剂。必要时可干扰素 100 万~300 万 U 肌注。

6. 重症者可口服阿昔洛韦，$15\sim20mg/kg$，增强身体抵抗力，如肌内注射维生素 B_1、B_{12} 或丙种球蛋白，以及恢复期血清或全血等。

十七、接触性皮炎(过敏性睑皮炎)

【概述】接触性皮炎亦称过敏性睑皮炎,是眼睑皮肤对某种致敏原或化学物质产生的过敏反应或刺激反应。常见的有药物性皮炎,与眼睑接触的化学性物质也可成为致敏原。全身接触致敏的物质或食物也可引起眼睑的过敏反应。有时一开始接触就出现湿疹;有时在多次接触或长期使用后,引起眼睑皮肤反应。

【临床表现】

1. 存在致敏物质接触史。起病呈急性、亚急性或慢性表现。潜伏期数分钟或数天。

2. 眼部自觉刺痒、灼热、畏光、流泪等刺激症状。

3. 眶周红疹,眼睑肿胀,可出现红斑、丘疹、水疱、渗出,可有轻微水样分泌物,破溃后结痂和脱屑,逐渐脱痂痊愈。

4. 结膜充血水肿,角膜点状着色。

5. 慢性者临床症状较轻,可反复发作,呈鳞屑样外观,长期不愈,致眼睑皮肤粗糙肥厚。

【诊断】根据致敏原接触史,眼睑皮肤湿疹样改变可诊断。必要时可行斑贴试验协助诊断。

【治疗】

1. 病因治疗,停止接触刺激源。

2. 局部用收敛剂,以 3% 硼酸水湿敷;点糖皮质激素滴眼液。无渗液时可涂糖皮质激素眼膏。

3. 全身口服抗组胺药物及钙剂。反应严重时可口服泼尼松。

4. 戴深色平光镜可减少光线刺激,减轻症状。

十八、眼睑色素痣

【概述】是常见的良性肿瘤,可与身体其他部位色素痣并存。分为交界痣、皮内痣、复合痣等。

【临床表现】

1. 睑缘多见,边界清晰。青春期或妊娠期可逐渐长大,色素增加,随年龄增长逐渐静止。

2. 根据组织学,色素痣可分为:

(1)交界痣:一般生来即有,扁平状,边界清晰,表面光滑呈棕色。痣细胞位于表皮和真皮交界处。有低度恶变趋势。

(2)皮内痣:最常见。病变轻微隆起,有时呈乳头瘤状。颜色从肉色到棕色甚至黑色,表面可有毛发。痣细胞位于真皮内,多数良性而无恶性趋势。

(3)复合痣:病变轻度隆起,呈棕黑色。是前两型的混合形式,有低度恶性趋势,眼睑分裂组织学上属于复合痣。

(4)蓝痣:呈扁平状,出生时就有色素,呈蓝色或石板灰色,无恶性趋势。

(5)太田痣:主要见于东方人及黑色人种,以眼周区域青褐色斑痣为特征,是一种与三叉神经周围分支分布相一致的真皮层黑色素增多的疾病。

【诊断】根据睑缘或眼睑带有色素的肿物,可诊断。

【鉴别诊断】

1. 眼睑恶性黑色素瘤 可由交界痣、复合痣发展而来,也可自行发生。早期呈扁平斑块样,边界欠规则,颜色不均,以后可发展为结节状。当色素痣的颜色、大小、边界、质地、周围皮肤发生改变或出现疼痛、发痒等变化时,要考虑色素痣恶变的可能。

2. 乳头状瘤 好发于睑缘,圆形或椭圆形隆起肿物,有蒂。颜色多与周围肤色相似,表面可有角化,生长缓慢。

3. 眼睑基底细胞癌 初期呈结节状,如结节富含色素可被误认为是痣。随病情发展结节变大,质地变硬,血管扩张,中央出现溃疡,呈火山口样,可反复出血结痂,向周围组织浸润。

【治疗】

1. 一般不需要治疗。

2. 如因美容需要,可行局部切除,但必须完整彻底切除。

3. 如果色素痣出现颜色、大小、质地及疼痛、发痒等变化时,应立即完整切除,进行病理学检查。

十九、眼睑黄色瘤

【概述】多为位于上睑内侧的扁平黄色斑。病理证实是脂质物质沉积在眼睑皮下。患有高脂血症、糖尿病的患者出现黄色瘤的几率较高。

【临床表现】

1. 多发于中老年人,女性多于男性。生长缓慢,无自觉症状。

2. 多为双侧发病,位于上睑近内眦角皮肤面,偶有下睑或外眦部出现。

3. 黄色扁平肿物,略高于皮肤面,边界清晰。

【诊断】根据眼睑黄色扁平肿物及病史可以诊断。

【鉴别诊断】眼睑黄色瘤外观特点明确,无特殊疾病与此鉴别。

【治疗】一般不需要治疗,若影响外观,可行全厚皮肤和肿物切除术,若肿物过大去除皮肤过多,则需行整形修复,激光及冷冻术均有复发可能。

二十、眼睑血管瘤

【概述】是眼睑常见的一种良性肿瘤,为先天性血管组织发育畸形所致。分为毛细血管瘤、火焰痣和海绵状血管瘤三种。

【临床表现】

1. 毛细血管瘤

(1) 出生时或生后 1~2 周出现,生长迅速。1 岁后生长变慢,约 30% 的患者到 3 岁时病变消退,到 7 岁时75%~90% 的病变完全消退。

(2) 病变紫红色、质软,接近皮肤表面的颜色淡红,稍隆起,又称"草莓痣"。病变位于深层的呈蓝紫色,可向眶内蔓延。

(3) 肿瘤较大,患者可因肿瘤压迫出现散光、屈光参差、屈光性弱视等。

(4) 组织学上可见肿瘤由增生的毛细血管和内皮细胞组成。

2. 火焰痣

（1）出生时即出现，病变静止状态。

（2）位置较深，呈紫红色，表面扁平，加压不褪色。

（3）火焰痣常伴发 Sturge-Weber 综合征，病变沿三叉神经分支分布在眼睑、额部及同侧面部。病变累及房角可引起青光眼，可伴有脉络膜及脑膜血管瘤。

（4）组织学上可见肿瘤由扩张的窦状血管组成。

3. 海绵状血管瘤

（1）为发育性，常在 10 岁前发生。它不会自行退缩，反而逐渐增大。

（2）表浅的边界较为清晰，呈蓝紫色，质软，压之消失。深在的病变皮肤可以没有颜色改变。患儿哭闹时血管瘤可明显增大，颜色加深。

（3）组织学上可见肿瘤由内皮细胞衬里，管壁有平滑肌的大血管腔组成，有明显的血栓形成和钙化。

【诊断】根据发生肿瘤的年龄段、肿瘤的发展变化趋势及典型临床表现，可以诊断。

【鉴别诊断】眼睑淋巴管瘤：常见于儿童，病变累及面部、结膜及眼眶，患者上呼吸道病毒感染时，病变内的淋巴细胞浸润增加，肿物会明显变大。一般情况下，仅见眼睑肿胀，毛细血管扩张，皮肤颜色加深。病理检查可见肿瘤内淋巴管扩张，间质内充满淋巴细胞，管腔无周细胞。

【治疗】

1. 毛细血管瘤有自行退缩的趋势，可观察。如果肿物较大，危害视功能，则需及时治疗。首选治疗方法是向血管瘤内注射长效糖皮质激素，可使肿瘤迅速退缩。年龄较大的患儿血管瘤不消退，可手术切除。

2. 火焰痣一般随访观察，如果出现青光眼或癫痫等并发症，则对症治疗。若美容需要，可手术切除，由于病变范围较大，常需要植皮。亦可激光治疗。

3. 海绵状血管瘤可行放射治疗或手术治疗。

二十一、眼睑皮样囊肿

【概述】是较为常见的眼睑良性肿瘤,为先天性发育异常引起的迷牙瘤。

【临床表现】

1. 自幼发生,生长缓慢。

2. 位于眼睑及内外眦部,常发生于眼睑颞上方。

3. 椭圆形囊样隆起,质中,位置较深,可与骨膜发生粘连,部分患者伴有眶骨缺损,甚或与颅内相通。

【诊断】

1. 自幼发生的眼睑囊样肿物。

2. CT 检查可了解眶骨发育情况及肿物与颅内关系。

3. 病理学检查可见囊壁内有皮脂腺、毛囊及汗腺等附件,囊腔内有角蛋白、细胞碎骨和毛发。

【鉴别诊断】

1. 皮脂腺囊肿　发生于毛囊较多的区域,眼睑皮脂腺囊肿则位于眉毛处,呈球形,表面光滑有弹性,紧附于皮下。病理学检查可见腔内为嗜酸性均质物质。

2. 睑板腺囊肿　为睑板腺开口阻塞、分泌物潴留导致的特发性无菌性炎症。病变位于睑板内,质中界清。

【治疗】肿物较小可观察,较大的肿物可手术摘除,术前行影像学检查了解肿物同眶骨及颅内的关系,完整切除。

二十二、眼睑基底细胞癌

【概述】是我国最常见的眼睑恶性肿瘤,约占眼睑恶性肿瘤的 90% 及眼睑肿瘤的 29%。现认为光化学损伤是基底细胞癌发生中最重要的罹患因素。

【临床表现】

1. 多见于中老年人,男性多于女性,好发于下睑及内眦部,其次是上睑和外眦。

2. 病程长,发展缓慢,无疼痛。

3. 初期为一小结节,周围血管曲张,富含色素,逐渐生长后中央形成溃疡,糜烂出血。溃疡边缘隆起内卷,呈火山口样,逐渐向周围组织浸润,引起广泛破坏。

4. 病变晚期侵犯结膜、泪器、眼球、眼眶及鼻窦,很少向远处转移。远处转移的发生率约 0.1%,转移部位为局部淋巴结、肺、骨、肝、脾及肾上腺。

【诊断】

1. 中老年患者,好发于下睑内眦,无痛肿物。

2. 火山口样溃疡、富含色素、血管曲张等典型临床表现。

3. 病理学检查可明确诊断。癌细胞类似表皮的基底细胞,呈卵圆或短梭形,胞质少,胞核深染,常排列成大小不一的实体性细胞巢或条索,癌巢内的细胞大小比较一致,其边缘的癌细胞常呈典型的栅栏状排列。

【鉴别诊断】

1. 眼睑色素痣 属良性肿瘤,扁平或稍隆起的肿物,边界清晰,一般情况下不会有溃疡形成。病理学检查可确诊。

2. 眼睑恶性黑色素瘤 恶性程度高,可起源于交界痣或混合痣,也可自行发生。扁平肿物,边界不清,不同程度的色素沉着。

【治疗】

1. 及早彻底切除肿瘤,术中冷冻病理检查切除组织的边缘,确保彻底切除病灶,然后行眼睑成形术。

2. 眼睑基底细胞癌对放疗敏感,对于病变范围较大、侵犯较深、未能切除干净的病例可于术后行放射治疗。

【预后】预后良好,眼睑基底细胞癌侵犯眼内较罕见,发生转移和死亡也罕见,转移率为 0.028%~0.55%。死亡原因主要是肿瘤侵犯眼眶,继而侵入颅内,远处转移至肺、肝、脾、骨和淋巴结。

二十三、眼睑鳞状细胞癌

【概述】是起源于上皮的恶性肿瘤,发病率占眼睑皮肤肿瘤的 9%,是第三位常见的眼睑恶性肿瘤。通常认为紫外线通过直接损害 DNA 或损伤表皮内的朗格汉斯细胞改变细胞免疫诱导皮肤癌变。光化学性角质病和 Bowen

病被认为是癌前病变,有潜在分化成鳞状细胞癌的可能。

【临床表现】

1. 多见于老年人,白色人种多见,男性多见。好发于皮肤黏膜交界的睑缘处,尤其是下睑缘。

2. 发展快,侵袭性强。

3. 初期呈结节状或乳头状,周围毛细血管扩张,无疼痛。后逐渐增长,呈菜花状,中央出现溃疡,溃疡边缘饱满稍外翻。肿瘤侵及神经时可出现疼痛。

4. 肿瘤可逐渐向周围组织蔓延,扩散至淋巴结及远端转移。

【诊断】

1. 老年患者,好发于睑缘,发展速度快。

2. 肿物呈菜花状,溃疡边缘外翻,表面无色素。

3. 病理学检查可明确诊断。癌细胞呈多边形,体积较大,胞质丰富、嗜酸,可见细胞间桥、角化不全、角化不良和角化珠。胞核大小不一、深染,有明显异型性和病理性核分裂象。

【鉴别诊断】

1. 假性上皮瘤增生症　因真菌感染、虫咬、烧伤等所致,呈慢性炎症过程。病灶表面隆起,可有溃疡或痂皮,易与鳞状细胞癌或基底细胞癌混淆。病理学特征:真皮内有鳞状细胞岛侵入,细胞显示有丝分裂,鳞状增生间有白细胞浸润,但没有核异型性及病理学核分裂象。

2. 眼睑基底细胞癌　好发于下睑内眦部,初起为小结节,富含色素,后逐渐增大,中央出现溃疡,边缘呈火山口样,组织病理学可以鉴别。

3. 眼睑皮脂腺癌　多发于中老年女性,好发于上睑。初起为眼睑皮下的小结节,类似睑板腺囊肿,后逐渐增大,呈弥漫斑块样。

【治疗】

1. 广泛局部切除,术中冷冻病理学检查确保边缘切除彻底。

2. 如肿瘤眶内侵犯必要行眶内容切除术,但预后不佳。

3. 对放射治疗不敏感,如肿瘤向周围扩散者,术后可辅助放射治疗。

二十四、眼睑皮脂腺癌

【概述】占我国眼睑恶性肿瘤的第二位。主要发生于睑板腺,故又称为睑板腺癌。少数肿瘤发生于 Zeis 腺。中老年女性多见,最常发生于上睑。

【临床表现】

1. 早期为眼睑皮下小结节,类似于睑板腺囊肿,后逐渐增大,呈弥漫斑块状,相应睑结膜面呈黄色隆起,甚至呈分叶状或菜花样肿物。

2. 发生于 Zeis 腺的皮脂腺癌位于睑缘,病灶较小,呈黄色结节状。

3. 可向眶内扩展,侵入淋巴管,发生肝、肺等全身转移。

【诊断】

1. 中老年人,上睑睑板腺囊肿样肿物,尤其是睑板腺囊肿手术后复发患者。

2. 病理学检查 肿瘤细胞排列成腺泡状、巢状或条索状,呈浸润性生长。瘤细胞具有向皮脂腺细胞分化的特点,细胞体积较大、胞质透明、含有脂质空泡,核较大、常呈空泡状、含有明显的大核仁、有显著异型性和病理性核分裂象。

【鉴别诊断】睑板腺囊肿:两者相似,但皮脂腺癌的结膜面不像睑板腺囊肿那样光滑。手术切开时,皮脂腺癌没有囊肿内容物流出。对于老年人复发性睑板腺囊肿均需进行病理学检查,以除外皮脂腺癌。

【治疗】

1. 彻底切除肿物,术中冷冻病理学检查,确保切除边缘无肿物残留。

2. 对放射治疗及化疗均不敏感。

二十五、眼睑恶性黑色素瘤

【概述】比较少见,可来源于原先存在的交界痣、复合痣,也可自行发生。恶性程度高,可分为三型:起源于恶性

103

雀斑样痣的黑色素瘤、表浅扩散性黑色素瘤、结节性黑色素瘤。

【临床表现】

1. 起源于恶性雀斑样痣的黑色素瘤

(1) 老年人多见,好发于日光暴露部位的皮肤。

(2) 病灶常呈扁平状、边缘不规则的暗褐色斑块,多累及下睑及外眦部。生长缓慢,可逐渐生长,病理特点为:表皮基底细胞层内有弥漫性黑色素细胞增生,细胞有明显异型性和不典型性。

(3) 瘤细胞侵及真皮后,病灶隆起,形成暗棕色结节。

(4) 此型黑色素瘤预后较好,仅有 10% 的病例晚期发生局部淋巴结转移。5 年存活率为 80%~90%。

2. 表浅扩散性黑色素瘤

(1) 多见于中年人,病灶较小,生长较慢。

(2) 扩散的扁平状色素斑块,边缘不规则,以后可发展为结节。病理学检查可见除表皮与真皮交界处有异型性黑色素细胞增生外,表皮内可见不典型的黑色素瘤细胞巢。

(3) 转移较晚,5 年存活率为 70%。

3. 结节性黑色素瘤

(1) 多见于中老年人,男多于女。

(2) 病灶常呈蓝黑色结节,生长较快,常伴有表面皮肤溃破。病理学检查可见瘤细胞多为上皮样黑色素瘤细胞,并向真皮深层浸润性生长。瘤细胞呈巢状、弥漫性或腺样排列,瘤体表面或边缘的表皮内常可见单个或巢状瘤细胞侵犯。

(3) 此型恶性程度高,生长快,容易早期发生转移,预后差。

【诊断】

1. 根据临床表现作出诊断。

2. 根据各型病理学特点明确诊断。

【鉴别诊断】

1. 眼睑色素痣　先天性扁平或稍隆起病变,边界清晰。青春期逐渐长大,后静止。病理学检查可予以鉴别。

2. 乳头状瘤　好发于睑缘,圆形隆起小肿物,有蒂。生长缓慢,多无色素。病理学检查可予以鉴别。

3. 基底细胞癌　初起为一小结节,可有色素,易于混淆。后逐渐变大,中央出现溃疡,边缘呈火山口样。病理学检查可予以鉴别。

【治疗】应行肿物的扩大切除,如肿物侵及眼内应考虑行眼内容切除术。

【预后】黑色素瘤的预后取决于肿瘤侵犯的程度和肿瘤的厚度。厚度小于 0.76mm 的肿瘤很少转移,大于 1.5mm 的肿瘤容易发生血行转移,预后较差。

第四章

泪器病

一、泪小管炎

【概述】是由沙眼衣原体、放线菌、白念珠菌或曲霉菌感染引起的慢性炎症。可由结膜炎或泪囊炎感染泪小管所致,常与泪囊炎合并存在。

【临床表现】

1. 下泪小管多见,常合并结膜炎或泪囊炎。

2. 眼红、溢泪、有分泌物,上下睑鼻侧轻触痛。

3. 泪小点发红、肿胀,周围皮肤发红。

4. 压迫泪囊区,有黏液性分泌物自泪小点溢出。

5. 早期冲洗泪小管可通畅,晚期表现为泪小管阻塞。

【诊断】

1. 眼红、溢泪病史,合并结膜炎或泪囊炎。

2. 泪小点红肿,压迫泪囊有分泌物。

3. 分泌物涂片或培养有助于致病微生物的确诊。

【鉴别诊断】

1. 急性泪囊炎　急性发病,泪囊区明显红肿,触痛。红肿及疼痛程度较泪小管炎显著,可伴有全身症状。

2. 鼻泪管阻塞　溢泪明显,泪小管及周围皮肤没有红肿及触痛表现。

3. 结膜炎　可有眼红及流泪表现,查体可见睑结膜乳头及滤泡形成,泪小点无红肿表现,压迫泪囊区无分泌物溢出。

【治疗】

1. 去除阻塞的凝结物,早期可采用冲洗法,必要时行泪小管切开排出脓液。

2. 抗生素滴眼液彻底冲洗泪道,真菌感染者可使用1:20 000 的制霉菌素溶液冲洗。

3. 根据致病菌,使用敏感的滴眼液局部治疗。

二、急性泪囊炎

【概述】由毒力较强的金黄色葡萄球菌或 β- 溶血链球菌或白念珠菌引起,多为慢性泪囊炎的急性发作,也可直接发生。新生儿泪囊炎的致病菌多为流感嗜血杆菌,发展迅速,易演变为眶蜂窝织炎。

【临床表现】

1. 起病急,患眼充血、溢泪,有脓性分泌物。

2. 泪囊区红、肿、热、痛,可波及眼睑结膜及面颊。轻压泪囊区同侧泪小点有分泌物溢出。

3. 颌下及耳前淋巴结肿大,全身可伴有发热。

4. 数天后红肿局限,形成脓肿,破溃后脓液排出,炎症减轻,局部可形成泪囊瘘管,经久不愈。

5. 感染未控制者,可演变为眶蜂窝织炎,甚至脓毒血症导致死亡。

【诊断】

1. 慢性泪囊炎病史,突然发病。眼红、溢泪、脓性分泌物。

2. 泪囊区有红、肿、热、痛等急性炎症表现。

3. 伴有发热等全身表现,外周血中性粒细胞升高。

4. 分泌物涂片和培养以明确致病菌。

【鉴别诊断】

1. 急性筛窦炎　鼻骨表面疼痛、肿胀,患者前额部头痛、鼻塞,常有发热。

2. 急性额窦炎　累及上睑,前额部触痛,泪囊区无急性炎症表现,挤压泪囊无分泌物溢出。

【治疗】

1. 控制感染,全身应用抗生素。对于病情较轻者,可给予青霉素类或头孢类抗生素口服,中重症伴有发热的患者需给予头孢类抗生素静脉注射。

2. 局部滴用抗生素滴眼液。

3. 脓肿出现波动感时,切开排脓,放置引流条。

4. 炎症局限后,可行局部微波理疗,慢性泪囊炎的患者行鼻腔泪囊吻合术。

5. 急性期忌行泪道冲洗或泪道探通,以免引起炎症扩散。

三、慢性泪囊炎

【概述】是由于鼻泪管下端阻塞,导致泪囊内分泌物滞留,伴发感染而致泪囊慢性炎症。常见致病菌为肺炎球菌、链球菌、葡萄球菌等。

【临床表现】

1. 中老年女性多见,泪溢,黏液或脓性分泌物由泪小点溢出。

2. 挤压泪囊区有分泌物由泪小点溢出,泪囊可有轻度肿胀,可伴有压痛。

3. 冲洗泪道不通畅,分泌物由原泪点反流或下冲上返,加压后不通,有黏液或脓性分泌物冲出。

4. 长期溢泪可引起下睑皮肤潮红、湿疹。

5. 伴有结膜炎,若角膜受损可导致角膜炎,甚至角膜溃疡。

【诊断】

1. 中老年女性,泪溢。

2. 挤压泪囊及冲洗泪道检查,泪道阻塞,有分泌物。

3. 泪囊碘油造影了解泪囊大小及阻塞部位。

【鉴别诊断】

1. 泪小管阻塞 患者泪溢,无黏液脓性分泌物溢出。碘油造影可明确阻塞部位。

2. 泪囊肿物 可触及实性肿物,可伴有血性分泌物,影像学检查可发现肿物。

【治疗】

1. 局部滴用抗生素滴眼液,滴药前挤压泪囊挤出分泌物。

2. 可用生理盐水加抗生素滴眼液冲洗泪道,每周 1~2 次,但疗效不确切。

3. 经系统治疗,泪囊无脓一周后,可冲洗泪囊后用泪道探针行泪道探通术,或激光泪道疏通术进行治疗。

4. 治疗无效时,可采用鼻腔泪囊吻合术或鼻内镜下鼻腔泪囊造口术。术前需进行详细的鼻腔检查,明确在鼻中隔和鼻甲之间是否有足够的引流空间。若患者高龄或鼻腔泪囊吻合术手术禁忌,可行泪囊摘除术。

5. 泪道内镜直视下,泪道激光或环钻术可以直接探查阻塞部位及判断病变性质,直视下行泪道激光或环钻并配合泪道插管,可取得较好效果。

6. 内眼手术前必须冲洗泪道,如合并慢性泪囊炎,必须先予以治疗,以免内眼手术后引起眼内化脓性感染。

四、新生儿泪囊炎

【概述】是由于鼻泪管下端的胚胎残膜没有退化,阻塞鼻泪管下端,泪液和细菌潴留在泪囊内,引起继发性感染所致。有 2%~4% 足月产婴儿可能有残膜阻塞,但绝大多数在生后 4~6 周内残膜萎缩,泪道通畅。因骨性鼻泪管发育不良、狭窄所致者较为少见。

【临床表现】婴儿出生后即可发现患眼溢泪,伴有分泌物,有的泪囊部有肿块,压迫泪囊区可有黏液或脓性分泌物自泪小点溢出。

【诊断】

1. 生后出现患眼泪溢,伴有黏液或脓性分泌物。

2. 泪道冲洗示泪道阻塞,有分泌物被冲出。

【鉴别诊断】淋病奈瑟菌结膜炎:新生儿可通过母亲产道感染。生后 2~3 天发病,双眼流泪,大量黄色脓性分泌物。眼睑水肿、结膜充血可并发角膜溃疡及眼内炎。

【治疗】

1. 局部按摩　半岁内患儿可先行局部按摩(手指有规律地由泪囊向下按摩数次),挤出脓液后滴抗生素滴眼液,坚持数周,多能促使鼻泪管开放。

2. 按摩及抗生素滴眼液治疗 6 个月后仍无效,可行泪道探通术。

五、急性泪腺炎

【概述】是泪腺的急性炎症,最常见的病原体为金黄色葡萄球菌或肺炎球菌,也可见于某些病毒。病原体可以来自周围组织的化脓性炎症直接扩散,也可从远处化脓性病灶血行转移而来。儿童急性泪腺炎常并发麻疹、流行性腮腺炎、感染性单核细胞增多症及流行性感冒等传染病。

【临床表现】

1. 多单侧急性发病,常见于儿童及青年,上睑颞侧泪腺区红肿、疼痛,有流泪或脓性分泌物。

2. 眶外上方局部肿胀、触痛,上眼睑呈 S 形弯曲,皮肤红肿,呈现炎症性上睑下垂。眼球向下、内方移位,运动受限。

3. 同侧耳前淋巴结肿大,可有发热、头痛等全身不适症状。

4. CT 检查显示泪腺扩大,边缘不规则,但不累及鼻窦、眶组织及周围骨壁。

【诊断】

1. 典型的临床表现可诊断。

2. 血常规化验进行白细胞计数和分类,分泌物涂片及细菌培养。

3. 眼球突出、运动受限或怀疑泪腺肿物的患者,行CT 检查以除外泪腺肿物。

【鉴别诊断】

1. 睑腺炎 位于上睑颞侧的睑腺炎易与急性泪腺炎混淆。睑腺炎可触及上睑皮下结节,局部明显的局限性触痛。无发热等全身症状,白细胞计数正常。

2. 眶蜂窝织炎 眼球突出,运动障碍,眼睑红肿,球结膜水肿明显。

3. 急性结膜炎 多为双眼,上下睑结膜可见乳头滤泡形成,睑结膜充血,有黏稠的分泌物。

4. 眼眶炎性假瘤 眼球突出,向下移位,运动受限。无发热,白细胞计数正常,但嗜酸性粒细胞计数升高。对抗生素治疗不敏感,全身应用糖皮质激素后症状明显改善。

5. 泪腺恶性肿瘤 眼球向前下方移位,眼球突出,运动受限。可于泪腺区触及中等硬度的肿物。CT 或 MRI 检查可显示肿物。

【治疗】

1. 细菌感染

(1)全身应用敏感抗生素,轻度患者可口服青霉素类或头孢类抗生素,中重度患者、伴有发热等症状的,应选用头孢类抗生素静脉注射治疗。根据细菌培养及药物敏感性试验调整用药,抗生素需要完成 7~14 天的疗程。

(2)局部应用抗生素滴眼液及眼膏。

(3)如果发生脓肿,需要切开引流。睑部泪腺炎采用上睑外侧皮肤切口,眶部泪腺炎从上穹隆外侧结膜切开排脓。

2. 病毒感染

(1)全身及局部使用抗病毒药物及镇痛药物治疗。

(2)冷敷。

六、慢性泪腺炎

【概述】可由急性泪腺炎发展而来,也可由邻近组织炎症扩散而发生,是一种病程缓慢的增殖性炎症,多为双侧发生。多数见于良性的淋巴细胞浸润、淋巴瘤、白血病或结核等。双侧泪腺肿大伴有腮腺肿大,有结核、白血病、淋巴瘤等全身病的,称为 Mikulicz 综合征。

【临床表现】

1. 双侧发病,病情进展缓慢。

2. 眼睑外上侧可触及质硬肿物,可移动无压痛。伴有轻度上睑下垂。

3. 眼球向鼻下方移位,向外上方转动受限,可出现复视。但眼球突出少见。

【诊断】

1. 双侧泪腺部肿物,上睑下垂,眼球运动受限。

2. 全身伴有结核、梅毒等病史。

3. X 线检查泪腺区钙化液化等病灶,活组织检查可明确诊断。

【鉴别诊断】

1. 甲状腺相关性眼病 可有眼球突出、泪腺肿大等表现,大多有甲状腺功能的改变。

2. 泪腺肿瘤 眼球突出,向鼻下方移位,部分患者可有疼痛。泪腺部可触及肿物。但泪腺肿瘤多为单侧,影像学检查可示肿物,予以鉴别。

【治疗】

1. 针对病因进行治疗,首先药物治疗原发病。

2. 可做泪腺组织活检确定病变性质,如为良性淋巴上皮病变或泪腺肉样瘤病者可用皮质类固醇全身治疗。

3. 药物治疗无效者可考虑手术切除泪腺。

七、泪腺多形性腺瘤

【概述】是由上皮和间质构成的良性肿瘤,是最常见的泪腺上皮性肿瘤。

【临床表现】

1. 多见于青壮年,单侧发病,病程长,生长缓慢。

2. 单眼进行性眼球突出,向下移位,向颞上方转动受限,患眼轻度上睑下垂。

3. 眶外上方可触及质硬肿物,无触痛,不能推动。

4. 少数患者由于肿物压迫眼球,出现散光,甚至出现视网膜水肿等表现而致视力下降及复视。

5. X 线显示眶腔扩大或泪腺向外上方膨隆,边界清晰。CT 显示泪腺窝内圆形或类圆形高密度影,界清,光滑,内密度基本均质。骨壁可有压迫性骨凹陷及泪腺窝扩大。B 超显示眶外上方圆形或类圆形占位,边界清晰,中等或强回声,无可压缩性。

【诊断】

1. 病程进展缓慢,无痛。

2. 单侧泪腺区肿物,眼球突出,运动障碍。

3. 影像学检查显示肿物。

4. 病理学检查可见分化的上皮细胞构成的大量双层管状结构及形态各异的片状、条索状和乳头状上皮细胞巢,间质分化区可见大量的星形、梭形细胞和透明样、黏液样、假性软骨、钙化及骨组织结构。

【鉴别诊断】

1. 慢性泪腺炎 眼睑肿胀、疼痛,X 线检查可见泪腺区钙化液化等病灶。

2. 泪腺囊肿 多为外上方穹隆结膜的波动性肿物,质软,无压痛。B 超可显示囊性病变,CT 可见病变内密度低,包膜密度高,无增强现象。

3. 泪腺脱垂 上睑外侧皮肤饱满,轻度上睑下垂。颞上眶缘下皮下可触及分叶状可移动的肿物,可用手还纳到泪腺窝,松手后又自行脱出。

【治疗】

1. 无明显眼球突出和眼球运动障碍、视力无影响的,可密切观察。

2. 有明显临床症状的,需要完整切除肿瘤并做病理学检查。如有复发,可根据病情行扩大的局部切除、部分眶内容或全眶内容摘除术。

【预后】如手术切除彻底,预后良好。术后复发多见于术前穿刺或活检、术中肿瘤囊膜破裂或手术切除不彻底所致。复发次数与恶变机会呈正比。

八、泪腺多形性腺癌

【概述】也称恶性混合瘤,临床表现类似泪腺多形性腺瘤,组织学上具有良性和恶性两种特征。

【临床表现】

1. 多见于青壮年,单侧发病,病程短,生长迅速。可为长期的泪腺肿物突然增长,也可为已切除的泪腺多形性腺瘤复发。

2. 眼球突出,向下移位,向颞上方转动受限,患眼轻度上睑下垂。

3. 眶外上方粘连性肿物,边界不清,压痛明显。

4. 少数患者由于肿物压迫眼球,出现散光、视力下降,甚至出现视网膜水肿等表现。

5. X 线显示眶腔扩大,泪腺窝溶骨破坏。CT 显示泪腺窝内圆形或类圆形高密度影,边界不清,局部骨破坏。

晚期可见广泛骨破坏,病变向前、中颅凹及颞凹或鼻窦蔓延。B超显示泪腺区占位病变,内回声不均,声衰减较多,无可压缩性。

【诊断】

1. 泪腺区肿物突然生长加速或切除的泪腺多形性腺瘤复发,肿物生长速度快。

2. 泪腺区质硬肿物,边界不清,压痛。

3. 影像学检查帮助诊断。

4. 病理学检查可见肿物包膜不完整或无包膜,组织学表现为良性肿瘤结构与恶变区混杂,恶变区表现为低分化腺癌、腺样囊性癌、鳞状细胞癌等。

【鉴别诊断】

1. 泪腺多形性腺瘤 生长缓慢,无压痛,肿物边界清晰。影像学检查无骨破坏。

2. 慢性泪腺炎 眼睑肿胀,疼痛,X线检查可见泪腺区钙化液化等病灶。

【治疗】

1. 一旦确诊立即行眶内容摘除术,范围包括泪腺窝骨壁在内。

2. 术前术后可辅以放射治疗。

【预后】泪腺多形性腺癌预后极差,易复发,常因侵犯颅内或转移而死亡。

九、泪腺腺样囊性癌

【概述】是泪腺恶性上皮性肿瘤中最常见的。恶性程度最高,易复发,预后差。

【临床表现】

1. 多见于青中年女性,发病急,病史短。

2. 眼球突出、移位,泪腺区质硬肿物,压痛明显。

3. 伴有明显的自发痛和触痛,是由于肿瘤早期侵犯神经及邻近骨膜、骨壁引起的疼痛。疼痛是腺样囊性癌的主要症状。

4. X线示泪腺窝扩大及骨破坏。CT示泪腺窝高密度占位病变,形状为扁平形或梭形沿眶外壁向眶尖生长,可明显增强。部分病变经眶上裂或眶顶蔓延至颅内。B超示边界不清肿物,内回声不均匀,声衰减中等。

【诊断】

1. 中青年女性多见,泪腺区质硬肿物,疼痛明显。

2. 眼球向前下方突出,运动受限。

3. 影像学检查示泪腺区肿物。

4. 病理学检查见肿物由群集成巢或条索状、核深染而胞质较少的小圆细胞组成。有时在一团团细胞中,可见大小不等、数量不一的囊性腔隙,形成典型的"筛状"结构。

【鉴别诊断】

1. 泪腺炎性假瘤　眶外上方红肿、疼痛,反复发作,皮质激素治疗效果显著。B超显示内回声缺乏。

2. 泪腺的良性肿瘤　生长缓慢,无疼痛,影像学检查可予以鉴别。

【治疗】

1. 一经确诊立即行眶内容摘除术,切除骨壁,并在无法切除的骨壁上行电灼或冷冻。复发的重要原因是骨壁受侵,术中需仔细处理骨壁。

2. 术后辅以局部放射治疗。

3. 选择敏感的抗肿瘤药物进行化疗。

【预后】腺样囊性癌预后极差,10年存活率仅20%。

十、泪囊肿瘤

【概述】临床上较为少见,以恶性居多,发病隐蔽,较易误诊。主要为乳头状瘤、多形性腺瘤、息肉、囊肿和泪囊癌及黏液表皮样癌。其中以泪腺囊肿和乳头状瘤多见。

【临床表现】

1. 恶性肿瘤发病较快,良性肿瘤生长缓慢。

2. 早期症状为泪溢,无明显疼痛,自泪点溢出脓性或血性分泌物,冲洗泪道可通畅。

3. 随病情发展泪囊部位出现肿物,压迫无明显脓性分泌物溢出,肿物不能压缩。

4. 肿瘤向周围组织蔓延,可导致眼球突出,局部皮肤破溃,也可蔓延至鼻窦或颅内,沿淋巴转移到耳前、下颌下淋巴结或血行全身转移。

5. X线泪囊碘油造影可显示泪囊扩展、充盈缺损或泪囊囊壁扭曲变形。

【诊断】

1. 年龄较大,症状类似慢性泪囊炎,抗感染治疗效果差。

2. 血性分泌物,挤出分泌物后泪囊仍饱满。

3. 泪囊区触及质硬肿物,不能压缩。

4. 影像学检查协助诊断。

【鉴别诊断】

1. 慢性泪囊炎 泪囊肿瘤早期同慢性泪囊炎表现相似,易误诊。泪囊碘油造影可予以鉴别。

2. 泪小管肿瘤 泪小管内有细蒂连接的菜花样肿物,质软。泪道造影可显示肿物。

【治疗】

1. 良性肿物可手术切除,如泪小管及鼻腔正常可行泪小管鼻腔吻合术。除小的泪囊囊肿外,泪囊良性肿瘤都应与泪囊一起摘除。

2. 恶性肿瘤应早期彻底切除,术后辅以放射治疗和化疗。

第五章

结 膜 病

一、细菌性结膜炎

是一类由各种细菌引起的结膜感染,临床上一般根据发病时间的快慢可分为超急性、急性或亚急性、慢性。

(一)超急性细菌性结膜炎

【概述】起病急,常在 24 小时内发病,由奈瑟菌属(淋病奈瑟菌或脑膜炎球菌)引起。

【临床表现】

1. 起病急,新生儿一般在出生后 2~3 天内发病;成人潜伏期为数小时至 2~3 天。两者症状相似,但在严重程度上成人较轻。

2. 双眼常同时受累,主要表现为大量脓性分泌物,俗称"脓漏眼"。

3. 眼睑水肿,结膜重度充血、水肿,常伴有炎性假膜以及耳前淋巴结肿大。

4. 治疗不及时或严重病例并发角膜周边浸润、角膜溃疡、穿孔,甚至眼内炎。

5. 结膜刮片或分泌物涂片可见上皮细胞内成对的革兰染色阴性的奈瑟双球菌。

【治疗】

1. 局部治疗 生理盐水、3% 硼酸溶液或 1∶1000 高锰酸钾溶液充分冲洗结膜囊,每 0.5~1 小时 1 次。眼局部可采用 2000~5000U/ml 青霉素溶液(青霉素皮试阴性者)、庆大霉素滴眼液、妥布霉素滴眼液等点眼,用法为 5~10 分钟 1 次,待病情缓解后改为每 30 分钟 1 次,持续 2~3 天,配合红霉素眼膏每晚 1 次,然后再根据病情缓解情况酌情减量。

2. 全身治疗 可选用青霉素或头孢曲松钠静脉注射或肌内注射，连续 5 天。青霉素每天 5 万 U/kg，分 2 次注射。头孢曲松钠为成人及 12 岁以上儿童 1~2g，每天 1 次；新生儿为 25~50mg/kg，每天 1 次。

3. 手术治疗 对于并发角膜溃疡经药物治疗无效甚至穿孔者，应及时行治疗性角膜移植术。

本病传染性极强。急性期患者需隔离，防止传染、流行。严格消毒患者使用过的器具。单眼患病时应防止另眼感染，治疗中冲洗结膜囊时应将头偏向患侧。医护人员在跟患者接触后必须洗手消毒以防交叉感染。新生儿出生后应常规立即用 1% 硝酸银滴眼液点眼一次，或涂四环素眼膏，以预防本病。

（二）急性细菌性结膜炎

【概述】起病较急，常见致病菌为金黄色葡萄球菌、表皮葡萄球菌、肺炎球菌、流感嗜血杆菌。

【临床表现】

1. 起病较急，大多有自愈性，约 2 周便可痊愈。

2. 双眼同时受累；或一眼起病，另一眼在一周内发病。表现为畏光、流泪并伴有黏液脓性分泌物。

3. 眼睑肿胀，结膜明显充血水肿。多无淋巴结肿大。

4. 绝大多数病例不累及角膜，极少数重度患者可出现角膜边缘的点状浸润。

5. 结膜刮片或分泌物涂片、细菌培养可见致病菌。

【治疗】

1. 局部治疗 眼局部可采用喹诺酮类如氧氟沙星、左氧氟沙星滴眼液，妥布霉素滴眼液等点眼，每天 4~6 次；氧氟沙星、左氧氟沙星或妥布霉素眼膏，每晚睡前涂用。治疗时间为 1~2 周。

2. 全身治疗 一般不需要。对于那些伴有咽炎或急性中耳炎的患者和流感嗜血杆菌感染的儿童应口服抗生素。

【预防】本病为接触传染，急性期患者需隔离，防止传染、流行。医护人员在跟患者接触后必须洗手消毒以防交叉感染。

（三）慢性细菌性结膜炎

【概述】起病慢，病程长，病因为感染性因素，如摩-阿双杆菌、大肠埃希菌、链球菌、变形杆菌等导致；或为非感染性因素（如灰尘、烟雾等）不良理化刺激或倒睫、眼睑内外翻等。

【临床表现】

1. 症状主要为异物感、眼痒、干涩感、少量分泌物。

2. 结膜轻度充血，乳头增生，可伴有睑缘炎。

【治疗】

1. 去除病因，改善生活和工作环境。

2. 药物治疗　对症治疗。如分泌物较多时可点用抗生素眼药水；眼干涩时可点用人工泪液；眼痒时可点用0.5%硫酸锌滴眼液。

3. 其他治疗　对于合并有睑缘炎的病例可用抗生素眼水或眼膏涂抹睑缘。

二、病毒性结膜炎

是最常见的"红眼"原因之一。可由多种病毒引起，大部分有自限性。

（一）流行性出血性结膜炎

【概述】是一种易暴发流行的眼部传染病，属接触传染，传染性极强。病原体为微小核糖核酸病毒，主要为肠道病毒70型，偶尔可由柯萨奇病毒A24型引起。有自限性。

【临床表现】

1. 潜伏期短，可在24小时内发病。常一眼先发生，1~2天后累及另眼。

2. 起病急，表现为剧烈眼痛、异物感、畏光、流泪，分泌物为水样或黏液脓样。

3. 眼睑、结膜充血水肿，睑结膜滤泡增生，球结膜点片状出血，出血可融合。

4. 早期即可出现一过性点状上皮性角膜炎，角膜上皮呈弥漫性荧光素钠着染。

5. 耳前淋巴结肿大、压痛。

6. 部分患者有发热不适、全身肌痛。

【诊断】急性滤泡性结膜炎症状，伴有显著的结膜下出血、耳前淋巴结肿大等为诊断依据。

【治疗】

1. 填写传染病疫情报告卡片。

2. 眼部点用抗病毒滴眼液，如阿昔洛韦或更昔洛韦滴眼液每小时 1 次，鱼腥草滴眼液每天 4~6 次。

3. 眼部点用抗生素滴眼液预防细菌感染。

4. 出现角膜上皮炎或假膜时可短期点用皮质类固醇滴眼液，病情缓解后逐渐减量。

【预防】本病传染性极强，易暴发流行，对传染期患者隔离，患者接触过的器具应严格消毒，避免交叉感染。

（二）流行性角结膜炎

【概述】传染性强，可暴发流行，但多呈散发性，主要为接触传染。病原体主要为腺病毒 8 型、19 型。

【临床表现】

1. 潜伏期 5~7 天，大部分一眼先发病，另眼 3~5 天发病，后发者往往症状较轻。

2. 初期表现为异物感、畏光、流泪，分泌物为水样；在发病一周左右结膜炎症状减轻时出现视物模糊。

3. 眼睑水肿，结膜充血水肿。下睑结膜及下穹隆结膜出现大量滤泡，上睑结膜及上穹隆结膜滤泡较少。少数病例可有结膜下出血。

4. 50% 患者并发角膜炎，可表现为上皮下及浅基质点状浸润，数个至数十个不等，呈圆形，直径 0.5~1.0mm，多集中于中央区。

5. 耳前淋巴结肿大、压痛。

【诊断】根据急性滤泡性结膜炎表现，后期并发点状角膜上皮下浸润，耳前淋巴结肿大、压痛，分泌物涂片染色可见单核细胞增多即可诊断。

【治疗】

1. 局部冷敷及使用血管收缩剂可缓解症状。

2. 眼部点用抗病毒滴眼液，如阿昔洛韦或更昔洛韦滴眼液每小时 1 次、鱼腥草滴眼液每天 6 次。

3. 眼部点用抗生素滴眼液预防细菌感染。

4. 局部使用皮质类固醇尚有争议,故不宜常规使用。若出现膜或假膜以及角膜上皮下浸润出现于视轴影响视力时可点用皮质类固醇滴眼液,病情控制后逐渐减少用量。应注意皮质类固醇减量过快或突然停药可引起角膜上皮下浸润再度出现或恶化。

【预防】本病为接触传染,对传染期患者隔离,患者接触过的器具应严格消毒,避免交叉感染。

(三)咽结膜热

【概述】为急性传染性结膜炎,多见于儿童,病原体为腺病毒 3 型、7 型。

【临床表现】

1. 潜伏期 5~6 天。单眼或双眼同时起病。

2. 表现为眼部异物感、流泪、浆液样分泌物;体温升高,可达 39℃以上,伴有肌肉酸痛、头痛或腹泻;咽部不适。

3. 结膜充血水肿,下睑及下穹隆结膜滤泡形成;可伴有点状角膜上皮炎。

4. 咽后壁充血。

5. 无痛性耳前淋巴结肿大。

【治疗和预防】与流行性角结膜炎相同。

三、衣原体性结膜炎

(一)沙眼

【概述】是一种慢性传染性结膜角膜炎,是由血清型为 A、B、C、Ba 的沙眼衣原体感染引起,20 世纪 50 年代前曾在我国广泛流行,目前已基本控制。

【临床表现】

1. 急性期多发于儿童及少年时期,接触沙眼衣原体后经 5 天潜伏期发生急性结膜炎;经 1~2 个月后进入慢性期。

2. 急性期表现为眼红、眼痛、异物感、流泪及黏液脓性分泌物。慢性期仅有异物感。

3. 急性期可见结膜充血,睑结膜乳头增生,上下穹隆结膜布满滤泡,可有角膜上皮炎。

4. 慢性期结膜充血减轻,结膜肥厚,乳头增生,上睑及上穹隆结膜滤泡明显,滤泡坏死后形成网状瘢痕。角膜血管翳常发生于角膜上方 1/3,可向中央区发展,呈垂帘状,其末端可有浸润、溃疡。角膜缘滤泡吸收后形成 Herbert 小凹。

【分期】

1. 全国第二届眼科学术会议制定

(1) Ⅰ期:进行期,即活动期,上睑结膜乳头与滤泡并存,上穹隆结膜模糊不清,有角膜血管翳。

(2) Ⅱ期:退行期,上睑结膜自瘢痕开始出现至大部分变为瘢痕。仅留少许活动病变。

(3) Ⅲ期:完全瘢痕期,上睑结膜活动性病变完全消失,代之以瘢痕,无传染性。

2. 1987 年 WHO 的沙眼分期

(1) TF 滤泡性结膜炎症:上睑结膜≥5 个滤泡;滤泡直径≥0.5mm。

(2) TI 弥漫性结膜炎症:睑结膜显著的炎症增厚,1/2 正常深度的睑结膜血管模糊。

(3) TS 睑结膜瘢痕:轻易可见的睑结膜瘢痕。

(4) TT 倒睫:至少一列睫毛倒生;包括去除倒睫的确切证据。

(5) CO 角膜混浊:瞳孔区角膜混浊,透过混浊可见瞳孔边缘模糊。

【诊断和鉴别诊断】沙眼诊断依据为:①上穹隆及上睑结膜血管模糊充血,乳头增生或滤泡形成,或两者兼有;②角膜边缘血管翳;③上穹隆、上睑结膜瘢痕;④结膜刮片查出沙眼包涵体,沙眼衣原体的 PCR 检测及培养。鉴别诊断主要与其他滤泡性结膜炎鉴别。晚期沙眼要与其他导致结膜瘢痕的疾病鉴别,如眼瘢痕性类天疱疮、眼部烧伤、Stevens-Johnson 综合征等。

【治疗】

1. 全身给药 有学者给予患者单次阿奇霉素口服(20mg/kg)或多次口服(每周 1 次,共 3 周)。

2. 局部用药　可给予利福平、喹诺酮类药物等点眼。

3. 沙眼并发症治疗　倒睫、睑球粘连、泪囊炎等可手术治疗。

【预防】沙眼预防策略的目标在于消除其发生的危险因素：贫穷、拥挤及缺少安全水源。可采纳 WHO 旨在2020 年根除沙眼的"SAFE"协议，包括：倒睫手术（S）、临床活动性感染的抗生素治疗（A）、进行面部清洁（F）、改善环境条件（E）。

（二）成人包涵体性结膜炎

【概述】也是由沙眼衣原体所导致，故也被称为副沙眼。多发生于性生活活跃的年轻人，是由生殖器传播到眼所致。

【临床表现】

1. 感染后 2~3 天发生，表现为眼红、异物感、畏光、流泪及黏液脓性分泌物。

2. 可见滤泡性结膜炎，主要位于下睑结膜，可伴有乳头肥大。角膜可并发点状角膜炎和血管翳。

3. 通常具有自限性，但是未治疗的病程可达一年以上。很少病例会发生结膜或角膜瘢痕。

【诊断和鉴别诊断】根据病史、临床表现及结膜刮片、沙眼衣原体的 PCR 检测及培养可诊断。主要和腺病毒性结膜炎、单纯疱疹性结膜炎、急性出血性结膜炎鉴别。

【治疗】

1. 全身给药　可给予四环素、大环内酯类和喹诺酮类药物口服。给予患者单次剂量 1g 的阿奇霉素口服与标准疗程为 10 天的多西环素（100mg，每天 2 次）疗效一致。

2. 局部用药　可给予利福平、喹诺酮类药物等点眼。

四、变应性结膜炎

（一）春季角结膜炎（vernal keratoconjunctivitis，VKC）

【概述】是一种双眼慢性结膜炎，为特应性疾病，在春季最为常见。多发作于 10 岁前，迁延 2~10 年。发病年龄越小，男性患者比例越大。

【临床表现】

1. 多为自限性,病程为 2~10 年。

2. 症状主要为眼痒、畏光,可有黏液性分泌物和眼睑痉挛。

3. 眼部体征可见结膜乳头,主要发生于上睑结膜和角膜缘。睑结膜型乳头为不连续的、直径大于 1mm、顶部扁平,呈"铺路石样"。角膜缘型乳头呈凝胶状,可融合。

4. 角膜可出现表层上皮型角膜炎以及盾状溃疡。在周边部可出现假性老年环的变性改变。

5. 结膜刮片可查到嗜酸性粒细胞。

【诊断和鉴别诊断】根据病史和临床表现诊断较为容易。鉴别诊断主要与其他变应性结膜炎鉴别,如特应性角结膜炎(atopic keratoconjunctivitis,AKC)、巨乳头性结膜炎等。与特应性角结膜炎的鉴别要点见表 5-1。

表 5-1　VKC 和 AKC 的鉴别要点

	VKC	AKC
年龄	青少年	中老年
性别	男性多于女性	无性别差异
病程	自限性,青春期自行缓解	慢性
好发时间	春季	全年
结膜乳头	上睑结膜	下睑及下穹隆结膜
结膜瘢痕	罕见	常见
角膜	盾形溃疡	持续性上皮缺损
角膜瘢痕	常见,无视力损害	常见,视力损害
角膜新生血管	罕见	常见

【治疗】

1. 全身给药　可全身给予抗组胺药物。

2. 局部用药　①皮质类固醇药物:是治疗 VKC 最有效的药物。一般采取短期冲击疗法,疗程不超过 10~15 天。可选用醋酸泼尼松龙、地塞米松等药物点眼。②抗组胺药

124

物:如富马酸、依美斯汀等。③肥大细胞稳定剂:如色甘酸钠、洛度沙胺、吡嘧斯特等。④双效药物:奥洛他汀、酮替芬等。⑤非甾体类药物:双氯芬酸钠、普拉洛芬等。⑥环孢素局部点眼。

3. 对于严重的上睑结膜乳头可采取冷冻或羊膜移植术。

(二) 特应性角结膜炎(atopic keratoconjunctivitis，AKC)

【概述】是伴随特应性皮炎的双眼慢性结膜及眼睑炎症,发病年龄为 30~50 岁。

【临床表现】

1. 本病症状主要为眼痒,可伴有浆液样分泌物、眼红、畏光等。症状加重最常出现于接触动物时。

2. 体征包括皮肤、睑缘、结膜、角膜、晶状体改变。

3. 眼周皮肤为鳞屑状皮炎改变,伴有基底潮红,可发展为苔藓样变、瘢痕性睑外翻等。睑缘出现睫毛脱落、睑板腺炎等。睑结膜可见乳头、滤泡增生,乳头在下穹隆结膜更为明显。

4. 角膜表现为点状角膜上皮病变,可出现持续性上皮缺损、角膜瘢痕和新生血管。

5. 可伴有白内障,表现为晶状体前囊或后囊下的混浊。

6. 结膜刮片可发现嗜酸性粒细胞。

【诊断】诊断依据主要为通常有家族史,并且通常伴有其他特应性过敏表现,如过敏性鼻炎、支气管哮喘等,病史中有严重的眼周瘙痒,伴随有皮炎。

【鉴别诊断】主要与其他变应性结膜炎鉴别:

1. 与春季性角结膜炎鉴别 见上节。

2. 与巨乳头性结膜炎鉴别 巨乳头性结膜炎患者通常佩戴角膜接触镜。

3. 与过敏性结膜炎鉴别 过敏性结膜炎为自限性疾病,无慢性结膜炎症。患者无眼部皮肤的湿疹表现。

【治疗】治疗策略主要为维持视力的稳定和缓解眼和眼周组织的症状。目前还没有治愈措施。

1. 一般措施 避免各种刺激;内科、皮肤科治疗。

2. 眼局部用药 ①抗组胺药物:富马酸、依美斯汀等;②肥大细胞稳定剂:如色甘酸钠、洛度沙胺、吡嘧斯特等;③皮质类固醇药物:可采用短期冲击疗法,不建议长期局部使用;④双效药物:奥洛他汀、酮替芬等;⑤非甾体类药物:双氯芬酸钠、普拉洛芬等。

3. 环孢素的使用 全身使用环孢素 [5mg/(kg·d)] 可有效减轻疾病;同时可局部点眼。

(三)过敏性结膜炎

【概述】是一种双眼发作、自限性的过敏性结膜炎症。按发病的时间分为两型:季节性和常年性。季节性过敏性结膜炎常与空气中特定季节出现的花粉有关,而常年性过敏性结膜炎常与动物皮屑或尘螨等常年存在于环境中的变应原有关。

【临床表现】

1. 本病症状主要为眼痒,可伴有水样分泌物、眼红、畏光等。常伴有过敏性鼻炎。

2. 眼部体征主要为轻度的球结膜充血、水肿。过敏性黑眼圈(又称眶周暗色变)较常见。

【诊断】诊断依据主要为患者主诉眼痒伴有水样分泌物,眼红较轻,症状往往重于体征。

【治疗】

1. 一般措施 避免接触特异性过敏原。

2. 中轻度患者首选双效药物点眼,如奥洛他汀、酮替芬等。严重患者应联合用药,包括局部应用双效药物、非甾体类药物和口服抗组胺药。对于极严重病例,可联合局部使用皮质类固醇药物。

(四)巨乳头性结膜炎(giant papillary conjunctivitis,GPC)

【概述】是一种上睑结膜巨大乳头增生的慢性结膜炎症,大部分与佩戴角膜接触镜有关,有部分患者是因缝线、义眼诱发。

【临床表现】

1. 本病症状主要为眼痒、眼红、晨起黏液性分泌物增多、畏光等。常伴有过敏性鼻炎。

2. 眼部体征为结膜充血和上睑结膜特异性巨大乳头。

【诊断】诊断依据主要为患者佩戴角膜接触镜，有眼痒、眼红症状和上睑结膜特异性巨大乳头。

【治疗】主要目标是减轻症状：

1. 减少佩戴角膜接触镜时间。

2. 眼局部应用双效药物是最佳选择。严重病例可局部使用皮质类固醇药物。

五、干眼

是由于泪液不足或者泪液的过度蒸发所致睑裂区眼表损害并伴发眼部不适症状的疾病。目前，关于干眼的分类尚无统一标准，1995 年美国国立眼科研究所制订的分类方法在目前临床应用较多，此分类法将干眼分为泪液不足型和蒸发过强型干眼。泪液不足型干眼又分为 Sjögren 综合征和非 Sjögren 综合征干眼。

【临床表现】

1. 常见的症状主要为眼干、异物感、烧灼感、眼痒、畏光、晨起睁眼困难等。

2. 泪液分泌试验（Shirmer Ⅰ 和 Shirmer Ⅱ 试验）>10mm/5min 为正常。

3. 泪膜破裂时间（tear break-up time，BUT） >10 秒为正常。

4. 眼表活体染色 包括荧光素、虎红、丽丝胺绿染色。

5. 干眼仪检测。

6. 泪液渗透压 检查方法复杂，在临床未常规使用。

【诊断】干眼的诊断目前尚无统一标准，一般来说主要根据以下几点：①症状；②泪膜不稳定；③眼表损害；④泪液渗透压增加。

【治疗】

1. 眼睑清洁 包括热敷、按摩和擦洗三步。

2. 补充人工泪液 包括玻璃酸钠、卡波姆、羧甲基纤维素钠、右旋糖酐羟丙甲基纤维素等局部点眼，如果长期使用，建议使用不含防腐剂的人工泪液。

3. 局部使用环孢素 对于中度以上的患者，如使用人工泪液不满意,可点用 0.05% 环孢素滴眼液。

4. 泪小点栓 按存在时间的长短分为临时、中期可降解、长期泪小点栓。主要用于单纯使用人工泪液效果不佳的中、重度患者。

5. 对于用药无效的重度干眼患者,如其干眼症状明显和(或)有明显眼部体征,可行自体下颌下腺移植术。

六、翼状胬肉

是从角结膜边缘区主动性侵入角膜表面的一种三角形,呈翼状的纤维血管组织增生。具体病因和发病机制仍未明确。流行病学资料表明,日光中的紫外线是最主要的环境因素。

【临床表现】

1. 大部分患者无明显症状,部分患者有异物感、眼红等症状。当翼状胬肉头端靠近角膜中央时,患者则会感觉视力下降。

2. 翼状胬肉多位于睑裂区鼻侧,占 60%;有 20% 位于颞侧;20% 在同一眼出现鼻侧和颞侧胬肉,称作双重胬肉。

3. 裂隙灯检查可见翼状胬肉呈三角形,分为头、颈、体三部分。头部位于角膜 3 点或 9 点位置,颈部位于角膜缘,体部位于巩膜表面。翼状胬肉头端可有铁线或者钙质的沉积,翼状胬肉下的角膜基质可出现灰白混浊。

4. 翼状胬肉通常分为静止期和进展期。进展期胬肉表现为生长快、充血肥厚;静止期胬肉表现为生长慢、薄并透明。

【诊断】根据临床表现,诊断较为容易。

【鉴别诊断】

1. 假性胬肉 是继发性病变,常见的病因是眼化学烧伤、机械性眼外伤、手术、角结膜炎症。假性胬肉可位于角膜的任何位置,其与角膜缘无粘连。

2. 睑裂斑 位于睑裂区靠近角膜缘的球结膜,为一隆起的灰黄色病灶,呈三角形或椭圆形,不侵入角膜,不需要治疗。

3. 角膜缘肿瘤 主要是 Bowen 病和结膜鳞癌,病灶呈胶冻样增厚,血管纤细呈松针状。治疗以手术切除为主。

【治疗】翼状胬肉唯一有效的治疗方法是手术:

1. 手术指征 主要是:翼状胬肉侵及视轴影响视力者;翼状胬肉引起不规则散光,即其头端侵入角膜内在 3mm 以上者;胬肉局部炎症反复发作者;影响眼球运动、引起复视者,主要是指复发性翼状胬肉;由于美容等要求,患者强烈要求手术者。

2. 手术方法的选择 目前临床常用的手术方法主要包括单纯切除、切除联合自体结膜移植、切除联合羊膜移植、切除联合自体角膜缘上皮移植等。国内外学者研究表明,对于翼状胬肉初次手术病例,采取切除联合自体结膜移植的手术方法其术后复发率明显低于单纯切除,自体结膜可采用游离结膜瓣或带蒂结膜瓣。对于复发性胬肉,采取切除联合自体结膜移植或自体角膜缘上皮移植术后复发率较低。

3. 丝裂霉素的使用 主要用于年龄较轻的患者、复发性翼状胬肉或是胬肉结膜上皮下增殖组织明显肥厚者,使用方法为术中一次使用,时间为 1~3 分钟。

第六章

角膜病

一、细菌性角膜炎

常见的致病菌有微球菌属、链球菌属、假单胞菌属、肠杆菌属四组。引起细菌性角膜炎的危险因素主要是各种原因引起的角膜上皮损伤,包括角膜外伤、角膜接触镜、干眼、倒睫等;泪道阻塞、局部应用糖皮质激素也是主要危险因素。

【临床表现】

1. 症状主要是眼疼、眼红、畏光、流泪、视力下降、伴有脓性分泌物。

2. 革兰阳性球菌性角膜炎表现为角膜中央或旁中央的圆或椭圆形基质浸润、溃疡,边界清楚,周围上皮水肿轻微。典型的肺炎球菌性角膜炎表现为:角膜中央基质深部椭圆形溃疡,边缘为匐行性,后弹力层出现皱褶,前房积脓伴有角膜后纤维蛋白沉积,进一步发展为角膜穿孔。

3. 革兰阴性细菌性角膜炎的典型表现为急性的角膜液化性坏死。典型的铜绿假单胞菌性角膜炎表现为:角膜中央或旁中央椭圆形溃疡,伴有大量黄绿色脓性渗出物,发展迅速,引起整个角膜基质的溶解和穿孔。常伴有大量前房积脓。

4. 实验室检查包括角膜病变组织刮片和细菌培养可查见致病菌。

【诊断】根据病史、危险因素、临床表现可初步诊断,实验室检查查见致病菌可帮助确诊。

【治疗】

1. 抗生素治疗

（1）药物选择：在初始治疗中，应根据临床特征、既往危险因素、常见的最可能的病原体以及它们对抗生素治疗的敏感性进行选择；然后根据细菌培养及药物敏感试验的结果，选择最特异和有效的治疗方案。①革兰阳性球菌：可选择头孢唑林、万古霉素、喹诺酮类、夫西地酸等；②革兰阴性杆菌：可选择头孢他啶、妥布霉素、阿米卡星、喹诺酮类等；③革兰阴性球菌：可选择头孢曲松钠、头孢他啶等。

（2）用药途径和方法：眼局部用药是最好的抗生素用药途径。抗生素点眼初始可每2分钟1次连续5次，然后改为每30分钟1次。怀疑感染扩散到巩膜和（或）眼内时可同时采用结膜下注射、静脉应用抗生素。

2. 辅助治疗

（1）糖皮质激素：对于局部应用糖皮质激素的确切作用和治疗时机存在争议。一般认为，对于局部应用糖皮质激素应谨慎，在早期治疗中应避免使用，角膜濒临穿孔应避免使用；如果确需使用，应在炎症稳定并同时应用足量有效抗生素的情况下小心使用，使用时药物浓度要低，用药次数要少，同时要密切观察病情变化，如有加重应立刻停用。

（2）睫状体麻痹剂：可常规使用，减少炎症反应，防止虹膜后粘连。

3. 手术治疗　对于药物治疗无效或角膜穿孔的病例可施行治疗性角膜移植术。

二、真菌性角膜炎

常见的致病菌有镰孢菌属、曲霉菌属、青霉菌属、念珠菌属等，我国的首位致病菌为镰孢菌属，华北与华中地区依次为镰孢菌属、曲霉菌属、青霉菌属；华南地区为镰孢菌属、曲霉菌属、弯孢菌属。危险因素主要有植物性外伤、长期局部应用糖皮质激素或广谱抗生素。

【临床表现】

1. 起病缓慢，刺激症状轻，在受伤后数天内可出现角膜溃疡，眼部刺激症状明显加重，眼疼伴视物模糊。

2. 角膜溃疡形态与真菌菌丝的生长方式有关。典型溃疡为灰白或乳白色,表面粗糙、致密,略高出平面。基质浸润致密,溃疡边缘稍隆起,可出现菌丝苔被、菌丝灶、卫星灶、伪足、反应环、分界沟、内皮斑。常伴有严重的虹膜睫状体反应,50%病例可出现前房积脓,脓液黏稠不易移动。角膜后有糊状、米粥状KP。另一型溃疡则以浸润为主,溃疡表面不隆起,病变很快累及角膜全层,同时合并有大量前房积脓。

3. 共焦显微镜可发现真菌菌丝。

4. 实验室检查包括角膜刮片见真菌菌丝以及真菌培养和药物试验。

【诊断】根据植物性外伤史、严重眼疼、抗生素治疗无效、典型的角膜溃疡表现即可诊断,而实验室检查和共焦显微镜可帮助确诊。

【治疗】

1. 药物治疗　常用抗真菌药物主要有:①多烯类:两性霉素B、那他霉素(natamycin);②咪唑类:酮康唑、克霉唑、咪康唑;③三唑类:氟康唑、伊曲康唑;④丙烯类:特比萘芬。

(1) 药物的选择:治疗丝状真菌首选5%那他霉素;治疗念珠菌首选0.10%~0.25%两性霉素B。

(2) 用药途径及方法:抗真菌药物的使用以眼局部点药为主,最初应为白天每小时1次,夜间每2小时1次。随着病情的好转,用药频率可逐渐降低。结膜下注射因局部毒性一般不采用。严重病例可口服特比萘芬或伊曲康唑。

(3) 联合用药:可使用睫状体麻痹剂减少炎症反应;原则上禁止使用糖皮质激素,有部分学者在行治疗性角膜移植术后短期全身使用糖皮质激素以减轻前房炎症反应。

2. 手术治疗

(1) 清创及碘酊烧灼。

(2) 板层角膜移植术。

(3) 部分穿透性角膜移植术。

(4) 全角膜移植术。

三、单纯疱疹性角膜炎

病原体为单纯疱疹病毒(HSV) I型,人是 HSV 唯一的自然宿主,病毒来源于儿童的原发感染、成人的复发性感染及儿童和成人无症状的携带者。原发感染发生在 6 个月~5 岁之间,80% 以上成年人感染过 HSV。HSV 潜伏的主要部位为三叉、颈上神经节。感染的主要途径是通过支配角膜的神经纤维。

【临床表现】

1. 感染性上皮性角膜炎　发病机制:HSV 在角膜上皮的复制。

(1) 临床症状主要包括眼疼、眼红、异物感、流泪、畏光和视物模糊。

(2) 裂隙灯检查最初可见角膜点状上皮浸润,逐渐融合成浅表树枝状溃疡或地图状溃疡,角膜知觉减退。

2. 神经营养性角膜病变　发病机制:主要是角膜神经支的受损。

(1) 临床症状主要包括反复发作的眼疼、异物感、畏光、流泪等。

(2) 裂隙灯检查可见持续性角膜上皮缺损及神经营养性溃疡,溃疡呈卵圆形,基底干净,边缘呈灰白色增厚。神经营养性溃疡进一步发展可引起角膜穿孔。

3. 基质性角膜炎　发病机制:病毒直接入侵基质伴随严重的炎症反应,机体对病毒抗原以及自身角膜抗原性改变后的免疫反应。

(1) 坏死性角膜基质炎:可见角膜基质单一或多发的浓密的灰白色浸润灶,进一步发展可导致角膜变薄或穿孔。

(2) 免疫性角膜基质炎(盘状角膜炎):表现为角膜中央基质水肿呈盘状,在病变角膜后面可存在 KP。

4. 角膜内皮炎　发病机制:角膜内皮对 HSV 的炎症性反应。

可见角膜深基质水肿伴角膜后 KP 或虹膜睫状体炎。

【诊断】根据病史、临床表现可初步诊断,实验室角膜刮片进行病毒培养或进行 HSV 抗体检测可帮助确诊。

【鉴别诊断】

1. 感染性角膜上皮炎与带状疱疹性角膜炎(HZK)鉴别 HZK 树枝状表现:呈白色隆起于角膜表面,由肿胀的上皮细胞构成;其下上皮仍完好,无溃疡;玫瑰红染色非常明显,而荧光素染色相对弱。HSK 树枝状表现:树枝末端膨大圆形小泡;树枝为溃疡;荧光素染色明显。

2. 感染性角膜上皮炎与前部及基质角膜营养不良鉴别 角膜营养不良为遗传性疾病,多在青少年发病。双眼发病,临床表现一致。病变均位于中央,向周边发展,表现为角膜混浊,无炎症浸润及水肿。

3. 感染性角膜上皮炎与干燥综合征引起的表层角膜病变鉴别 干燥综合征患者往往合并有全身结缔组织疾病(如类风湿关节炎等)以及口干。双眼发病,表现一致,主要为角膜上皮弥漫性表层点状脱落以及丝状角膜炎等。泪液分泌试验小于 3 mm。

4. 角膜基质炎与各种非感染原因引起的角膜水肿鉴别 主要是各种内眼手术引起的角膜内皮失代偿以及角膜内皮营养不良。

【治疗】

1. 抗病毒药物

(1) 局部使用抗病毒药物:阿昔洛韦:0.1% 眼药水每天 6 次或每 2 小时 1 次,3% 眼膏每天 2 次,口服 200mg,每天 5 次。更昔洛韦凝胶,每天 4 次。阿糖胞苷结膜下注射。干扰素应联合抗病毒药物使用,单纯局部使用疗效较低。

(2) 全身使用抗病毒药物:有学者认为,长期口服阿昔洛韦 400mg,每天 2 次,持续 1 年,可以明显减少各个类型的 HSK 复发,但阻止基质型角膜炎复发方面比上皮型角膜炎效果好。

2. 糖皮质激素 基质性角膜炎是使用糖皮质激素的适应证。用量应由高到低,在水肿消失后每天滴用激素类眼药水 1~2 次,连续使用 3 个月。同时合并使用抗病毒药物。

3. 环孢素 0.05%~1% 环孢素点眼主要治疗基质性角膜炎,可抑制新生血管生成,长期使用可预防 HSK 复发。

4. 手术治疗 根据病变深度,选择板层或穿透性角膜移植术。

四、棘阿米巴性角膜炎

病原体是棘阿米巴。棘阿米巴的存在方式有两种——活动的滋养体和休眠的包囊。大多数病例与佩戴角膜接触镜有关,其他危险因素包括外伤、接触污染的水以及角膜移植等。

【临床表现】

1. 临床症状 主要有剧烈眼痛,疼痛的严重程度常与客观检查不相符合,还伴有异物感、畏光、流泪等眼部刺激症状。

2. 裂隙灯检查 早期可发现角膜上皮和(或)上皮下浸润,病变呈稍隆起的线状混浊——与 HSK 不同;放射状神经炎;环形基质浸润;盘状基质浸润;晚期角膜基质溶解、穿孔。

3. 实验室检查 角膜刮片细胞学检查,可查见棘阿米巴滋养体、包囊;棘阿米巴培养阳性。

4. 共焦显微镜可查见棘阿米巴滋养体、包囊。

【诊断】诊断不能仅依靠病史、临床表现,共焦显微镜或实验室角膜刮片查见棘阿米巴滋养体、包囊可帮助确诊。

【鉴别诊断】主要和其他感染性角膜炎鉴别,其中早期要和 HSK 鉴别,鉴别点包括:是否有佩戴角膜接触镜病史;是否伴有严重程度常与客观检查不相符合的剧烈眼疼;角膜浸润形态。

【治疗】

1. 药物治疗

(1) 药物种类:包括:①阳离子防腐剂:0.02% 氯己定、0.02% 聚六甲撑双胍(PHMB);②芳香族双胍:0.1% 羟乙磺酸丙氧苯脒(brolene);③氨基糖苷类抗生素:新霉素;④咪唑类:氟康唑等;⑤糖皮质激素:可以抑制包囊形成或脱包囊,但同时能使包囊对药物产生耐药性,不作为常规治疗。

（2）给药方式：联合用药。0.02% 氯己定或 0.02% PHMB 联合 0.1%Brolene 点眼，前 3 天，昼夜每小时 1 次；4~7 天，白天 2 小时，夜 4 小时 1 次；7~21 天，4 小时 1 次；3 周后减药，可单独或联合，每天 3~4 次，共持续 4 个月左右。

2. 手术治疗

（1）清创：在病变早期对受损上皮层进行清创有一定效果。

（2）治疗性角膜移植术：主要用于角膜感染药物控制不佳或角膜穿孔病例。

五、丝状角膜病变

一种慢性角膜疾病，特点是角膜表面悬挂一条或多条丝状物。常继发于多种疾病，主要包括干眼、神经营养性角膜炎、药物毒性角膜炎、佩戴角膜接触镜、角膜外伤及手术等。

【临床表现】

1. 症状主要为反复发作的异物感、畏光、流泪等眼部刺激症状。

2. 裂隙灯检查发现角膜表面丝状物，一端与上皮相连，上皮附着点下面有点状灰白色混浊。

【诊断】根据角膜表面丝状物特征性临床表现即可诊断。

【鉴别诊断】主要是鉴别引起丝状角膜病变的原发病。

【治疗】

1. 机械去除丝状物　在表面麻醉下，在裂隙灯下用棉签或镊子器械去除丝状物。

2. 除去致病原因，局部滴用角膜润滑剂。

3. 对于干眼引起的病变，可行泪小点栓塞或佩戴治疗性角膜接触镜。

六、角膜缘免疫性疾病

（一）泡性角膜结膜炎

【概述】是一种局限性的非感染性的眼表炎症性改变，以结膜和（或）角膜上皮下结节为特点。发病机制是对某种细菌源性抗原的过敏反应,金黄色葡萄球菌、结核分枝杆菌是与本病相关的最常见的微生物。

【临床表现】

1. 症状包括眼红、畏光、流泪、异物感等,持续 1~2 周,经常复发。

2. 裂隙灯下可见角膜缘或附近球结膜粉红色或灰色的结节,直径为 1~2mm,周围结膜充血,结节表面中央可见溃疡。角膜缘血管可长入角膜,形成血管翳。

【诊断】主要根据角膜缘或附近球结膜粉红色或灰色的水疱的特征性临床表现。

【鉴别诊断】主要和春季角结膜炎和结节性表层巩膜炎鉴别。

1. 春季角结膜炎　季节性双侧发病,症状以眼痒为主,角巩膜缘乳头呈凝胶状肥大型外观,上睑结膜可出现大量"铺路石样"乳头。

2. 结节性表层巩膜炎　结节常常极微小,不迁移,也不会发生溃疡,同时伴巩膜表层充血。

【治疗】局部滴用糖皮质激素的同时应用适当的抗生素治疗,合并睑缘炎者可涂用抗生素眼膏于眼睑边缘。

(二) 金黄色葡萄球菌性边缘性角膜炎

【概述】是金黄色葡萄球菌抗原引起的抗原-抗体反应。

【临床表现】

1. 症状为轻到中度的眼疼、畏光、流泪、异物感等。

2. 裂隙灯下可见角膜周边的斑点状浸润,可单发或多发,平行于角膜缘扩展,浸润与角膜缘之间有 1~2mm 透明区,浸润可融合。可逐渐发展为角膜溃疡,角膜缘血管长入。

3. 常有葡萄球菌性睑缘炎的体征。

4. 睑缘和结膜可培养出金黄色葡萄球菌。

【诊断】主要根据临床表现,角膜周边浸润并与角膜缘之间有 1~2mm 透明区,同时常合并有溃疡性睑缘炎。

【鉴别诊断】主要与其他角膜缘免疫性疾病鉴别。

【治疗】局部滴用糖皮质激素的同时联合应用抗生

素。可涂用夫西地酸眼膏于眼睑边缘。

(三) 蚕食性角膜溃疡

【概述】也称为 Mooren 溃疡,是一种自身免疫性疾病,病因和确切的免疫发病机制尚不完全清楚。临床上分为两型:I 型是良性型,单眼发病,进展慢,多见于老年患者;II 型是恶性型,多双眼发病,常见于青年患者,对各种治疗疗效差。两型均为特发性。继发性蚕食性角膜溃疡常见于各种角膜损伤后,如角膜外伤、白内障术后、角膜移植术后等,临床表现类似于良性型,对疗效较好。

【临床表现】

1. 症状为剧烈眼痛、畏光、流泪、视力下降等。

2. 裂隙灯下早期可见斑点状角膜周边基质浸润,常出现在内、外侧象限;随后出现上皮缺损形成角膜周边溃疡,溃疡向中央角膜的进行缘呈穿凿样,溃疡可向中央角膜、周边角膜扩展,但不会超过角膜缘而侵犯巩膜。在溃疡进行缘后方,角膜可再上皮化伴新生血管长入,形成角膜瘢痕,角膜变薄。

3. 可合并轻度虹膜睫状体炎,极少有前房积脓,1/3 患者可发生角膜穿孔。

【诊断】根据患者剧烈眼痛症状、具有穿凿样进行性边缘的周边角膜溃疡来诊断,同时必须排除全身结缔组织 / 胶原血管性疾病可能。

【鉴别诊断】

1. 金黄色葡萄球菌性边缘性角膜炎 患者眼部刺激症状轻度,无剧烈眼痛,角膜周边的斑点状浸润与角膜缘之间有 1~2mm 透明区,平行于角膜缘扩展,不向角膜中央发展。

2. Terrien 边缘性角膜变性 无眼痛等眼部刺激症状,角膜边缘部基质变薄,上皮完整,无溃疡形成。

3. 合并有全身结缔组织 / 胶原血管性疾病的周边性溃疡性角膜炎 患者合并有类风湿关节炎、Wegener 肉芽肿、复发性多软骨炎或结节性多动脉炎等,周边角膜溃疡表现类似于蚕食性角膜溃疡,但病变侵犯巩膜。

【治疗】

1. 药物治疗 局部滴用糖皮质激素,对单眼良性型患者疗效较好,如使用一周无效或溃疡较深者,会存在一定危险性,需要密切观察,防止病情加重或角膜穿孔可能。目前局部滴用1%环孢素疗效较好,对于双眼患者可全身使用免疫抑制剂,但注意其毒副作用。

2. 手术治疗 用于药物治疗无效的患者。如溃疡较浅位于周边,可行新鲜羊膜移植术。如溃疡累及范围较大、较深,可行球结膜切除联合新鲜板层角膜移植术。由于有复发的危险,术后应继续使用免疫抑制剂。

七、神经麻痹性角膜炎

是角膜上皮愈合障碍的一种变性疾病,特点是角膜感觉丧失,进而导致角膜上皮长期缺损,基质溶解形成溃疡,最终发展为穿孔。其最常见的病因是疱疹病毒感染和三叉神经眼支损伤。

【临床表现】

1. 症状主要是视物模糊,可有眼红。

2. 裂隙灯检查早期发现角膜上皮干燥粗糙、点状脱落,荧光素染色阳性;持久性角膜上皮片状缺损;进一步发展为角膜溃疡,溃疡呈椭圆形,基底平整干净,边缘呈灰白混浊隆起;如无有效治疗最终发展为穿孔。

3. 角膜知觉检查发现明显减退或丧失。

【诊断】详细询问病史可发现疱疹病毒感染、手术或外伤引起的三叉神经眼支损伤、糖尿病、引起角膜感觉下降的各种眼药等病因,角膜体征以上皮脱落缺损、特征性溃疡为主,角膜知觉检查发现明显减退或丧失。

【鉴别诊断】应主要与感染性角膜病变鉴别。本病眼部刺激症状较轻,角膜体征主要为上皮脱落缺损,而无炎症性角膜浸润。

【治疗】

1. 药物治疗 早期可滴用角膜上皮生长因子、角膜润滑剂,并滴用抗生素眼药预防感染。

2. 手术治疗 如出现持久性角膜上皮缺损、角膜溃疡,则需行永久性睑缘缝合术。如出现角膜穿孔可行结膜瓣遮盖术。由于角膜感觉的缺失,角膜移植术的成功率较低。

八、暴露性角膜炎

是角膜失去眼睑保护而暴露在空气中而引起干燥、上皮脱落、溃疡等。常见的病因主要有各种原因引起的眼睑缺损、眼睑闭合不全,主要见于外伤、甲状腺相关眼病、面神经麻痹、上睑下垂手术过矫等。

【临床表现】

1. 症状主要是视物模糊,可伴有眼红、流泪等轻度刺激症状。

2. 裂隙灯检查早期发现暴露区角膜上皮干燥粗糙、点状脱落,荧光素染色阳性;角膜上皮点状脱落逐渐融合成片状上皮缺损,严重的可形成溃疡、引起角膜穿孔。

【诊断】根据病史、眼睑闭合不全及暴露区上皮干燥粗糙、无炎症浸润等临床表现即可诊断。

【治疗】去除暴露因素,涂大量眼膏保护角膜。如病因无法立刻去除,可首先行睑裂缝合术。如眼睑缺损,可行植皮术。

九、角膜变性

是指继发于某一种疾病而导致任何一种机体组织的改变,病理学上包括水肿变性、玻璃样变性、淀粉样变性和类脂质变性及钙化变性等。角膜变性包括多种,多为继发性疾病,常有眼部或全身病史,无遗传性。多在角膜周边部发病。

(一)角膜老年环

【概述】多发生于老年人,如发生在年轻人则称为青年环,是一种角膜的脂质变性。

【临床表现】角膜环先出现在下方角膜,呈灰白色圆弧状,然后出现在上方角膜,随着发展上、下方连接成环形。角膜环宽约 2mm,外侧缘清楚,与角膜缘之间有一透明区,内侧缘模糊不清。

【诊断】根据双眼对称的周边部环形混浊即可诊断。

【治疗】无明显症状,不需要治疗。

（二）角膜带状变性

【概述】是钙质沉积在前弹力层上。多种疾病可引起角膜带状变性,常见的病因是慢性葡萄膜炎。

【临床表现】

1. 早期没有症状,后期带状混浊越过瞳孔区后可引起视力下降。

2. 通常从 3 点和 9 点周边角膜起病,表现为上皮下的带状混浊。随着病情发展,两端的混浊逐渐向中央靠近,最终融合成一条带状混浊。带状混浊上可有小孔,为角膜神经的通道。

【诊断】根据慢性葡萄膜炎等病史,特征性角膜带状混浊即可诊断。

【治疗】药物治疗无效。如病情严重,影响视力,可行准分子激光治疗性角膜切削术或板层角膜移植术。

（三）Terrien 边缘性角膜变性

【概述】确切病因不明,可能为自体免疫性疾病。多发生于 20~40 岁,男性与女性患者的比例为 3∶1。分为两型:静止型和炎症型。静止型多见于老年患者,炎症型多见于青年患者,可伴有巩膜炎。

【临床表现】

1. 早期无任何症状,严重病例可出现视力下降。

2. 病变多从鼻上部开始,裂隙灯下可见角膜边缘部基质变薄,上皮完整,血管翳伸入基质变薄区,内侧缘呈灰白色线状隆起。进一步发展,角膜变薄区基质逐渐消失,后弹力层逐渐膨出。

【诊断】根据裂隙灯检查发现角膜边缘部基质变薄、上皮完整、无炎症浸润即可诊断。

【鉴别诊断】

1. 透明角膜边缘变性　表现为角膜下方距角膜缘 2mm 的宽 1~2mm 的角膜变薄区,变薄区角膜透明,上皮完整,无血管长入。变薄区内侧的角膜向外扩张。

2. 蚕食性角膜溃疡　患者眼部刺激症状明显,剧烈眼疼,角膜边缘病变表现为新月形灰白溃疡,内侧缘呈穿凿样。

【治疗】药物治疗无效。角膜明显变薄影响视力者，可行板层角膜移植术。

十、角膜营养不良

是一组非炎症性、遗传性疾病，病变首先累及角膜中央，向周边发展。按解剖部位可分为三大类：前部、基质、后部角膜营养不良。

（一）前部角膜营养不良

【概述】包括上皮基底膜营养不良即地图-点状-指纹状角膜营养不良、Meesmann 角膜营养不良、Reis-Bücklers 角膜营养不良等。

【临床表现】

1. Reis-Bücklers 角膜营养不良　患者自青春期起出现双眼反复发作的眼部刺激症状，视力逐渐下降。体征为角膜前弹力层灰白混浊，混浊呈线状、地图样、蜂巢样或指环样。病变位于中央角膜，周边角膜不受累。

2. 地图-点状-指纹状角膜营养不良　患者在儿童时出现双眼反复发作眼部刺激症状，视力影响较轻。体征为角膜上皮反复糜烂，出现地图样、点状灰色病灶及指纹样条纹。

【诊断】根据双眼对称发病以及角膜中央非炎症性的特征性角膜混浊即可诊断。

【鉴别诊断】主要和单纯疱疹病毒性角膜炎鉴别，其表现为角膜上皮点状、树枝状、地图状浸润，双眼对称发病较少，部位可在周边部角膜。

【治疗】早期不需要特殊治疗，有眼部刺激症状时可滴用眼部润滑剂改善症状；在视力受到明显影响时，可行准分子激光治疗性角膜切削术或板层角膜移植术。

（二）基质角膜营养不良

【概述】包括颗粒状角膜营养不良、Avellino 角膜营养不良、格子样角膜营养不良、斑状角膜营养不良等。颗粒状角膜营养不良、Avellino 角膜营养不良、格子样角膜营养不良 I 型为染色体显性遗传，致病基因为 *BIGH3* 基因。斑状角膜营养不良常染色体隐性遗传，致病基因为 *CHST6*

基因。

1. 颗粒状角膜营养不良 青春期发病,早期无任何症状,在中年以后可出现视力下降。体征为在青春期开始出现双眼对称的角膜中央基质层的点状灰白混浊,呈"面包屑样",混浊间角膜透明。

2. Avellino 角膜营养不良 又称为混合性格子-颗粒状角膜营养不良。青春期发病,早期无任何症状,晚期出现视力下降。体征为双眼角膜中央基质内环状、盘状、星形、雪花状混浊。另外还发现有线形混浊。混浊间角膜透明。

3. 格子样角膜营养不良 青春期发病,早期无任何症状,晚期出现视力下降和眼部刺激症状。体征为双眼角膜基质内线形混浊,呈网格状,混浊间角膜透明。上皮可有糜烂。

4. 斑状角膜营养不良 童年发病,双眼对称性进展,视力呈进行性减退并可伴有刺激症状。体征为角膜基质弥漫性雾状混浊,间以局灶性斑块或结节状白色混浊,境界不清,中央部位于前基质层并可向上皮面突出,周边部位于深基质并可向内皮面突出。

【诊断】主要根据角膜基质特征性混浊进行诊断,进行分子遗传学检查可帮助确诊。

【鉴别诊断】主要和角膜基质炎鉴别。角膜基质炎临床表现为角膜基质的水肿和浸润,多单眼发病。

【治疗】不需要药物治疗。斑状角膜营养不良由于影响视力较早,因此往往在 30 岁左右即需行穿透性角膜移植术,而颗粒状、Avellino 和格子样角膜营养不良在晚期影响视力时可行准分子激光治疗性角膜切削术、板层或穿透性角膜移植术。

(三)后部角膜营养不良

【概述】包括先天性遗传性角膜内皮营养不良、后部多形性角膜内皮营养不良、Fuchs 角膜内皮营养不良等。

1. 先天性遗传性角膜内皮营养不良 为常染色体显性或隐性遗传。出生即发病,视力影响严重。体征为双眼对称性全角膜水肿、混浊。

2. 后部多形性角膜内皮营养不良　为常染色体显性遗传。多数患者无症状，只是在裂隙灯检查时偶然发现，也有先天性，出生时即表现为角膜水肿。角膜内皮改变有3种基本形式：泡状病灶、带状病灶或弥漫性混浊。

3. Fuchs 角膜内皮营养不良　中老年发病，早期无任何症状，晚期出现角膜水肿后可表现为视力下降和眼部刺激症状。早期裂隙灯检查可发现角膜中央内皮面滴状赘疣，并可有细小点状色素沉积。进一步发展，可出现角膜基质水肿、上皮水肿和水疱。晚期出现角膜致密混浊。

【诊断】主要根据角膜内皮病灶特征性改变进行诊断。

【鉴别诊断】

1. 角膜内皮炎　通常单眼发病，表现为局部角膜深基质水肿浸润，羊脂状 KP，可伴有轻度虹膜睫状体炎。

2. 继发性角膜内皮失代偿　通常单眼发病，有外伤、内眼手术史等诱因，表现为角膜基质和上皮水肿，无特征性内皮改变。

【治疗】先天性遗传性角膜内皮营养不良需要在童年行穿透性角膜移植术。后部多形性角膜内皮营养不良和Fuchs 角膜内皮营养不良在早期不需要治疗，当出现上皮水疱引起刺激症状时可滴用高渗剂和佩戴治疗性角膜接触镜；晚期角膜水肿混浊严重影响视力时可行穿透性角膜移植或内皮移植术。

十一、大泡性角膜病变

是角膜上皮下或上皮细胞间积水所形成的泡状隆起，是角膜内皮失代偿所继发的上皮病变。引起角膜内皮失代偿的病因主要有：角膜外伤、各种内眼手术、角膜内皮炎晚期、青光眼、葡萄膜炎晚期、各类原发性角膜内皮病变如Fuchs 内皮营养不良等。

【临床表现】

1. 症状主要为反复发作的异物感、畏光、流泪等眼部刺激症状。

2. 裂隙灯检查发现角膜上皮及基质弥漫性水肿，角膜增厚，内皮混浊，角膜上皮可见多个大小不一的水疱样隆起。

【诊断】根据角膜外伤或各种内眼手术诱因史,角膜全层弥漫性水肿伴内皮混浊的特征性临床表现即可诊断。

【鉴别诊断】主要和感染性角膜疾病鉴别。本病往往有角膜外伤或各种内眼手术史,角膜体征主要为全层弥漫性水肿,无明显的炎症浸润。

【治疗】

1. 药物治疗 局部滴用 50% 高渗葡萄糖或 3% 高渗盐水来减轻水肿。使用眼部润滑剂减轻症状。

2. 佩戴治疗性角膜接触镜。

3. 手术治疗

(1) 角膜板层烧烙联合羊膜层间镶嵌:可有效地去除症状,复发率较低。

(2) 羊膜覆盖术:可去除症状且不增加角膜的混浊度,但有一定的复发率。

(3) 穿透性角膜移植术:可有效地去除症状,提高视力。

(4) 角膜内皮移植术。

十二、圆锥角膜

是由于角膜非炎症性变薄引起的角膜圆锥状改变。角膜进行性变薄引起不断发展的近视和不规则散光,角膜向前突出。圆锥角膜是具有高度遗传异质性的疾病。在发病率上,男女无明显差异。

【临床表现】

1. 早期无任何症状,通常在青春期发病,表现为进行性视力下降。多双眼先后发病。

2. 临床体征 包括:角膜前突,部位通常在中央偏颞下,角膜基质变薄;角膜周边出现铁质沉着线(Fleischer 环);Vogt 纹——位于前突角膜后弹力层的垂直线,给巩膜加压后消失;角膜前突变薄区瘢痕;Munson 征——向下看时,下睑被突出角膜压成 V 字形状。角膜前突变薄进一步发展可发生后弹力层破裂,导致角膜突出部分的急性全层水肿。

3. 角膜地形图检查有特征性改变,可在早期进行诊断。

【诊断】根据进行性角膜中央偏颞下前突变薄,Fleischer 环、Vogt 纹、Munson 征等体征以及角膜地形图检查特征性改变即可诊断。

【鉴别诊断】

1. 透明角膜边缘变性 表现为角膜下方距角膜缘 2mm 的宽 1~2mm 的角膜变薄区,变薄区角膜透明,变薄区内侧的角膜向外扩张。无圆锥角膜的特异性体征。

2. 球形角膜 通常出生即存在,双眼对称发病,表现为整个角膜变薄扩张呈球形。

3. Terrien 边缘性角膜变性 表现为角膜边缘部基质变薄,血管翳伸入基质变薄区,内侧缘呈灰白色线状隆起。

【治疗】早期可佩戴硬性角膜接触镜以获得良好视力,如接触镜无法矫正时可行板层或穿透性角膜移植术。

十三、角结膜皮样瘤

【概述】是一种先天性良性瘤,是迷芽瘤中最有代表性的肿物。好发于眼睑裂部角膜缘处,部分位于角膜浅层,部分位于结膜侧。瘤体与其下结膜组织粘连牢固。呈淡红黄色,表面不平呈皮肤样,有纤细毛发。组织学检查肿瘤由皮肤样结缔组织构成,含有汗腺、毛发、皮脂腺或脂肪,被覆着复层鳞状细胞,表层有角化。

【临床表现】

1. 多发于颞下方角膜缘。单眼或双眼患病,常伴发附耳、耳前瘘管、眼睑缺损等其他先天异常。

2. 幼时瘤体小而局限,呈圆形、扁平、灰黄或粉红色隆起,表面状似皮肤。

3. 如表面有毛发生长,患者可以出现眼部刺激症状。

4. 肿物随年龄增长,进入学龄期以后,增长加速,常侵犯瞳孔区而影响视力。

【治疗】肿瘤侵犯角膜时,可作浅板层切除术,角膜部分作板层角膜移植修补。

十四、与接触镜相关的角膜问题

【症状】疼痛、畏光、异物感、视力下降、眼红和痒感。

【体征】

1. 角膜炎 / 溃疡　包括细菌性、真菌性和棘阿米巴性；角膜白色病灶，荧光素染色阳性。必须对戴接触镜眼痛患者排除角膜病变。

2. 巨乳头性结膜炎　患者眼痒，黏液性分泌物，不能耐受接触镜，上睑板结膜有大的乳头。

3. 对防腐剂过敏 / 毒性反应　清洗镜片戴上后很快发生结膜充血、眼部刺激症，也可以为慢性表现。在更换新型或新牌子的护理液时发生。主要见于使用旧的护理液，含有硫柳汞或氯己定（洗必泰）成分，偶尔也见使用较新的"全能"护理液。也可能因为蛋白酶处理后冲洗不当所致。表现浅层点状角膜炎、结膜充血、球结膜滤泡和角膜上皮下或基质浸润。

4. 接触镜沉淀物　接触镜上多数小的沉淀物，导致角膜和结膜刺激症。原因是接触镜使用时间太久，未进行彻底清洗或蛋白酶处理不适当。

5. 镜片过紧综合征　症状严重，常为软性接触镜佩戴后 1~2 天内发生，眨眼时镜片不动，好似粘在角膜上，这种情况可发生于戴的软接触镜干燥后重新水化；去除接触镜后在结膜上可见印迹。可能发生角膜水肿、前部的水肿、浅层点状角膜炎、前房反应和偶见无菌性前房积脓。

6. 角膜扭曲　长期佩戴聚甲基丙烯酸甲酯（PMMA）硬性接触镜的患者。戴框架眼镜视力模糊但戴接触镜视力清晰。逐渐地，戴接触镜视力模糊，同时眼部不适。可有或无浅层点状角膜炎。角膜曲率仪和角膜地形图检查显示扭曲图形。

7. 角膜新生血管　直到视轴被侵犯患者才有症状。常见浅层角膜新生血管 1~2mm 长，无晶状体眼接触镜佩戴者影响不大，角膜移植术后患者处于高危移植排斥反应期者；另外，有晶状体眼和角膜移植患者应予治疗。

8. 角膜上皮改变　包括角膜上皮增厚和假树枝改

变,非感染性,是接触镜的毒性或创伤性反应。表层点状角膜病变由于缺氧和高碳酸症引起角膜上皮代谢率降低,氧摄取量减少离子泵功能和酶活性降低,临床上常见上皮形态学的改变,出现微囊泡,角膜新生血管伸入及角膜知觉减退。角膜上皮点状、线状、弓状和弥漫性混浊,荧光素染色阳性。

9. 角膜基质层的异常　可出现角膜基质层软化,出现条纹和皱褶及角膜水肿。长期戴镜者可出现角膜基质层变薄。

10. 角膜内皮的异常　长期慢性缺氧干扰了角膜内皮细胞的稳定性,内皮细胞形态和数量下降。

11. 眨眼不当/不全　导致慢性炎症,在角膜3点和9点位置荧光素着染。

12. 假性上方角膜缘性角结膜炎　充血,上部球结膜特别是角膜缘处明显荧光素着色,上部角膜上皮下浸润、模糊、不规则。可能是对护理液或接触镜相关物品(如硫柳汞等)过敏或毒性反应。与非戴接触镜者不同,非戴接触镜者上方角膜缘角结膜炎,无角膜丝状物、无乳头反应,也与甲状腺疾病无关。

13. 镜片移位　最常见接触镜脱离眼球和丢失,如仍在眼内位于上穹隆。需要翻转上睑才能去除接触镜。用荧光素染色软性接触镜可帮助定位。

14. 其他　接触镜反转,角膜擦伤,接触镜佩戴不良,接触镜破损,屈光不正改变等。

【检查】任何接触镜佩戴者如发生眼痛或眼红均必须立刻摘除镜片,并尽快进行眼部全面检查。

1. 病史　主诉是剧痛、轻度不适、痒感。了解患者佩戴接触镜的种类:软性、硬性、透气性、日戴、长戴、抛弃型。接触镜使用时间。佩戴的时间是每周、每天佩戴的小时数,是否睡眠戴镜,镜的清洁和消毒方法,是否用酶片,护理液是含防腐剂,最近有无佩戴习惯或改换护理液。

2. 非感染时,戴着接触镜,裂隙灯评价其是否适配,接触镜表面有无沉积、有无破损。

3. 眼部检查　包括裂隙灯检查佩戴的接触镜是否适

配。去除接触镜后荧光素染色检查眼部。翻转双眼上睑检查上睑板结膜有无乳头形成。

4. 疑有角膜溃疡时做刮片细胞学和培养。

5. 疑有角膜感染时,如果可能,对接触镜等进行培养。

【治疗】

1. 停戴接触镜。

2. 根据诊断采用不同的抗生素治疗

(1) 可能为角膜溃疡:有角膜浸润、上皮缺损、前房反应、眼痛。

1) 做适当的刮片和培养。

2) 开始采用大剂量抗生素滴眼液,或强化抗生素,或用氟喹诺酮类抗菌药及散瞳剂。

(2) 小的上皮下浸润、角膜擦伤或浅层点状角膜炎:

1) 抗菌药滴眼液如氧氟沙星、环丙沙星,每天6~8次,及散瞳剂。

2) 也可加用妥布霉素或环丙沙星眼膏,每天3~4次,注意长期应用抗菌药的不良反应。

3. 接触镜佩戴者不能眼部遮盖。

4. 如果怀疑为特殊的接触镜问题时,按如下方法治疗:

(1) 巨乳头性结膜炎:接触镜引起的巨乳头性结膜炎。

(2) 过敏/毒性反应:

1) 停戴接触镜。

2) 不含防腐剂的人工泪液滴眼,每天4~6次。

3) 更换新的接触镜和新的不含防腐剂的护理液,并向患者解释正确的清洁方法。

(3) 接触镜沉积物:

1) 停戴接触镜。

2) 症状缓解后,更换新的接触镜,可改变接触镜的品牌,或改用定期更换的抛弃型镜片。

3) 教导患者正确的接触镜护理方法,强调每周除蛋白酶片处理。

(4) 镜片过紧综合征:

1) 停戴接触镜。

2) 有前房反应时可以给予散瞳剂。

3) 症状和体征消退后重新适配更扁平的接触镜。

4) 如果软镜已干缩,抛弃更新。

注:当高度怀疑为此综合征时,前房积脓不需要进行细菌培养。

(5) 角膜扭曲:

1) 停戴接触镜,向患者解释随后的 2~4 周内视力可能下降。

2) 当屈光和角膜曲率恢复正常后,适配透气性硬接触镜。

(6) 角膜新生血管:

1) 停戴接触镜。

2) 广泛新生血管形成时,应用皮质激素滴眼液,如 1% 泼尼松龙,每天 4 次。

3) 重新适配高透氧的日戴型接触镜,该镜片在角膜表面活动正常。

(7) 角膜上皮改变:

1) 停戴接触镜。

2) 角膜上皮恢复后(常需数周至数月)更新接触镜。

3) 使用不含防腐剂的护理液。

(8) 眨眼不当 / 不全:常用不含防腐剂的人工泪液。

(9) 假性上方角膜缘角膜结膜炎:如过敏 / 毒性反应的治疗方法,当上皮下混浊向视轴扩展,可谨慎地加用皮质激素滴眼液如 1% 泼尼松龙,每天 6 次,但常无明显作用。

(10) 镜片移位:仔细检查接触镜有无破损。如果无破损,清洁消毒镜片,当症状消退后重新检查接触镜是否适配。如果接触镜破损,则丢弃,重新适配。

【随诊】

1. 不能排除角膜感染时,第 2 天复诊检查,维持治疗直至恢复。

2. 在非感染情况下,根据临床表现,1~4 周内复诊重新检查。使用皮质激素滴眼液者,病情消退后恢复戴接触镜,患者需密切随诊监测眼压。

【接触镜的护理方法】

1. 每晚取下接触镜清洁消毒各种类型镜片,包括长戴型接触镜。

2. 每天清洁方法

(1) 不含防腐剂的日清洁剂。

(2) 小包装的不含防腐剂的生理盐水。

(3) 消毒剂:最好过氧化氢类,至少处理4小时以上。

3. 每周用酶片处理,抛弃型镜片每2周更换者可省略(2周以内)。

巩 膜 病

一、表层巩膜炎

是一种累及表层巩膜组织的非特异性炎症,一般病情较轻、病程不长,有复发性和自限性。好发于角膜缘至直肌附着点的区域内,并以睑裂暴露部位最常见。可分为单纯性表层巩膜炎和结节性表层巩膜炎两类。多见于20~50岁青壮年,且多为女性。

【主要症状和体征】

1. 单纯性表层巩膜炎

(1) 有轻微疼痛和灼热感。

(2) 巩膜表层局限或者弥漫充血水肿,呈紫红色外观。

(3) 有自限性,大多持续5~10天可逐渐自愈。

(4) 60% 患者可复发。

2. 结节性表层巩膜炎

(1) 急性发病。

(2) 疼痛和压痛明显,有畏光、流泪等刺激症状。

(3) 角膜缘外巩膜局部充血并形成局限性结节样隆起。结节位于巩膜浅层,可单发或多个、暗红色,圆形或者椭圆形,直径2~3mm,病变可累及角膜。每次发病持续1~2周。

【鉴别诊断】

1. 巩膜炎 病变位于巩膜实质层,深部疼痛,疼痛剧烈,滴用0.1%肾上腺素后巩膜充血不消退,病变有时累及角膜。

2. 虹膜炎 前房内可见细胞及房水闪辉,可以伴发巩膜炎。

3. 泡性角结膜炎 表现为球结膜或角巩膜缘出现微隆起的实性疱疹并可形成溃疡,周围结膜局限充血,有时在角膜上皮下形成浅圆形浸润,但病灶局部无压痛,充血为结膜血管,可以推动。

【治疗】

1. 可用无防腐剂的人工泪液缓解刺激症状。

2. 症状较重或者频繁发作者局部滴用糖皮质激素或者非甾体类眼水。

3. 如局部应用皮质激素类眼水不能减轻疼痛,可口服非甾体类药物。

二、巩膜炎

是指巩膜实质层的炎症,半数患者伴有全身疾病,常见的有:结缔组织病(如类风湿关节炎、Wegner 肉芽肿、恶化的多软骨炎、系统性红斑狼疮、Reiter 综合征、结节性多动脉炎等)、带状疱疹病毒感染、梅毒、痛风或眼部手术后;少见的有:结核、Lyme 病、类肉瘤病、高血压、寄生虫或假单胞菌感染等。好发于 20~60 岁,女性多见。按部位分为前巩膜炎和后巩膜炎。前巩膜炎又可分为结节性、弥漫性、坏死性巩膜炎和穿通性巩膜软化。

【主要症状和体征】

1. 前巩膜炎 病变位于赤道部前。双眼先后发病,眼部疼痛剧烈。延续数周,病程反复,迁延可达数月至数年。可并发角膜炎、葡萄膜炎、白内障、眼压升高。可分为四类:

(1) 弥漫性前巩膜炎:病变可局限于眼的一个象限或包括全部前巩膜。巩膜弥漫充血,球结膜水肿,巩膜呈青灰色。随病情恶化进展,可转变为其他临床类型。

(2) 结节性前巩膜炎:巩膜实质层形成局限性炎性结节,病变区巩膜紫红色充血,炎症浸润肿胀,结节样隆起,质硬,压缩,结节可多个,不能推动。浸润结节可围绕角膜蔓延相接,形成环状前巩膜炎。

(3) 坏死性前巩膜炎:破坏性较大,常引起视力损害。多单眼发病,病程长短不一。眼痛显著而敏感,常与巩膜炎征象不成比例。早期局部巩膜炎性斑块,边缘炎症较中心重,呈紫红色急性充血,继之出现苍白片状无血管区,周围巩膜肿胀和浅层巩膜血管扩张迂曲充血。受损处巩膜变得半透明,透见脉络膜,甚至穿孔。病灶可迅速向后和周围蔓延扩展。炎症消退后,巩膜呈蓝灰色,粗大血管围绕病灶。95%的患者伴严重的自身免疫性疾病。

(4) 穿通性巩膜软化:起病隐匿,发展缓慢,患者可完全无症状,表现为前巩膜黄色或灰色斑,常进行性坏死或腐肉样改变,无炎症。患者常有长期的风湿性关节炎。

2. 后巩膜炎　较少见,为一种慢性肉芽肿炎症,位于赤道后巩膜。出现不同程度眼疼,视力下降,可有眼球突出、眼睑水肿或下垂。眼前节无明显改变,可有轻微眼红。后节表现为轻度玻璃体炎、视盘水肿、浆液性视网膜脱离、脉络膜皱褶。B超检查、CT扫描或者MRI发现后巩膜增厚有助于诊断。

【鉴别诊断】

1. 表层巩膜炎　巩膜实质不受累,眼部滴用肾上腺素后充血的血管变白。比巩膜炎起病急,好发于年轻人,症状较轻。

2. 葡萄膜炎　前房或玻璃体内有细胞,FFA可显示脉络膜或视网膜层次的炎症。

3. 视网膜下肿物　FFA、B超、CDI可鉴别脉络膜黑色素瘤、脉络膜血管瘤、转移癌。

4. 眼眶内炎症及肿瘤性疾病　也可导致突眼和眼球运动障碍,CT、MRI、超声可鉴别。

【治疗】

1. 针对病因治疗。

2. 抗感染治疗

(1) 表层巩膜炎可应用非甾体抗炎药,糖皮质激素治疗的利弊存在争议。

(2) 弥漫性和结节性前巩膜炎可采用非甾体抗炎药治疗,若疗效差可与糖皮质激素联合用药。如果联合用药效果仍不满意,可加用其他免疫抑制剂。

(3) 坏死性前巩膜炎药物治疗应积极,越早治疗效果越好,常需要糖皮质激素联合应用其他免疫抑制剂。也可局部应用环孢素滴眼液。

（4）后巩膜炎需非甾体抗炎药治疗与糖皮质激素联合用药,用药应足量、足疗程。疗效不满意加用其他免疫抑制剂。

3. 伴睫状肌痉挛者可用阿托品散瞳,麻痹睫状肌。

4. 严重病例的无血管区、葡萄肿区域禁止在结膜下、球后或者球周注射糖皮质激素,以防止巩膜穿孔。

5. 手术治疗　对于巩膜坏死、穿孔患者可试行异体巩膜移植术。

三、巩膜葡萄肿

各种原因致巩膜变薄,在眼压作用下变薄的巩膜连同深层葡萄膜组织向外扩张膨出,透过巩膜呈现葡萄膜的颜色,称为巩膜葡萄肿。根据发生部位分为前部、赤道部、后葡萄肿。根据发生的范围分为部分性、全巩膜葡萄肿。

【临床特征】

1. 前巩膜葡萄肿膨出位于睫状体区或者角巩膜缘与睫状体区之间。常见于继发性青光眼、巩膜炎、眼内肿瘤或外伤之后。

2. 赤道部巩膜葡萄肿发生在涡状静脉穿出巩膜处,呈深紫色或暗黑色局限性隆起。常见于巩膜炎或者绝对期青光眼。

3. 后部巩膜葡萄肿位于眼底后极部及视盘周围。多见于高度近视眼,偶见于先天性疾病。后部巩膜葡萄肿可伴随脉络膜萎缩及脉络膜新生血管形成。

【治疗】

1. 应针对原发病治疗。

2. 控制眼压,以缓解葡萄肿的发展和扩大。

3. 若患眼视功能已经丧失,可考虑眼球摘除,植入义眼台。

第八章

晶 状 体 病

一、白内障

【概述】任何因素引起的晶状体囊膜破坏或渗透性增加，导致晶状体代谢紊乱、晶状体蛋白发生变性形成混浊，均可称为白内障。从晶状体的透明度、功能及生化方面考虑，对于"白内障"有不同的定义。广义地说，晶状体内的任何混浊均可以称为白内障。但是，从功能方面考虑，世界卫生组织从群体防盲治盲角度出发，对于晶状体混浊导致矫正视力 0.5 以下者，诊断为白内障。

【临床表现】

1. 共同性　白内障患者的自觉症状主要有：

（1）视物模糊、视力下降。其视力障碍与晶状体的混浊程度及位置有关。晶状体后极部接近屈光系统的结点，此处的轻度混浊也可以明显影响视力。视轴区的混浊对于视力的影响较远离视轴的混浊要大，当有轴性晶状体混浊的患者进入暗环境后，由于瞳孔的散大，视力可以得到提高。

（2）眼前出现固定不动的黑点，这些黑点在强光下更加明显。晶状体在有局限性混浊时，其视野内可出现盲点，当散大瞳孔后，由于进入的光线增多，盲点可变小。

（3）单眼多视、物像变形或出现重影等症状。这些症状是由于晶状体蛋白混浊所造成的不规则屈光状态所致。

2. 不同类型白内障的表现

（1）年龄相关性白内障：随着年龄的增长，晶状体囊膜不断加厚，弹性降低，囊膜下的上皮细胞逐渐变短，晶状体核密度逐渐增加硬化，变为黄色或棕色，透明度降低。

按照混浊部位的不同,可以分为3种类型,即皮质性、核性和后囊下性。这些类型可以单独出现,也可以同时存在。

裂隙灯检查可见:①前囊膜与晶状体上皮细胞和晶状体纤维之间出现小反射,逐渐后囊膜与晶状体纤维之间也出现类似现象。②随着晶状体纤维的不断生长,皮质的厚度也逐渐增厚,成人核外围的透明带逐渐变得不透明,密度增加,同时有灰白色囊腔形成。③晶状体核的密度增加,颜色发生改变,变为黄色或棕色。在成人核表面出现浮雕样的纹理,呈放射状或砂粒状。

临床症状主要有:①视力减退:晶状体混浊的部位和程度不同,决定了其对视力的影响不同。混浊明显时,视力可仅为光感。②近视:晶状体吸收水分后,屈光力增加,变为近视,原有老视减轻。③飞蚊症:与玻璃体混浊引起的飞蚊症不同,当眼球固定不动时,白内障所引起的眼前黑影也固定不动。④单眼复视或多视:因晶状体纤维肿胀和断裂,导致屈光力发生改变,其产生的棱镜作用,可出现单眼复视或多视。

(2) 先天性白内障:出生后第一年发生的晶状体部分或全部混浊,称为先天性白内障。可以是家族性的,也可以是散发的;可以单眼发病,也可以双眼发病;可以是单纯性白内障,也可以伴发其他眼部异常。

从形态学分,可以分为全白内障、膜性白内障、核性白内障、中央粉尘状白内障、绕核性白内障、前轴胚胎白内障、前极白内障、后极性白内障、缝性白内障、珊瑚状白内障、点状白内障、盘状白内障等。

其中,中央粉尘状白内障、绕核性白内障、前轴胚胎白内障、缝性白内障、点状白内障对于视力的影响不大,而全白内障、膜性白内障、核性白内障、后极性白内障则对患儿的视力影响较大。由于先天性白内障的患儿有存在弱视的可能,因此在进行白内障手术后应及时进行弱视训练矫正。

(3) 外伤性白内障:多见于儿童、青壮年男性和战士。常见的有三种类型:

1）钝挫伤白内障：多因拳击或球类等其他物体撞击眼球所致，可有以下表现：①Vossius 环形混浊：在晶状体前囊表面有环状混浊及 1mm 宽的色素，这些混浊和色素斑可逐渐消失，也可长期存在；②玫瑰花样白内障：由于外力作用下，晶状体纤维结构被破坏，液体向缝隙和板层间移动，形成放射状混浊，如玫瑰花样；③点状白内障：许多细小点状混浊位于上皮下，很少进展，对视力影响不大；④绕核性白内障：因晶状体囊膜的完整性受到影响，渗透性发生改变，引起浅层皮质混浊；⑤全白内障：晶状体囊膜破裂后，房水进入皮质内，晶状体在很短时间内完全混浊。

2）贯通伤引起的白内障：多数是晶状体囊膜破裂后，房水进入皮质引起晶状体很快混浊，同时可伴有虹膜睫状体炎，继发性青光眼及眼内感染。当贯通伤伴有金属铁在眼内存留时，铁在眼内氧化并逐渐扩散，形成眼内组织的铁锈沉着症，除引起白内障外，最终可导致失明。当贯通伤伴有金属铜眼内存留时，除引起晶状体发生葵花样白内障，还引起角膜后弹力层的 Kayser-Fleisher 环、虹膜睫状体炎、视网膜绿色素改变及眼内组织的坏死，造成失明。

3）爆炸伤引起的白内障：爆炸伤引起的白内障类似于贯通伤性白内障，其发生与受伤的程度有关。如果瞳孔区晶状体受伤，视力将很快受到损伤；位于虹膜后的晶状体损伤，则视力下降的时间较慢；囊膜广泛破坏则不仅引起视力下降，还伴有眼前节的明显炎症或继发青光眼。在患者检查时必须高度注意有无眼内异物。

（4）代谢性白内障：因代谢障碍引起的白内障中，以糖代谢障碍和氨基酸代谢障碍多见。

1）半乳糖血症：由于先天性酶的缺陷，半乳糖不能得到正常代谢，导致晶状体内的半乳糖醇吸收水分引起晶状体囊膜破裂，晶状体混浊。全身表现为新生儿出生后不久即发生呕吐、腹泻、黄疸、肝脾大、生长发育迟缓。眼部表现为晶状体前囊下油滴样混浊，部分表现为绕核性白内障。测定红细胞半乳糖 -1- 磷酸尿苷转移酶的活性可以明确诊断。早期限制乳品的摄入可以控制疾病的发展。

2）糖尿病：糖尿病患者的白内障可分为两种：一是真

性糖尿病性白内障;二是糖尿病患者的老年性白内障。正常情况下,晶状体内的葡萄糖不足以产生很多的山梨醇,但当血糖升高时,己糖激酶饱和,葡萄糖转化为 6-磷酸葡萄糖受阻,从而转化为多元醇。后者使晶状体细胞渗透压增高,致晶状体纤维肿胀混浊。真性糖尿病性白内障多发生于 30 岁以下病情严重的幼年型糖尿病患者,初期为分散的灰色或蓝色雪花样混浊,混浊位于晶状体囊膜下的皮质区,很快融合,晶状体可在几周内全部混浊。糖尿病患者的老年性白内障发生率高于非糖尿病患者。积极治疗糖尿病是防止白内障发生的关键。

3) 同型胱胺酸尿症:为常染色体隐性遗传病,病因为缺乏脱硫醚合成酶,不能使同型胱胺酸转化为胱胺酸所致。最常影响骨骼,以骨质疏松和全身血栓形成趋势为特征。患者可合并有先天性白内障、视网膜脱离和变性、无虹膜等异常。晶状体悬韧带的组织机构及超微结构有异常改变。晶状体多向鼻下方脱位,易脱至前房和玻璃体腔内。多发生于 25 岁以前,晶状体形态可正常或呈球形,多易发生高眼压。由于本病患者存在四肢细长、蜘蛛指和晶状体脱位,应与 Marfan 综合征相鉴别。实验室检查可见出血、尿中含有同型胱氨酸。大剂量服用维生素 B_6 有一定的效果,因为维生素 B_6 参与胱氨酸的代谢,可降低血中同型胱氨酸水平。同时还应限制含蛋氨酸食物的摄入。

4) 低钙性白内障:由于血清中血钙过低引起。多因为先天性甲状旁腺功能不足、甲状腺切除时误切了甲状旁腺或营养障碍等原因引起血清钙过低所致。低钙增加了晶状体囊膜的渗透性,使晶状体内电解质失去平衡,影响了晶状体的正常代谢。裂隙灯下检查可见晶状体皮质内有放射状或条纹状混浊,囊膜下有红、绿或蓝色的结晶微粒,混浊可逐渐发展至皮质深层或形成全白内障。

(5) 并发性白内障:也称继发性白内障,是指由眼内部疾病引起的白内障,可并发于眼前节及眼后节疾病。

1) 角膜和虹膜的疾病以及青光眼均可造成并发性白内障:角膜溃疡的毒性物质能损害晶状体;角膜溃疡穿孔

后角膜直接接触晶状体而使其损伤;虹膜睫状体炎的炎性白细胞沉积在晶状体囊影响其渗透性,从而发生白内障;急性青光眼发作时或降眼压术后,瞳孔区的晶状体囊膜下出现白色圆点状或哑铃状混浊;绝对期青光眼晚期可并发黄色或微带绿色的白内障。

2) 视网膜脱离、视网膜色素变性、葡萄膜炎及脉络膜视网膜炎等疾病均可引起白内障,这些疾病引起的并发性白内障大都位于晶状体的后部,主要是因为眼内的有害物质容易穿通薄弱的晶状体后囊膜。在白内障的发展过程中,囊膜逐渐加厚,并有钙质沉着。裂隙灯下可以见到后极部有点状或条纹状混浊,这些混浊可带有色彩,以后混浊逐渐向皮质及核扩散,同时出现空泡和白色钙化点。

(6) 药物性白内障:长期使用或接触对晶状体有毒性作用的药物或化学物品可以导致晶状体混浊。临床上容易引起晶状体混浊的药物有糖皮质激素、氯丙嗪、缩瞳剂等,化学物品有三硝基甲苯、二硝基酚、萘和汞等。

1) 糖皮质激素所致的白内障:后囊下出现淡棕色的点状、线状或盘状混浊,逐渐向皮质发展,最终导致皮质大部分混浊。

2) 缩瞳剂所致的白内障:晶状体混浊一般位于前囊下,多不影响视力。混浊可向后囊下和核扩散,停药后混浊可停止发展。

3) 氯丙嗪所致的白内障:开始时晶状体前囊表面有细点状混浊,瞳孔区色素沉着。随着进一步发展,前囊下出现排列呈星状的片状色素,并向周边及深层放射。角膜内皮及后弹力层也有色素沉着。

4) 三硝基甲苯所致的白内障:早期在晶状体周边部出现密集的小点状混浊,以后逐渐发展成尖端向着中央的楔形混浊,混浊周边连接形成环形,该环与晶状体赤道部有较窄的透明区。致密混浊严重时可发展为全白内障。

(7) 后发性白内障:是指白内障摘除术后或外伤性白内障部分皮质吸收后形成的晶状体后囊膜混浊。成人白内障摘除术后其发生率为 30%~50%,儿童则几乎为

100%。患者主觉视力下降,裂隙灯下检查可见晶状体后囊膜呈密度不均匀的纤维增生或有半透明的 Elschnig 珍珠样小体。对于影响视力的后发性白内障应该进行 Nd:YAG 激光后囊膜切开以提高视力,但在没有条件进行 Nd:YAG 激光切开或后囊膜机化过厚激光无法切开的情况下,可进行手术将增生的后囊中央视区剪开。

【检查】白内障的体征是晶状体出现混浊,因此最准确的检查方法是散大瞳孔后在裂隙灯显微镜下用直接集点照明法、间接照明法和镜面反光带照明法检查晶状体。不仅可以发现细微的晶状体改变如空泡、水隙、板层分离、尘点状混浊,还可以将混浊作准确的定位。

【诊断】临床上对于晶状体混浊导致矫正视力 0.5 以下者,诊断为白内障。进行分型时应该注意结合全身状态、眼部相关症状以及有无药物接触史、放射线接触史等情况进行鉴别诊断。诊断时必须注意患者的自觉症状是否与客观检查结果相一致,即晶状体的混浊程度是否与视力损害相一致。当两者差别较大时,除进行晶状体的检查,还应进行视力矫正、测量眼压、作眼前后节的详细检查,并进行视功能(色觉、VEP、ERG、EOG、视野、暗适应等)和超声波检查,以确定除白内障外,是否还有青光眼、葡萄膜炎、视网膜疾病、玻璃体积血混浊、视神经萎缩等疾病。

【鉴别诊断】

1. 年龄相关性点状白内障应与先天性点状白内障相鉴别,后者发病年龄早,并且点状排列均匀,微带蓝色,无视力损害。

2. 并发性白内障应与年龄相关性后囊下性白内障相鉴别,后者多为棕黄色盘状混浊,边缘整齐,没有彩色结晶,空泡较少,常呈锅巴样外观。而前者后极部的盘状混浊不均匀,边缘不整齐,常有色彩,空泡较多。

3. 先天性白内障患儿所表现的白瞳症应该与以下疾病相鉴别:

(1)早产儿视网膜病变。

(2)永存增生原始玻璃体。

（3）视网膜母细胞瘤。

（4）Coats 病。

（5）先天性弓形虫病。

（6）弓蛔线虫病。

4. 后发性白内障与膜性白内障相鉴别，后者为先天性白内障的一种类型，无白内障手术史，裂隙灯下检查可见后者的前后囊膜可有接触机化混浊，其间亦可残留少部分晶状体纤维和上皮细胞。

【治疗】

1. 药物治疗 目前尚无疗效肯定的药物治疗白内障。

2. 手术治疗 当白内障的混浊程度影响到患者的生活和工作时，可通过手术进行白内障摘除联合人工晶状体植入术。经过几十年的发展，特别是伴随着后房型人工晶状体制作和植入技术的完善，囊外白内障摘除手术（包括白内障囊外摘除术和白内障超声乳化摘除术）已经成为成熟的白内障治疗方法。

二、晶状体脱位

【概述】正常情况下，晶状体由晶状体悬韧带悬挂于睫状体上，由于先天性、外伤性或其他病变原因可使悬韧带缺损或破裂，导致晶状体位置发生改变。根据其脱位的程度和形态，分为晶状体不全脱位（半脱位）和全脱位。

先天性晶状体脱位可单独发生，也可与瞳孔异位或其他眼部异常伴发，如瞳孔畸形、无虹膜等；还可与一些全身综合征并发，如 Marfan 综合征、同型胱氨酸尿症、Marchesani 综合征等。眼外伤尤其是眼球钝挫伤是外伤性晶状体脱位的最常见原因，脱位的晶状体可脱入前房或玻璃体腔，甚至可脱位于结膜下或眼球外。此外，眼部其他疾病所导致的晶状体悬韧带机械性伸长、变性、分解也是晶状体脱位的常见原因。

【临床表现】

1. 不全脱位 当移位的晶状体部分仍在瞳孔区、虹膜后的前部玻璃体腔内时，为晶状体不全脱位。

（1）眼部检查：裂隙灯下可见前房变深、虹膜震颤，可以看到晶状体的赤道部甚至悬韧带、前房可有玻璃体疝。眼底镜下部分可见双眼底像。

（2）临床症状：取决于晶状体脱位的程度和位置：当仅出现悬韧带松弛、晶状体弯曲度增加，而晶状体轴仍在视轴时，会引起屈光性近视；当发生明显倾斜时，可导致严重散光；当晶状体在瞳孔区移位明显时，可出现单眼复视。

2. 全脱位　当移位的晶状体完全离开虹膜后的瞳孔区，为晶状体全脱位。移位的晶状体可脱位于前房、嵌顿于瞳孔、脱入玻璃体腔，甚至通过角膜穿孔、巩膜裂孔脱出于结膜下、筋膜下或眼外。

（1）眼部检查：裂隙灯下前房加深、虹膜震颤。晶状体脱位于玻璃体腔较常见，眼底镜下玻璃体腔可见透明或混浊的晶状体。若晶状体脱位于前房，则可沉于变深的前房下方，当晶状体透明时，呈边缘带金色光泽的油滴状，晶状体混浊时呈白色盘状物。

（2）临床症状及并发症：晶状体全脱位比不全脱位更严重。当晶状体完全离开瞳孔区后，视力为无晶状体眼的视力。当晶状体在通过瞳孔脱入前房的过程中，可发生瞳孔阻滞，引起急性青光眼；脱位于前房的晶状体反复与角膜及虹膜组织接触，可引起虹膜睫状体炎、角膜变性及角膜内皮失代偿；脱位的晶状体逐渐发展成过熟期白内障后，可产生晶状体过敏性葡萄膜炎、晶状体溶解性青光眼等；眼球钝挫伤引起的晶状体脱位可合并虹膜根部后退、房角劈裂引起继发性青光眼；视网膜脱离是晶状体脱位的严重并发症，尤其在合并其他先天眼病的眼中。

【治疗】摘除脱位的晶状体较常规白内障摘除手术的难度大、风险高，盲目手术治疗可导致视力的损害甚至眼球的丧失。因此，其治疗方案取决于晶状体的位置、晶状体核硬度、双眼的视力、是否合并其他眼部异常或并发症等，此外还取决于外界手术条件。

1. 非手术治疗　对于没有发生并发症的晶状体不全脱位，可以通过框架眼镜或角膜接触镜矫正晶状体不全脱位导致的屈光不正,恢复适当的视力。

2. 手术治疗　一般认为手术摘除脱位晶状体的适应证有:

(1) 晶状体脱位所致的不规则散光及白内障严重影响视力。

(2) 晶状体脱入前房。

(3) 晶状体溶解性青光眼。

(4) 晶状体过敏性葡萄膜炎。

(5) 发生瞳孔阻滞性青光眼,单纯青光眼治疗不能控制眼压。

(6) 脱位的晶状体影响了视网膜脱离的检查和手术。

(7) 脱位的晶状体为过熟期或成熟期白内障。

常用的手术方法有晶状体圈匙娩出术、晶状体抽吸术、睫状体平坦部晶状体切除术及应用过氟化碳摘除脱位于玻璃体腔的晶状体等。

三、晶状体先天异常

【概述】晶状体先天异常包括形成异常和形态异常。晶状体形成异常包括先天性无晶状体或晶状体形成不全等,晶状体形态异常包括球形晶状体、圆锥形晶状体、晶状体缺损等。

【临床表现】

1. 先天性无晶状体　胚胎发育早期未形成晶状体板所致者为原发性无晶状体,极罕见;当晶状体形成后发生退行性变,使其结构消失仅遗留痕迹者为继发性无晶状体,多见于小眼球和发育不良的眼球。

2. 晶状体形成不全　由于晶状体泡与表面外胚叶分离延迟导致,可发生晶状体双核或无核。

3. 球形晶状体　多为双眼发生,晶状体呈球形,直径和体积小,前后径较长。由于晶状体悬韧带松弛,当使用缩瞳剂后容易加重瞳孔阻滞,导致青光眼发作。

4. 圆锥形晶状体　为少见的晶状体先天异常,表现为晶状体前面或后面突出呈圆锥形或球形,常伴有高度近视。

5. 晶状体缺损　多单眼发病,晶状体赤道部有切迹样缺损,缺损处的晶状体悬韧带减少或缺如。由于晶状体各方向的屈光力不等,多有散光。

【治疗】

1. 无晶状体眼可验光佩戴眼镜以矫正视力。

2. 无症状和无并发症时,不需要治疗处理。

3. 合并晶状体脱位时,可根据情况进行手术治疗。

一、原发性闭角型青光眼

【概述】 原发性闭角型青光眼(primary angle-closure glaucoma,PACG)是一类目前尚不完全清楚的原因而导致的房角突然或进行性关闭,周边虹膜阻塞小梁网使房水排出受阻,眼内压急骤升高或进行性升高的一类青光眼。根据起病的急缓程度及临床经过分为急性闭角型青光眼和慢性闭角型青光眼。根据房角关闭的机制又分为瞳孔阻滞型、非瞳孔阻滞型(睫状体前位型/周边虹膜肥厚型)和多种机制共存型。此类患者多具有眼轴短、前房浅、房角窄、角膜曲率半径小、晶状体厚、晶状体相对位置靠前等眼部解剖特征。闭角型青光眼是典型的身心疾病,其发生往往与剧烈情绪变化有关。

(一)原发性急性闭角型青光眼

【概述】 好发于 40 岁以上妇女。情绪激动、长时间在暗环境工作、近距离阅读、气候变化、季节交替等都可能是发病的诱因。双眼疾病,多数先后发病,约 10% 的患者双眼同时发病。

【临床表现】 根据临床经过和疾病转归分为 6 期:临床前期、先兆期(前驱期)、急性发作期、缓解期、慢性期、绝对期。

1. 临床前期 一眼已经发生 PACG,另一眼前房角窄者,或有闭角型青光眼家族史伴浅前房、窄房角而尚无任何自觉症状,或激发试验阳性者。

2. 先兆期(前驱期) 在一定诱因或无明显诱因下出现小发作症状,经休息或睡眠后自行缓解。

3. 急性发作期　眼压急剧升高,表现为剧烈眼痛、眼眶痛、同侧偏头痛,伴明显的视力下降,常合并恶心、呕吐等全身症状。眼部体征可归纳为 8 个字:"高大红肿闭缩浊斑"。高:眼压明显升高。大:瞳孔中度散大,呈竖椭圆形。红:眼前节充血。肿:角膜水肿。闭:前房变浅,房角关闭。缩:虹膜节段性萎缩。浊:房水混浊。斑:青光眼斑,即瞳孔区晶状体前囊下混浊斑点。

4. 缓解期　急性发作后不经过治疗自然缓解或是经过治疗后停用各种降眼压药物 48 小时后,眼压恢复至正常范围,房角重新开放。

5. 慢性期　急性发作后未能完全缓解,或反复发作后房角关闭已形成广泛粘连则迁延为慢性期。

6. 绝对期　视力完全丧失,眼压持续升高,自觉症状轻重不一。

【诊断】　根据双眼具有 PACG 的解剖特征;发作的典型病史;急性眼压升高,房角关闭;眼部检查可见急性高眼压所致的特征性体征等不难做出诊断。其中,虹膜节段性萎缩、色素沉着、青光眼斑、瞳孔散大固定等体征可提示既往有过急性发作。对先兆期患者,除依据一过性发作病史、浅前房、窄房角外,可进行暗室试验、俯卧试验等激发试验来帮助诊断。

【鉴别诊断】

1. 各类继发性青光眼　如常见的晶状体半脱位、白内障膨胀期、葡萄膜炎、眼后段肿瘤引起的继发性闭角型青光眼,和外伤性、血影细胞性、晶状体溶解性、新生血管性青光眼等引起的急性眼压升高。鉴别时应特别注意对侧眼的检查,并详细询问病史。PACG 具有双眼浅前房、窄房角的解剖特征。如发现双眼前房深度不对称应作进一步检查。

2. 睫状环阻滞性青光眼(恶性青光眼)　多发生在青光眼手术后,有明显的晶状体虹膜隔前移,前房普遍变浅或消失。UBM 检查可见后房消失。用缩瞳剂治疗会使病情恶化。

3. 急性虹膜睫状体炎　一般无角膜水肿,眼压正常或偏低,前房深度正常。角膜后灰白色沉着物,瞳孔缩小,虹膜前和(或)后粘连。

4. 急性结膜炎 有眼局部异物感烧灼感,伴异常增多的分泌物。角膜透明,前房、瞳孔、眼压均正常。

5. 胃肠道疾病、颅脑疾患或偏头痛等内科疾病。

【治疗】 治疗目的:解除瞳孔阻滞、重新开放房角、预防视神经进一步损害。PACG 急性发作期属于眼科急诊,应争分夺秒给予恰当的治疗。此外,不应忽视对侧眼(临床前期)的治疗,应尽早做预防性手术(激光或手术行周边虹膜切除)。

1. 药物治疗 目的是尽快控制眼压,为激光或手术治疗创造条件。治疗中应注意各类药物使用的禁忌证。缩瞳剂应在使用全身药物将眼压降至中等水平以下时开始使用,否则达不到有效的治疗目的,却带来严重的副作用。对重症、病程较长、已长时间不能进食伴有呕吐、出汗,并使用高渗剂或碳酸酐酶抑制剂者,应格外注意全身情况,尤其是电解质紊乱。

急性发作期的药物治疗分三个阶段:

(1) 第一阶段:即刻治疗方案。

1) 高渗剂的使用:口服 50% 甘油盐水每次 1.5~3ml/kg; 糖尿病患者口服异山梨醇口服液 100ml; 对眼压 ≥60mmHg,或因呕吐严重无法摄入口服药者,可直接予 20% 甘露醇 1~2g/kg 静点。

2) 乙酰唑胺 / 醋氮酰胺:可静脉注射 500mg,或口服首剂量 0.5g。为减少副作用可同时口服碳酸氢钠 0.5g。

3) 使用 β- 肾上腺素能受体阻滞剂,常用的有:0.5% 马来酸噻吗洛尔(timolol,噻吗心安)、2% 卡替洛尔(carteolol, M ikelan, 美开朗)、0.5% 左旋布诺洛尔(levobunolol,betagan,贝他根)、0.5% 倍他洛尔(betaxolol,Betoptic S,贝特舒)等。用法:每日 2 次。对心率慢,哮喘患者可使用 α 受体激动剂。

4) 眼球按摩。

5) 仰卧位。

6) 0.5~1 小时后,当眼压有所下降时,使用 2% 毛果芸香碱(pilocarpine)每 5 分钟 1 次共 4 次,每 15 分钟 1 次共 4 次。

(2) 第二阶段:用药 2 小时后再次测量眼压。

1) 如果眼压无明显下降,且第一阶段未使用甘露醇者,可予 20% 甘露醇 1~2g/kg 静脉注射。如果第一阶段已经使用甘露醇者,有条件者可行氩激光周边虹膜成形术,或急诊行周边虹膜切除术或行青光眼滤过手术等。

2) 如果眼压下降至 40mmHg 以下,转入第三阶段治疗。

(3) 第三阶段:眼压降至正常后,可逐渐减少全身用药量和局部用药的次数,至停药或仅用低浓度药物仍能维持正常眼压,再根据房角开放情况选择继续用药、激光或手术治疗。如减药不能维持眼压则需尽早手术。

2. 激光治疗

(1) 激光周边虹膜切除术:可解除瞳孔阻滞,用于临床前期、先兆期、缓解期,房角开放大于 180°患者的治疗。对单眼发病的 PACG,对侧眼如果合并浅前房窄房角者应尽早行预防性周边虹膜切除术。

(2) 激光周边虹膜成形术:通过激光烧灼使周边虹膜收缩,将虹膜根部与房角分离,使关闭的房角重新开放。对于急性发作期的年老体弱,特别是伴有糖尿病、哮喘、心脏病等不宜用药物治疗的患者,可作为药物治疗的替代手段。激光周边虹膜成形术不能解除瞳孔阻滞,一旦眼压控制,角膜足够清亮后应行激光虹膜周边切除术。

3. 手术治疗 一般在药物治疗或周边虹膜成形术后眼压控制后进行,如果已使用最大量的药物治疗眼压仍无明显下降时,应及时实施手术,但手术中一定要注意避免眼压的骤然下降,在做小梁切除之前,可通过球后麻醉、按摩眼球、前房穿刺缓慢放出房水等措施使眼压缓慢下降,术毕时眼压调整到正常或稍偏高,术后再根据病情及眼压情况用可拆除缝线调整眼压水平。

(1) 周边虹膜切除术:适应证与激光周边虹膜切除术相同。对于周边虹膜较厚,周边角膜混浊,或没有激光设备时可选择手术切除周边虹膜。

(2) 小梁切除术:对房角广泛粘连,关闭范围超过

180°者应选择滤过手术。目前多选择行复合性小梁切除术，即术中巩膜瓣密闭缝合、巩膜可拆除缝线和抗代谢药物联合使用。

（3）睫状体破坏性手术：绝对期青光眼以对症治疗为主，可采用睫状体冷冻术、睫状体光凝术来减轻疼痛症状。

（二）原发性慢性闭角型青光眼

【概述】　发病年龄较 PACG 早，无明显的性别差异。具有与 PACG 相似的眼部解剖特点，但前房深度较 PACG 略深。发病机制除了瞳孔阻滞因素外，还存在睫状体前移、周边虹膜肥厚堆积等非瞳孔阻滞因素。因房角粘连由点到面逐步发展，眼压逐步升高。

【临床表现】

1. 病史　约 2/3 患者有反复小发作病史。在紧张、疲劳、近距离阅读等诱因下，出现一过性视矇、虹视、眼部不适等症状，休息或睡眠后自行缓解。随着疾病进展，发作时间越来越长，间隔时间越来越短。1/3 患者无任何不适症状，常在眼科检查时，或于晚期自觉有视野缺损时才被发现。

2. 眼前节及眼底　双眼周边前房浅，角膜大多清亮，虹膜无明显萎缩。在眼压升高时也可出现角膜上皮轻度水肿、瞳孔轻度扩大。随着病程进展，在高眼压持续作用下，视野的进行性损害，眼底逐渐出现视盘凹陷、视神经萎缩。

3. 眼压　早期眼压升高是发作性的，一般为中等度升高。随着病程的进展，基线眼压逐渐升高，高眼压持续时间延长，甚至不能自行缓解。

4. 前房角　表现为匐行性粘连，或从接触性关闭逐步发展为粘连性关闭。

5. 视野　早期视野正常。反复发作眼压持续升高，就会出现类似于原发性开角型青光眼的视野缺损。

【诊断】　诊断要点：双眼具有闭角型青光眼的解剖特征；房角狭窄，有不同程度的周边虹膜前粘连，高眼压下房角关闭；眼压中等度升高；到进展期和晚期出现典型的青光眼视神经损害和视野缺损；眼前节不存在急性高眼压造成的缺血性损害体征。

【鉴别诊断】 应与窄角性开角型青光眼相鉴别,高眼压下的房角检查非常重要。若在眼压正常时检查房角发现有周边虹膜局限粘连,或有房角接触性关闭遗留下的小梁网较多色素沉着等体征,则可作出慢性闭角型青光眼的诊断。明暗环境下房角镜或 UBM 检查也有助于鉴别诊断。

【治疗】 对早期有瞳孔阻滞因素者可手术或激光周边虹膜切除术。非瞳孔阻滞或多种机制共存所致的慢性闭角型青光眼可实施激光周边虹膜成形术或激光周边虹膜成形术联合周边虹膜切除术,术后根据眼压情况联合抗青光眼药物治疗。如果激光联合药物治疗仍不能有效控制眼压,视功能进行性损害,或房角已有广泛粘连的病例,应行滤过性手术。

【高褶虹膜构型和高褶虹膜综合征】 高褶虹膜构型不同于瞳孔阻滞虹膜膨隆型,其解剖特征有:中央前房通常不浅,平坦的周边虹膜在房角入口处陡然向后转折,呈屈膝状,形成狭窄的房角结构,类似地理学上高坪地貌,故称为高褶虹膜(plateau iris)。这种解剖结构在瞳孔散大时,周边虹膜易阻塞小梁网导致眼压升高,行周边虹膜切除术也不能防止青光眼的再次发作,称为高褶虹膜综合征。

治疗:对早期患者,可滴用缩瞳剂治疗,或行周边虹膜成形术。对进展期及晚期的患者,应尽早行青光眼滤过手术。

二、原发性开角型青光眼

【概述】 原发性开角型青光眼(primary open angle glaucoma,POAG)是由于病理性眼压升高导致特征性视神经损害和视野缺损的一种疾病,房角是开放的,眼压升高主要是由于小梁网房水排出阻力的增加。

【临床表现】

1. 症状 双眼发病隐匿,进展缓慢,故不易察觉。少数患者在眼压升高时有眼胀、虹视和视物模糊,大多数患者无任何症状。

2. 眼压升高 眼压升高是 POAG 最主要危险因素。

眼压波动幅度增大,可出现在眼压升高之前。故 24 小时眼压监测对早期诊断有意义。

3. 前房和房角　前房深度正常,房角开放,无周边虹膜前粘连。

4. 眼底改变　视盘特征性损害及相应的视网膜神经纤维层的缺损。视盘损害主要表现为盘沿变窄、切迹,视盘凹陷进行性扩大加深,盘周浅层线状出血,双眼视盘凹陷不对称等,视网膜神经纤维层缺损可为局限性或弥漫性。眼底改变可发生在视野缺损之前。

5. 视野缺损　是诊断和评估病情的重要指标。青光眼性视野缺损包括旁中心暗点、鼻侧阶梯、弓形暗点、环形暗点,及晚期的管状视野和颞侧视岛等。

【诊断标准】

1. 眼压大于等于 21mmHg。

2. 房角开放。

3. 青光眼性视盘损害和(或)视网膜神经纤维层缺损。

4. 青光眼性视野缺损。

【早期诊断】　开角型青光眼多隐匿发病,具有上述典型体征者,诊断并不困难,早期诊断并给予有效的治疗对青光眼的预后非常重要。早期诊断的措施包括:

1. 对具有危险因素者进行排除检查,并定期随访。公认的危险因素包括:高眼压症者;C/D≥0.6;进行性高度近视;有 POAG 家族史者;中央角膜厚度较薄者;糖皮质激素高敏感者;CRVO 者;糖尿病或全身心血管系统疾病(血流动力学或血液流变学异常者)。

2. 尽早发现青光眼性视神经结构损害和视功能损害。随着各种检查技术的应用、改进(如 Heidelberg 视网膜断层成像仪、相干光学断层成像仪、GDx 视网膜神经纤维层测厚仪等视神经病变的形态学检查设备;视野检查及心理物理学视觉电生理检查等),使其敏感性特异性不断提高,有望获得更早期的诊断。

【鉴别诊断】

1. 继发性青光眼　如剥脱综合征、色素性青光眼、房角后退性青光眼、虹膜睫状体炎、激素性青光眼、上巩膜静脉压升高等。通过详细询问病史和细致的眼部检查特别是房角镜检查可加以鉴别。

2. 高眼压症 眼压升高,但随访观察无青光眼性视神经的损害和视野缺损。

3. 生理性大视杯 C/D 较大,但随访观察没有变化,无盘沿变窄及视网膜神经纤维层、视野的损害,眼压正常。

4. 正常眼压性青光眼 具有青光眼性视神经和视野损害,但多次 24 小时眼压监测其眼压均小于 21mmHg。

5. 前部缺血性视神经病变及视神经压迫性损害(如垂体瘤、球后占位性病变)导致的视神经萎缩 青光眼视乳头苍白区局限于凹陷处,盘沿颜色正常;而视神经疾病者除了视乳头凹陷区外盘沿颜色也变苍白。通过询问病史、眼压和视野检查,B 超、CT、MRI 等影像学检查可以诊断。

【治疗】 治疗目的是尽量降低眼压,阻止或延缓视神经损害。眼压应降至靶眼压(目标眼压),即眼压降至该水平后青光眼的病情不再进展。靶眼压可根据病情严重程度、进展速度及危险因素来估测。传统的治疗方案是首选药物治疗,当局部药物治疗不能达到靶眼压时,可采用激光治疗,或手术治疗。对近晚期患者,手术治疗可作为初始治疗方案,此时药物治疗的目的是尽可能控制眼压,为手术治疗创造条件。

1. 药物治疗

(1) 前列腺素类药物:每天使用一次能持续恒定降低眼压,降压效果好,无飘逸现象,几乎无全身副作用,可作为一线用药。降压机制为增加葡萄膜巩膜通道房水外流。常用的有:0.005% 拉坦前列腺素(latanoprost,Xalatan,适利达)、0.004% 曲伏前列腺素(travoprost,Travatan,苏为坦)、0.03% 比马前列胺(bimatoprost,Lumigan,卢美根)等。局部副作用有结膜充血、虹膜颜色加深、促睫毛生长、前葡萄膜炎或黄斑囊样水肿。禁用于葡萄膜炎、黄斑囊样水肿及妊娠妇女。除缩瞳剂外(缩瞳剂会使睫状肌收缩,影响房水葡萄膜巩膜外流),可与其他降眼压药物联合使用。

(2) β-肾上腺素能受体阻滞剂:降压机制是减少房水

生成。常用的有 0.25%~0.5% 马来酸噻吗洛尔(timolol，噻吗心安)、1%~2% 卡替洛尔(carteolol，mikelan，美开朗)、0.25%~0.5% 左旋布诺洛尔(levobunolol，betagan，贝他根)、0.5% 倍他洛尔(betaxolol，Betoptic S，贝特舒)等。用法：每日 2 次。对下列患者应慎用，如哮喘、慢性阻塞性肺疾病、心脏传导阻滞、充血性心衰、虚弱、重症肌无力。0.5% 倍他洛尔(betaxolol，Betoptic S，贝特舒)选择性阻断 β_1 受体，对 β_2 受体没有影响。故很少导致肺部并发症，但对心率仍有影响。

(3) 局部用碳酸酐酶抑制剂：国内常用的是 1% 布林佐胺(brinzolamide，Azopt，派立明)，降压机制是减少房水生成。用法：每日 2 次。与全身碳酸酐酶抑制剂相比全身不良反应少，更加安全。副作用有轻度眼部不适、味觉异常、口苦等。对磺胺类药物过敏者禁用。同类药物还有杜塞酰胺(dorzolamide，trusopt，多佐胺，添素得)。

(4) α_2 肾上腺素能受体激动剂：国内常用 0.2% 酒石酸溴莫尼定(brimonidine，Alphagan，阿法根)，降压机制是减少房水生成，增加葡萄膜巩膜外流。用法：每日 2~3 次。副作用有过敏、烧灼感、口鼻黏膜干燥、疲劳、嗜睡等。同类药物还有可乐定、阿泊拉可乐定。

(5) 缩瞳剂(拟胆碱药物)：临床最常用的是 0.5%~4% 毛果芸香碱滴眼液(pilocarpine，匹罗卡品)。降压机制在开角型和闭角型青光眼中是不同的：闭角型青光眼使用毛果芸香碱是通过缩小瞳孔，缓解瞳孔阻滞，牵拉周边虹膜使房角重新开放来降低眼压。而在开角型青光眼中毛果芸香碱是通过收缩睫状肌，牵拉小梁网使其网眼扩大，增加房水外流，而降低眼压。其缺点是作用时间短，用药次数多，患者依从性差。用法：每日 2~4 次，一般从低浓度开始，按眼压需要可升到高浓度。常见副作用有：调节性近视、眼眶疼、头痛多见于 40 岁以下的年轻人和核性白内障患者。瞳孔缩小会引起视力下降，尤其是有晶状体后囊混浊、核硬化的患者。上述两类患者常不能耐受缩瞳剂治疗。睫状肌收缩会牵拉视网膜，可引起视网膜裂孔或脱离，故高度近视眼、无晶状体眼、有视网膜裂孔的患者不应选用缩瞳剂。为延长药物的作用时间,除滴眼剂外,还出现了一些改良的剂型,如:4%毛果芸香碱凝胶(pilocarpine gel)、膜控释放系统(Ocusert-Pilo)、浸泡软性亲水接触镜(presoaked hydrophilic lens)、毛果芸香碱多聚体(pilocarpine polymer,piloplex)。

(6)拟肾上腺素药物:降压机制是减少房水生成和增加房水排出。常用药物如0.1%地匹福林(dipivefrin)、0.5%~2%盐酸肾上腺素。与其他药物相比,降压幅度小,除眼红外很少有全身副作用。但应注意在无晶状体眼或假晶状体眼可引起黄斑水肿。

(7)全身用碳酸酐酶抑制剂:降压机制是减少房水生成。常用的是乙酰唑胺(acetazolamide,Diamox,醋氮酰胺)和醋甲唑胺(methazolamide)片剂。有肾结石、磺胺药物过敏者禁用。常见副作用有疲劳、恶心、感觉异常、电解质紊乱、尿路结石、性格改变、抑郁及少见而严重的血恶病质(再生障碍性贫血、白细胞减少、骨髓抑制等)。为避免长期使用出现全身副作用,碳酸酐酶抑制剂多为短时间使用。一般乙酰唑胺首剂量500mg,之后改为250mg,每日2~3次,之后再根据眼压情况逐渐停药。醋甲唑胺抑制碳酸酐酶的作用比乙酰唑胺强60%,首剂量50~100mg,之后改为50mg,每日2次。一般耐受性较好,少见尿路结石、电解质紊乱等严重不良反应。

(8)高渗剂:用于暂时控制高眼压,不用于慢性高眼压的长期治疗。降压机制为高渗剂使得血浆与房水、玻璃体之间形成渗透梯度,导致眼内组织水分减少,主要是玻璃体容积减少,眼压下降。常用的有20%甘露醇、50%甘油盐水、异山梨醇、尿素及呋塞米等。

2. 激光治疗 氩激光小梁成形术(ALT)和选择性小梁成形术(SLT)可作为药物治疗后手术治疗前的治疗手段。激光小梁成形术后仍需联合药物治疗。

3. 手术治疗 可行小梁切除术或非穿透性小梁手术。

三、正常眼压性青光眼

【概述】 正常眼压性青光眼(normal tension glaucoma,

NTG)是指具有青光眼特征性的视盘损害、视网膜神经纤维层缺损及相应的视野损害,在未用任何降眼压药物的情况下,24 小时眼压均不超过 21mmHg,房角结构正常并完全开放,且无其他可能引起上述病变的眼部及全身疾患的青光眼。发病机制尚不清楚,多认为与血管因素、局部解剖因素、自身免疫缺陷、机械学说等有关。

【临床表现】

1. 病史　部分患者有近视眼、低血压、偏头疼、糖尿病等。少数患者有休克、心肌梗死、大出血等急性低血压病史。5%~40% 患者有阳性家族史。

2. 症状　发病隐匿,早期多数没有明显自觉症状,晚期可主诉视力下降。

3. 眼压　压平眼压计测量 24 小时眼压均在正常统计学范围内。

4. 房角　结构正常,完全开放。

5. 视盘、视网膜神经纤维层及视野改变　类似于 POAG 的改变。

6. 其他体征

(1) 荧光素眼底血管造影(FFA)显示部分患者有视盘缺血。眼血流量可较正常人减少。

(2) 多伴有全身疾病,如:低血压、心脑血管疾病、动脉硬化、颈动脉疾患(颈动脉狭窄或钙化)、血管痉挛、血液流变学异常(血液黏稠度、血细胞比容增加)等。

【诊断】　诊断标准:压平眼压计多次测量 24 小时眼压均小于 21mmHg,房角开放,有典型的青光眼性视盘、视网膜神经纤维层及视野改变,无引起视神经损害、视野缺损和暂时性眼压降低的其他眼部或全身疾病。

测量眼压时应排除一切影响眼压因素,力求准确。尽量使用 Goldmann 压平眼压计测量,尤其是近视眼患者。应测量中央角膜厚度,以对测量值进行矫正。应停用一切有可能降低眼压的药物,除了常用的眼科降眼压药物外,为治疗全身疾病口服的 β 受体阻滞剂或强心苷类药物也有降低眼压的作用。应反复进行眼压昼夜曲线的测量,证实眼压确实在正常范围内方可做出 NTG 诊断。

【鉴别诊断】

1. 原发性开角型青光眼 如果没有多次测量 24 小时眼压,或近视眼患者用压陷式眼压计测量眼压,或者没有测量中央角膜厚度矫正测量值,就有可能遗漏存在的高眼压,易误诊为 NTG。

2. 其他类型青光眼 慢性闭角型青光眼的早期、青光眼睫状体炎综合征、激素性青光眼、色素播散综合征、眼外伤及葡萄膜炎引起的青光眼均有可能存在一过性高眼压,导致青光眼性视神经、视野损害,而后眼压恢复正常,易误诊为 NTG。鉴别诊断的要点在于详细询问病史,并仔细进行眼部检查,包括房角的检查。

3. 缺血性视神经病变 起病较急,常有视力突然下降,可伴有头疼或眼疼等不适。早期可有视盘水肿,表面毛细血管扩张;水肿消退后,视盘出现局部或弥漫性萎缩,颜色变淡或苍白,其范围明显大于凹陷范围。视野有典型的与生理盲点相连的暗点,且不以水平正中线或垂直正中线为界。FFA 检查早期表现为小血管扩张,异常荧光渗漏;晚期表现为充盈迟缓和低荧光。一般缺血性病变不出现进行性损害,动态观察视盘变化有助于鉴别诊断。

4. 近视眼 尤其是高度近视眼,视盘凹陷常常较大,部分患者因脉络膜视网膜萎缩可有视野缺损而易被误诊为 NTG。应仔细检查视盘凹陷的形态,虽然凹陷大但无盘沿变窄及视网膜神经纤维层的缺损。视野缺损也和脉络膜视网膜萎缩区相对应,而不是典型的青光眼视野缺损形态。可密切随访观察,近视眼的视盘凹陷不会进行性扩大。

5. 颅内疾病或视神经本身的疾病引起的视神经萎缩 进行 B 超、CT、MRI 等辅助检查有助于鉴别诊断。

6. 先天性视盘异常 视盘生理性大杯,先天性视盘发育不良等。

【治疗】 发病机制尚不清楚,目前尚无统一合理的治疗方案。大多数学者主张尽可能降低眼压,同时治疗伴随的全身疾病。

1. 降低眼压 目前认为眼压降至 15mmHg 不一定能

阻止视神经损害的进展,而降至 10mmHg 以下则可能有效防止视功能损害的进展。可单纯或联合使用药物、激光和手术治疗达到目标眼压。

2. 增加视盘血液供应,保护视神经治疗:可选用钙通道阻滞剂、神经营养因子及某些中药等。

3. 治疗全身疾病,如低血压、高血压、糖尿病、高血脂等。

四、高眼压症

【概述】 高眼压症(ocular hypertension)是指经过多次眼压测量(Goldmann 压平眼压计),双眼眼压值均超过正常统计学的上限,房角正常,且长期随访未发现有青光眼性视神经损害和视野改变。目前把高眼压症眼压范围定为:21mmHg<IOP≤30mmHg。

【诊断】 高眼压症的诊断需要多次重复检查、长期随访才能确定。确诊过程实际上就是排除青光眼的过程。需要将眼压、视盘形态和视功能检查做综合分析判断。

其中,眼压测量应力求准确,充分考虑各种干扰因素,如眼压测量方法、测量技术的影响;患者是否有紧张、屏气、眼睑痉挛、眶压高等干扰因素;以及角膜厚度、形态、曲率及泪膜异常对眼压的影响。为真实反映眼压状态,应使用压平眼压计测量眼压,并把角膜厚度测量作为眼压矫正的常规。

在视功能评估方面,阈值定量静态视野检查可更早发现青光眼视野损害,近年来倍频视野、短波长视野及多焦电生理检查对青光眼早期视功能评估也有一定价值。

【处理】

1. 密切随访 这是最重要的处理。研究表明高眼压症患者随访观察 5~10 年发生青光眼性视野损害者近10%。故应定期随访,监测眼压、视盘形态及视野的变化。

2. 药物治疗 高眼压症一般不需要药物治疗,但对POAG 高危因素的患者可酌情给予药物治疗。高危因素包括:年龄较大、C/D 较大、基础眼压较高(≥25mmHg)、中央角膜厚度较薄、视野指数的模式偏差(PSD)较大、有青光眼家族史、高度近视眼、糖尿病、血管病变等。

五、青光眼睫状体炎综合征

【概述】 简称青睫综合征(glaucomato-cyclitic glaucoma),也称青光眼睫状体炎危象或 Ponsner-Schlossman 综合征。是一种反复发作的轻度、特发性、非肉芽肿性前部葡萄膜炎,伴有眼压显著升高的综合征。常见于 20~50 岁患者。多为单眼发病。具体病因不祥,已证实前列腺素在发病机制中起作用。

【临床表现】

1. 病史 反复发作,轻微单眼胀痛不适,视物模糊,但无充血。

2. 眼压 通常为 40~60mmHg。

3. 眼前节 中央或下方角膜内皮可见数个边界清楚、无色素、圆的灰白色羊脂状沉着物。前房少量房水细胞和轻微房水闪辉,无虹膜前粘连和后粘连。眼压很高时,瞳孔可轻度散大。房角开放。

4. 眼底 玻璃体无炎症细胞。多数患者虽反复发作,并不出现青光眼性视神经改变。但应注意本病可以和 POAG 合并存在,而出现典型的青光眼性视神经和视野损害。

【诊断】 根据上述临床特点,本病的诊断并不困难。

【鉴别诊断】

1. 前葡萄膜炎 常发生于双眼,有眼部疼痛。睫状充血。KP 为色素性或细小灰白色。发作后未及时治疗或反复发作后多有虹膜前或后粘连;前房内细胞较多,房水闪辉明显。瞳孔缩小,可因虹膜后粘连而不规则。病情严重者前房常有渗出物。

2. 虹膜异色性睫状体炎(Fuchs 综合征) 常单眼发病。虹膜多有蚕食样改变,颜色变浅,有轻型慢性前葡萄膜炎。常伴有白内障。有时伴有青光眼。

3. 色素性青光眼 角膜后有垂直分布的色素沉着;房水中可见色素细胞;房角开放,可见大量色素沉着。

4. 原发性急性闭角型青光眼 具有浅前房、窄房角、发作期间房角关闭或粘连的特征。

【治疗】 青睫综合征是一种自限性疾病。发作期可采用以下方法进行治疗,发作间歇期不需要特殊治疗。

1. 抗炎治疗 口服吲哚美辛、氟灭酸以抑制前列腺素的合成并拮抗其生物效应;局部滴用糖皮质激素,局部和(或)全身使用非甾体抗炎药物以控制前葡萄膜炎,但不需要使用散瞳剂和睫状肌麻痹剂。

2. 抗青光眼药物治疗 使用 β- 肾上腺素能受体阻滞剂,眼压很高时可加服乙酰唑胺。

3. 手术治疗 一般不需要手术治疗,但若同时合并POAG 药物不能有效降低眼压时可考虑手术治疗。

六、虹膜角膜内皮综合征

【概述】 是一组表现为角膜内皮异常、进行性虹膜基质萎缩、广泛的周边虹膜前粘连、房角关闭及继发性闭角型青光眼的疾病。多见于中年妇女,单眼发病,无遗传倾向。虹膜角膜内皮综合征(iridocorneal endothelial syndrome,ICE 综合征)具有慢性、进行性病程。临床分为进行性虹膜萎缩、Chandler 综合征、Cogan-Reese 综合征(虹膜痣综合征)3 种类型,共同以角膜内皮细胞退行性病变为基本病变,三类的差异在于虹膜改变的程度不同。

【临床表现】

1. 症状 早期无症状,随病情进展可出现视力下降和疼痛,或者首先发现瞳孔形状和位置异常。

2. 角膜病变 早期角膜内皮呈银箔样改变,角膜内皮细胞形态异常(ICE 细胞)。晚期角膜水肿,角膜内皮功能失代偿。以 Chandler 综合征最为突出,即使眼压正常,角膜仍呈现水肿状。

3. 前房角病变 初期房角开放,可见大量黑色斑块状色素附着;晚期可见广泛不规则周边虹膜前粘连,部分或全部房角关闭。

4. 虹膜病变 在三种类型中表现程度有所不同。进行性虹膜萎缩表现为显著的虹膜萎缩变薄及孔洞形成,瞳孔移位、变形。在 Chandler 综合征中,虹膜改变轻微,只是轻度萎缩,偶见瞳孔变形,但角膜改变更明显。Cogan-Reese 综合征的特征是虹膜色素性结节,轻度虹膜萎缩和瞳孔变形,色素层外翻。

5. 眼压和眼底　眼压多为 40~60mmHg。随眼压升高的程度,眼底可见青光眼性病理改变。

【诊断】　根据上述临床特点,本病的诊断并不困难。

【鉴别诊断】

1. Axenfeld-Rieger 综合征　是一种先天性发育异常,遗传方式多为常染色体显性遗传。双眼发病。可同时有牙齿、颜面骨骼及肚脐发育异常。眼部病变主要为周边角膜、前房角和虹膜的异常。角膜除了周边后胚胎环外,其他部位均透明,一般没有角膜内皮的特征性改变。

2. 角膜后部多形性营养不良　有家族遗传史,双眼发病,多见于儿童期。角膜内皮聚集性小泡或地图状水疱样改变,后弹力层斑块混浊,角膜内皮镜检查有助于鉴别诊断。少数出现虹膜周边前粘连,瞳孔变形,葡萄膜外翻及继发青光眼。

【治疗】

1. 抗青光眼治疗　早期可采用药物治疗,以减少房水生成的药物为首选。当药物治疗不足以控制眼压则手术治疗,术式包括:联合抗代谢药物的小梁切除术,引流物植入术或睫状体破坏性手术。单纯滤过手术成功率不高。

2. 角膜水肿治疗　局部使用 50% 葡萄糖滴眼液、5% 氯化钠滴眼液可减轻角膜水肿。严重水肿者可行角膜移植手术。

七、眼内出血所致青光眼

(一) 前房积血与青光眼

【概述】　多见于眼外伤后,内眼手术中及术后前房积血的发生率越来越低,自发性出血比较少见。少量出血一般会逐渐吸收不伴有后遗症,但大量前房积血常会导致眼压升高继发青光眼。眼压升高的发生率与出血量多少有关。发生青光眼的机制有:大量出血机械性阻塞房角;长期不能吸收的血凝块发生机化造成周边虹膜前粘连;外伤时可同时伴有房角后退有小梁网的损失;与前房积血同时并存的炎症反应可能导致房水外流受阻;以及可能存在其他导致眼压升高的原因,如晶状体脱位或半脱位、外伤性白内障等。除眼压升高外,前房积血常见的并发症还有再次出血、角膜血染。

【临床表现】

1. 病史　有外伤史、内眼手术史或血液病、眼内肿瘤、虹膜红变等自发出血的病史。对外伤性前房积血的患者应详细询问外伤经过,彻底评估外伤的时间、性质以明确有无其他损伤及是否需要密切随访和治疗。

2. 症状　眼痛、眼胀、视力下降。眼压较高时可出现恶心、呕吐。

3. 前房内有红细胞或积血、凝血块　可能有其他眼部结构损伤的表现,如虹膜根部离断、晶状体脱位、异物等。

4. 眼压升高　大量前房积血伴高眼压时可引起角膜血染。

【特殊检查】　对无法观察眼后段的患者均应行 B 超检查。

【鉴别诊断】　主要与新生血管性青光眼相鉴别,后者也可以有前房积血,但既往有眼底出血或血管病的病史,虹膜、房角可见新生血管,瞳孔缘色素外翻。

【治疗】　治疗目的和原则:制止出血,防止再出血,清除前房内的血液,控制眼压,治疗并发的创伤。

1. 常规治疗　口服止血药;可包扎双眼,高枕卧位,静养休息。

2. 使用降眼压药物　因缩瞳剂会加重炎症反应故应禁用。碳酸酐酶抑制剂和高渗剂会加重红细胞镰状化,对镰形血红蛋白病患者应慎用。

3. 手术治疗　当药物不能控制眼压、前房积血量大形成凝血块不易吸收或出现早期角膜血染时,应行前房冲洗术。伴有小梁网严重损伤,房角后退,持续高眼压,已危及视功能的前房积血,联合滤过手术是必要的。

（二）血影细胞性青光眼（ghost cell glaucoma）

【概述】 是指眼外伤、手术后或眼内出血性疾病导致玻璃体积血和（或）前房积血者，经过一段时间红细胞变性为血影细胞（ghost cell），阻塞小梁网使眼压升高而继发开角型青光眼。发生青光眼的程度与血影细胞的数量有关。一般来说前房出血多在短时间内被吸收，变成血影细胞的机会比较少，玻璃体内的出血吸收较慢，易形成血影细胞，但只有在玻璃体前膜破孔时，才能移行进入前房继发青光眼。

【临床表现】

1. 病史 有外伤、手术史或眼底疾病所致的玻璃体积血和（或）前房积血史。

2. 眼压 根据前房内血影细胞的多少，可引起高眼压的程度不一。

3. 裂隙灯检查 角膜水肿，前房及玻璃体内有棕色、黄褐色小颗粒悬浮，当较多的血影细胞积聚，在前房下方形成层状，上面是黄褐色的血影细胞，下面是红色的血细胞时，称为"假性前房积脓"。可见程度不等的玻璃体混浊。

4. 房角开放，但小梁网可见黄褐色细胞附着。

5. 房水或玻璃体液细胞学检查 可见血影细胞。

【诊断】 典型的病史和体征诊断不难。最确切的诊断依据是房水或玻璃体液细胞学检查。对不典型病例，凡符合以下情况者应考虑本病：①有新鲜或陈旧性玻璃体积血；②出血后数日至数周突然眼压升高；③房水中有许多黄褐色小颗粒悬浮或有"假性前房积脓"；④房角开放，小梁网上有黄褐色物沉着；⑤无 KP，虹膜无新生血管。

【鉴别诊断】

1. 溶血性青光眼 也是在外伤、手术或其他原因引起的玻璃体积血后出现的继发性开角型青光眼。但发病机制不同于血影细胞性青光眼，它是因为红细胞破坏溶解的产物，以及吞噬了血红蛋白色素的巨噬细胞，阻塞小梁网使房水外流受阻，导致眼压升高。检查可见房水内有棕红色颗粒漂浮，房角小梁网被棕红色物覆盖。

房水细胞学检查可见含有色素的巨噬细胞和破碎的红细胞。

2. 血黄素性青光眼　少见,发生于长期眼内出血者。系小梁细胞吞噬变性红细胞内的血红蛋白,致铁离子释放,沉积于小梁网组织,引起损伤,导致房水外流阻力增加。临床表现为慢性病程,常发生在损伤后多年。可见眼部其他组织铁质沉积。

3. 新生血管性青光眼　常伴有玻璃体积血和高眼压,但前房内无血影细胞,虹膜有新生血管,瞳孔缘葡萄膜外翻。

4. 葡萄膜炎继发性青光眼　血影细胞性青光眼前房中黄褐色物质被误当做白细胞,血影细胞沉积物易误认为是前房积脓,故需要与葡萄膜炎继发性青光眼相鉴别。后者有 KP,房水闪辉,虹膜前后粘连,瞳孔缩小不规则等特征。

【治疗】　血影细胞阻塞小梁网导致眼压持续升高,约经数周,随着血影细胞被逐渐清除,眼压会逐步下降,一般不会引起永久性小梁网阻塞。但对高眼压需要积极处理:

1. 药物治疗。

2. 手术治疗　药物无效时,可行前房冲洗术,手术中还可取房水做诊断性细胞学检查。如玻璃体积血较多,血影细胞还可继续进入前房,所以可根据需要反复行前房冲洗术。必要时可行玻璃体切除手术彻底清除玻璃体腔内的出血和血影细胞。有些病例高眼压造成视神经损伤且药物不能控制眼压时需行滤过性手术。

八、房角后退性青光眼

【概述】　眼挫伤后睫状体纵行肌和环形肌间发生撕裂导致房角后退,可使小梁网直接损伤或后弹力层样内皮增生覆盖小梁网,导致房水流出受阻而发生房角后退性青光眼。继发性青光眼的发生与房角后退的范围有关,范围超过 180°者发病的可能性增加。房角后退性青光眼大多是眼挫伤的晚期并发症,可在伤后 1 年内或数年后才出现。所以发现有房角后退应长期随访。

【临床表现】

1. 病史 既往有外伤史。

2. 症状 可无症状，或有眼压升高引起的眼痛、视力下降。

3. 房角镜检查 房角加深，睫状体带不规则变宽（正常睫状体带宽度不应超过小梁网），可有睫状体的撕裂、虹膜突消失或撕裂，或巩膜突异常的突出变白，与对侧正常眼比较有助于诊断。

4. 伴随眼部其他损伤表现 如：前房积血、角膜损伤、虹膜根部离断、瞳孔括约肌损伤、晶状体混浊或脱位、视网膜或脉络膜损伤等。

5. 眼压升高 前房加深。眼底可见因眼压升高导致的视盘病理性凹陷和（或）视网膜神经纤维层缺损。

【诊断】 根据典型外伤史、房角镜、裂隙灯检查，不难做出诊断。但应注意由于病变部位隐蔽，发生眼压升高和视功能损害的潜伏期较长，在临床上容易被忽视。所以对眼外伤，特别是伴有前房积血和眼前段其他损伤者，在出血吸收或炎症消退后，应做全面系统的眼科检查，包括房角镜检查，并注意做双眼对照，以发现隐蔽的房角病变。对发现有房角后退的患者，应注意定期随访，及时发现青光眼。

【鉴别诊断】

1. 原发性开角型青光眼 双眼发病，无外伤史，房角睫状体带没有变宽。

2. 眼内出血后继发开角型青光眼 如血影细胞性、溶血性、血铁性青光眼等，也可在外伤性玻璃体积血后数月或数年出现，但房角检查没有睫状体带增宽。房水细胞学检查也有助于鉴别诊断。

【治疗】

1. 药物治疗 治疗原则同 POAG。但有报道缩瞳剂可减少葡萄膜巩膜外流使眼压升高，故不建议使用。

2. 手术治疗 药物不能控制眼压者可行滤过手术。

九、新生血管性青光眼

【概述】 新生血管性青光眼（neovascular glaucoma, NVG）由一系列缺血病变引起新生血管长入虹膜、房角，新生血管伴有纤维组织，构成纤维血管膜，起初因纤维血管膜覆盖房角导致开角型房角阻塞；随着病程进展，纤维血管膜收缩，将周边虹膜牵向小梁网，发生周边虹膜前粘连、房角关闭，继发闭角型青光眼。常见的缺血性病变有缺血型视网膜静脉阻塞、糖尿病视网膜病变、眼缺血综合征（颈动脉阻塞性疾病）、眼内肿瘤、视网膜脱离及其术后、慢性葡萄膜炎等。

【临床表现】

1. 病史 至关重要，既往有引起眼底缺血的病变，如视网膜静脉阻塞、糖尿病视网膜病变、眼缺血综合征（颈动脉阻塞性疾病）等。

2. 症状 眼红、疼痛、怕光。因同时有原发基础疾病存在，视力一般较差。

3. 裂隙灯检查 眼压升高时可见结膜充血，角膜水肿，一般房水闪辉轻，虹膜表面非放射状新生血管，瞳孔缘色素层外翻。

4. 房角镜检查 早期可见新生血管网越过巩膜突到达小梁网，晚期广泛虹膜前粘连，虹膜房角的粘连线表现为平滑的拉链形，部分或全部房角关闭。

5. 眼底 视网膜可见原发疾病的病理改变，长时间高眼压者可见青光眼视盘改变。

【诊断】 详细询问病史和全面眼科检查通常可以明确诊断。除了常规的裂隙灯、房角镜、散瞳眼底检查外，一些特殊检查会有助于诊断、病情评估及治疗，如：①FFA有助于了解视网膜病变性质、部位、程度，并可为视网膜光凝或冷冻治疗做准备；②B超检查可帮助除外眼内肿瘤和视网膜脱离；③对无视网膜病变者可行颈动脉超声多普勒检查以除外颈动脉疾病。

根据临床表现和病程可将新生血管性青光眼分成三期：

（1）青光眼前期：瞳孔缘和（或）房角可见异常新生血管，无眼压升高。

（2）青光眼房角开放期：虹膜、房角可见异常新生血管，眼压升高，房角开放。

（3）青光眼房角关闭期：虹膜、房角可见异常新生血管，房角纤维血管膜收缩牵拉，使周边虹膜前粘连，房角关闭，眼压升高。

【鉴别诊断】

1. Fuchs 异色性虹膜睫状体炎　患眼一般不充血，新生血管见于房角，外观纤细、壁薄脆弱，可发生自发性出血，但出血更常见于术后或房角检查时。有虹膜颜色变淡，轻型慢性前葡萄膜炎、白内障及继发青光眼的临床特征。

2. 葡萄膜炎继发青光眼　一般前房有大量炎症细胞，房水闪辉明显，常有虹膜前后粘连，瞳孔缩小。虹膜血管充血扩张有时与 NVI 相像，但虹膜血管走行是以瞳孔缘为中心 360° 的放射状。

3. 原发性急性闭角型青光眼　因 NVG 通常表现突然眼压升高，症状和体征显著，需与原发性急性闭角型青光眼相鉴别。NVG 可通过水肿的角膜看到 NVI；另外，对侧眼前房深度和房角检查也有助于鉴别，急性闭角型青光眼双眼都具有浅前房、窄房角的解剖特征。

【治疗】

1. 青光眼前期的治疗　当出现虹膜新生血管（neovascularization of the iris，NVI）尚无眼压升高时，应尽早实施充分的全视网膜光凝（PRP）治疗，以促进 NVI 的回退，避免眼压升高。PRP 术后仍应密切随访，观察眼底、NVI 和眼压的变化。

2. 青光眼期的治疗　①如果角膜清亮，能够看清眼底，需尽早进行 PRP 治疗，以消除新生血管形成的刺激因素，促进 NVI 回退和炎症的消退，防止房角进一步关闭，提高滤过手术的成功机会。并同时予药物降眼压治疗。药物不能控制眼压时，可行滤过手术。PRP 与滤过手术间隔至少 1 周，最好 3~4 周。②如果眼压升高导致角膜水肿无法行 PRP 治疗,可先降眼压治疗再行 PRP。药物降眼压治疗应注意禁用缩瞳剂,因缩瞳剂可引起炎症和充血,且对广泛粘连性关闭的房角没有增加房水外流的作用。肾上腺素类和前列腺素类药物同样也不能使用。药物治疗在房角开放期尚可控制眼压,在房角关闭期多不能有效控制眼压,常需手术治疗。常用术式有联合抗代谢药物的小梁切除术(适用于新生血管较少且细小者)、引流物植入术(适用于前房较深者)或睫状体破坏性手术。当眼压控制后(若是行滤过手术,需待术后 4 周滤过泡稳定后),可进行 PRP 治疗。③如果因角膜、晶状体或玻璃体混浊明显影响眼底可见度,可行全视网膜冷冻术。对已经失去有用视力的患眼,可同时行全视网膜冷冻术和睫状体冷冻术或光凝术,以同时控制新生血管和眼压;或球后注射乙醇以缓解疼痛。

3. 抗 VEGF 药物　如 Lucentis 或 Avastin 眼内注射可使眼内新生血管消退,为眼底激光治疗等创造时机,可明显改善 NVG 预后。

4. 其他治疗　局部联合应用阿托品和糖皮质激素,以缓解充血和炎症,减轻疼痛症状。

【预防】　对 CRVO、糖尿病视网膜病变、眼缺血综合征等导致视网膜缺血的疾病,适时行充分的全视网膜光凝术有助于预防新生血管性青光眼的发生。

十、剥脱综合征

【概述】　剥脱综合征(exfoliation syndrome,XFS)是一种累及全身的原因不明的临床综合征。多见于白人。为灰白色碎屑样物广泛沉积于虹膜、晶状体、悬韧带、睫状突和小梁网表面,可合并青光眼。除眼部外,心肌、肺、肝、膀胱、肾和脑膜均可见剥脱物的积聚。XFS 有随年龄增长而患病率增加的趋势。单眼或双眼发病。仅少数 XFS 患者伴有青光眼,常为开角型,可能的机制是剥脱物和色素堵塞小梁网;也可以是闭角型。其对视神经损害往往比原发性开角型青光眼要重,而对药物治疗反应较差。

【临床表现】

1. 病程缓慢,常无症状。

2. 典型体征　灰白色小片状碎屑样剥脱物沉积于角膜内皮、瞳孔缘、晶状体前囊、悬韧带、玻璃体前界膜及前房角。瞳孔缘色素皱褶缺失。虹膜括约肌上有特殊的色素沉着,近瞳孔缘的括约肌色素脱失,可出现虹膜瞳孔区透照缺损。悬韧带剥脱物积聚,脆性增加可发生断裂,出现晶状体不全或完全脱位。

3. 散瞳后体征　①散瞳后晶状体前囊表面的病变分为 3 区:中央区为灰白色剥脱物,常有卷边;中间区为透明区;周边区为颗粒状沉着物;②散瞳时有游离色素释放于前房内,这是由于虹膜摩擦晶状体表面的剥脱物使其脱落所致;③散瞳后的色素播散可使眼压升高,故 XFS 患者散瞳后应监测眼压。XFS 患者散瞳时由于患眼虹膜缺血,瞳孔常较小不易散大。

4. 房角镜检查　房角可见分散的灰白色碎屑状剥脱物。小梁色素增加,分布参差不齐,轮廓不清或呈斑点状,色素沉积在 Schwalbe 线前方形成波浪状的 Sampaolesis 线,但此线不如色素播散综合征患者明显。色素沉着与眼压升高关系密切。

5. 血管造影检查可见　①虹膜血管异常,局部缺血,包括:血管数量减少,管腔变窄甚至闭塞,失去正常放射状走行,出现新生血管丛;②结膜的边缘血管缺损和新生血管区。

6. 合并青光眼的临床表现　多数眼压缓慢升高,出现青光眼性视盘改变和视野缺损。少数可出现急性眼压升高伴有角膜水肿。

【诊断】　根据裂隙灯检查所见的特征性体征不难做出诊断,眼压、眼底及视野检查用以明确有无合并青光眼。早期体征往往轻微,需在裂隙灯下仔细检查才能识别,必要时应散瞳检查。

【鉴别诊断】

1. 色素播散综合征　XFS 房角有较多色素沉着,易与色素播散综合征相混淆。后者常见于 30~40 岁近视眼男性患者,角膜内皮常有 Krukenberg 梭形色素沉着,小梁网上的色素常比 XFS 更为致密,色素带较平滑。XFS 的色素带呈明显的砂粒状,且有灰白色碎屑样物质沉着。

2. 真性晶状体囊膜剥脱征 见于暴露于高温作业、眼外伤及重度葡萄膜炎等。裂隙灯检查可见晶状体前囊有透明的伴有卷曲边缘的薄片,不伴有青光眼。

3. 虹膜睫状体炎继发性青光眼 房水闪辉阳性,房水中有漂浮的细胞,常伴有虹膜前后粘连。常合并有全身免疫性疾病,如风湿性关节炎、强直性脊柱炎等。

【治疗】 不合并青光眼的 XFS 不需要特殊治疗,但应定时随访,以便及时发现青光眼。合并青光眼者可采取以下治疗手段:

1. 药物治疗 治疗方法同 POAG,但 XFS 合并青光眼与 POAG 相比,对药物治疗的反应较差。因为缩瞳剂不仅能增加房水外流,而且可以抑制瞳孔运动减少剥脱物的数量及色素播散,所以缩瞳剂可作为初始治疗的选择。

2. 激光治疗 有氩激光小梁成形术成功治疗 XFS 的报道,但也有术后眼压反而升高。合并闭角型青光眼者,可行激光周边虹膜切除术。

3. 手术治疗 药物治疗无效时,可行滤过性手术。单纯行晶状体摘除术不能达到控制眼压的目的,而且由于悬韧带和囊膜比较脆弱,晶状体手术时需倍加小心,以避免并发症。

十一、葡萄膜炎性青光眼

【概述】 葡萄膜活动性炎症常可引起开角型或闭角型的急性或慢性青光眼,其眼压升高和青光眼的发生是一个多因素的病理过程,是眼内炎症的并发症。包括了所有原因引起的葡萄膜任何部位的炎症。发生开角型青光眼的常见原因有:炎症物质(如中性粒细胞、巨噬细胞等)、蛋白质、化学介质(如前列腺素、细胞因子、一氧化氮等)等阻塞小梁网;炎症波及小梁网引起小梁网炎。而虹膜的周边前粘连阻塞房角,后粘连引起瞳孔阻滞,或睫状体水肿前旋等因素均可导致继发性闭角型青光眼。如果葡萄膜炎仅引起眼压升高而未出现青光眼性眼底改变和(或)视野改变,被称为葡萄膜炎继发高眼压;如果炎症得到及时的控制,高眼压未必都能发展为继发性青光眼[指除眼压升高外,出现了青光眼性眼底改变和(或)视野改变]。一般的来说,前部葡萄膜炎和全葡萄膜炎较易伴发青光眼,因为眼前段的炎症可直接影响房水流出通道。肉芽肿性葡萄膜炎比非肉芽肿性葡萄膜炎更易发生青光眼。

【临床表现】

1. 病史 包括既往发作病史,全身疾病史(如风湿性关节炎、强直性脊柱炎、类肉瘤病等免疫性疾病),角膜病史(特别是疱疹病毒性角膜炎)等。

2. 葡萄膜炎的临床表现 可见睫状充血、炎性 KP、房水闪辉阳性、瞳孔缩小、虹膜前、后粘连,中、后部葡萄膜炎可有玻璃体混浊,周边视网膜渗出,色素病灶和闭塞性血管炎症等。

3. 青光眼的临床表现 眼压升高,角膜水肿,长时间高眼压可出现青光眼视神经损害和(或)视野改变。但应注意影响眼后段的炎症会导致脉络膜、视网膜和视神经受累,引起视野缺损,需要与青光眼性视野缺损相鉴别。前者随炎症的控制视野会出现好转,而青光眼性视野缺损是不可逆的。房角镜检查可见房角内的炎性物质、周边的前粘连、新生血管等,并判断是开角型还是闭角型。

4. 辅助检查 UBM 检查有助于了解睫状体和房角的形态。B 超检查可了解玻璃体和视网膜的情况。激光前房闪辉仪能够发现房水闪辉或蛋白质浓度的轻微变化。

【诊断】 诊断依赖于详细完整的眼科检查。裂隙灯、眼底检查可以明确葡萄膜炎的部位、种类和程度,前房角镜检查可以辨别继发青光眼的类型,眼底和视野检查可以明确青光眼损害程度。根据同时具有葡萄膜炎临床表现和眼压升高、眼底及视野呈青光眼性改变,可明确诊断。但诊断时需与以下疾病相鉴别。

【鉴别诊断】

1. 青光眼睫状体炎综合征 是葡萄膜炎和青光眼兼

有的独立疾病。常单眼发病并反复发作。表现为轻度的前部葡萄膜炎，一般无眼部充血，可见角膜后数个羊脂状KP，前房少量房水细胞和轻微房水闪辉，不会出现虹膜前粘连和后粘连。预后较好。

2. Fuchs 异色性虹膜睫状体炎　也是一种葡萄膜炎伴发青光眼的特殊疾病。常单眼发病，起病隐匿，过程缓慢，表现为轻型慢性前葡萄膜炎，房水闪辉和细胞很少，虹膜颜色不均、色变浅，并常伴有白内障、有时伴有青光眼。

3. 糖皮质激素性青光眼　由于葡萄膜炎治疗过程中需使用糖皮质激素，部分高敏感的患者可出现眼压升高，所以治疗过程中出现眼压升高需与糖皮质激素性青光眼相鉴别。眼压的升降与炎症反应程度无直接关系，即使葡萄膜炎症已基本控制，眼压仍较高。一旦怀疑激素是眼压升高的原因，即应停药或改用较少引起眼压升高的糖皮质激素制剂。

4. 急性闭角型青光眼　急性闭角型青光眼急性发作时可以出现前房的炎症反应，易与葡萄膜炎继发青光眼相混淆。但前者具有双眼前房浅、房角窄的解剖特征。眼压升高时，瞳孔中度散大，呈竖椭圆形。角膜水肿，KP多为色素性。可出现虹膜节段性萎缩、青光眼斑。

5. 色素性青光眼　葡萄膜炎可出现色素脱失，故需与色素性青光眼相鉴别。色素性青光眼多见于年轻男性近视眼患者，运动或瞳孔散大后常有急性眼压升高，角膜后色素沉积呈特征性的垂直梭形分布，前房角开放，有均匀浓密的暗棕色或黑色色素沉着，虹膜轻度后凹，虹膜前表面、晶状体前表面和后表面以及晶状体悬韧带可见色素颗粒覆盖。

【治疗】　活动性葡萄膜炎引起青光眼的治疗首要目标是控制炎症，防止永久性眼内结构损害。一些患者经过适当有效的抗炎治疗即可使眼压恢复正常。对已经出现房水流出路径损害者，需同时进行降低眼压治疗。

1. 葡萄膜炎的治疗　详细具体的治疗方法请参照葡萄膜炎一章，在此不多赘述。

(1) 散大瞳孔：常用睫状肌麻痹剂，可防止或打开虹膜后粘连,防止瞳孔闭锁导致的瞳孔阻滞,稳定血-房水屏障,减轻炎症反应,缓解睫状肌和瞳孔括约肌的痉挛,减轻患者痛苦。

(2)糖皮质激素:能有效地缓解炎症,可局部滴用、眼周或Tenon囊下注射或全身使用。用药的方式、剂量、频率取决于炎症反应的部位、程度。

(3)非甾体类激素:通过抑制前列腺素的合成来减轻炎症。

(4)免疫抑制剂:一般只用于严重的葡萄膜炎患者。使用时应注意全身副作用。

2. 抗青光眼的治疗

(1)药物治疗:主要使用房水生成抑制剂(局部或全身使用),应避免使用缩瞳剂和前列腺素衍生剂,以免加重炎症反应。高渗剂可用于急性眼压升高的患者。使用1%肾上腺素和0.1%地匹福林不仅可以增加房水外流降低眼压,而且有散大瞳孔的作用。此外有报道口服碳酸酐酶抑制剂可减轻黄斑囊样水肿,而后者是葡萄膜炎引起视力下降的主要原因之一。

(2)激光治疗:葡萄膜炎引起虹膜后粘连导致瞳孔阻滞、虹膜膨隆、房角关闭是继发青光眼的常见原因,可行Nd:YAG激光虹膜切除术。激光治疗可能加重或诱发前房炎症反应,导致激光孔闭合,所以激光前后应使用糖皮质激素治疗。激光小梁成形术(ALT)不适用于葡萄膜炎继发的开角型青光眼。

(3)手术治疗:对激光虹膜切除术不成功或有禁忌证时(如角膜水肿;虹膜广泛前粘连),可行手术周边虹膜切除术。手术可以按照需要做一个较大的周边虹膜切除,可避免切开口的闭合。当药物治疗和周边虹膜切除术不能有效控制眼压时,可根据具体病情考虑行小梁切除术或引流管植入术。所有手术方式同激光治疗一样,都有可能加重或诱发前房炎症反应,且术后炎症反应会促进伤口愈合,导致滤过手术失败,所以术前术后应积极抗炎治疗,对允许择期手术的患者,一般要求患眼炎症控制3~6个月后再手术。

十二、晶状体源性青光眼

由于晶状体自身肿胀体积增大、位置异常以及晶状体蛋白溢入前房引起的继发性青光眼均称为晶状体源性青光眼。常见以下几种类型：

（一）膨胀期白内障继发青光眼

【概述】 是指老年性白内障的膨胀期或外伤后晶状体发生膨胀继发的闭角型青光眼。晶状体膨胀后体积增大，一方面前囊与虹膜接触面积增大，加重瞳孔阻滞，导致虹膜膨隆，房角关闭，眼压升高；另一方面使晶状体虹膜膈前移，前房普遍变浅，导致房角关闭，眼压升高。

【临床表现】 临床表现、疾病演变过程及对眼组织的损伤类似于 PACG。所不同的是膨胀期白内障继发青光眼多为单眼发病。老年性白内障患者在眼压升高前有长期无痛性视力逐渐下降的病史，外伤后晶状体膨胀的患者有明确的外伤史。晶状体混浊，可见水裂，虹膜投影检查阳性。双眼的前房深度、房角宽度不对称。对侧眼的闭角型青光眼激发试验为阴性。前房角镜检查可见不同程度的房角关闭，如果高眼压状态持续时间较长，将引起广泛的房角粘连。

【诊断】 根据既往白内障或眼外伤病史，表现为单眼的 PACG，同时合并膨胀期白内障，单眼眼压升高前房变浅等临床特征，可做出诊断。需与原发性急性闭角型青光眼合并白内障相鉴别，后者双眼都具有前房浅、房角窄的解剖特征。

【治疗】

1. 药物治疗 药物治疗达不到根本治疗的目的，只能暂时降低眼压、缓解症状，为进一步手术治疗创造条件。可使用房水生成抑制剂及高渗剂等，使用缩瞳剂可增加虹膜与晶状体接触面积，加重瞳孔阻滞，使前房更浅，故应慎用。

2. 激光治疗激光周边虹膜切除术可缓解瞳孔阻滞，降低眼压。对晶状体混浊不严重，且发病时间较短，激光周边虹膜切除术后房角重新开放的患者，可不急于行手术治疗,但需密切随诊观察。

3. 手术治疗 为避免术后严重的炎症反应和其他并发症,一般药物或激光使眼压控制在正常水平48小时后再进行手术。在手术前应常规进行房角镜检查,根据晶状体混浊程度、病程长短及房角状态决定术式。如果发病时间短,房角没有粘连或粘连范围较小(<2个象限),可行单纯白内障摘除术或白内障摘除联合房角分离术,同时联合人工晶体植入术。若发病时间较长,房角有广泛粘连,房水流出通道损害严重,单纯行白内障摘除术并不能长期有效的控制眼压,需同时或分步行白内障摘除联合抗青光眼手术,同时联合人工晶体植入术。

(二)晶状体脱位继发青光眼

【概述】 由于悬韧带松弛或断裂引起晶状体脱位,导致眼压升高所致的青光眼被称为晶状体脱位继发青光眼。晶状体脱位常见原因有外伤性、遗传性(如Marfan综合征、Marchesani综合征、高胱氨酸尿症、无虹膜等)和自发性(高度近视、先天性青光眼、眼内炎、眼内肿瘤等)。依脱位程度分为半脱位和全脱位两种。并非所有晶状体脱位都会继发青光眼,其导致青光眼的发病机制比较复杂,概括起来主要有:晶状体脱位于前房或嵌顿于瞳孔区引起瞳孔阻滞;脱位的晶状体与玻璃体疝共同引起瞳孔阻滞;晶状体全脱位于玻璃体腔内,玻璃体疝嵌顿于瞳孔引起瞳孔阻滞;脱位的晶状体前移压迫虹膜,使前房变浅,导致周边虹膜与房角相贴,发生周边粘连;脱位的晶状体刺激睫状体使房水产生增多;以及外伤性晶状体脱位可能同时伴有房角的损伤或炎症等其他原因。

【临床表现】 由于脱位的程度及脱位后晶状体的位置不同,可有不同的临床表现:

1. 晶状体全脱位进入前房 78%~93%发生青光眼,表现为急性闭角型青光眼的症状。前房加深,虹膜后凹,晶状体呈油滴状外观,晶状体与角膜内皮相贴可导致角膜内皮损伤甚至失代偿,晶状体因代谢障碍,会出现混浊。这种情况需及时处理,否则会导致严重的视功能障碍。

2. 晶状体半脱位 主要症状是视力障碍。晶状体倾斜者可表现为前房深浅不一；悬韧带松弛者或脱位范围较大者，晶状体可均匀前移表现为前房普遍变浅。往往伴有虹膜震颤，但有时脱位范围很小，或晶状体均匀前移紧贴虹膜时，也可能看不到明显的虹膜震颤。脱位明显者散大瞳孔或不散大瞳孔时（严重脱位时）可见晶状体赤道部。房角镜检查可见前房变浅处的房角变浅甚至关闭；如果发生瞳孔阻滞，可见周边虹膜膨隆，房角普遍变窄或关闭。

3. 晶状体脱位于玻璃体腔 主要症状是视力障碍，表现为无晶状体眼高度远视的屈光状态。如玻璃体疝嵌顿瞳孔区可引起瞳孔阻滞，前房变浅，房角变窄或关闭，导致继发性闭角型青光眼。如无瞳孔阻滞，则可见前房加深，房角加宽，虹膜震颤，晶状体漂浮于玻璃体腔内或与视网膜粘连。部分患者可出现晶状体钙化现象。少数患者可发生晶状体蛋白分解，引起葡萄膜炎反应，巨噬细胞或大分子晶状体蛋白堵塞房角，发生晶状体溶解性青光眼。有的患者晶状体可随体位改变，冲击视网膜，干扰视网膜功能；少数患者可出现视网膜裂孔。

【诊断】 眼压升高同时合并有晶状体脱位体征时，一般容易确诊。但晶状体脱位范围小，无明显虹膜震颤时，须作仔细的眼科检查，并与对侧眼相比较。对晶状体半脱位的患者 UBM 有助于判断脱离部位和范围。

【鉴别诊断】 晶状体脱位继发青光眼可表现为PACG 的症状，需与 PACG 相鉴别。前者裂隙灯检查可见虹膜震颤、晶状体位置异常。患眼的前房与对侧健眼相比普遍变浅，或表现为前房深浅不一。而 PACG 双眼都具有浅前房、窄房角的解剖特征。

【治疗】 晶状体脱位继发青光眼的治疗方案选择取决于晶状体的位置、脱离的范围、核的硬度、眼压水平、房角是否有粘连及粘连的范围、有无其他并发症、患眼及对侧眼的视力等因素。

1. 晶状体全脱位进入前房继发青光眼 应尽快手术摘除晶状体。术前用药物尽可能将眼压降至正常。术前滴用缩瞳剂,防止晶状体坠入后房。术中注意保护角膜内皮。术中摘除晶状体后需清除干净前房内、瞳孔区前后的玻璃体,以防止术后玻璃体疝再次导致瞳孔阻滞。若病程较长,房角已有广泛粘连者,则需同时联合抗青光眼手术。

2. 晶状体全脱位进入玻璃体腔 若无不适或并发症,可随诊观察。若出现眼压升高、葡萄膜炎,或晶状体位置随体位变化对局部有刺激症状等并发症,应尽早手术摘除晶状体,需联合玻璃体切除手术。因晶状体与视网膜可能有粘连,术中应注意保护视网膜。若已合并有视网膜损伤,术中需行眼内激光、填充惰性气体或硅油,暂不植入人工晶体。

3. 晶状体半脱位 继发青光眼多是由于瞳孔阻滞所致。对脱位范围小无明显视力障碍,晶状体尚透明的患者,可先用药物治疗控制眼压。因缩瞳剂有加重瞳孔阻滞的危险,故应慎用。激光周边虹膜切除术可直接沟通前后房,解除瞳孔阻滞,是有效的治疗手段。对脱位范围较大,严重影响视力的患者,需手术摘除晶状体以控制眼压、提高视力。晶状体摘除后根据脱位的范围及后囊是否完整决定选择晶状体囊袋内张力环植入联合人工晶体植入术或人工晶体睫状沟缝合固定术。手术中多需要联合前部玻璃体切除术。若病程较短,房角为贴附性关闭或粘连范围较小时,可同时行房角分离术。若病程较长,房角已有广泛的关闭,则需联合小梁切除术或引流管植入术。

(三)晶状体相关性开角型青光眼

包括:晶状体溶解性/蛋白性青光眼(phacolytic glaucoma/lens protein glaucoma)、晶状体颗粒性青光眼(lens-partical glaucoma)及晶状体蛋白过敏性青光眼(phacoanaphylactic glaucoma)。这三类继发性青光眼临床表现相似,都伴有眼内炎症、晶状体异常和眼压升高,但发病机制各不相同。为了便于鉴别诊断,特列表如下(表9-1):

表 9-1　晶状体相关性开角型青光眼

	晶状体溶解性／蛋白性青光眼	晶状体颗粒性青光眼	晶状体蛋白过敏性青光眼
发病机制	可溶性晶状体物质从囊袋内渗漏到前房，被巨噬细胞吞噬，可溶性晶状体蛋白或巨噬细胞阻塞房水流出道	因外伤或手术使晶状体皮质进入前房并膨胀分解，大量晶状体颗粒堵塞小梁网。激发的炎症反应也可升高眼压	由于晶状体物质过敏引起的眼内炎症使房角受损，房水排出受阻
晶状体状态	过熟期白内障；或晶状体全脱位进入玻璃体腔后，发生蛋白渗漏	晶状体外伤、手术后或 Nd：YAG 激光后囊膜切开术后	外伤或白内障摘除术或过熟白内障晶状体蛋白溢出后
眼压	明显升高	升高	下降（急性炎症反应时）或升高（炎症累及房角时）
房角	开角，可见散在灰白色或褐黄色点状和片状沉着物	开角，小梁网上可有较多皮质碎片附着	开角，或因炎症虹膜前粘连发生房角关闭
特征性临床表现	发病急剧，出现类似于急性闭角型青光眼的症状。前房深或正常，房水中有灰白色或黄褐色小点状物漂浮并可沉积于前房下方形成假性积脓。晶状体囊膜皱缩，出现不规则的白色斑点及胆固醇结晶。可有核下沉	前房可见漂浮的晶状体颗粒、白色晶状体皮质或囊膜碎片，疏松的皮质可沉于前房下方，形成假性前房积脓。可同时伴有前葡萄膜炎	轻者仅表现为轻度眼前节炎症，可随着晶状体物质的吸收而消退。严重者可表现为全葡萄膜炎症状和体征，前房炎症反应明显，可出现前房积脓，一般为肉芽肿性葡萄膜炎。需与感染性眼内炎相鉴别

	晶状体溶解性/蛋白性青光眼	晶状体颗粒性青光眼	晶状体蛋白过敏性青光眼
治疗	抗青光眼药物,局部糖皮质激素,手术摘除白内障	抗青光眼药物,局部糖皮质激素,前房冲洗去除残留皮质或晶状体摘除手术	抗青光眼药物,局部糖皮质激素,手术取出残留的晶状体皮质或摘除晶状体

十三、色素播散综合征和色素性青光眼

【概述】 色素播散综合征(pigment dispersion syndrome, PDS)是虹膜后表面色素上皮的色素播散,沉着在眼前节各个部位的一种疾病。部分患者可因色素堵塞并损害小梁网,导致眼压升高,继发开角型青光眼,称为色素性青光眼(pigmentary glaucoma,PG)。PDS发病的危险因素包括:青年人(20~45岁)、男性、近视和白种人。多数PDS/PG病例是散发的,少数有家族史。PDS/PG为双眼发病,可不对称。在运动或药物散瞳后色素释放增加,可引起眼压升高。

【临床表现】 本病具有特征性的临床表现,较多的色素播散并沉着于眼前节各个部位。

1. 症状　可无症状,或出现视物模糊、眼胀、虹视。

2. 角膜　特征性的角膜内皮中央部色素沉积,呈梭形垂直性分布,称为Krukenberg梭。有时角膜色素沉着呈弥漫点状,可无Krukenberg梭。

3. 前房角　前房角镜检查可见周边虹膜后凹,房角为全部开放的宽房角,小梁网和Schwalbe线上均匀浓密的暗棕色或黑色色素沉着,色素分级为3~4级。正常小梁网色素随年龄增加而增多,但一般不超过2级。此外,部分患者可有虹膜突数量的增加。

4. 眼前节　①虹膜前表面、晶状体前表面和后表面以及晶状体悬韧带可见色素颗粒覆盖。晶状体后表面和悬韧带的色素需充分散瞳后才能发现,故怀疑本病时应作

散瞳检查。晶状体后表面周边部的色素沉着聚集多为永久性的,被认为是 PDS/PG 的特异性体征。②用裂隙灯、房角镜和 UBM 检查可发现周边虹膜轻度后凹,这是因为反向瞳孔阻滞所致。后凹的虹膜增加了虹膜色素上皮与晶状体悬韧带的接触面积,经常的摩擦导致了色素的脱失。③随着色素播散的加重,可见虹膜透照缺损,即中周部虹膜有轮辐状透光区,是最具有特征性的体征。但因为中国人虹膜较厚,基质中色素较多,在我国患者中罕见虹膜透照现象,其多见于白种人。因此,对于我国患者,虹膜透照缺损不是诊断和鉴别诊断的主要依据。④前房深,可见浮游的色素颗粒。有时由于虹膜不对称的摩擦可导致瞳孔不对称。

5. 眼底　高眼压可引起特征性青光眼视神经萎缩。另外,PDS 合并近视眼的患者较易出现周边视网膜变性、裂孔,因此检查时应注意周边视网膜,并密切随访。

【诊断】　根据角膜后部 Krukenberg 梭、小梁网浓密色素沉着、虹膜透照缺损,以及虹膜、晶状体前后表面及悬韧带有色素沉着等典型特征性体征不难做出 PDS 的诊断;若同时伴有眼压升高、青光眼性眼底改变和视野改变者,可诊断为 PG。但需与以下疾病相鉴别。

【鉴别诊断】

1. 剥脱综合征　可因晶状体前囊剥脱物质摩擦虹膜释放色素,出现类似于色素性青光眼的体征。但剥脱综合征多见于 60 岁以上的老年人,无性别、屈光不正(近视)倾向;即使出现虹膜透照缺损也常见于瞳孔缘及其周围的虹膜,罕见在中周虹膜。小梁网色素沉着不如色素性青光眼浓密均匀(通常 2 级)。具有特征性的瞳孔缘灰白色颗粒或絮片、晶状体前囊膜剥脱物最具有鉴别诊断价值。

2. 葡萄膜炎症继发开角型青光眼　葡萄膜炎的患者也可出现角膜后色素性 KP,小梁网的色素沉着。但一般不会出现 Krukenberg 梭,且小梁网色素沉着以下方为主,一般不超过 3 级。此外葡萄膜炎患者还有其他 PDS 患者所缺乏体征,如:前房内浮游细胞,房水闪辉阳性,虹膜的前后粘连,玻璃体混浊等。

3. 葡萄膜黑色素瘤　虹膜、睫状体或脉络膜黑色素瘤(如果玻璃体前界膜破裂)可伴有色素播散。色素性瘤细胞或充满色素的吞噬细胞可引起前后房相当程度的变黑。但不会出现 Krukenberg 梭、虹膜透照缺损。裂隙灯、超声生物显微镜(UBM)和 B 超检查有助于发现原发肿瘤。

4. 后房型人工晶体植入术后色素播散　如果术中虹膜过度损伤,或术后因后房型人工晶体位置异常与虹膜后表面色素上皮层发生接触、摩擦,可导致色素释放、播散,出现类似 PDS/PG 的表现。根据后房型人工晶体植入手术史及单眼发病可鉴别。如果出现虹膜透照缺损,通常位于人工晶体与虹膜接触的部位。

【治疗】　针对发病机制,消除虹膜与晶状体之间的接触和摩擦,减少色素播散,促进已脱失的色素排出是治疗的根本和目的。对于单纯 PDS,仅有色素播散没有青光眼体征者;或偶尔有短暂的眼压升高、小梁网仍有自身修复能力者,可密切随访,必要时可使用预防性缩瞳药物治疗或行激光周边虹膜切除术以预防色素性青光眼的发生。若出现持续高眼压,治疗目的就是控制眼压。常用的治疗方法有:

1. 药物治疗　最常用的是缩瞳剂。缩瞳剂可拉平后凹的虹膜,减少色素脱落;同时可牵拉小梁网使其网眼扩大,增加房水和色素的外流,从而降低眼压。但应注意近视眼患者,尤其是有视网膜格子样变性和视网膜脱离倾向者,使用缩瞳剂有增加视网膜脱离的危险,故治疗前应仔细检查周边视网膜,使用中应密切随访。另外,缩瞳剂常导致视物发暗,调节痉挛,近视加重,年轻患者常不能耐受。此外,还可使用房水生成抑制剂等其他降眼压药物。

2. 激光治疗　激光周边虹膜切除术可解除反向瞳孔阻滞,使前后房压力平衡,后凹的虹膜变平坦,减少虹膜与晶状体的接触,从而减少色素的脱落。在高危人群可有助于预防青光眼的发生。另外,氩激光激光小梁成形术(ALT)和选择性小梁成形术(SLT)治疗也可降低眼压,但随时间的推移疗效会减弱。

3. 手术治疗　已出现青光眼眼底改变的患者,若药物和激光治疗均无法控制眼压时,可行滤过性手术。

十四、糖皮质激素性青光眼

【概述】　糖皮质激素青光眼(glucocorticoid induced glaucoma,GIG)是由于眼局部或全身使用糖皮质激素而诱发的一种开角型青光眼。使用糖皮质激素后是否发生眼压升高与个体反应差异,药物种类、剂型、用法、用量、用药时间、给药方式,以及是否合并其他眼病或全身性疾病等因素有关。POAG 患者或有发生青光眼倾向的人群,如有青光眼家族史、糖尿病、高度近视眼患者均属于糖皮质激素眼压升高反应的高度敏感人群。临床上常用的制剂中,倍他米松、地塞米松和泼尼松龙引起眼压升高的作用较强,而氟甲松龙和甲羟孕酮较少引起眼压升高。一般用药时间越长、剂量越大,引起眼压升高的幅度越大。各种给药途径相比,局部应用糖皮质激素最常引起眼压升高。大多数患者停药后眼压可逐步恢复正常,但少数患者,高眼压可持续很长时间。

【临床表现】　糖皮质激素性青光眼可发生在任何年龄,临床表现类似于 POAG,包括眼压升高、视盘凹陷增大、盘沿变窄、视网膜神经纤维层缺损及视野损害等。眼压升高可发生在眼局部或全身使用糖皮质激素后数天到数年。大部分患者眼压是逐渐升高的,也有少部分患者会出现急性青光眼的症状。有些患者在长期使用糖皮质激素造成视神经损害后停药眼压恢复正常,可能会被误认为是正常眼压性青光眼。

除了青光眼的典型表现外,因长期使用糖皮质激素还可有以下的眼部改变:后囊下型白内障、眼睑皮炎、延缓创伤愈合、诱发眼部感染(包括细菌、真菌或病毒感染)、诱发或加剧角膜溃疡等。

【诊断标准】

1. 病史　是最重要的诊断依据。有明确的使用糖皮质激素的病史,尤其是局部使用者。

2. 眼压升高。

3. 房角开放。

4. 有青光眼性眼底和(或)视野损害。

5. 眼压升高、视功能损害程度与糖皮质激素使用病史基本一致。

6. 眼部有其他使用糖皮质激素所致的损害,如晶状体后囊下的混浊。

7. 除外其他继发性开角型青光眼(详见鉴别诊断)。

【鉴别诊断】

1. 葡萄膜炎继发性青光眼 葡萄膜炎可导致眼压升高,同时需要糖皮质激素治疗,故易与本病混淆。如果在治疗过程中眼压升高,怀疑糖皮质激素性青光眼,可改用较少引起眼压升高的糖皮质激素制剂或使用非甾体类激素继续治疗,若眼压下降则提示可能是糖皮质激素导致眼压升高。如果葡萄膜炎症已基本控制,但眼压仍高,应考虑糖皮质激素诱发青光眼的可能。

2. 其他继发性青光眼 如外伤房角后退、剥脱综合征、色素播散综合征等。无糖皮质激素的用药史以及各自特征性临床体征有助于鉴别诊断。

【治疗】

1. 若条件允许应立即停用糖皮质激素;对原发疾病不能停用糖皮质激素的患者,可减少糖皮质激素的使用浓度和剂量,或改用较少引起眼压升高的糖皮质激素制剂继续治疗。停用糖皮质激素后,多数病例眼压会逐渐下降,小梁功能正常者,有望完全恢复至正常水平。

2. 抗青光眼的药物治疗 同原发性开角型青光眼。

3. 手术治疗 若药物治疗无法有效地控制眼压,或原发疾病不允许停用或减量使用时,需行抗青光眼手术治疗。若合并有明显影响视力的激素性白内障可行青光眼白内障联合手术。

【预防】 正确的使用糖皮质激素,可预防本病的发生,严格掌握糖皮质激素适应证,尽量避免长时间高浓度的使用。对局部或全身使用糖皮质激素的患者应定期随访,检查眼压和眼底。嘱患者应严格按照医嘱使用糖皮质激素,不得随意增加使用次数或延长使用时间,若出现眼胀等不适症状应及时就诊。

十五、恶性青光眼

【概述】 恶性青光眼(malignant glaucoma)又称房水逆流性青光眼(aqueous misdirection glaucoma)或睫状环阻滞性青光眼(ciliary block glaucoma),是一种少见而严重的特殊类型闭角型青光眼。是由于各种原因使正常房水流向异常,错向后逆流入玻璃体腔,使得玻璃体前移,推挤晶状体虹膜膈前移,导致前房普遍变浅甚至消失,继发房角关闭眼压升高。眼前节结构拥挤的原发性闭角型青光眼患者更易发生恶性青光眼,如具有小眼球(眼轴短)、小角膜、浅前房、窄房角、晶状体较厚、位置前移、睫状突厚而前位、睫状突距晶状体赤道部近(睫状环小)等解剖结构异常。多发生于抗青光眼手术后、也见于术前使用缩瞳剂、青光眼激光治疗后、白内障术后或自发发生。若一只眼术后发生恶性青光眼,另一只眼术后也往往同样发生。部分患者可同时有睫状体脉络膜脱离,此时眼压多在正常范围内。

【临床表现】

1. 病史 多有抗青光眼手术、激光或使用缩瞳剂的病史。

2. 症状 可出现视力下降、眼胀、头痛。

3. 双眼具有眼前节狭窄的解剖结构,如:小角膜、浅前房、晶状体较厚位置靠前,眼轴短等。可伴有高度远视眼。

4. 体征 眼压升高或正常。眼压升高或角膜内皮失代偿时可出现角膜水肿。前房普遍变浅,甚至完全消失,虹膜与角膜相贴。晶状体虹膜膈前移。虹膜周切口通畅,无虹膜膨隆。眼底检查无脉络膜的隆起。

5. 特殊检查 UBM 检查可见虹膜与角膜相贴,后房消失,睫状突与晶状体赤道部距离短,睫状突可前旋顶压周边虹膜。B 超检查可除外脉络膜脱离或脉络膜上腔出血。A 超检查测量眼轴长短。

【诊断】　根据病史及常规检查,结合 UBM 检查,除外其他使眼压升高的原因,多可以做出诊断。在恶性青光眼早期及早做出正确的诊断,并予及时、恰当、有效的药物治疗,多可打断或缓解恶性青光眼的病理过程,避免更严重的视功能损害和进一步的手术治疗。

【鉴别诊断】　抗青光眼术后发生的恶性青光眼应与导致术后眼压升高的其他并发症相鉴别,详见表 9-2:

【治疗】

1. 药物治疗　恶性青光眼一经诊断应及时采取联合药物治疗,早期有效的药物治疗可以阻断大约 50% 患者的恶性病理过程。但应注意使用缩瞳剂治疗,不仅不能降低眼压,反而会加重病情,使前房更浅、眼压更高,所以恶性青光眼禁用缩瞳剂。联合药物治疗包括:

(1) 睫状肌麻痹剂:可减轻睫状肌痉挛、解除睫状环阻滞,使晶状体虹膜膈后移,加深前房。使用方法:1% 阿托品眼药水(过敏者可用东莨菪碱替代),每天 4 次,睡前用 1% 阿托品眼药膏,同时可以局部联合应用 2.5%~10% 去氧肾上腺素眼药水。使用后一定要观察瞳孔散大情况,若瞳孔不易散大,可频点 1% 阿托品眼药水,10 分钟 1 次,点 6 次,使用时要压迫泪囊。或者结膜下注射混合散瞳剂 0.2~0.3ml。

(2) 房水生成抑制剂:以减少房水生成及向玻璃体的逆流。可全身使用碳酸酐酶抑制剂,局部使用 β- 肾上腺素能受体阻滞剂和 α_2 肾上腺素能受体激动剂。

(3) 高渗剂:使玻璃体脱水浓缩,晶状体虹膜膈后移,前房加深。可使用 20% 甘露醇和 50% 甘油盐水。有严重心脏、肾脏疾病者应慎用。在使用高渗剂 2 小时内,避免饮水或输液以限制入液量保证脱水效果。

(4) 糖皮质激素:可局部及全身使用,减轻炎症反应和睫状体水肿,避免组织间的粘连。可静脉注射、口服、结膜下注射或使用眼药水局部点眼。

联合药物治疗时,除密切观察眼部病情变化外,还要注意全身状况,监测肾功能及电解质,必要时补充钾剂。如经过药物治疗,病情好转,眼压控制,前房形成并稳定,

表 9-2 恶性青光眼的鉴别诊断

	恶性青光眼	瞳孔阻滞	脉络膜上腔出血	脉络膜渗漏/脱离	滤过口阻塞
病因/发病机制	房水逆流入玻璃体腔	周切口未切透残留完整色素上皮层;周切口被凝血块、炎症渗出物、玻璃体等阻塞	确切机制不详,与长期高眼压、血管性疾病及手术操作等有关	术中眼压下降过快,术后眼压过低,如滤过过强、伤口漏等有关	滤过通道被虹膜、睫状体、凝血块、炎症渗出物、结绕组织、玻璃体阻塞
前房	普遍浅甚至消失,无虹膜膨隆	周边变浅,虹膜膨隆	浅或消失	浅或消失	正常
眼压	升高或正常	升高或正常	升高;多与同时感到突然、剧烈的眼痛	低	升高
眼底	无脉络膜隆起	无脉络膜隆起	脉络膜暗棕色或暗红色隆起	脉络膜浅棕色隆起	无脉络膜隆起
脉络膜上腔液体	无或少数可伴有淡黄色透明液体	无	鲜红色或暗红色的血液或液化的血液	淡黄色透明液体	无
是否可以通过脉络膜上腔液体引流而缓解	否	否	是	是	否

续表

	恶性青光眼	瞳孔阻滞	脉络膜上腔出血	脉络膜渗漏/脱离	滤过口阻塞
是否可以通过虹膜切除而缓解	否	是	否	否	否
虹膜切除口是否畅通	是	否	是	是	是
发作时间	手术中或术后数日、数周或数月或更长的时间	术后早期或稍后	术中或术后1周内	术后早期	术后任何时间
特殊检查所见	UBM:虹膜与角膜相贴,后房消失,睫状突与晶状体赤道部距离短,睫状突可前旋	UBM:虹膜周切口不通,周边虹膜膨隆,后房存在	B超:可发现脉络膜上腔出血	B超:可发现脉络膜脱离,尤其有助于发现极浅的或扁平的脱离	UBM:提示滤过通道有阻塞及阻塞物的性质

可逐渐将药物减量,先停用高渗剂,然后依次减量全身用碳酸酐酶抑制剂、糖皮质激素、局部用房水生成抑制剂和糖皮质激素,最后保留睫状体麻痹剂的维持量长期甚至终生使用。

2. 激光治疗 如果药物治疗不满意,可试用激光治疗:

(1)氩激光睫状突光凝术 激光可使睫状突皱缩,与晶状体赤道部的距离增大,解除睫状环阻滞。

(2)Nd:YAG 激光玻璃体前界膜切开术 适用于无晶状体眼或人工晶状体眼的恶性青光眼患者,使玻璃体腔与前房直接建立沟通。

3. 手术治疗 经联合药物治疗 2~3 天无效或激光治疗无效者、角膜内皮已发生水肿混浊者、或前房消失角膜与晶状体相贴者,为避免进一步的损害,需根据患者的病情、年龄、晶状体是否混浊、术者的手术技巧及医疗设备条件等选择不同的术式进行治疗。术后为促进病情尽快恢复、防止复发仍需联合药物治疗,根据病情变化可逐渐减量。常见术式有:

(1)玻璃体抽水囊联合前房形成术:是有效且最简单的术式。

(2)晶状体摘除、人工晶体植入术联合房角分离及前房形成术:尤其适用于晶状体较厚、晶状体混浊、眼轴短者。晶状体摘除可选择超声乳化术或囊外摘除术,对晶状体轻度混浊或透明者,选择晶状体摘除术应慎重。是否植入人工晶体需根据患者的眼底情况、角膜内皮数目、预期患眼视力及对侧眼的视力水平决定。

(3)前玻璃体切除联合前房形成术:术中应注意彻底沟通前后房。

(4)多术式联合手术:前玻璃体切除联合晶状体摘除人工晶体植入及房角分离、前房形成术。可一次性解决多种阻滞,减少患者多次手术的痛苦,但要求较高的手术技巧。

(5)睫状体破坏性手术:适用于视功能较差的患眼,可行睫状体冷冻或光凝术。

4. 对侧眼的治疗　PACG 是双眼疾病，一只眼发生恶性青光眼，另一只眼往往在相同诱因下也会发生。因此对侧眼治疗时要格外小心和预防恶性青光眼的发病。如果对侧眼房角绝大部分开放，眼压正常，应尽早实施预防性周边虹膜切除术，术后密切观察前房深度及眼压。如果对侧眼已存在广泛房角关闭，眼压升高，应周密制订手术方案，对可能出现的问题提前制订解决措施(详见下面预防的内容)，并向患者及家属充分交代病情及预后。

【预防】

1. 术前尽量将眼压控制在正常水平，避免高眼压下手术。

2. 术中避免眼压的骤然大幅度下降。

3. 有发生恶性青光眼倾向的患者，如：眼前节结构拥挤者、术中后房压力增高、晶状体虹膜膈前移者或另一只眼曾发生过恶性青光眼者，应采取积极的预防措施：①若使用了缩瞳剂术前应停用 3~7 天。②术中采取宽基底的虹膜切除，使用可拆除缝线，并较牢固缝合巩膜瓣。术中如果已明确有房水逆流入玻璃体腔，可行玻璃体抽水囊。必要时可用黏弹剂维持前房深度。③术毕即预防性使用睫状肌麻痹剂散瞳。④术后数小时内即作裂隙灯检查，发现前房变浅即应按照恶性青光眼开始综合药物治疗。⑤术后睫状肌麻痹剂不应过早停用。

4. 术后密切观察眼压及前房变化，并及时予以治疗。

十六、先天性青光眼

【概述】　是由于胚胎发育异常，房角结构先天异常导致房水排出障碍所引起的青光眼，国际上统称为发育性青光眼(developmental glaucoma)。目前有多种分类方法，常用的是 Shaffer-Weiss 分类法，即把先天性青光眼(congenital glaucoma)分成三类：①原发性先天性青光眼(primary congenital glaucoma, PCG)：仅限于因单纯小梁网发育异常导致的青光眼，不伴有其他引起眼压升高的眼部异常或全身疾病；②青光眼同时伴有眼部或全身先天异常；③继发于其他眼部疾病的青光眼，例如炎症、外伤或肿瘤等。我国 1979 年的分类方法是分为原发性婴幼儿型青光眼(primary infantile glaucoma),青少年型青光眼(juvenile glaucoma),合并其他先天异常的青光眼(glaucoma associated with developmental disorders)三大类。

(一)原发性婴幼儿型青光眼

【概述】 相当于国际分类中的原发性先天性青光眼(PCG),是特指一类先天性小梁网和(或)前房角发育异常,阻碍了房水外流而导致的青光眼,不伴有其他眼部发育异常。大约 75% 是双眼发病,80% 以上在 1 岁内发病。大多数病例属于散发,家族遗传的病例目前认为是常染色体隐性遗传,已明确 *CYP1B1* 基因是致病基因之一。迄今为止,原发性先天性青光眼的确切发病机制仍存在争议。

【临床表现】 与成年人和青少年相比,婴幼儿眼球的结缔组织弹性较大,此期发病的先天性青光眼有独特的症状和体征,包括:

1. 畏光、泪溢和眼睑痉挛 这是由于眼压升高角膜上皮水肿刺激引起的。此三联症可先于其他体征之前出现,也是求诊的常见原因。

2. 眼球扩大,角膜水肿、增大 婴幼儿时期眼球结缔组织弹性较大,受眼压升高的影响可导致眼球的扩大。这种扩张累及到眼球各个部位,可使角膜增大、前房加深、巩膜变薄;悬韧带拉长甚至断裂可导致晶状体半脱位。如果眼压没有得到及时控制,角膜继续增大可导致角膜混浊加重、瘢痕化、糜烂和溃疡。因眼球增大,可伴随出现眼睑的内翻。

3. Haab 纹 后弹力层破裂后如果眼压控制,角膜内皮细胞将移行覆盖缺损区,角膜水肿消退,新形成的后弹力层的边缘表现为角膜后部透明的平行的嵴,即 Haab 纹。周边部的 Haab 纹呈同心圆状与角膜缘平行,接近或穿过中央视轴的 Haab 纹可有各种走向。Haab 纹往往是提示诊断的一个重要体征。

4. 视神经损害 眼压升高可导致视神经损害和视乳头凹陷。但不同的是,眼压下降后,视杯可缩小。通过观察视杯变化,可判断疗效、随访监测病情变化。

【诊断】 根据典型的三联症症状,角膜直径增大、弥漫水肿、Haab 纹、深前房、大眼球、眼底视杯扩大、房角异常改变、眼压升高等特征性体征,不难做出诊断。但在做出诊断前,应进行全面眼部检查,排除其他青光眼或其他眼部疾病。

【鉴别诊断】

1. 其他青光眼 原发性婴幼儿型青光眼是特指仅仅有小梁网发育异常而无眼部或全身其他发育异常或其他眼部疾患导致眼压升高者。因此,必须详尽检查眼部和全身,以除外青光眼合并其他发育异常或继发性青光眼。

2. 导致角膜增大、混浊的其他原因 如先天性大角膜、角膜巩膜化、代谢性疾病(如同型胱氨酸尿症、黏多糖症、组织细胞增多症等)、产伤、先天性遗传性角膜内皮营养不良、角膜后部多形性营养不良、角膜炎等。

3. 泪溢或畏光的其他原因 鼻泪管阻塞、结膜炎、角膜上皮擦伤、Meesman 角膜营养不良、Reis-Buckler 角膜营养不良等。

4. 造成视盘异常的其他原因 视盘发育异常包括先天性视盘小凹,视盘缺损、发育不良、倾斜视盘及生理性大视杯。

【治疗】

1. 药物治疗 术前可短时间使用药物治疗降低眼压,以减轻角膜水肿,提高房角及眼底检查和手术中的可视性。药物治疗还可用于手术后残余性青光眼,或有全身其他先天异常不能耐受全麻手术者。为尽量减少药物全身吸收引起的副作用,使用时要注意压迫泪囊,用药浓度尽量低,剂量尽量小。使用中必须密切监测可能的副作用。通常没有哮喘或心脏疾病者可首先选择 β 受体阻滞剂。也可联合使用拟肾上腺素药物、前列腺素类药物或局部用碳酸酐酶抑制剂。可短时间使用乙酰唑胺混悬液口服[10~15mg/(kg·d)]。应避免使用酒石酸溴莫尼定和缩瞳剂。酒石酸溴莫尼定可能引起心动过缓、低血压、低体温、嗜睡和呼吸暂停。先天性青光眼眼球扩大,使用缩瞳剂有因玻璃体、视网膜牵拉引起视网膜脱离的危险,仅用于术前短时间使用。

2. **手术治疗** 原发性婴幼儿型青光眼一经诊断应及早手术治疗。根据患者具体病情选择房角切开术、小梁切开术、小梁切除术联合抗代谢药物的使用、房水引流物植入术、睫状体破坏性手术等不同术式。早期患者，一般常用房角切开术或小梁切开术。与房角切开术（又称内路小梁切开术）相比，小梁切开术（又称外路小梁切开术），不受角膜水肿、混浊及角膜直径的影响，术中容易定位。是治疗婴幼儿型青光眼的首选术式。此外，还可以同时联合小梁切除术。为增强和维持疗效，滤过手术后应及早进行滤过泡的按摩。如果眼球极度增大，行滤过手术风险较大，可选择药物治疗或睫状体破坏性手术。

3. **术后随访、处理及预后** 通常术后 4~6 周重新做全面检查以评估疗效。手术成功的标志有临床症状缓解，眼球变小，角膜水肿消退、混浊减轻，眼底 C/D 缩小，眼压正常。其中角膜直径和视盘 C/D 的变化是判断疗效及病情是否进展的重要指标。如果眼压控制不佳，角膜水肿加重，可于术后 3~4 周再次手术治疗。如果眼压控制的良好，可在术后 3~4 个月复查，此后可间隔 6~12 个月复查 1 次。原发性先天性青光眼患者一生中都有眼压升高、角膜水肿以及视网膜脱离的风险，终生都需要定期随访，以及时发现病情并予适当治疗。

4. **弱视治疗** 因屈光参差、角膜混浊引起不规则散光均会导致弱视，所以为了最大限度地挽救重建视功能，术后应注意弱视的治疗。术后尽早用睫状肌麻痹剂进行散瞳验光检查。尽早开始适当的遮盖治疗。并且随着患者的发育成长，需要经常调整眼镜镜度数。

（二）伴有先天异常的青光眼

先天性眼部异常和全身异常（包括综合征）可合并青光眼，发病可在婴幼儿时期或任何年龄。常见的有以下几种：

1. **Axenfeld-Rieger 综合征** Axenfeld-Rieger 综合征包括三类发育异常：①Axenfeld 异常：周边角膜和虹膜异常；②Rieger 异常：眼前节周边异常伴有显著的虹膜异常；

③Rieger 综合征:同时伴有眼外组织的发育异常。临床上三类眼部异常经常重叠;家族中的各个患者之间的临床表现也可以各不相同;但均有一些共同的临床特征,故统称 Axenfeld-Rieger 综合征。其特点有:①双眼发育性缺陷;②可伴有全身发育异常;③50% 合并青光眼;④多有家族史,为常染色体显性遗传;⑤男女发病相同。

(1) Axenfeld 异常:特征性改变是角膜后胚胎环,即 Schwalb 线向前突出移位,可有条带自虹膜周边部跨越房角附着其上。裂隙灯显微镜检查可见靠近角膜缘的角膜后面有一条白色的线或环,局限于某一部位(颞侧最常见)或全周。一些患者有轻度的前部虹膜基质发育不全。

(2) Rieger 异常:虹膜异常,包括虹膜基质发育不全(虹膜基质变薄、失去正常纹理,色素上皮层外翻,虹膜萎缩、孔洞形成)和瞳孔异常(瞳孔变形、多瞳和瞳孔异位),同时伴中周部虹膜与角膜前粘连。也可合并角膜后胚胎环。可以伴有大角膜或小角膜。

(3) Rieger 综合征:上述眼部异常同时伴有牙齿、面部或其他全身异常时,称为 Rieger 综合征。其中牙齿和面部发育异常最常见,包括:小牙、牙发育不全、偶见无牙;面颊颧骨发育不全、器官距离过远、上嘴唇退缩、下嘴唇突出、短头颅等。其他全身异常包括:身材矮小、心脏缺陷、神经系统问题、空蝶鞍综合征、脐周皮肤过剩、尿道下裂、听力障碍、智力低下等。

大约 50% 的 Axenfeld-Rieger 综合征会合并青光眼。由于小梁网发育不全,青光眼可以在婴幼儿期发病,但儿童期或青少年时期发病更多见。婴幼儿青光眼患者可行房角切开术或小梁切开术,年龄较大的儿童则可以先用药物治疗,药物治疗无效时可采用小梁切开术或小梁切除术。

2. 无虹膜

【概述】 无虹膜是一种双眼先天性虹膜发育不良性异常,常常伴有眼部多种异常,例如:周边角膜血管翳和角膜病变,黄斑中心凹发育不良,眼球震颤,白内障,晶状体脱位,视神经发育不全等。多种缺陷伴随出现导致视功能明显下降且难以挽救。2/3 的患者有家族史,为常染色体显性遗传。致病基因定位于 11p13 的 *PAX6* 基因。散发病例中大约 20% 的患者有多系统异常的 WAGR 综合征(即 Wilms 肿瘤 + 无虹膜 + 泌尿生殖器的异常 + 智力低下)。

【临床表现】

(1) 50%~75% 的无虹膜合并青光眼。尽管出生时就有明显的虹膜缺陷,但多数青光眼发生在儿童晚期或成人期。

(2) 先天无虹膜者虽有虹膜缺损但不是完全的缺失。虹膜形态异常从轻度发育不良到仅残留虹膜根部程度不等。严重缺如时需用房角镜才能看到残留的虹膜根部组织。

(3) 房角镜检查,在未出现青光眼时,虹膜残端保持正常的平面,与眼轴呈垂直状态,没有与小梁网粘连。当合并有青光眼时,虹膜残根会逐渐向前遮盖小梁网的功能部分,眼压逐渐升高。青光眼的严重程度与虹膜残根进行性前粘连的范围程度有关系。

(4) 伴随的角膜营养不良最初表现为周边角膜上皮层和上皮下的混浊,局部有血管从角膜缘向内长入。经过数年,血管翳逐渐向中心扩展最终导致角膜完全混浊。

(5) 先天性局限的晶状体混浊常见,但常没有临床意义。将近 20 岁时发生白内障则可使视力明显减退。由于节段性悬韧带缺失晶状体可发生脱位。

(6) 大多数病例有黄斑中心凹发育不良,黄斑无血管区出现新生血管,导致视力差伴眼球震颤。此外视力差的原因可能是缺少虹膜组织保护,过量光照射导致的视网膜光损害。

【治疗】

(1) 青光眼的治疗:一般青光眼发病年龄较晚,可先用药物治疗。药物治疗无效者可采取小梁切除术、房水引流物植入术、睫状体破坏性手术治疗。滤过性手术并发症包括晶状体的直接损伤,以及手术部位的玻璃体脱出。

(2) 其他异常的治疗:角膜混浊严重者可行穿透性角膜移植术,但因存在其他先天发育异常,术后视力不理想。

晶状体混浊者可行白内障摘除术。根据悬韧带状况选择囊外摘除术或超声乳化术。

3. Peter 异常　表现为角膜中央混浊伴中央虹膜前粘连。通常虹膜粘连起自虹膜瞳孔领,相应部位的角膜缺少后弹力层且后基质层变薄。个别病例晶状体与角膜内皮相粘连,并伴有白内障、浅前房,称为前房分裂综合征(anterior chamber cleavage syndrome)。角膜病变进展可表现为不同程度的角膜变薄,甚至全层穿孔。大多数患者有家族史,常染色体隐性遗传或不规则显性遗传,也有散发病例报道。

大约一半的 Peter 异常患者有其他眼部异常,包括小眼球、近视眼、虹膜缺损、无虹膜、小晶状体和白内障等。大约 10% 的患者会出现自发的视网膜脱离。约 60% 伴有全身发育缺陷,如身材矮小、发育迟滞、先天性心脏病、先天性耳畸形和失聪、泌尿生殖器缺陷、唇裂上腭裂和脊柱缺陷等。

1/3~1/2 的 Peter 异常合并青光眼。且一般视力比较差,大约 50% 的患者在十岁内失明。青光眼与小梁网发育不良有关。婴幼儿期青光眼的治疗可选择房角切开术、小梁切开术或小梁切除术。年龄稍大的儿童可先药物治疗;药物治疗无效者采取手术治疗。

4. Marfan 综合征　又称马方综合征、蜘蛛足样指(趾)综合征。是一种结缔组织广泛异常的遗传性疾病。通常为常染色体显性遗传,外显率较高,散发病例约占 15%。Marfan 综合征诊断标准有三个:晶状体脱位、主动脉扩张-动脉瘤和骨骼异常(细长指/趾和细长体型),其中 80% 的患者死亡与心血管并发症有关。

眼部异常包括晶状体脱位、小晶状体、近视眼、大角膜、虹膜基质和开大肌发育不良、视网膜脱离和青光眼等。约 2/3 患者会出现晶状体的脱位,且为双侧性,常对称性向内上方移位。

青光眼多是由于晶状体脱位至瞳孔区或前房内引起的瞳孔阻滞所致,此种类型的继发青光眼可通过周边虹膜切除术(激光或手术)或晶状体摘除术治疗。少数是前房角先天性发育异常引起。房角镜检查常可见到永久性中胚叶组织和密集的虹膜突。开角型青光眼常见于年龄较大的儿童，或到成人期才发病。此类青光眼应先药物治疗控制眼压，药物治疗无效，需要行小梁切开术或小梁切除术。

5. **球形晶状体短指综合征** 又称Marchesani综合征。临床表现包括身材矮小、短指/趾、小球形晶体、青光眼和晶状体脱位。为常染色体隐性遗传。晶状体通常比正常小，呈球形，悬韧带松弛。与Marfan综合征相比更容易发生晶状体的脱位，多向下方脱位。若晶状体发生脱位可引起瞳孔阻滞导致青光眼。无晶状体脱位者可发生闭角型青光眼。这是因为晶状体前后径增加，且悬韧带松弛晶状体向前移，使得前房变浅房角变窄，晶状体与虹膜接触面积增大，瞳孔阻滞力增加，最终发生闭角型青光眼。对高度近视伴浅前房者，尤其是年轻患者应警惕是否患有本综合征。少数病例是因为房角先天发育异常所致。

在瞳孔阻滞性青光眼发生时：若使用缩瞳剂可加重病情，眼压不下降反而升高。缩瞳剂使睫状肌收缩，悬韧带更加松弛，晶状体更向前移使前房更浅，加重瞳孔阻滞，这被称为缩瞳剂的反向作用，或逆药性青光眼、反向性青光眼。正确的治疗是应用睫状肌麻痹剂，松弛睫状肌拉紧悬韧带使晶状体后移，从而减轻瞳孔阻滞。可联合使用其他降眼压药物，必要时可行滤过手术，或晶状体摘除术。

6. **Sturge-Weber综合征** 又称脑颜面血管瘤病、脑三叉神经血管瘤病。是一种头面部血管畸形的发育性疾病。特征是在三叉神经分布区域有颜面血管瘤，有时合并同侧的颅内血管瘤。颅内血管瘤在儿童期可导致癫痫发作。颜面血管瘤通常是单侧，偶见双侧。多位于真皮及皮下组织内，为毛细血管瘤。常伴有眼部的脉络膜血管瘤和巩膜上血管瘤，脉络膜血管瘤的渗漏可以引起视网膜的水肿。本病的遗传方式不详。

Sturge-Weber综合征伴青光眼更常见于婴幼儿期，是因为先天性前房角异常小梁网发育不全所致。可行小梁切开术、小梁切除术治疗。儿童晚期或成人期发生的青光眼比较少见，眼压升高大多是由于巩膜上血管瘤引起动静脉分流，上巩膜静脉压升高影响了房水排出。一般首选药物治疗，如果眼压不能控制再采用小梁切除术、房水引流物植入术或睫状体破坏性手术。约 25% 的患者手术中或术后因脉络膜血管瘤的渗漏发生脉络膜脱离。但总的来说，这类青光眼药物治疗或手术治疗的效果都不理想。

葡 萄 膜 病

一、前葡萄膜炎

是指累及虹膜和(或)睫状体的炎症,包括虹膜炎、虹膜睫状体炎和前部睫状体炎三种类型。

虹膜炎指炎症局限于虹膜和前房,有前房细胞和房水闪辉,但前玻璃体内无细胞存在。前部睫状体炎指炎症仅局限于前睫状体,表现为前玻璃体内有细胞存在。虹膜睫状体炎指炎症累及虹膜和睫状体,表现为前房和前玻璃体内细胞和房水闪辉。

根据炎症的持续时间,前部葡萄膜炎可表现为急性(持续时间一般不超过3个月)和慢性(持续时间3个月以上)。两型前葡萄膜炎的病因有明显不同,急性前葡萄膜炎的常见病因和类型有与HLA-B27抗原相关的前葡萄膜炎、强直性脊椎炎伴发的前葡萄膜炎、Behcet病性前葡萄膜炎等,而慢性前葡萄膜炎常见病因和类型有幼年型慢性关节炎伴发的前葡萄膜炎、Fuchs综合征和Vogt-小柳原田病等。

【症状】

1. 急性　眼疼、眼红、畏光、流泪及不同程度的视力下降。

2. 慢性　分为加重期和缓解期,很少或没有急性症状。

【主要体征】

1. 睫状充血或混合性充血。

2. 角膜后有沉着物(KP)。

3. 房水闪辉及房水中有浮游细胞。

4. 虹膜充血,纹理不清。

5. 虹膜结节　Koeppe 结节出现于肉芽肿和非肉芽肿性前葡萄膜炎;Busacca 结节出现于肉芽肿性前葡萄膜炎。虹膜肉芽肿是虹膜内在的结节,不透明,呈粉红色,可有新生血管,多见于类肉瘤病。

【其他体征】

1. 前玻璃体浮游细胞和混浊。

2. 虹膜后粘连、前粘连和瞳孔改变。

3. 虹膜色素脱失和实质的萎缩。

4. 前房积脓　多见于外源性或内源性革兰阳性细菌感染者,也见于血清阴性的椎关节疾病伴发的急性前葡萄膜炎和 Behcet 病。

5. 眼压低或升高(尤其是感染单纯疱疹或带状疱疹病毒时)。

6. 前房角改变,包括前房角结节、新生血管、幕状周边虹膜前粘连。

7. 晶状体前囊色素沉着。

8. 囊样黄斑变性和视盘水肿。

【常见前葡萄膜炎的临床特征】

1. 急性非肉芽肿型

(1) 特发性急性前葡萄膜炎:急性发病,表现为虹膜睫状体炎,易反复发作,炎症持续时间一般不超过 6 周。

(2) 强直性脊椎炎伴发的前葡萄膜炎:急性发病,易复发,多双侧交替性,青年男性多见,常伴低位腰痛,骶髂关节 X 线片异常,血沉(ESR)加快,HLA-B27 阳性。

(3) 炎症性肠道疾病伴发的葡萄膜炎:包括溃疡性结肠炎和 Crohn 病,慢性周期性腹泻,常与便秘交替发生。葡萄膜炎多发生于肠道病变之后并同时存在,多为前葡萄膜炎,易复发,对激素敏感。

(4) Reiter 综合征伴发的前葡萄膜炎:男性多见,结肠炎,尿道炎,多关节炎,可出现无痛性口腔溃疡,有时伴角膜炎,ESR 加快,HLA-B27 阳性,可复发。葡萄膜炎多发生于肠道或尿道炎后 2~4 周,发生后则常无肠道病变。

(5) UGH综合征(葡萄膜炎、青光眼、前房积血综合征),

常继发于人工晶状体的刺激(尤其是闭袢型前房晶状体)。

(6) Behcet 综合征:急性前房积脓,虹膜炎,疼痛性口腔溃疡,复发性生殖器溃疡,多形性皮肤损害,皮肤针刺反应阳性,常伴视网膜血管炎和出血,可复发。

(7) 银屑病性关节炎:不伴关节炎的银屑病一般不发生虹膜炎。

(8) Posner-Schlossman 综合征(青光眼睫状体炎综合征):反复发作的急性眼压升高,前房角膜镜检查房角开放、角膜常透明或可轻度水肿、中等大小圆形 KP(少于 25 个)、瞳孔中度散大,有眼压与症状分离及眼压与炎症分离的特征。

(9) Lyme 病:常有蜱咬史,可有皮疹或关节炎。葡萄膜炎多出现于病变的播散期。

2. 慢性非肉肿型

(1) 幼年型慢性关节炎伴发的葡萄膜炎:女孩多见,常为双眼,无眼红痛,虹膜炎可先于关节炎,抗核抗体(ANA)阳性,血沉加快,常出现带状角膜变性、并发性白内障、继发青光眼三联症。

(2) 幼年型慢性虹膜睫状体炎:除无关节炎外,其他同幼年型慢性关节炎伴发的葡萄膜炎。

(3) Fuchs 综合征:多为单侧,症状少,弥漫性虹膜基质萎缩,常致虹膜色淡,虹膜透照阳性,特征性 KP(角膜后弥漫性分布或中央分布,星状或絮状外观),前房反应轻,虹膜后粘连少。易继发青光眼和并发白内障。

3. 慢性肉芽肿型

(1) 类肉瘤病性葡萄膜炎:多为双侧,虹膜后粘连,结膜结节,或后葡萄膜炎体征,胸片异常,镓扫描阳性,血清血管紧张素转化酶(ACE)常升高。

(2) 单纯疱疹 / 带状疱疹 / 水痘病毒性前葡萄膜炎:查找角膜瘢痕,既往有单眼反复红眼的病史,偶有皮肤有水疱史,伴眼压升高及继发虹膜萎缩。

(3) 梅毒性葡萄膜炎:可有斑丘疹(常位于手掌和足底)、虹膜玫瑰疹、角膜基质炎,在晚期可见角膜血管影,葡萄膜炎常见于后天梅毒,而角膜基质炎常见于先天梅毒。

性病实验室试验(VDRL)或快速血浆反应素(RPR)阳性及荧光梅毒螺旋体抗体吸附试验(FTA-ABS)阳性。

(4) 结核性葡萄膜炎:结核菌素试验阳性,典型的 X 线胸片,可伴有泡性角膜炎或后葡萄膜炎的体征。

【鉴别诊断】下面几种情况可伴有眼前节炎症反应:

1. 孔源性视网膜脱离 视网膜裂孔,视网膜脱离,玻璃体或前房内有色素细胞。

2. 眼内肿瘤 如儿童的视网膜母细胞瘤(RB)或白血病、成人的恶性黑色素瘤等。

3. 青少年黄色肉芽肿 小于 15 岁,常有自发性前房积血,虹膜有黄灰色、边界不清的结节,轻度隆起的橘红色皮肤病灶。

4. 眼内异物。

5. 巩膜葡萄膜炎 葡萄膜炎继发于巩膜炎。

6. 眼内炎 见相关章节。

【检查】

1. 询问病史,争取确定病因。

2. 全面眼部检查,包括:眼压、散瞳眼底检查、前房细胞计数等。

3. 如果病史、症状或体征提示某一病因,应相应地做以下检查:

(1) 梅毒性葡萄膜炎:快速血浆反应素试验(RPR)或 VDRL,荧光梅毒螺旋体抗体吸附试验(FTA-ABS)。

(2) 强直性脊椎炎伴发的前葡萄膜炎:骶髂关节、脊椎 X 线检查,血沉,HLA-B27。

(3) 炎症性肠道疾病伴发的葡萄膜炎:内科或胃肠科会诊,HLA-B27。

(4) Reiter 综合征伴发的前葡萄膜炎:结膜、尿道和前列腺培养(寻找衣原体)。若有关节炎则做关节 X 线检查;内科或风湿病科会诊,HLA-B27。

(5) Behcet 综合征:Behcet 皮肤针刺反应(用无菌 TB 针皮内穿刺后数分钟至数小时,皮肤起水疱为阳性反应),内科或风湿病科会诊,HLA-B27 或 HLA-B5。

(6) Lyme 病:Lyme 免疫荧光测定或酶联免疫吸附试

验（ELISA）。

（7）幼年型慢性关节炎伴发的葡萄膜炎：测定 ANA，类风湿因子，关节 X 线检查，儿科或风湿病科会诊。

（8）类肉瘤病：胸片，ACE，血清溶菌酶，PPD，头颈部镓抛锚，注意取皮肤或结膜结节活检做病理诊断。

（9）结核性葡萄膜炎：PPD，胸片，内科会诊。

【治疗】

1. 睫状肌麻痹剂　1% 阿托品或者 2% 后马托品，每天 3 次。

2. 局部应用皮质激素滴眼液　应用的频度视炎症的严重程度而定，较重的可每 1 小时点眼 1 次，比较轻的可每天 4~6 次。

3. 局部应用非甾体类抗炎药。

4. 继发青光眼者，可给予 0.5% 噻吗洛尔，每天 2 次；或口服乙酰唑胺 250mg，每天 3 次。瞳孔闭锁者，在炎症控制后，可行 YAG 激光虹膜打孔或抗青光眼手术。

5. 如果前葡萄膜炎病因确切，应给予下列治疗：

（1）强直性脊椎炎伴发的前葡萄膜炎：局部使用非甾体类抗炎药和糖皮质激素滴眼液，注意及时应用睫状肌麻痹剂，避免并发症出现。合并视盘水肿或黄斑囊样水肿者可全身口服泼尼松和非甾体类抗炎药。

（2）炎症性肠道疾病伴发的葡萄膜炎：全身应用皮质激素或磺胺嘧啶，或两者联合用药，并补充维生素 A。

（3）Reiter 综合征伴发的前葡萄膜炎：如果有尿道炎，口服多西环素（强力霉素）100mg，每天 2 次；或红霉素 250~500mg，每天 4 次，连续使用 3~6 周。

（4）Behcet 综合征：常需全身应用皮质激素联合应用免疫抑制剂；请内科或风湿病科会诊。

（5）银屑病性关节炎：风湿病科或皮肤科会诊。

（6）Lyme 病：全身应用 β- 内酰胺和四环素类抗生素应用，局部使用糖皮质激素滴眼液、睫状肌麻痹剂。

（7）幼年型慢性关节炎伴发的葡萄膜炎：急性者局部使用糖皮质激素滴眼液、睫状肌麻痹剂和非甾体类滴眼液。慢性者局部治疗联合全身应用非甾体类抗炎药，如不能控制炎症则全身应用激素或免疫抑制剂。

（8）Fuchs综合征：常对皮质激素无反应，一般不需应用，严重者可短期试用皮质激素滴眼液，应注意眼压与晶状体改变。

（9）类肉瘤病性葡萄膜炎：常需球周和全身应用皮质激素。

（10）单纯疱疹/带状疱疹/水痘病毒性前葡萄膜炎：抗病毒药如阿昔洛韦（无环鸟苷）滴眼液滴眼；口服阿昔洛韦。合并高眼压时降眼压治疗。

（11）梅毒性葡萄膜炎：全身应用青霉素治疗，局部使用糖皮质激素滴眼液、睫状肌麻痹剂。传染科会诊。

（12）结核性葡萄膜炎：避免全身应用皮质激素，全身抗结核治疗。

二、中间葡萄膜炎

是累及睫状体平坦部、玻璃体基底部、周边视网膜和脉络膜的一种炎症性和增殖性疾病。病因尚不完全清楚，可能是一种自身免疫病，也有研究认为感染因素与其发生有关。它可伴发其他全身疾病。其发病无性别、种族及遗传的差异。好发于儿童及青壮年。多数病例累及双眼。

【症状】发病隐匿，可无任何症状，或有眼前黑影、视物模糊。偶可出现眼红、眼痛等。

【主要体征】

1. 下方玻璃体雪球样混浊及下方睫状体平坦部雪堤样改变。雪堤一般表现为前缘锐利，后缘不整齐，常增厚或形成指样突起伸入玻璃体内。

2. 前节炎症轻微，可有角膜后沉着物、前房闪辉、少量房水细胞、虹膜周边粘连、前房角凝胶状沉积物和粘连、虹膜后粘连。少量儿童患者可出现急性虹膜睫状体炎的表现。

3. 周边部视网膜可有白色渗出灶；周边视网膜有血管炎、血管周围炎。

【其他体征】

1. 黄斑病变　黄斑囊样水肿（CME）是此病的一个常

见表现,有雪堤样改变者易于出现 CME。

2. 视盘水肿　是炎症活动的表现。

3. 常见并发症　如并发性白内障、视网膜新生血管膜等。

【鉴别诊断】常为独立病症,很少与类肉瘤病、多发性硬化、Lyme 病、眼淋巴瘤及慢性痤疮丙酸杆菌感染并发。

【检查】见后葡萄膜炎。

【治疗】

1. 视力在 0.5 以上者应定期观察。但对出现明显雪堤样改变、视网膜血管炎和 CME 者,不管视力如何均应给予治疗。

2. 当视力低于 0.5 时,应积极治疗:

(1) 糖皮质激素:口服泼尼松,1~1.5mg/(kg·d)。根据炎症控制情况逐渐减量。维持量一般为 15~20mg/d。待玻璃体基底部雪堤样改变完全消失后,再逐渐减量和停药。对单侧病变,特别是初发病例,可给予眼周注射醋酸甲泼尼龙(40mg/ 次)。对于有眼前节炎症时可滴用糖皮质激素滴眼液。

(2) 其他免疫抑制剂:应用于对糖皮质激素治疗无反应或多次复发的中间葡萄膜炎。常用药物有苯丁酸氮芥 0.05~0.1mg /(kg·d)、环磷酰胺 2mg/(kg·d)、环孢素 3~5mg/(kg·d)。免疫抑制剂与小剂量糖皮质激素联合应用可提高疗效。

(3) 巩膜外冷凝:对糖皮质激素和其他免疫抑制剂治疗无反应者,特别是周边视网膜出现新生血管者应用。它不能消除病因,但确有减轻炎症的作用。

(4) 激光光凝:全视网膜光凝可用于治疗周边视网膜的新生血管。

(5) 玻璃体手术:对于持续密集的玻璃体混浊、玻璃体积血、牵拉性视网膜脱离、视网膜前膜以及用免疫抑制剂不能控制的中间葡萄膜炎,可行玻璃体手术。

三、后葡萄膜炎

是一组累及脉络膜、视网膜、视网膜血管和玻璃体的炎性疾病。由于炎症的原发位置不同,在临床上可表现出多种类型,如视网膜炎、视网膜血管炎、脉络膜炎和几种炎症类型同时存在的情况。

【症状】眼前黑影飘动、视物变形或视力下降。偶有眼红、眼痛。有些患者无明显症状。

【主要体征】

1. 玻璃体内炎症细胞和混浊。

2. 视网膜水肿、渗出,严重者出现坏死。

3. 脉络膜浸润灶,表现为视网膜下白色或黄白色结节。

4. 视网膜血管炎的表现,如视网膜血管鞘、血管旁出血、渗出等。

5. 黄斑水肿。

6. 眼前节炎症轻微。

【其他体征】视盘水肿,或同时表现眼前段炎症。可继发青光眼、白内障、脉络膜新生血管形成或渗出性视网膜脱离。

【常见后葡萄膜炎的临床特征】

1. 感染性

(1) 结核:可有各种临床表现,诊断依赖于实验室辅助检查。结核性脉络膜炎分 5 型:①渗出型脉络膜结核:眼底出现 1~2 个视盘大小的圆形或椭圆形黄白色斑块,可伴有附近出血;②粟粒状脉络膜结核:可以产生多灶的小黄白色脉络膜病灶;③局限性脉络膜结核:多发于后极部,常累及黄斑,呈灰白色或黄白色稍隆起,边界不清;④团块状脉络膜结核:多发于幼儿和青年,单发或多发,3~5 个视盘直径大小,局限于后极部,呈灰白色,可逐渐增大呈半球形隆起,周围有卫星样小结节和小出血灶;⑤团集型脉络膜结核:非常少见,可由团块状脉络膜结核坏死、溃疡进一步发展而成。另外,还可出现前葡萄膜炎、视网膜炎、视网膜血管炎等。每天口服异烟肼等抗结核药物实验性治疗 2 周,如为结核引起的葡萄膜炎,2 周后将会明显改善。

(2) 梅毒:分先天性梅毒和获得性梅毒。先天性梅毒引起的后葡萄膜炎呈典型的"椒盐"样眼底,一般为非进展性。获得性梅毒可引起多灶性脉络膜/视网膜炎、视网膜血管炎等多种类型的后葡萄膜炎,伴细小玻璃体混浊。在手掌和(或)足底伴有皮肤皮疹,血清学特异性试验FTA-ABS 阳性。体液中梅毒螺旋体阳性。

(3) 莱姆(Lyme)病:表现为各种形式的后葡萄膜炎,患者有蜱叮咬史,早期感冒样症状如发热、头痛、疲劳、关节疼痛等,60% 出现特征性皮肤游走性红斑,呈"牛眼"外观。播散期表现为关节炎、脑膜炎、神经炎和心肌炎等。

(4) 内源性眼内炎:患者有典型的败血症,除玻璃体炎外,多数患者可有前房反应或积脓。

(5) 巨细胞病毒(CMV)性视网膜炎:CMV 在免疫功能正常者一般不引起疾病,CMV 性视网膜炎是获得性免疫缺陷综合征(AIDS)患者最常见的眼部表现,表现为散在的黄白色片状视网膜坏死伴视网膜出血。

(6) 急性视网膜坏死:为疱疹病毒感染引起,典型的表现为灶状视网膜坏死、以视网膜动脉炎为主的视网膜血管炎、中度以上的玻璃体混浊和后期发生的视网膜脱离。

(7) 风疹:常见于新生儿,其母亲在妊娠期间患风疹,典型特征是视网膜椒盐样色素沉着,抗风疹病毒抗体增加可以确诊该病。

(8) 念珠菌感染:早期看到局灶性黄白色奶油状脉络膜病变或脉络膜视网膜病变,相应玻璃体处有不同程度的炎症反应。随病灶突进玻璃体,玻璃体混浊加重。血、尿及静脉注射部位可以培养出念珠菌,眼内液标本中培养出念珠菌可确定诊断。

(9) 眼组织胞浆菌病:病原为荚膜组织胞浆菌。眼部表现为眼组织的荚膜组织胞浆菌感染,表现为局灶性视网膜炎、眼内炎。另一种是免疫应答所致的拟眼组织胞浆菌病综合征,眼组织胞浆菌斑为 0.1~0.5 视盘直径大小,散在分布于赤道部和后极部,病灶消退后遗留局部脱色素及色素增生瘢痕。诊断主要根据临床表现和真菌培养,玻璃体培养阳性对诊断有确诊作用。

(10) 弓形虫脉络膜视网膜炎:弓形虫是细胞内寄生性原虫。眼弓形虫脉络膜视网膜炎分先天性和后天性两大类。前者表现为脉络膜视网膜萎缩灶,类圆形,境界清楚。先天性者可复发,眼底表现在陈旧病灶边缘及其附近出现略隆起的软性渗出白斑。后天性者眼底表现视网膜渗出性病灶,大多位于后极及赤道部,经2~3个月炎症消退后形成瘢痕性病灶。诊断主要依靠病原学和血清学检查。

(11)弓蛔虫病:常见病原体是犬弓蛔虫或猫弓蛔虫。常发生于儿童、单眼发病。最常见的表现为黄斑肉芽肿、视力差、单侧睫状体平部炎周边肉芽肿形成和眼内炎。

2. 非感染性

(1) Vogt-小柳原田综合征:累及全身多器官的综合征。病程分4期:前驱期主要表现为感冒样症状;后葡萄膜炎期是在葡萄膜炎发生的前2周,主要表现为双眼弥漫性脉络膜炎、脉络膜视网膜炎、视盘炎;前葡萄膜受累期在葡萄膜炎发生的第2周~2个月,除原有的后葡萄膜炎外,还出现前葡萄膜炎,为非肉芽肿性,此期易出现渗出性视网膜脱离;葡萄膜炎反复发作期,出现晚霞状眼底改变和(或)Dalen-Fuchs结节。伴有或继发全身性体征有脑膜刺激征、皮肤白斑、脱发、白发、听力下降、耳鸣。

(2) Behcet病:以葡萄膜炎、口腔溃疡、多形性皮肤损害、生殖器溃疡为特征,也可累及关节、中枢神经系统和胃肠道。Behcet病引起的葡萄膜炎可表现为前葡萄膜炎和全葡萄膜炎两型。前者多见于成年女性,预后好;后者多见于男性,预后差。易发生前房积脓,特点为流动性大、发生及消退迅速。最常见和最重要的眼后段表现是视网膜血管炎。炎症有自动缓解倾向,但短时间即可复发(短至5~7天,一般为2~5周复发1次)。

(3) 类肉瘤病:也被称为结节病,累及多系统多器官非干酪样坏死性肉芽肿性疾病。其所致的葡萄膜炎主要表现为慢性肉芽肿性前葡萄膜炎,后葡萄膜炎可表现为白黄色渗出及视网膜静脉旁白鞘,视网膜玻璃体雪球状混浊。另外,可有眼睑皮肤和结膜结节等其他眼部损害。肺部损害高达95%,表现为肺门淋巴结病,胸部X线见肺门淋巴结肿大;血清血管紧张素转化酶水平升高。

（4）多病灶的脉络膜炎：多见于30岁以上的女性，患者多有近视。双侧眼受累，可不同时发病，视力下降程度不同，可轻度或降至光感。位于色素上皮层和脉络膜层多发的小圆形灰白色病灶，分布于后极部或中间部眼底；炎症消退后常遗留圆形萎缩性脉络膜视网膜瘢痕，伴色素沉着。慢性病例表现视网膜下轻度或广泛纤维增殖。

（5）匍行性脉络膜视网膜炎：常见于30~60岁，病变累及双眼，但最初发病常单眼先发病。典型表现为慢性、进行性、反复发作的脉络膜和视网膜色素上皮炎，其特征是邻近视盘的青灰色或黄白色片状视网膜下病变，形状不规则呈地图状，经2~3个月活动期后遗留萎缩病灶，其周围可再出现活动性病变。

（6）鸟枪弹样脉络膜视网膜病变：多见于白种人，女性多于男性，眼球前段无（或轻微）炎症改变，玻璃体炎症性混浊为本病突出表现之一，但不伴有雪堤样改变；眼底典型表现为自后极部至赤道部在视网膜深层出现多发的奶油样黄白色的卵圆形病灶，直径大约1/4PD，双眼对称、放射状分布，病灶内及其边缘不存在色素移行或沉着。可出现视网膜和（或）视神经水肿，如果HLA-B29检查阳性则诊断更为确切。

3. 其他病因

（1）急性后极部多灶性鳞状色素上皮病变（APMPPE）：急性视力减退，多见于青年人，通常在双眼后极部视网膜下可见多发性边缘模糊的灰白色病灶，大小约视盘直径的1/2。本病具有自限性，活动期一般自数天至2~3周，也可持续数月，视功能大多能良好恢复。

（2）急性视网膜色素上皮炎（Krill disease）：好发于青年人，出现突然视力下降或视物变形。黄斑区视网膜色素上皮层暗灰色散在的呈簇的点状病变，每簇有2~4个点状病变，其周围围绕黄白色晕环。单眼和双眼受累。不治疗6~12周可以恢复，视力多恢复正常。

（3）多发性一过性白点综合征：多发于青壮年，单眼多见，起病较急，中心视力下降（一般不低于0.2）。眼底后极部视网膜深层散在灰白色圆形病灶，1/4~1/3PD大小，位于视盘附近或黄斑周围、上下血管弓处相对密集，部分病例可伴有视盘充血边缘模糊。本病为自限性，视功能预后良好。

【鉴别诊断】

1. 网状组织细胞肉瘤　50岁以上患者持久有玻璃体细胞，全身应用皮质激素常无效。

2. 恶性黑色素瘤　视网膜脱离和玻璃体炎症使下面的肿瘤模糊不清，B超常常可以诊断。

3. 视网膜色素变性　玻璃体细胞和黄斑水肿可以伴随骨细胞样色素沉着，视网膜血管变细。ERG有助于诊断。

4. 孔源性视网膜脱离　经常伴随前玻璃体少量色素性混浊和前葡萄膜炎。

5. 眼内异物　眼球贯通伤后持续性炎症，或有虹膜异色，通过间接检眼镜、B超、超声生物显微镜或者眼球CT诊断。

6. 后巩膜炎　伴和不伴有前巩膜炎，玻璃体炎伴有视网膜脉络膜皱褶，荧光素眼底血管造影（FFA）、B超（显示T形征）有助于诊断。

7. 视网膜母细胞瘤　常见于小儿，可见假性前房积脓和玻璃体细胞。常看到一个或多个视网膜白色隆起灶。

8. 白血病　已诊断为白血病的患者可有单眼视网膜炎和玻璃体炎。

9. 淀粉样变性病　罕见，玻璃体无炎症表现，血清蛋白电泳和诊断性玻璃体切除术可以确诊。

10. 星状玻璃体混浊　小的白色的反光颗粒（钙沉积物）黏附于胶原纤维，在玻璃体中漂浮，常常无症状，无临床意义。

【检查】

1. 病史　全身性疾病、感染性疾病史、眼部手术、外伤史及免疫功能障碍因素。

2. 全面的眼科检查　包括眼前段、眼压、眼底检查，应行巩膜加压用间接检眼镜检查整个锯齿缘部。

3. FFA有助于诊断或制订治疗方案。

4. 血液学检查　弓形虫滴度测定、ACE、FTA-ABS、血沉、ANA、HLA-A29,弓蛔虫滴度、Lyme 免疫荧光测定、ELISA。在新生儿和免疫缺陷患者,要进行巨细胞病毒抗体滴度、单纯疱疹、带状疱疹、水痘及风疹病毒检查。如果怀疑感染性疾病,血样和注射部位标本的培养有助于诊断。

5. 结核菌素试验反应阴性。

6. 胸部 X 线片。

7. 免疫缺陷患者的尿巨细胞病毒检查。

8. 怀疑全身受累,特别是中枢神经系统受累时,进行颅脑 CT 和腰穿检查。

9. 必要时可行诊断性玻璃体切除术。

【治疗】见各有关章节。

四、急性视网膜坏死

急性视网膜坏死(acute retinal necrosis,ARN)由病毒感染(主要为水痘—带状疱疹病毒和单纯疱疹病毒感染)引起,以视网膜坏死、视物膜动脉炎、玻璃体混浊和后期视网膜脱离为主要特征。

【症状】发病隐匿,出现视物模糊、眼前黑影、眼痛、畏光,病变累及黄斑时视力严重下降。

【主要体征】

1. 眼前节可有轻至中度炎症反应。

2. 易发生眼压升高。

3. 周边视网膜可见多发不透明的白色增厚病灶,呈斑块状,逐渐扩大并融合,并向后极部发展。病变和正常视网膜间有明显分界线。

4. 视网膜血管炎,动静脉均可受累,以动脉炎为主。

5. 发病早期即可有玻璃体混浊,并逐渐加重,出现纤维化。

6. 视网膜坏死区形成多发裂孔,引起视网膜脱离。

【其他体征】视网膜出血(小的出血),视盘水肿。

【检查】

1. 病史　有无导致免疫功能障碍因素。

2. 全面的眼科检查　观察玻璃体和前房细胞、眼压,用间接检眼镜和巩膜压迫器行视网膜周边部检查。

3. 全血计数和分类、巨细胞病毒抗体滴度、FTA-ABS、PRS、血沉、弓形虫滴度、PPD、胸部 X 线片排除其他病因。

4. 急性期和恢复期行水痘 - 带状疱疹、单纯疱疹病毒抗体滴度检查。

5. 怀疑视神经疾病的患者做眼眶部 CT 和 B 超检查。

6. 如果怀疑巨细胞淋巴瘤、第三脑室梅毒、脑炎，进行头颅 CT、MRI 和腰穿检查。

【治疗】

1. 治疗目的是降低对侧眼的发病率，治疗并不减轻发病眼的视网膜脱离率。

2. 阿昔洛韦每日 $1500mg/m^2$ 静脉注射，分 3 次使用，维持 7~10 天。然后口服 400~600mg，每天 5 次，从发病开始治疗 6 周。视网膜炎在治疗的前 48 小时仍有可能进展，常在 4 天内开始消退。

3. 有眼前段炎症时用局部睫状肌麻痹剂(1% 阿托品每天 3 次)和局部糖皮质激素滴眼液。

4. 使用抗凝药如阿司匹林 0.3g，每天 3 次。

5. 全身应用皮质激素　给予大剂量的皮质激素如泼尼松 1~1.2mg/(kg·d)，用 1~2 周。考虑视神经受累时，延长糖皮质激素治疗 1 周或直到视网膜炎开始消退时，以后减量维持 2~5 周。

6. 眼压增高时，抗青光眼药物治疗。

7. 激光视网膜光凝术预防视网膜脱离。

8. 玻璃体切除术、玻璃体注长效气体或者联合硅油充填治疗复杂视网膜脱离。

【随访】患者每天复查，随后数周或数月检查 1 次，在每次复查时，眼底检查排除视网膜裂孔。如果视网膜炎超过了以前激光治疗范围，考虑再次行激光治疗。应检查瞳孔反应并考虑视网膜神经病变。

五、Vogt- 小柳原田综合征

是一种累及全身多系统的炎症性疾病，主要表现为脉络膜炎、脉络膜视网膜炎、视盘炎、神经视网膜炎和肉芽肿性全葡萄膜炎。本病多发于 20~50 岁成人。病因仍未完全清楚,可能与自身免疫反应有关,与 HLA-DR4、HLA-DRw53 抗原密切相关。

【主要症状和体征】

1. 前驱期(葡萄膜炎发病前 3~7 天)

(1) 出现全身感冒样症状:如发热、乏力、头痛、头晕。

(2) 头皮过敏现象:即用手触摸头发或头皮时,患者感疼痛或明显不适,葡萄膜炎出现后此现象即消失。

(3) 头痛、颈强直:两者主要见于葡萄膜炎发生之前或与其同时发生,前者可持续数周或数月,后者一般持续不超过 3~4 周。

(4) 听力下降和耳鸣:多发生于前驱期,也可与葡萄膜炎同时发生或发生于其后。

(5) 脑脊液淋巴细胞增多:于发病早期出现,葡萄膜炎发病 2 个月后即消失。

2. 后葡萄膜炎期(葡萄膜炎发生后 2 周内)

(1) 双眼突然视力下降,或双眼先后视力下降,但双眼发病间隔在一周之内。

(2) 可有畏光、疼痛、眼红。

(3) 眼前段无明显炎症改变,或有轻度前房闪辉。

(4) 双侧严重的脉络膜增厚、渗出,伴视盘充血、水肿,视盘周视网膜水肿。

(5) 可有渗出性视网膜脱离,但此期不常见。

(6) FFA 检查显示造影早期出现多发性点状强荧光,随造影时间延长逐渐扩大,晚期呈多湖状强荧光。

3. 前葡萄膜受累期(葡萄膜炎发生的 2 周~2 个月内)

(1) 原有的脉络膜、视网膜、视盘炎症。

(2) 非肉芽肿性前葡萄膜炎表现如尘状 KP、前房闪辉及前房细胞。

(3) 容易发生渗出性视网膜脱离。

4. 前葡萄膜炎反复发作期(葡萄膜炎发生的 2 个月后)

(1) 晚霞状眼底。

(2) Dalen-Fuchs 结节。

(3) 肉芽肿性前葡萄膜炎表现如羊脂状 KP、虹膜

Bussaca 结节,易发生虹膜后粘连。

（4）头发、眉毛、睫毛变白及白癜风。这些改变多出现于葡萄膜炎发生之后的 6 个月或 1 年,但也可发生于葡萄膜炎发病之前。

【其他体征】继发性青光眼,并发性白内障,视网膜下新生血管膜和增殖性改变。

【鉴别诊断】

1. 交感性眼炎 眼球贯通伤或内眼手术史,一般没有神经系统症状以及皮肤和毛发改变。

2. 视盘炎 多伴瞳孔对光反射异常,如对光反射不能持久(跳跃现象),视野检查显示中心暗点、旁中心暗点、象限性缺损或向心性缩小等。FFA 显示视盘荧光渗漏。

3. 后巩膜炎 玻璃体炎伴有视网膜脉络膜皱褶,B超显示 T 形征有助于诊断。

4. 其他肉芽肿型全葡萄膜炎 如梅毒、类肉瘤病、结核。

【检查】

1. 病史 神经系统症状,听力下降、脱发,除外眼手术或外伤史。

2. 全面眼科检查,包括散瞳查眼底。

3. 血细胞计数、RPR、FTA-ABS、ACE、PPD、胸部 X 线片。

4. 为了排除中枢神经系统疾患,做脑 CT 和(或)MRI 检查。

5. 有脑膜刺激征时作腰穿,行脑脊液检查。

6. FFA 有助于诊断与鉴别诊断。

【治疗】

1. 糖皮质激素 糖皮质激素是治疗初发葡萄膜炎的最常用药物。使用方法为泼尼松口服 1~1.2mg/(kg·d),炎症控制后渐减量,维持剂量是 15~20mg,总治疗时间应不少于 1 年。

2. 出现前葡萄膜炎时局部糖皮质激素滴眼液。

3. 局部睫状肌麻痹剂 1% 阿托品,或 2% 后马托品。

4. 免疫抑制剂 复发患者常需联合应用免疫抑制

剂。常用的有苯丁酸氮芥 0.05~0.1mg/(kg·d)、环磷酰胺 1~2mg/(kg·d)、环孢素 3~5mg/(kg·d)。

5. 有特殊神经性疾患，请神经内科会诊。

六、交感性眼炎

是指发生于一眼贯通伤或内眼手术后的双侧肉芽肿性葡萄膜炎。受伤眼称为刺激眼，别一眼称为交感眼。主要是由外伤或手术造成眼内抗原暴露并激发自身免疫反应所致。

【症状】双眼疼痛、畏光、视力下降（在远视力受累前近视力常常受累）、红眼。单眼有贯通伤或眼内手术史（常在 4~8 周前，但也可在 5 天 ~60 年内发生，99% 的患者发生在 1 年内）。

【主要体征】

1. 发病隐匿。可发生前葡萄膜炎、后葡萄膜炎、中间葡萄膜炎，但以全葡萄膜炎为多见。

2. 前节表现为双眼急性肉芽肿性前葡萄膜炎，羊脂状角膜后沉着物，前房闪辉及前房细胞，虹膜出现 Koeppe 结节或 Bussaca 结节。

3. 可出现中间葡萄膜炎的典型表现，但多与前或后葡萄膜炎同时出现，很少单独存在。

4. 眼底改变呈弥漫性脉络膜炎，脉络膜水肿；视网膜、视盘水肿；渗出性视网膜脱离；复发病例或慢性炎症者表现典型的 Dalen-Fuchs 结节、晚霞状眼底。

5. 荧光素眼底血管造影　急性活动期为视盘渗漏，静脉期可见视网膜色素上皮水平多发点状强荧光病灶，后期融合为多湖状强荧光。视网膜血管多正常。

6. 诱发眼和交感眼的表现相同。

【其他体征】周边部虹膜前粘连，虹膜新生血管，瞳孔阻滞或闭锁，白内障，渗出性视网膜脱离，最早期的体征可能是未受伤的适应性调节丧失，或轻度前或后葡萄膜炎。

【鉴别诊断】

1. Vogt- 小柳原田综合征　与本征相似，但无眼外伤或手术史,有其他症状和体征,包括头痛、恶心、呕吐、发热、眩晕、局灶性神经系统症状、脱发、皮肤白斑、白发、听力下降和耳鸣。

2. 晶状体过敏性眼内炎 由于损伤了晶状体囊致严重前房炎症,常见于外伤或手术,无后葡萄膜炎,对侧眼不受累。

3. 类肉瘤病 可引起肉芽肿性全葡萄膜炎,常伴肺门淋巴结肿大,血清血管紧张素转化酶升高。

4. 梅毒 肉芽肿性全葡萄膜炎可伴基质性角膜炎、虹膜毛细血管网扩张或弥漫性色素沉着性视网膜病变。FTA-ABS 阳性。无外伤病史。

【检查】

1. 病史 既往眼部手术或外伤病史。

2. 全面眼部检查包括散瞳眼底检查。

3. 检查 RPR、FTA-ABS,如果考虑类肉瘤病时进行ACE 水平检查。

4. 胸部 X 线片检查,除外肺结核和类肉瘤病。

5. FFA 和(或)B 型超声检查有助于证实诊断。

【治疗】

1. 首选糖皮质激素控制炎症 对于中度至重度的患者,首先采用下列方案,随着炎症的控制逐渐将皮质激素减量。

(1) 局部应用皮质激素滴眼液:每 1~2 小时 1 次。

(2) 全身应用皮质激素:泼尼松 1~1.2mg/(kg·d) 口服,维持剂量为 15~20mg/d,治疗时间通常在 8 个月以上,有些可达 1 年或 1 年以上。

2. 睫状肌麻痹剂 1% 阿托品,每天 3 次。

3. 如果糖皮质激素无效或有使用禁忌,需用其他免疫抑制剂如苯丁酸氮芥、环磷酰胺、环孢素、FK506 等药物,采用小剂量激素联合一种或两种免疫抑制剂。

七、眼内炎

(一)术后眼内炎

葡萄膜和视网膜的化脓性炎症,称为眼内炎。内眼手术后 1 天至数天内发生的眼内炎为急性感染。最常见的感染源为表皮葡萄球菌、金黄色葡萄球菌、链球菌,少见的有革兰阴性菌(假单胞菌、变形杆菌、流感嗜血杆菌、克雷白菌属、埃希菌属、肠杆菌属)和厌氧菌。如在术后 1 周 ~1 个月甚至更长时间发生的眼内炎为迟发感染。常见的病原体有真菌、痤疮丙酸菌属等。

1. 急性感染

【症状】突然的进行性视力下降、眼红、眼痛加重。

【主要体征】在内眼手术后眼内炎症重,前房和玻璃体大量房水闪辉和炎性细胞,可有前房积脓、眼睑水肿、结膜水肿、眼底红光反射减弱或消失。

【其他体征】角膜水肿、虹膜充血。

【检查】

(1) 全面眼科检查。

(2) B 超检查有明显的玻璃体混浊,可以证实临床诊断。

(3) 如果视力只有光感或者更差,常行诊断和治疗性玻璃体切除术,同时做房水和玻璃体细菌培养和涂片检查。

(4) 血常规和生化检查。

【治疗】

(1) 在行房水和玻璃体细菌培养的同时行玻璃体内注药,可选择下列药物:

1) 妥布霉素(tobramycin):200μg/0.05ml(配制方法:妥布霉素 4000U/0.1ml+ 生理盐水 0.9ml)。

2) 庆大霉素:100~200μg/0.05ml(配制方法:庆大霉素 4000U/0.1ml+ 生理盐水 0.9ml)。

3) 万古霉素(vancomycin):1.0mg/0.1ml(配制方法:0.5g+ 生理盐水 5ml,取 0.1ml+ 生理盐水 0.9ml)。

4) 头孢唑林(先锋霉素 V):1.0mg/0.1ml(配制方法同上)。

5) 两性霉素 B(amphotercin B):0.005~0.01mg。

6) 阿米卡星(丁胺卡那霉素)0.4mg/0.1ml;克林霉素(氯林可霉素)1mg/0.1ml 或 1mg/0.2ml。

7) 地塞米松(酌情使用):200~400μg(0.04~0.08ml)。

8）联合用药：万古霉素＋妥布霉素或庆大霉素。必要时每 48~72 小时重复 1 次。

（2）结膜下注药：

1）妥布霉素：2 万 U（0.5ml）。

2）庆大霉素：2 万 U（0.5ml）。

3）万古霉素：15mg。

4）5% 磺胺嘧啶：0.5ml。

（3）局部滴用强效抗生素滴眼液如妥布霉素或庆大霉素，每小时 1 次或每 30 分钟 1 次。如怀疑铜绿假单胞菌感染可用帕力百滴眼，5 分钟 1 次，共 6 次，然后一天 3 次。

（4）由于术后早期不易感染真菌，常结膜下或玻璃体内皮质激素联合抗生素应用，地塞米松结膜下注射 1~2mg。

（5）睫状肌麻痹剂：1% 阿托品每天 1 次。

（6）全身应用抗生素：

1）青霉素：640 万 ~960 万 U+5% 葡萄糖液 500~1000ml，每天 1 次。

2）环丙沙星：200mg，每天 2 次。儿童只用 3 天。

3）头孢噻肟（凯福隆）：50~100mg/kg+5% 葡萄糖液 250ml，每天 1 次。

4）新福欣（头孢三代）：30~100mg/kg+5% 葡萄糖液 250ml，每天 1 次。

5）头孢呋辛（西力欣）：60mg/kg+5% 葡萄糖液 250ml，一天 3 次；成人 1.5g，一天 3 次。

6）万古霉素：1g+5% 葡萄糖 500ml，一天 2 次。

7）怀疑真菌感染可用氟康唑：200mg，一天 2 次。

8）地塞米松：5~10mg，根据病情需要加入葡萄糖中。

（7）玻璃体切除术：如果视力为光感或更差时，立即手术并联合抗生素与糖皮质激素注入。

【随访】

（1）每 4~8 小时观察临床病程。

（2）根据患者对治疗的反应、细菌培养、药敏结果制订治疗方案。如果病情恶化或发现了明确的细菌或对所有药物有抗药性,在首次用药48小时后可再次玻璃体内注射另一种敏感抗生素。

(3) 如果治疗有效,48小时后逐渐减少局部强效抗生素次数或者加用喹诺酮类抗菌药。进行门诊密切随访。

2. 迟发感染

【症状】术后一周或更长时间出现视力下降严重,红肿、疼痛逐渐加重。

【主要体征】视力下降、前房和玻璃体炎症、玻璃体脓肿和前房积脓;前房虹膜表面或沿着瞳孔边缘可见大块状渗出。

【其他特征】角膜浸润和水肿,或有手术后角膜大泡。

【病因】

(1) 真菌:曲霉菌属常见,其次有念珠菌属、头孢霉属、青霉菌属及其他霉菌属。

(2) 痤疮丙酸菌属:复发性肉芽肿性前葡萄膜炎常常伴有前房积脓、轻微充血和疼痛。晶状体后囊下有白色片状混浊,皮质激素可暂时缓解炎症。

(3) 其他细菌:和滤过泡有关的常为链球菌属,玻璃体中心混浊,术中或术后抗生素局部应用,细菌可受到部分抑制。

【检查】

(1) 眼科病史和全面检查。

(2) 玻璃体样本涂片和细菌、真菌培养,有条件时进行厌氧菌培养。

(3) 血常规、电解质及肝功能检查。

【治疗】

(1) 早期治疗同急性术后眼内炎,但不宜用糖皮质激素。

(2) 如果术后6周内,视力为光感或更差,行玻璃体切除术,超过6周疗效不确定。

(3) 如果怀疑真菌感染或手术中涂片真菌阳性,玻璃体切除术的同时,玻璃体内注射两性霉素B 5~10mg,然后局部和全身应用抗真菌药,5% 纳他霉素(natamycin)滴眼液每小时1次,特比萘芬(terbinafine,疗霉舒)口服 250mg，每天 1 次，直到感染控制。两性霉素 B 静脉滴注，开始时 0.1mg/kg，以后逐渐增至 10mg/kg。咪康唑 10mg/1ml，结膜下注射。

（4）去除晶状体和囊膜残留物对于诊断和治疗是必需的，细菌可能对青霉素、头孢西丁（噻吩甲氧头孢菌素）、克林霉素（氯洁霉素）、万古霉素敏感。

【随访】依感染原而定，通常按急性术后眼内炎随访。

（二）外伤性眼内炎

该疾病为急诊，需要即刻处理。

【症状和体征】同急性术后眼内炎。

注：杆菌眼内炎的患者可伴高热、白细胞增高、眼球突出、角膜环形脓肿和视力急剧下降等。

【鉴别诊断】

1. 眼内残留异物和玻璃体积血致无菌性炎症。

2. 手术并发症导致的无菌性眼内炎。

3. 晶状体过敏性眼内炎。

【检查】同急性术后眼内炎，X 线、CT 和 B 超有助排除球内异物。

【治疗】

1. 治疗同眼球破裂或眼球贯通伤。

2. 用药见术后眼内炎。

3. 睫状体平坦部玻璃体切除术疗效不确定。但可减少细菌量、提供培养和病理检查材料。

4. 以前没有破伤风免疫者，需要肌注破伤风抗毒素 1500U。

5. 排除真菌感染前不可用皮质激素。如果没有真菌感染，可以使用 1% 泼尼松龙每 4 小时 1 次，结膜下注射地塞米松 4mg，每天口服泼尼松 40~80mg。如果分离出真菌，要进行抗真菌治疗。

6. 玻璃体切除术 如果视力为光感或更差时，立即手术并联合抗生素与糖皮质激素眼内注射。

【随访】同术后眼内炎。

（三）内源性细菌性眼内炎

【症状】急性全身感染性疾病（如败血症）患者、免疫功能障碍者突然视力下降。

【主要体征】前房细胞和房水闪辉，或前房积脓，玻璃体细胞和片状混浊。

【其他体征】虹膜微小脓肿，眼底红光反射消失，视网膜炎性浸润，火焰状视网膜出血灶伴有或不伴有中心白点，角膜水肿，眼睑水肿，结膜充血。可以发展成全眼球炎（有眼球突出、活动受限）。

【鉴别诊断】

1. 内源性真菌性眼内炎　可见绒状白色玻璃体混浊，真菌培养阳性。

2. 视网膜脉络膜感染（如弓形虫病和弓蛔虫病）　黄白色视网膜脉络膜病灶。

3. 非感染性后葡萄膜炎（如类肉瘤病、睫状体平坦部炎）　有葡萄膜炎病史，与败血症的发作时间不一定一致。

4. 肿瘤　如网织细胞瘤（患者年龄常常大于 50~55 岁）和视网膜母细胞瘤（常常在婴幼儿期发病）。

【检查】

1. 病史　全身疾病与免疫功能障碍史。

2. 全面的眼科检查，散瞳查眼底。

3. B 型超声检查眼后节受累的程度。

4. 请内科有关专家治疗全身疾病。

5. 血、尿标本细菌培养，有脑膜刺激征出现行腰椎穿刺。

6. 玻璃体切除术加眼内抗生素注射，治疗应及时，当细菌培养阴性和感染源不确切时，也可行前房和玻璃体穿刺、细菌培养与涂片检查。

【治疗】

1. 全身使用广谱抗生素　根据怀疑的感染源不同选择相应抗生素：

(1) 头孢唑林 0.5~1g/ 次，每天 2~4 次。

(2) 庆大霉素静滴或肌注 4 万 ~8 万 U/ 次，每天 2~3 次。

(3) 环丙沙星静滴 200mg/ 次，每天 2 次。

2. 睫状肌麻痹剂　1% 阿托品每天 3 次。

3. 局部应用皮质激素　1% 泼尼松龙，依前节炎症程度每 1~6 小时 1 次。

4. 抗生素局部注射 妥布霉素或庆大霉素结膜下或 Tenon 囊下注射。

5. 玻璃体内注射抗生素。见术后眼内炎。

6. 玻璃体切除术 如果视力为光感或更差时,立即手术并联合抗生素与糖皮质激素注入。

【随访】患者每天复查,抗生素治疗方案由细菌培养和药敏结果及患者对治疗的反应进行调整。静脉注射抗生素至少维持 2 周,直到病情得到改善。

(四)晶状体过敏性眼内炎

【定义】对暴露的晶状体蛋白抗原的自身免疫反应,通常发生于手术、外伤或晶状体囊膜破裂后 1 天到数周。

【症状】疼痛、畏光、红眼、视力下降。

【主要体征】严重的前房炎症反应,前房较多的细胞和闪辉,有时前房积脓、羊脂状 KP。前房可见晶状体皮质。

【其他体征】眼睑水肿、结膜水肿、眼内压增高、虹膜后粘连。

【检查】

1. 病史 近期眼内手术或眼外伤。

2. 全面的眼科检查 检查前房有无晶状体皮质残留,玻璃体有无炎症反应。散瞳检查有无眼底红光反射。测量眼压。

3. 如果感染性眼内炎不能除外,应进行细菌培养,并给予抗生素治疗。

4. B 型超声协助诊断和随访。

八、虹膜囊肿

分为原发性和继发性两类。原发性虹膜囊肿可发生于虹膜色素上皮层或基质层。继发性虹膜囊肿可因内眼手术、眼外伤、长期滴用缩瞳剂后、炎症渗出和寄生虫感染等原因所引起。

【临床表现】

1. 原发性 多见于年轻人或中年人,亦可在出生后数月出现。分三期:①无症状期:患者无任何症状或视力减退；②刺激期：有虹膜炎的表现；③青光眼期：眼球胀痛。发生于色素上皮的虹膜囊肿为深棕色、圆形或椭圆形囊形小体，透照试验阳性。它可位于瞳孔缘、虹膜中周部或虹膜周边部。发生于基质层的虹膜囊肿见于儿童，囊肿的前壁清晰，包含液体。有些虹膜囊肿可脱落至前房、房角或玻璃体。

2. 继发性

（1）外伤植入性：可有浆液性和珍珠样两型。前者囊肿壁菲薄，囊腔内含淡黄色液体。后者呈灰白色、圆形或卵圆形小肿物，亮如珍珠。囊肿常增大，可导致前葡萄膜炎和继发性青光眼。

（2）药物性：见于青光眼患者长期点缩瞳剂如碘依可酯，囊肿位于瞳孔缘。

（3）寄生虫性：囊尾蚴病在眼部的表现。呈豌豆大小，有一蓝白色混浊中心，常可见到蠕动。此囊肿应尽快切除。

3. 炎症渗出性和寄生虫性虹膜囊肿可伴有前房炎症反应。

4. 如果囊肿向后房膨出，则经瞳孔区可见到虹膜后方黑色隆出团块。

【鉴别诊断】虹膜黑色素瘤：超声波检查有助于鉴别诊断。

【治疗】

1. 无症状或较小的虹膜囊肿，应密切观察。

2. 虹膜囊肿引起前房炎症渗出，可给予糖皮质激素局部治疗。

3. 激光治疗　适用于浆液性囊肿，较小能量击穿囊壁。但易复发。

4. 手术治疗　经角膜缘切口，做一包括整个囊肿在内的虹膜切除术。

九、脉络膜血管瘤

脉络膜血管瘤是在先天性血管发育不良基础上发展的良性血管性肿瘤，可孤立地出现于眼底后极部，或弥漫地侵入大部分脉络膜，均可缓慢生长。

【临床表现】

1. 孤立性

(1) 多见于中年人,男性多见,单眼为主。

(2) 早期症状很少,随肿瘤发展出现眼前有黑影、视力减退、视物变小变形。随着病程进展,视力与视野不断恶化。

(3) 多位于眼底后极部,邻近视盘或黄斑区,为杏黄色或橘红色、圆形或近似球形的隆起,表面可有色素沉着。后照法透红光。

(4) 大多伴有不同程度的浆液性视网膜脱离。

2. 弥漫性

(1) 常见于患眼同侧有沿三叉神经分布的颜面血管瘤(Sturge-Weber 综合征),可伴有脑血管瘤和青光眼。

(2) 眼底后极部广泛、弥漫、扁平、边界不清的番茄色增厚,黄斑区明显。色素上皮发生色素变动。

(3) 广泛性浆液性视网膜脱离至全脱离。

(4) 可并发白内障、虹膜新生血管、青光眼和角膜水肿。

3. 荧光素眼底血管造影　视网膜动脉充盈前期出现似脉络膜血管形态的强荧光。渗漏迅速,融合扩大,出现浓密的强荧光。其间有更高的荧亮点,持续至晚期不退。肿瘤表面及边缘处的色素增生呈遮挡荧光或为低荧光斑点。有时可见视网膜毛细血管扩张。

4. 超声检查　A 型超声表现为内反射强,波峰与波峰的间隔和高度相似,波谷与波谷的间隔和高度也相似,排列均匀。B 型超声显示扁平隆起的病灶,常伴有浆液性视网膜脱离。

5. 视野　由于肿瘤压近血管,可出现视神经缺血的视野改变。长期视网膜下积液,导致视野相应缩窄。

【鉴别诊断】

1. 无色素性脉络膜黑色素瘤　少见,眼底表现为黄色隆起,边缘更为清楚。超声检查显示为实性低回声。荧光素眼底血管造影显示早期无荧光,动静脉期呈斑驳状荧光,并持续至晚期。

2. 脉络膜转移瘤　眼底表现为一灰白或黄色、圆形或卵圆形隆起的肿物。荧光素眼底血管造影早期显示无荧光区,晚期出现斑驳状荧光,不如脉络膜血管瘤的荧光那样迅速、密集而满布全肿瘤。

3. 渗出性年龄相关性黄斑变性　渗出与机化均可为隆起的病变,呈黄灰色。荧光素眼底血管造影可出现浆液性和(或)出血性视网膜神经上皮和(或)色素上皮脱离。有视网膜下新生血管膜者,可出现车轮状或花边状血管荧光。荧光素渗漏可将整个病变区着染。

4. 出血性色素上皮脱离　荧光素眼底血管造影表现与病变区相符的无荧光区,其范围与形态保持不变。

【治疗】

1. 激光光凝　采用氩激光、氪激光光凝,可直接封闭瘤体表面来自脉络膜的血管,使其不再渗漏。

2. 经瞳孔温热疗法　系用 810nm 红外激光大光斑 2mm 或 3mm,以 60 秒或更长时间照射,促使瘤体表面血管萎缩。可反复治疗,方便易行。

3. 光动力疗法　如瘤体位于黄斑中央,或对激光光凝治疗后黄斑区残留的瘤体可试行光动力学治疗。

4. 亦可选择巩膜敷贴放射治疗。

十、脉络膜恶性黑色素瘤

脉络膜黑色素瘤是成人常见的眼内恶性肿瘤。在我国仅次于视网膜母细胞瘤,为第二位眼内恶性肿瘤。发病年龄在中年以上,以 50~60 岁常见。男性略多于女性。单眼发病多见。根据其在眼底的生长形态,可分为结节型和弥漫型。

【临床表现】

1. 肿瘤位于黄斑区时,早期会有视物变形、小视和大视、色觉改变、相对性或绝对性视野缺损等表现。肿瘤位于眼底周边部时可无自觉症状。晚期时,可有眼压高、眼红、眼胀、头痛,甚至恶心、呕吐、眼痛及眼球突出等表现。

2. 眼底所见

(1)早期可见扁平或稍微隆起的色素性肿瘤,呈棕色或灰色,颜色不均一,表面可见色素。

（2）结节型：多见。

1）未突破玻璃膜时表现为圆形或椭圆形、境界清楚、高低不平的局限隆起，表面有黄白色玻璃膜疣及棕色色素颗粒。

2）肿瘤生长顶端突破玻璃膜后，迅速向视网膜下增大，形成头大、颈窄、基底宽广的蘑菇状形态，血管丰富，实体感肿物。

3）肿瘤颈部视网膜呈波浪状实体性脱离。随积液增多，可出现远离肿瘤以外部位的渗出性视网膜脱离。

4）晚期因肿瘤高度坏死，瘤体血管或瘤体表面视网膜血管破裂而致玻璃体内大量积血。

5）瘤细胞种植到虹膜和前房角，可发生继发性青光眼。虹膜有新生血管形成，导致新生血管性青光眼。有时并发眼内炎、全眼球炎和白内障。

（3）弥漫型：少见。

此种形式发展的肿瘤，沿脉络膜平面发展，使脉络膜普遍增厚。眼底表现类似转移性脉络膜肿瘤，或为橘红色、稍发暗的广泛的浆液性视网膜脱离。Bruch 膜大多完整，视网膜很少累及。肿瘤未损及黄斑时，尚保持较好视力。此型易发生眼外转移。

3. 荧光素眼底血管造影　自动脉期始，肿瘤面就出现多个强荧光点，迅即扩大增强，形成散在的不规则强荧光斑。动静脉期，一些肿瘤血管与视网膜血管同时显示荧光，呈双循环现象。造影晚期，肿瘤部位多湖样荧光斑持续存在，30~50 分钟后消失。

4. 视野检查　有与肿瘤部位相对应的视野缺损。

5. 超声波扫描　可显示：①蘑菇状或圆顶状；②挖空现象；③脉络膜凹陷；④声衰减显著，其后可见声影；⑤视网膜脱离声像。

6. 磁共振（MRI）　T_1、T_2 均缩短，T_1WI 显示肿瘤为高信号；T_2WI 像上显示肿瘤为低信号。无色素性脉络膜黑色素瘤缺乏此特征。

【鉴别诊断】

1. 脉络膜良性黑色素瘤（脉络膜痣）　病变静止，不隆起或微隆起，表面光滑，无渗出性视网膜脱离。荧光素眼底血管造影显示无荧光素渗漏。超声波检查可鉴别。

2. 脉络膜血管瘤　也可出现与本病相似的色素，伴有浆液性视网膜脱离，有时眼底难以区别。荧光素眼底血管造影后期有血窦状荧光，超声波检查与本病表现不同。

3. 脉络膜转移瘤　表现为结节状、边界不整齐、灰黄或黄白色的浸润性肿物。起病急，且发展迅速。如能发现原发病灶，更可助诊断。

4. 渗出性年龄相关性黄斑变性　荧光素眼底血管造影可见脉络膜新生血管膜，荧光素渗漏，出血处遮挡荧光。CT 扫描和超声波检查有助于鉴别。

5. 脉络膜出血　荧光素眼底血管造影显示与出血相似大小和形态的荧光遮挡区域。

【治疗】

1. 定期观察　适应证：①初诊患者较小的葡萄膜黑色素瘤，表现为静止状态者；②大部分静止状态的中等大的葡萄膜黑色素瘤；③表现出缓慢生长迹象的大部分小的或中等的肿瘤，高龄患者或患有全身疾病患者；④唯一有视力的眼所患的小的或中等大的缓慢生长的葡萄膜黑色素瘤均可定期随访。方法：每 3~4 个月检查 1 次，包括荧光素眼底血管造影、眼底照相、超声波、视野、视力等眼部检查及全身检查。

2. 光凝治疗　光凝治疗包括普通的激光治疗、经瞳孔温热治疗以及光动力治疗。

(1) 激光光凝：适应证：①肿瘤高度 <5D，范围≤30°；②肿瘤表面无视网膜脱离；③肿瘤部位必须易被光凝包绕；④肿瘤不邻近视盘或在视网膜中央血管环内；⑤屈光间质清晰；⑥瞳孔能充分散大；⑦肿瘤表面没有大的视网膜血管经过；⑧能定期复查；⑨对于局部切除术中，肿瘤周围的正常组织切除不够充分，可能遗留的残余肿瘤，或术后复发的小肿瘤，亦可采取光凝治疗。方法：采用"先包围后歼灭法"，在肿瘤外围正常组织作 2 排完整光凝包围，激光参数：功率 500mW，光斑大小 500μm，时间 0.15 秒，以强浓白色光斑为宜，5 周后可在色素瘢痕处重复光凝

1~2 次,以确实阻断其血液供应,而后再光凝肿瘤本身。

(2) 经瞳孔温热治疗:对于厚度小于 4mm 的肿瘤,可单纯选择经瞳孔温热治疗,厚度超过 4mm 者亦可联合巩膜表面敷贴放射治疗。

(3) 光凝后需长期密切随访观察,每 3 个月检查 1 次,至少随访 2~10 年,有光凝 8 年后复发者。随访检查包括眼底照相、超声波、视力、视野、荧光素眼底血管造影检查等,如治疗成功者,肿瘤区域无血管,无荧光渗漏。

3. 巩膜表面敷贴放射

(1) 适应证:①生长活跃的体积小的葡萄膜黑色素瘤,或经过随访发现肿瘤增长者;②中等大小或一部分大的肿瘤,但远离视盘及黄斑区,经治疗尚能保持一定视力者;③患眼为唯一有视力的眼,另一眼已经失明者均可考虑选择放射治疗。

(2) 方法:选择比肿瘤基底部宽 2mm 以上的巩膜敷贴器。依据肿瘤高度及放射性核素特性,用计算机算出达到所需照射剂量时巩膜敷贴器应放置的时间,一般葡萄膜黑色素瘤顶部所需照射剂量为 8000~10 000cGy,基底部所需照射剂量为 35 000cGy。达到所需放疗时间时再去掉敷贴器,术后每 3 个月复查 1 次,1 年后改为每 6 个月复查 1 次,检查内容除一般眼部检查外,还包括眼底照相、荧光素眼底血管造影、超声检查等。

4. 局部切除

(1) 适应证:①睫状体或虹膜恶性黑色素瘤,大小不超过 4~6 个钟点;②赤道部及赤道前的脉络膜黑色素瘤,直径小于 15mm,高度小于 10~15mm;③视盘及黄斑附近的直径小于 2PD 的小肿瘤;④无视网膜或玻璃体肿瘤种植;⑤无眼部及全身转移表现;⑥亦无其他系统的恶性肿瘤;⑦术眼仍有一定视力;⑧对于独眼患者、年轻患者或肿瘤性质不明确者可适当放宽适应证。

(2) 方法:采用低血压全身麻醉,根据不同位置的肿瘤选择不同的局部切除方法,并联合玻璃体视网膜手术及眼内充填。联合巩膜表面敷贴放疗更为安全,可减少肿瘤术后复发的机会。

术后须密切随诊,每 3 个月进行眼部和全身检查。

5. 眼球摘除　适应证:①就诊时肿瘤很大,且失明,放疗或局部切除手术均不可能实施;②已有视网膜全脱离或并发青光眼的患眼;③经过多次随访,证实小的或中等大的肿瘤继续长大,并侵及视神经实质。

6. 眶内容摘除术　适用于脉络膜恶性黑色素瘤已向眼外伸展,或眼球摘除术后眶内的肿瘤复发,但尚无全身性黑色素瘤转移者。

十一、脉络膜转移癌

脉络膜转移癌为其他部位的恶性肿瘤细胞经血运或淋巴系统转移到眼内组织。可为单眼或双眼先后发病。好发于中、老年患者。原发癌多为乳腺癌、肺癌,其次为消化道癌。

【临床表现】

1. 可无任何症状　80% 的患者因肿瘤位于眼底后极部,有视力减退并有闪光感、视物变形。少部分患者因癌肿压迫睫状神经,在早期就有眼痛及头痛。晚期眼压升高出现眼痛及头痛。

2. 眼底所见　玻璃体无明显改变。肿瘤大多位于后极部或赤道附近,呈黄白色或灰黄色、鳞片状或圆形的扁平隆起,境界不清。肿瘤上或旁可有黄白渗出或出血。早期即有局限性或广泛的视网膜脱离。肿瘤在眼内生长较快,短期内眼底表现就可有很大改变。

3. 荧光素眼底血管造影

(1) 造影早期:瘤体表现为无脉络膜背景荧光的暗区,看不到任何血管形态。

(2) 动静脉期:可见视网膜血管爬行其上,常伴有毛细血管扩张及血管瘤样改变,此种形态一直维持至静脉期。

(3) 静脉期:肿瘤区内逐渐出现斑点状荧光,常先出现于边缘部,有时可有轻度渗漏和融合,其间夹杂遮挡荧光斑片,使整个病变区成斑驳状。

(4) 晚期:荧光仍然很强,在肿瘤边缘由许多细点组成较宽的强荧光环带,也是其特征性表现之一。

4. 视野 病变相应处视野缺损。如有视网膜脱离，视野缺损范围远远小于视网膜脱离范围。

5. 超声扫描 B超显示扁平肿物，内回声中等，内回声不一致，强弱不等，内部可有无回声暗区。

【鉴别诊断】脉络膜恶性黑色素瘤：特别需要与沿脉络膜水平扩展的黑色素瘤鉴别。脉络膜恶性黑色素瘤在FFA早期表现为无荧光，但随后出现一些异常粗大的血管形态，并有"双循环"现象。渗漏亦较转移癌明显。转移癌为全身多发转移的一部分，肿瘤生长迅速，常可找到原发灶。

另外，尚需与孤立性脉络膜血管瘤、限局性脉络膜出血等鉴别。见相关章节。

【治疗】

1. 尚未确诊眼内转移癌前，勿轻易使用糖皮质激素，避免癌瘤细胞蔓延，恶化病情。

2. 已确诊的患者，应积极治疗原发癌，并每隔2~4个月定期复查眼底。

3. 对后极部受累者，如果视力逐渐减退，可考虑局部放射治疗或激光治疗。

4. 摘除眼球指征 ①继发性青光眼，患者有难以忍受的疼痛；②不能明确诊断，亦不能排除脉络膜恶性黑色素瘤；③拟行原发癌切除，需了解眼部肿瘤病理性质以助诊断。

十二、睫状体肿瘤

睫状体是一个较小的组织，但肿瘤的种类却较多，恶性黑色素瘤占半数，其他肿瘤如腺瘤、髓上皮瘤、睫状上皮癌、平滑肌瘤、神经纤维瘤、神经鞘瘤、血管瘤以及转移癌均可见到。但这些肿瘤发生少，症状和体征相似，往往需要病理组织学鉴别诊断。

【临床表现】

1. 眼部症状和体征

(1) 小的肿瘤缺乏症状和体征。肿瘤较大遮挡视轴，可影响视力，或感到眼前有持续性的黑影。

(2) 肿瘤所在区域虹膜膨隆，前房变浅。

(3) 肿瘤增大突向晶状体，可致晶状体半脱位；引起调节障碍性近视和散光。

(4) 肿瘤破坏睫状上皮，房水分泌减少，引起低眼压；或向环形浸润，阻塞房水引流，引起难以控制的青光眼。

(5) 肿瘤渗出继发视网膜脱离，或肿瘤坏死使血管破裂，玻璃体积血混浊；或向虹膜蔓延，致虹膜大环破坏，前房积血。

(6) 偶有肿瘤相应区的巩膜上有较多扩张迂曲血管，并进入巩膜滋养肿瘤。

2. 超声生物显微镜　显示局部隆起，边界清晰，形状为类圆形、半球形、蘑菇形或不规则形。内反射较强，分布均匀。肿瘤内液性暗区的出现常提示恶性肿瘤可能。

3. 彩色多普勒超声　显示血流丰富。

【鉴别诊断】应与睫状体囊肿鉴别。

【治疗】肿瘤不超过五个钟点可考虑局部肿瘤切除术。累及广泛者则行眼球摘除术。切除组织均应行组织病理学检查。

第十一章

玻璃体视网膜疾病

一、玻璃体后脱离

【概述】玻璃体后脱离(posterior vitreous detachment,PVD)为后玻璃体皮质Ⅱ型胶原与内界膜中Ⅳ型胶原的分离。常随年龄增长而多发。好发于高度近视患者,也可继发于糖尿病、玻璃体积血、手术后无晶状体眼等疾病。

【临床表现】

1. 主诉　眼前常有黑影漂浮感,伴或不伴闪光感。随眼球运动而变换位置的圆圈样、丝状、虫样、蝌蚪状半透明或不透明漂浮物,观看浅颜色背景时漂浮物明显增多。视物模糊;偶有眼前闪光感,常在光线昏暗时偶发。

2. 主要体征　视盘前可见一环状或多个离散的白色、浅灰色或黑色的玻璃体混浊物随眼球运动而飘动,呈环状者称为 Weiss 环。

3. 次要体征

(1) 玻璃体积血:常发生于急性玻璃体后脱离伴视网膜裂孔。

(2) 周边视网膜或视盘边缘出血。

(3) 前玻璃体可见色素细胞:高度怀疑伴发视网膜裂孔。

(4) 视网膜裂孔或视网膜脱离。

4. 辅助检查　三面镜或前置镜检查可发现玻璃体与视网膜之间存在充满液体的光学空间,可见玻璃体支架组织塌陷。

5. 临床变异　完全或不完全玻璃体后脱离、玻璃体劈裂、玻璃体视网膜牵拉综合征。

【诊断】根据临床体征,B超检查及检眼镜检查所见可诊断。

【鉴别诊断】

1. 玻璃体炎 双眼发病,常有葡萄膜炎病史。玻璃体内有炎性细胞。

2. 偏头痛 玻璃体眼底检查无异常,而患者主诉多彩,簇集性闪光感后可出现一侧头痛。神经内科检查有阳性体征。

【治疗】

1. 通常不需要治疗,接诊医师应仔细检查周边视网膜。

2. 向患者耐心解释,警惕发生视网膜裂孔、视网膜脱离的可能。

3. 告知患者应定期随诊观察眼底情况。如眼前漂浮感、闪光感加重,持续眼前遮挡感或视野缺损应立即就诊。

4. 急性玻璃体后脱离伴玻璃体积血者可服用碘剂、活血化瘀类中药,详见有关章节。

5. 伴发急性视网膜裂孔者须尽快进行眼底激光治疗或视网膜冷凝手术。

6. 表现为玻璃体视网膜牵拉综合征时可考虑玻璃体手术。

二、玻璃体混浊

【概述】是一种玻璃体退行性混浊。往往由于老年性玻璃体变性、高度近视眼等出现玻璃体退行性变,玻璃体液化,出现条状或点状混浊物。这些混浊物漂浮于玻璃体内并投影到视网膜上出现症状。

【临床表现】

1. 主诉 眼前黑影漂浮,随眼球运动飘动。晨起或闭目休息后减轻,活动后再度出现。伴随或不伴随视力下降。老年人或高度近视者居多。

2. 主要体征 眼底检查可见玻璃体内多量细小黑色反光物,在红光反射背景下随眼球转动而飘动。

3. 混浊严重者眼底模糊。

【诊断】根据临床体征,眼底检查及B超检查可诊断。

【鉴别诊断】

1. 飞蚊症 眼部检查无阳性发现,非病理状态。

2. 玻璃体炎 双眼发病,常有葡萄膜炎病史。全玻璃体出现炎性细胞。

3. 闪辉样玻璃体液化或称玻璃体胆固醇沉着变性 无数黄白色、金色、多色的胆固醇结晶位于玻璃体或前房。见于反复严重外伤或手术后伴大量眼内出血的患眼。

4. 星状玻璃体变性 老年人常见,多单眼发病。玻璃体内多量含钙的脂质白色小球,无玻璃体液化。

5. 原发家族性淀粉样变性 家族常染色体显性遗传,早期即表现为双眼玻璃体混浊。玻璃体呈玻璃丝样外观,混浊位于视轴区。主诉常为视力下降或畏光。淀粉样沉着常可同时发生于神经系统、视网膜血管、心脏、皮肤和消化道等处。

【治疗】不需要特殊治疗,可适当予以碘剂,中药治疗。

三、玻璃体积血

【概述】玻璃体本身无血管。多因眼内疾患和损伤引起,也可由全身性疾患引起,病因多种。

【临床表现】

1. 主诉 突然间无痛性视力下降,或突然出现眼前黑色漂浮物并伴闪光感。

2. 多有原发病史,如糖尿病等全身病史、外伤史、内眼手术史等。

3. 急性病程。

4. 眼底检查 严重者眼底红光反射消失,眼底窥不清。少量玻璃体积血可见部分视网膜及血管。时间长陈旧者可见血红蛋白降解而致的赭黄色玻璃体混浊。大量反复出血者玻璃体增殖,新生血管形成,或伴发视网膜脱离。

5. 裂隙灯下可见晶状体后红细胞沉着和玻璃体血性

混浊。

6. 轻度传入性瞳孔传导阻滞。

7. 辅助检查　B 超可见点状或不定形回声光团占据整个玻璃体腔,后运动活跃。降低增益玻璃体积血较后壁回声提前消失。合并各种原发眼内疾病其所有的影像特征。

【诊断】根据临床体征,眼底检查和 B 超检查可诊断。关键是病因诊断。

【鉴别诊断】

1. 玻璃体炎　玻璃体混浊为炎性灰白混浊物。

2. 视网膜脱离　见有关章节。

【治疗】

1. 少量玻璃体积血可予以药物治疗。可用碘剂或中药等。

2. 中等量单纯玻璃体积血可在积极的药物治疗基础上观察 3~6 个月待积血自行吸收。如吸收不佳或合并视网膜脱离可考虑玻璃体手术治疗。

3. 大量玻璃体积血或玻璃体积血合并视网膜脱离者应及早手术。

4. 积极治疗原发病。

【预后】

1. 少量至中等量玻璃体积血可在 3~6 个月吸收,已做玻璃体手术的患眼吸收可更快。

2. 大量玻璃体积血往往会吸收不佳,刺激细胞增生,产生视网膜牵拉致视网膜脱离。

3. B 超和电生理检查可帮助判断有无视网膜脱离和评价视网膜功能。

四、视网膜脱离

(一)孔源性视网膜脱离

【概述】指通过一个或多个全层视网膜裂孔,液化玻璃体进入视网膜下腔,造成神经上皮层与色素上皮层的分离。玻璃体液化、视网膜裂孔和玻璃体视网膜牵引是引起孔源性视网膜脱离的三要素。高危因素包括:高度近视眼、老年、眼外伤、无晶状体眼、人工晶状体眼、一眼已有视网膜脱离史、有视网膜脱离家族史。

【临床表现】

1. 主诉 眼前幕帘遮挡感伴随眼前漂浮物或某一方位闪光感。累及黄斑时视力急剧下降,同时可伴视物变形。周边部视网膜脱离者可仅有漂浮感或闪光感,甚至无任何症状。

2. 间接检眼镜和巩膜压迫器的周边眼底检查发现视网膜裂孔,视网膜透明度下降,呈灰白色。玻璃体可有积血或后脱离。新鲜视网膜脱离呈波浪状外观,随眼球运动波动;陈旧性视网膜脱离可透明而无波动,可于脱离视网膜后缘见到色素分界线,或视网膜固定皱襞、视网膜下增殖。

3. 前置镜(如三面镜等)可查见视网膜裂孔及小筛孔。裂隙灯检查可见前玻璃体中的色素。

4. B超检查可帮助诊断,特别是在屈光间质不清时。相对无视网膜脱离眼,患眼眼压偏低。陈旧视网膜脱离者眼压可正常或升高。

5. 陈旧性视网膜脱离可有视网膜新生血管、白内障、前葡萄膜炎、虹膜红变或视网膜囊肿。

【诊断】根据临床体征及眼底检查可诊断。必要时结合超声波检查,关键是寻找所有的裂孔及PVR程度评估。

【鉴别诊断】

1. 视网膜劈裂 见本章"五、视网膜劈裂"。

2. 渗出性视网膜脱离 见有关章节。

3. 牵拉性视网膜脱离 见有关章节。

4. 脉络膜脱离 不用顶压眼球即可见到锯齿缘。眼底锯齿缘附近棕色环状或球形隆起,范围可达360°,伴或不伴视网膜裂孔。

【治疗】

1. 急性孔源性视网膜脱离危及黄斑中心凹者应卧床休息直至实施急诊手术。术式包括视网膜冷凝、巩膜扣带术、激光光凝、充气性视网膜固定术、玻璃体手术等。

2. 未影响到黄斑的孔源性视网膜脱离亦应及早修

复,属急诊手术范畴。

3. 陈旧性、无症状的视网膜脱离可长时间保持静止,可择期手术或密切观察。

【预后】

1. 所有有症状的视网膜脱离如不治疗均会进展,导致严重的永久性视力丧失甚至眼球萎缩。

2. 视力预后与黄斑受累程度和时间相关。黄斑未受累者预后佳,黄斑受累者视力恢复往往达数月,并常导致永久性中心视力损害,脱离时间愈长预后愈差。

【预防】对于高危眼应仔细检查周边视网膜,定期随诊,及时对视网膜变性区和视网膜裂孔进行激光治疗可有效预防视网膜脱离的发生。

【随访】视网膜脱离患者应于治疗后1天、1周、2周、1个月、3个月复查;如无异常改为每6~12个月复查1次。

(二)牵拉性视网膜脱离

【概述】由于玻璃体内机化条索牵引造成的视网膜脱离。往往由外伤和出血性眼底病引起,如增生性糖尿病视网膜病变、缺血性视网膜静脉阻塞、视网膜静脉周围炎等。

【临床表现】

1. 主诉 视力下降或视野缺损,也可能无症状。

2. 可有出血性眼底疾病或眼外伤史。

3. 间接检眼镜下可见视网膜固定,脱离的视网膜呈凹陷状。细胞性膜或玻璃体膜对视网膜形成牵拉,形成视网膜脱离。可因牵引形成小的裂孔,在间接检眼镜下呈隆起的孔源性视网膜脱离外观。裂隙灯配合前置镜检查有助于发现小裂孔。视网膜固定,脱离很少延伸至锯齿缘。

4. B超可准确描绘牵拉性视网膜脱离的形状、范围和严重程度。其特点为:脱离的视网膜显示"成角"状态。

【诊断】根据临床体征、眼底检查或B超检查诊断。

【鉴别诊断】

1. 视网膜劈裂 见有关章节。

2. 渗出性视网膜脱离 见有关章节。

3. 孔源性视网膜脱离 见有关章节。

【治疗】需行玻璃体视网膜手术治疗。必要时联合激光或冷凝术。

(三)渗出性视网膜脱离

【概述】可以是全身性血液循环障碍的眼部表现,或是由某些眼部疾病影响了脉络膜血管或视网膜的血液循环,脉络膜血管通透性增高,渗漏液潴留于视网膜色素上皮与视网膜神经上皮之间的潜在腔隙,同时眼内体液动力的平衡失调所致。脱离的视网膜呈球形,范围广泛,视网膜无裂孔。继发于全身疾病(如高血压、肾病、妊娠期高血压疾病等)及眼部疾病(如交感性眼炎、原田病等)。常见原因包括 CRVO、Coats 病、眼内肿瘤、葡萄膜疾病、真性小眼球等。

【临床表现】

1. 轻微至严重的视力下降或视野缺损,视力可随头位变化而改变。原田病所致可有头痛等感冒样症状,可伴耳鸣,严重者可有脑膜刺激征。1周后发生眼部症状,视力下降,眼红,白发、脱发、皮肤白斑出现。

交感性眼炎所致往往有一眼手术史或穿孔性眼外伤史,主诉往往为畏光、流泪、视力下降;全身病引发渗出性视网膜脱离者往往全身疾病较重,主诉以视力下降为主。

2. 间接检眼镜下可见浆液性球形视网膜脱离,伴移动性视网膜下液,脱离部位随患者体位改变而改变。患者坐位,下方视网膜脱离;仰卧位时,视网膜下液积聚于后极部,使黄斑区脱离。无视网膜裂孔。

3. 荧光素眼底血管造影可帮助发现视网膜下液来源。

4. B超可发现眼内肿瘤等致视网膜脱离的病因。

【诊断】根据临床体征,尤其是间接检眼镜检查可诊断,关键是通过荧光素眼底血管造影或 B 超等检查明确病因。

【鉴别诊断】

1. 中心性浆液性脉络膜视网膜病变 病变位于黄斑部,无裂孔,荧光造影可见明确渗漏点。大泡状视网膜脱离,系渗出性视网膜脱离的一种:常于中浆病予大量激素治疗后发生,早期视网膜后极部可有一个或多个泡状隆起,视网膜下液随体位移动,无视网膜裂孔。荧光造影可见明确渗漏点。

2. 脉络膜渗漏　原因为巩膜增厚,涡静脉受压、循环障碍引起。睫状体平坦部、脉络膜前部脱离,晚期合并视网膜脱离。眼底可见球形隆起,随体位迅速改变脱离部位,眼压不低且无破孔。

【治疗】治疗原发疾病,脱离视网膜可自行复位。

五、视网膜劈裂

【概述】是视网膜神经上皮层层间分离。分为 X- 性连锁遗传(青年性)和年龄相关性变性及继发性三种类型。

【临床表现】

1. 主诉　视力减退,多由玻璃体积血或黄斑病变产生。部分患者可无任何症状。

2. 有或无家族史。

3. X- 性连锁遗传(青年性)视网膜劈裂症

(1) 视网膜周边部可见神经纤维层裂孔形成,神经纤维层与视网膜外层分离。最常见颞下象限,为双侧发病。

(2) 可有视网膜脱离、玻璃体积血、色素改变等。

(3) 可见色素性分界线。

(4) 黄斑中心凹劈裂者可见黄斑中心凹向外放射状轮辐样视网膜皱襞。

(5) 可仅表现为黄斑部劈裂。

4. 年龄相关性(老年性)变性性视网膜劈裂

(1) 视网膜劈裂常双眼发生,位于外丛状层。劈裂腔呈圆球形,表面光滑,以颞侧多见。劈裂区不随眼球运动移动,与视网膜色素上皮层或玻璃体色素无关。

(2) 可见血管白鞘。

(3) 劈裂腔内壁可见"雪花"和"霜样"改变,为永久的 Müller 纤维。

(4) 远视眼多见。

(5) 锯齿缘有囊样变性。

(6) 可伴发孔源性视网膜脱离。

(7) 视野检查可见与劈裂区相对应的绝对暗点。

5. 继发性视网膜劈裂 多因玻璃体牵引而致,如病理性近视眼黄斑劈裂或 PDR 玻璃体牵引性视网膜劈裂。

【诊断】根据临床体征和眼底检查可诊断,OCT 可帮助发现黄斑劈裂。

【鉴别诊断】

1. 孔源性视网膜脱离 多单侧发生,视网膜表面波浪状,不光滑,随眼球运动移动,可见全层裂孔。玻璃体腔有色素细胞或玻璃体积血。陈旧性视网膜脱离可见视网膜内囊肿。

2. 先天性视网膜皱襞 发病部位与视盘相连,水平位或斜向颞下周边,呈条索状。其上有正常视网膜血管。

3. 早产儿视网膜病变 早产史,体重轻,有吸氧史。双侧眼底限局血管膜或局部视网膜脱离。

4. 视网膜囊肿 多见于年轻人,发生于近赤道部下方长期脱离的视网膜上。囊肿两层壁均不出现裂孔,囊肿内积液为浆液性或血性。

【治疗】

1. 早期的视网膜劈裂密切随诊即可,每年 1~2 次。复查眼底与视野。如病变进展,可预防性眼底光凝治疗。

2. 视网膜脱离者应手术复位;玻璃体积血不吸收者应考虑玻璃体切割术。

3. 黄斑部视网膜劈裂无有效治疗,9~11 岁以下儿童单眼弱视者应遮盖疗法治疗弱视且随诊时间缩短。必要时可酌情选择玻璃体手术。

六、中心性浆液性脉络膜视网膜病变

【概述】由于视网膜色素上皮屏障功能失常,形成黄斑部视网膜神经上皮浅脱离。多见于 20~45 岁青壮年男性,多单眼发病。

【临床表现】

1. 主诉 视物发暗或视物变形、变色、变小。发病前常精神紧张或过度疲劳。

2. 眼底检查 黄斑区 1~3PD 大小盘状局限性神经上皮层脱离,周围有反光晕,中心凹反射消失,无视网膜下出血或硬渗。恢复阶段可见残留有光泽的黄白色渗出小点和轻度色素紊乱。

3. 视野检查　圆形或椭圆形中心暗点。

4. Amsler 表发现直线扭曲。

5. 荧光血管造影检查　静脉期可见一个或多个强荧光渗漏点，随造影时间延长渗漏点扩大。急性病例可有"墨渍"型和"喷出"型两型。复发性和慢性病程患者可在造影晚期出现窗样缺损强荧光，或"RPE 失代偿"，又称"RPE 改变"，表现为晚期荧光着染。

6. 眼光学相干断层扫描（OCT）　可见神经上皮层脱离或色素上皮脱离，脉络膜厚度增加。

7. 验光有时可暂时性远视。

【诊断】

1. 临床体征。

2. 眼底检查。

3. FFA 发现渗漏点，指导激光治疗。

4. OCT 可协助诊断。

5. Amsler 表及视野检查。

【鉴别诊断】

1. 黄斑囊样水肿　荧光素血管造影后期可见典型花瓣状荧光积存。OCT 可协助诊断。

2. 色素上皮脱离　色素上皮脱离的边缘比中心性浆液性脉络膜视网膜病变更清晰。OCT 可见色素上皮层脱离。

3. 视盘小凹　视盘神经组织出现小缺陷，可出现连接视盘的浆液性视网膜脱离及视网膜劈裂。OCT 可协助诊断。

【治疗】

1. 为自限性疾病，多数不需要治疗可自行恢复。但应避免长期迁延不愈及病情复发。

2. 以下情况应行光动力（PDT）或激光治疗

（1）持续的浆液性脱离超过 4~6 个月。

（2）单眼既往发病致永久性视力缺陷，该眼复发。

（3）单眼既往发病致永久性视力缺陷，对侧眼发病。

(4) 患者坚持要求迅速恢复视力(职业需要)。

【预后】

1. 视力自行恢复到 0.7 以上的患者预后较好。

2. 复发性、多灶性、病程迁延者预后不良。

3. 激光可促进视力恢复,但不能改善最终视力。

【随访】

1. 每 6~8 周复查 1 次,至病情改善。如无变化应复查至 4~6 个月。

2. 激光治疗后的患者应随病情密切随访,防止因激光能量过高导致脉络膜新生血管的发生。

七、中心性渗出性脉络膜视网膜病变

【概述】发生于黄斑部的孤立的渗出性脉络膜视网膜病灶,伴有新生血管及出血,最终导致瘢痕形成为特征的疾病。另称为青壮年出血性黄斑病变。为肉芽肿性炎症,损伤 Bruch 膜,脉络膜新生血管经 Bruch 膜及 RPE 进入视网膜下。

【临床表现】

1. 主诉　中心视力减退,视物变形,视物有暗点。

2. 检眼镜检查可见:

(1) 活动期:病变局限于黄斑部,圆形或椭圆形渗出灶呈灰白色或灰黄色,边缘不清,病灶周围多有环形或弧形出血区。

(2) 恢复期:渗出灶区视网膜水肿消退,边界渐清晰。环形出血消失,可见色素脱失及色素增生。

(3) 瘢痕期:病灶区水肿消失成为境界清晰的灰白色机化瘢痕,可见脉络膜萎缩和色素堆积。

3. 荧光素血管造影可见:

(1) 活动期:来源于脉络膜的新生血管,动脉前期或早期强荧光,后期渗漏。

(2) 恢复期:病灶区强荧光,逐渐增强并略有渗漏。

(3) 瘢痕期:动脉期出现与瘢痕病灶一致的强荧光,周围色素性荧光遮蔽,外围轮状透见荧光。机化物早期荧光遮蔽,后期组织染色。

【诊断】根据临床体征,尤其是眼底检查、荧光素血管造影(FFA)和吲哚青绿造影(ICGA)及 OCT 检查可诊断。

【鉴别诊断】

1. 中心性浆液性脉络膜视网膜病变　见有关章节。

2. 老年黄斑变性(渗出型)　多见于老年,双眼发病。病灶较大,2~3PD 以上。对侧眼及病灶周围可见玻璃疣。

【治疗】

1. 针对肉芽肿炎症的病因治疗,如抗梅毒、弓形虫、结核治疗等。

2. 光动力疗法或经瞳孔温热疗法治疗脉络膜新生血管。

3. 眼内注射抗新生血管药物,如 Lucentis 等。

4. 药物治疗改善黄斑功能,如叶黄素、越桔果提取物等。

【预后】视力预后较好,半数在 0.5 以上。

八、老年黄斑变性

【概述】亦称年龄相关性黄斑变性。分萎缩性和渗出性两型。

【临床表现】

1. 主诉　中心视力进行性下降(萎缩性)。视力急剧下降伴视物变形(渗出性)。视野有中心暗点。部分萎缩性患者可无症状。

2. 萎缩性年龄相关性黄斑变性

(1) 双眼黄斑区玻璃疣,外层视网膜丛状色素沉着,色素上皮地图状萎缩。

(2) 荧光素血管造影特征:片状强荧光和片状低荧光夹杂,但无荧光素渗漏。

3. 渗出性年龄相关性黄斑变性

(1) 视网膜下或视网膜色素上皮下渗漏、出血或脂质渗出。

(2) 玻璃疣伴脉络膜新生血管膜(CNV):表现为视网膜下灰白色膜或色素上皮脱离。

(3) 荧光素血管造影特征:典型 CNV 早期可见边界

清晰、花边样强荧光，渗漏自始至终。隐匿型 CNV 表现为中晚期强荧光，斑点状，边界不清。混合型为上述两者并存。

（4）吲哚青绿血管造影主要用于 CNV 边界的确定和隐匿型 CNV 的再分类，以指导治疗。

【诊断】根据临床体征及眼底检查诊断。荧光素血管造影（FFA）、吲哚青绿造影（ICGA）和 OCT 检查尤其重要。

【鉴别诊断】

1. 萎缩性年龄相关性黄斑变性

（1）周边玻璃疣：玻璃疣位于黄斑区外。

（2）近视性黄斑变性：高度近视、黄斑萎缩性改变、视盘周边近视弧形斑等特征性改变，无玻璃疣。

（3）炎性黄斑病变：多发性脉络膜炎、风疹、匍行性脉络膜病变均可见不同程度的脉络膜视网膜萎缩，常合并玻璃体细胞，无玻璃疣。

2. 渗出性年龄相关性黄斑变性

（1）息肉样脉络膜血管病变：多见于老年患者，产生血性浆液性黄斑下渗出。吲哚青绿造影可突出显示脉络膜息肉状病变或网状异常血管。

（2）眼组织胞浆菌病：视网膜中周部和后极部黄白色脉络膜视网膜病灶或瘢痕。

（3）眼底血管样条纹：双侧视网膜下有棕色或灰色不规则条带，由视盘放射状发出，常合并黄斑 CNV。

【治疗】

1. 对于可治疗的黄斑 CNV，应于行荧光造影后 72 小时内行激光光凝治疗。

2. 经瞳孔温热激光治疗（TTT）用于位于中心凹无血管区中心外 200μm 的 CNV。

3. 光动力治疗用于中心凹下典型脉络膜新生血管膜。

4. 抗新生血管药物玻璃体腔注射，如 Lucentis、Avastin 等。依需要多次重复注射。

5. 药物联合治疗　维生素 C 500mg，维生素 E400IU，α 胡萝卜素 15mg，锌 80mg。

6. 佩戴助视器。

【预后】

1. 单眼中度或重度萎缩性年龄相关性黄斑变性，或渗出性年龄相关性黄斑变性，另眼无病变，黄斑变性有继续进展的倾向。

2. 光动力治疗可减少发生中重度视力下降的几率，而视力改善少见。

3. 眼内注射抗新生血管药物治疗可使部分湿性 AMD 患者视力提高。

【随访】

1. Amsler 方格表每天自查。记录和发现中心或旁中心暗点以及视物变形。如发现变化立即复诊。

2. PDT 治疗后 2 周、6 周、3 个月、6 个月复查，此后每 6 个月复查 1 次。

3. 激光治疗 2~3 周怀疑 CNV 复发患者应再次复查荧光素血管造影。

4. 眼内注射抗新生血管药物治疗后应每月复查，以决定是否需要重复注射或联合治疗。

5. CNV 复发的危险因素包括：高血压、吸烟、对侧眼发生 CNV，软而大的或融合的玻璃疣和色素团。

九、特发性浆液性视网膜色素上皮脱离

【概述】病因不明的色素上皮层与 Bruch 膜之间的分离。

【临床表现】

1. 主诉 视物模糊，变形，变小，可有中心暗点。视力轻、中度下降，多在 0.5 以上。也可无任何症状。

2. 眼底检查 可见圆形或椭圆形的泡状隆起，呈囊样外观，颜色较周围视网膜稍暗，周围环绕发亮的淡黄色晕。裂隙灯下，脱离区明亮呈"灯笼现象"。色素可沉积于视网膜脱离表面。

3. FFA 早期可见脱离腔中有荧光充盈，亮度均匀一致，境界清晰，表面可有色素遮蔽荧光。随造影时间延长荧光增强，后期不消退。

4. OCT 可见视网膜色素上皮拱桥状脱离。

【诊断】根据临床体征、眼底检查及 OCT 检查可诊断。

【鉴别诊断】

1. 中心性浆液性脉络膜视网膜病变　浆液性视网膜色素上皮脱离可为中浆病的临床表现之一。OCT 区分神经上皮脱离和色素上皮脱离。

2. 渗出性老年黄斑变性伴发的色素上皮脱离　主要为脉络膜来源的新生血管液体渗漏造成的色素上皮脱离。是新生血管存在的继发现象。FFA 和 OCT 均可鉴别。

【治疗】尚无有效治疗方法。

【预后】病程较长,但可自愈。

十、黄斑囊样水肿

【概述】黄斑囊样水肿(cystoid macular edema)是中心凹周围视网膜内液体积聚的结果。

【临床表现】

1. 主诉　中心视力下降。白内障术后黄斑囊样水肿患者往往主诉为术后视力改善,而后进行性视力下降。

2. 黄斑中心凹反光不规则或模糊,中心凹增厚,合并或不合并视网膜内囊肿。

3. 裂隙灯生物显微镜下可见中心凹周围囊样间隙。

4. 黄斑中心凹无血管区边缘细小圆形视网膜内出血。

5. 白内障术后黄斑囊样水肿者常有并发症,如术时后囊膜的破裂、玻璃体丢失、虹膜萎缩、后囊破口。

6. 其他眼病　如视网膜静脉阻塞、糖尿病等。

7. 荧光血管造影　早期中心凹周围毛细血管荧光渗漏,染料积聚在中心凹,呈花瓣样或轮辐样强荧光。有时可见视盘荧光渗漏。

8. OCT　可见黄斑视网膜增厚,可有囊样暗腔低反射区。

【诊断】临床体征及眼底检查可诊断。FFA 和 ICGA 对病因诊断有帮助。OCT 对黄斑水肿程度判断更直观。

【鉴别诊断】

1. 色素上皮层浆液性脱离　荧光造影在早期脱离区呈强荧光,随造影时间延长亮度增强,后期清晰。

2. 脉络膜新生血管膜　见有关章节。

3. 中心性浆液性脉络膜视网膜病变　见有关章节。

【治疗】

1. 治疗原发病变。

2. 局部应用非甾体抗炎药。

3. 停用烟酸、肾上腺素、地匹福林、适利达等。

4. 可试用乙酰唑胺 500mg 口服，每天 1 次。

5. 眼内注射长效糖皮质激素（如 TA1~4mg）或抗 VEGF 类药物。

6. 全身应用非甾体抗炎药。如吲哚美辛 25mg，每天 3 次，连用 6 周。

7. 酌情考虑全身应用皮质激素，建议泼尼松龙 40mg 口服，每天 1 次，5 天后减量渐至 5mg，维持 2 周以上。球筋膜囊下注射皮质激素，如甲泼尼龙 40mg。

8. 激光治疗黄斑囊样水肿的适应证

（1）糖尿病性黄斑水肿。

（2）视网膜分支静脉阻塞后黄斑水肿持续 3~6 个月以上，视力低于 0.5 时。

（3）白内障术后玻璃体嵌顿可行 YAG 激光玻璃体条带松解术，或玻璃体切割。

【预后】

1. 早期治疗效果好。

2. 70% 白内障术后黄斑囊样水肿 6 个月内自行恢复。

十一、黄斑裂孔

【概述】指黄斑部视网膜神经上皮层的全层组织缺损。包括特发性、继发性及外伤性。

【临床表现】

1. 主诉　中心视力下降，可见中心暗点。典型全层孔时视力多在 0.1 左右，非全层孔时视力较好。伴视物变形。女性发病率约为男性 3 倍。

2. 典型全层孔　黄斑中心可见 1/3~2/3PD 大小的圆形裂孔，边缘锐利，有穿凿感。底部棕红色，可有黄白色小点状沉积物，裂孔外围视网膜增厚或脱离为灰色晕轮，四周常见小放射纹。偶可见半透明盖膜。

3. 裂隙灯检查裂孔处光带错位（Watzke-Allen 试验）。

4. FFA 可见裂孔范围窗样缺损。

5. OCT 可见视网膜全层缺损明确诊断。孔缘增厚或局限性脱离。可伴有黄斑前膜。

6. 黄斑裂孔分期见表 11-1。

表 11-1 黄斑裂孔 Gass 分期

1A	玻璃体牵拉伴中心小凹脱离
1B	中心凹前玻璃体牵拉伴中心凹脱离
2 期	<400μm 中心凹周边裂开
3 期	>400μm 中央全层孔,伴孔周视网膜隆起,黄斑裂孔前有盖膜
4 期	>400μm 中央全层裂孔伴完全性玻璃体后脱离

【诊断】根据临床体征和眼底检查可诊断。OCT 帮助明确诊断及分期。

【鉴别诊断】

1. 黄斑前膜伴假性裂孔 OCT 可鉴别之。Watzke-Allen 试验可见光带扭曲,但无断裂。

2. 日食性视网膜病变 鉴于观看太阳、月食等灼伤黄斑者。黄斑中央有红色圆形损害,周围环形灰色色素。

3. 黄斑囊样水肿 见有关章节。

【治疗】

1. 50% 一期特发性黄斑裂孔可自愈,不需要治疗。

2. 进展期黄斑裂孔可行玻璃体手术,联合气体填充使裂孔闭合。最好应于发病 6 个月内手术。

3. 高度近视的黄斑裂孔应早行玻璃体手术。

【随访】

1. Amsler 表定期自检,有变化随诊。

2. 每年复查 1 次,高度近视合并黄斑裂孔每 6 个月复查。

3. 嘱患者有闪光感,眼前漂浮物增多或视物遮挡感应及时复诊。

十二、黄斑前膜

【概述】为位于黄斑区视网膜内界膜和玻璃体膜两个临界面之间,以细胞增生形成的纤维膜为主要病变的疾病。

【临床表现】

1. 主诉 视物变形、变小、闪光感及不同程度的视力减退,亦有患者视物变大,病情轻者可无症状。

2. 黄斑区金箔样反光,中心凹处可呈假孔样外观。黄斑周围血管迂曲,偶见小出血或微动脉瘤。病情发展膜收缩呈视网膜皱褶和扭曲、黄斑水肿,甚至视网膜脱离。

3. FFA 一般正常。病变明显时可见小血管扭曲畸形,晚期黄斑毛细血管渗漏强荧光。

4. OCT 表现为邻近或贴附在黄斑前的有一定反射性的组织,可与神经上皮层之间存在分离界面。

【诊断】根据临床体征和眼底检查诊断。OCT 成像尤其直观可靠。

【鉴别诊断】

1. 先天性视网膜前膜 仅眼底表现类似黄斑前膜,无视网膜血管扭曲。视力和荧光造影检查均正常。

2. 脉络膜皱褶 FFA 可见明暗相间的高低荧光带,而视网膜前膜脉络膜背景荧光正常。

【治疗】

1. 特发性黄斑前膜视力明显下降时,可考虑玻璃体手术。

2. 继发的黄斑前膜应治疗原发病变,如葡萄膜炎等。

十三、视网膜动脉阻塞

(一)视网膜中央动脉阻塞

【概述】视网膜动脉阻塞导致视网膜急性缺血,视力高度下降,是致盲的眼科急症。

【临床表现】

1. 主诉 无痛性视力突然急剧下降至手动或光感。

快者可在几秒钟内发生。部分患者单眼出现一过性黑矇，数分钟后恢复正常。反复发作多次，最终致视力完全不能恢复。多单眼发生。

2. 视力多在指数至手动。

3. 后极部视网膜浅层混浊或变白，黄斑中心凹呈樱桃红点。此体征常于发病后数小时发生。视网膜动脉变细，小动脉血流停滞或为节段状。指压眼球引不出动脉搏动。约 10% 的病例睫状视网膜动脉回避，黄斑中心凹不受累。约 20% 的病例可见视网膜动脉栓子，包括胆固醇栓子、血小板纤维蛋白栓子、钙化栓子、肿瘤栓子等。

4. 出现明显传入性瞳孔传导阻滞　瞳孔开大，直接对光反射迟缓。

5. 荧光素血管造影　视网膜血管充盈延迟。

6. 视网膜电图　b 波降低。

【诊断】根据临床体征和眼底检查及荧光素血管造影（FFA）诊断。

【鉴别诊断】

1. 眼动脉阻塞　为视网膜中央动脉和供应脉络膜的睫状动脉同时阻塞。视力为光感或无光感。整个视网膜呈灰白色水肿混浊，无樱桃红点。数周后黄斑部出现椒盐状眼底改变。FFA 显示脉络膜和视网膜血管充盈延迟。视网膜电图 a 波和 b 波同时降低。

2. 眼内误注妥布霉素、庆大霉素等抗生素毒性改变。

3. 其他引起黄斑樱桃红点的疾病　包括 Tay-Sachs 病或其他代谢蓄积病。发病早，双眼发生，有全身症状。

【治疗】

1. 急症处理　90~120 分钟内治疗得当可改善病情。

（1）降眼压治疗：按摩眼球；前房穿刺降低眼内压；全身应用降眼压药（乙酰唑胺 500mg 口服）以及局部应用 β-受体阻滞剂点眼。

（2）扩血管治疗：包括吸入亚硝酸异戊酯或舌下含服硝酸甘油。葛根素注射液 200~400mg 静点，每天 1 次。口服烟酸 50~100mg 每天 3 次。

2. 如发现虹膜新生血管,应作全视网膜光凝。

3. 请内科会诊排除全身病,排除巨细胞动脉炎等可能。

【随访】

1. 发病后 1~4 周复查,因发病后 4 周,约 20% 患者发生虹膜或视盘新生血管。

2. 多数患者并发心血管疾病,故应于内科相关科室随诊。

【预后】

1. 视力预后差。多数为数指视力或手动、颞侧视岛。

2. 睫状动脉供应中心凹者,大多 2 周内可恢复至 0.4~1.0 的视力,但仍有严重视野丧失。

(二)视网膜分支动脉阻塞

【概述】多由栓子或血栓形成所致。颞侧分支常受累,尤以颞上支为多。

【临床表现】

1. 主诉 单侧无痛性部分视野丧失。发病前可有一过性黑蒙。视网膜分支分布区域可见浅层混浊或变白,视网膜水肿。

2. 视网膜分支动脉变细,血流停滞,呈节段状。偶可见栓子,或棉绒斑。

3. FFA 梗阻区域视网膜动脉和静脉充盈延迟,缺血性视网膜血管可管壁着染。

【诊断】根据临床体征及眼底检查和 FFA 可诊断。

【鉴别诊断】

1. 视网膜炎 如弓形虫或巨细胞病毒感染。巨细胞病毒性视网膜炎常有视网膜出血,伴玻璃体炎性细胞。

2. 节段状视网膜动脉周围炎 视网膜动脉管壁呈竹节状,并伴有葡萄膜炎。单眼发病,以青年男性居多。

【治疗】

1. 治疗原发疾病。

2. 无特效的治疗方法。可扩血管治疗,同视网膜中央动脉阻塞。

3. 可行眼球按摩或前房穿刺。

【预后】

1. 多数视力在 0.5 以上。但受累区域视野不会恢复。

2. 视网膜分支动脉阻塞很少发生新生血管性青光眼。

3. 患者应每 3~6 个月复查 1 次。

（三）睫状视网膜动脉阻塞

【概述】指睫状视网膜动脉内血流的急性梗死。

【临床表现】

1. 主诉　单眼急性发作。数秒钟内发生无痛性视野丧失。可有一过性黑矇发作。

2. 单独睫状视网膜动脉阻塞　发病后数小时发生视盘黄斑束内浅层视网膜变白。偶可见睫状视网膜动脉内栓子。可合并视网膜中央静脉阻塞。

【诊断】根据临床体征及眼底检查和 FFA 可诊断。

【鉴别诊断】

1. 巨细胞病毒性视网膜炎　常有视网膜出血，伴玻璃体炎性细胞。

2. 节段状视网膜动脉周围炎　视网膜动脉管壁呈竹节状，并伴有葡萄膜炎。

【治疗】同视网膜分支动脉阻塞。

【预后】同视网膜分支动脉阻塞。

十四、眼缺血综合征

【概述】是由于颈动脉狭窄或阻塞引起的眼供血不足，产生脑部症状及眼前后节缺血症状的综合征。患者颈动脉狭窄程度常常大于 90%，而眼动脉疾病不常见，多发生于年龄 50~80 岁者，男女之比为 2∶1。颈动脉脱落栓子进入视网膜动脉可导致视网膜中央或分支动脉阻塞。

【临床表现】

1. 症状　视力下降，眼和眶周痛，强光照射后视力恢复时间延长，可有突然无痛性短暂的单眼视力丧失（一过性黑矇）的病史，常常为单侧，可持续数秒至数分钟后恢复。发作频率可以逐渐增多。早期视力正常或轻度减退，晚期视力可严重下降，甚至因并发症失明。

2. 视网膜静脉扩张并且管径不均,迂曲不典型。视网膜小动脉变细。相关表现如中周部视网膜出血(80%)、虹膜新生血管形成(66%)和后节新生血管形成(37%)。棉绒斑,视网膜微血管瘤,同时出现视网膜动脉自发性搏动和樱桃红点。可以出现视网膜中央动脉阻塞。

3. 巩膜表面毛细血管充血,结膜水肿,轻度前葡萄膜炎,新生血管性青光眼,虹膜萎缩,白内障。

4. 视野可有象限缺损或缩窄,也可有同侧偏盲。

【诊断】需注意以下几方面:

1. 病史　以往有无短暂的视力丧失或手凉及运动时出现上肢肌肉痉挛历史。

2. 眼科检查　仔细查找虹膜、视盘或视网膜有无新生血管形成。

3. 内科检查　测量脉搏,心脏及颈动脉听诊。对高血压、糖尿病和动脉粥样硬化进行评估。

4. FFA　臂 - 视网膜循环时间延长,脉络膜充盈迟缓,可疑 MA、NPE 及 NV。

5. 非介入性颈动脉检查　如二维超声多普勒、MRI;眼眶彩色超声多普勒检查等可协助诊断。转诊心血管外科医师行颈动脉造影,确定手术适应证。

6. 对合并心脏病的患者,应请心内科会诊。

【鉴别诊断】

1. 视网膜中央静脉阻塞(CRVO)　体征相似,但可有视网膜脉络膜侧支循环,或视盘水肿和视网膜静脉迂曲扩张及管径不均。没有特征性的光照后视力下降和眶周痛。可通过眼血流动力学测定与眼缺血综合征鉴别。

2. 糖尿病视网膜病变　双侧,眼底表现对称。视网膜出血常集中于后极部,并有硬性渗出。

3. 主动脉弓病(无脉症)　常由动脉粥样硬化、梅毒或大动脉炎引起。产生与眼缺血综合征一致的眼底表现,双眼发病。检查会发现上肢和颈部缺乏动脉搏动,手凉及运动时上肢肌肉出现痉挛。

【治疗】

1. 对新生血管形成的患者,应行广泛视网膜光凝术。

2. 如有继发性青光眼,参考新生血管性青光眼治疗原则给予治疗。

3. 血管和神经外科治疗 颈动脉有显著阻塞的应行颈动脉血管内膜切除术,或切除病变处血管,行血管吻合术。

4. 内科治疗 控制高血压和糖尿病,并降低血胆固醇水平。

5. 戒烟。

6. 随访 根据患者的年龄、一般健康状况以及病变的症状和体征来定。对于准备手术的患者应立即对其进行评估。

十五、视网膜静脉阻塞

(一)视网膜中央静脉阻塞

【概述】为最常见的视网膜血管病之一,指视网膜中央静脉内的急性血流梗死。

【临床表现】

1. 主诉 无痛性视力下降。单侧多见。

2. 眼底检查 视网膜血管迂曲扩张,全视网膜弥漫性火焰状出血。可见棉绒斑、视盘水肿、出血。

(1) 缺血型:视力常低于 0.05。视盘高度水肿充血,边界模糊。黄斑水肿,可有囊样水肿。动脉管径变细,静脉迂曲扩张。

(2) 非缺血型:视力常高于 0.05。轻度火焰状出血,静脉迂曲,视网膜水肿轻。

3. FFA

(1) 缺血型:大片无灌注区,有新生血管出现。

(2) 非缺血型:无或少量(<4PD 大小)无灌注区,无新生血管出现。

(3) 相对传入瞳孔障碍:缺血型存在。

(4) 电生理检查:视网膜电图可见缺血型 b 波振幅降低,b/a 值降低。非缺血型可正常。

【诊断】根据临床体征和眼底检查可诊断。视功能检测:视力、视野、相对传入瞳孔障碍、视网膜电图、FFA

判断病情的轻重,可帮助鉴别缺血型和非缺血型,指导激光治疗。OCT可协助诊断继发黄斑水肿及出血,指导治疗。

【鉴别诊断】

1. 糖尿病视网膜病变 双眼发病,多为点片状出血,血糖高,常有全身症状。

2. 低灌注视网膜病变 又称眼缺血综合征。多由颈内动脉狭窄或阻塞所致,视网膜出血多位于中周部,视盘新生血管多见。常有一过性黑矇、短暂缺血发作或眼眶痛病史。眼压低,视网膜动脉灌注压低。

3. 高血压视网膜病变 双眼累及,视网膜火焰状出血,伴棉絮斑,位于后极部。

【治疗】

1. 综合治疗 可考虑活血化瘀中药治疗。

2. 如眼压高于 20mmHg 则降眼压治疗。

3. 如 FFA 发现无灌注区面积大于 4~8 PD 或发现新生血管则应行全视网膜光凝(PRP)。如不能及时随访,应考虑预防性 PRP 或周边 PRP。

4. 黄斑水肿可选择眼内注射 TA 或抗 VEGF 类药物治疗。

5. 治疗内科原发疾病。

6. 不推荐纤溶制剂或激素治疗。

【随访】

1. 对侧眼约有 10% 发生视网膜静脉阻塞可能。

2. 视力大于 0.05 者,6 个月内每个月复查 1 次。而后如病情稳定 1 年复查 1 次。

3. 视力小于 0.1 者,6 个月内每个月复查 1 次,而后根据病情调整复查时间。

4. 复查时注意寻找虹膜新生血管,特别是房角检查。如有则及时行 PRP 治疗。

(二)视网膜分支静脉阻塞

【概述】如阻塞点发生于筛板处,则视网膜上支或下支静脉阻塞,1/2 区域的视网膜受累,称为半侧视网膜静脉阻塞。如阻塞点位于视盘边缘或围绕视盘 1~2PD 处,则多为 1 个象限的静脉阻塞,称为主干分支视网膜静脉阻塞。

【临床表现】

1. 主诉　依据阻塞部位不同和程度不同差异很大。如颞侧支阻塞常影响视力,多诉视力下降。而鼻侧支阻塞常不影响视力而无不适主诉。

2. 眼底检查　阻塞的血管分布区域视网膜静脉扩张、迂曲,视网膜火焰状出血、水肿。出血常不越过水平线。可见微动脉瘤。可有棉绒斑,毗邻动脉变窄可有血管鞘。重者视网膜可见新生血管、玻璃体积血。

3. FFA　早期可见阻塞点附近强荧光或荧光渗漏。远端静脉充盈时间延长,出血区荧光遮蔽。黄斑上半或下半囊样水肿。晚期可见无灌注区,侧支循环形成、微动脉瘤或新生血管。

4. OCT　可判断黄斑水肿及程度。

【诊断】根据临床体征和眼底及 FFA 可诊断。

【鉴别诊断】

1. 高血压视网膜病变　视网膜小动脉变细,出血越过水平线,双眼发病。

2. 糖尿病视网膜病变　双眼发病,可见点片状出血和微动脉瘤越过水平线。

3. 视网膜海绵状血管瘤　有时类似视网膜分支静脉阻塞。

【治疗】

1. 黄斑水肿者可考虑抗 VEGF 类药物或曲安奈德眼内注射,黄斑区格栅样光凝。

黄斑区格栅样光凝指征为:

(1) 持续 3~6 个月的黄斑水肿。

(2) 视力 0.01~0.5。

(3) FFA 显示中心小凹毛细血管完好,无黄斑区毛细血管无灌注区。

(4) 视网膜内出血吸收。

2. 如合并玻璃体积血史或 FFA 显示新生血管,或无灌注区大于 4PD,应考虑阻塞区域扇形光凝。可减低 60% 的玻璃体再出血发生率。

3. 如虹膜新生血管出现,则应行全视网膜光凝。

4. 药物治疗同视网膜中央静脉阻塞。

(三)视网膜黄斑分支静脉阻塞

【概述】为引流黄斑的小分支阻塞,引流范围小于5PD。

【临床表现】

1. 主诉　视力下降或中心暗点。

2. 眼底检查　黄斑分支分布区域少量视网膜出血,毛细血管扩张,黄斑水肿。

3. FFA　早期可见阻塞点附近强荧光或荧光渗漏。远端静脉充盈时间延长,出血区荧光遮蔽。黄斑水肿。晚期可见无灌注区,侧支循环形成、微动脉瘤。

4. OCT 可判断黄斑水肿及出血程度。

【诊断】根据临床体征及眼底检查、FFA、OCT 可诊断。

【鉴别诊断】

1. 黄斑旁中心凹毛细血管扩张　特征性的表现为单眼或双眼中心凹区视网膜毛细血管功能不全。表现为中心小凹反光迟钝,局部视网膜增厚,以颞侧为著。需 FFA来明确诊断,可见黄斑区颞侧毛细血管扩张改变,附近视网膜内荧光素渗漏。

2. 糖尿病视网膜病变　双眼发病,可见点片状出血和微动脉瘤越过水平线。

【治疗】同视网膜分支静脉阻塞。

【预后】视力预后往往良好。

【随诊】每 1~2 个月复查 1 次,而后 3~12 个月复查 1次,注意有无新生血管和黄斑水肿。

十六、视网膜静脉周围炎

【概述】又称 Eales 病,或青年复发性玻璃体积血。特点为周边部血管发生阻塞性病变,静脉血管白鞘,视网膜出血,晚期视网膜新生血管,玻璃体反复出血或牵引性视网膜脱离。

【临床表现】

1. 主诉　早期可无任何症状,仅于查体时发现。部分患者眼前黑影飘动。大量玻璃体积血时,视力严重下降。

2. 眼底检查 早期病变位于视网膜周边部,视网膜小静脉迂曲扩张,管径粗细不均,血管白鞘,可有火焰状出血,合并脉络膜炎时病变附近有黄白渗出。病变发展,可累及四个象限,并波及后极部大静脉。晚期周边部小血管闭塞,新生血管形成,玻璃体积血,眼底窥不入。

3. FFA 受累静脉管壁渗漏,管壁着染,可见毛细血管扩张或有微血管瘤形成。黄斑受累可见花瓣样荧光渗漏。晚期病例可见大片无灌注区和新生血管大量荧光素渗漏,可见动静脉短路形成。

4. 必要时可拍胸片及结核菌素实验以排除结核。

【诊断】根据临床体征、眼底及 FFA 检查诊断。

【鉴别诊断】

1. 视网膜分支静脉阻塞 见有关章节。

2. 结节病 国人少见,多见于青年黑人男性。可见视网膜周边扇形新生血管,合并肉芽肿性葡萄膜炎、玻璃体炎、视网膜静脉鞘。

3. 糖尿病性视网膜病变 双眼发病,可见点片状出血和微血管瘤越过水平线。有全身病史,血糖增高。

【治疗】

1. 眼底激光封闭病变血管以预防出血。

2. 玻璃体积血者可行药物治疗。应用碘制剂及中药制剂。大量玻璃体积血或吸收不良者可考虑玻璃体手术。

3. 查找全身病,排除结核。

十七、节段性视网膜动脉周围炎

【概述】以视网膜动脉管壁呈白色节段状斑状外观,并伴葡萄膜炎,是全身血管病的眼部特征。

【临床表现】

1. 主诉 视力模糊,眼前黑影飘动,视物有闪光感或视物变形。

2. 眼底检查 后极部视网膜大动脉壁呈白色或黄白色竹节状外观,从视盘开始达赤道部。动脉管径变细,小动脉闭塞呈白线。角膜后可有灰白色 KP,房水闪辉阳性,虹膜可有后粘连。玻璃体可有混浊。

3. FFA A-RCT 时间延长,动脉充盈迟缓,管径不规则,管壁着染。静脉受累时静脉扩张,管壁荧光素渗漏。

【诊断】根据临床体征、眼底及 FFA 检查诊断。

【鉴别诊断】

1. 视网膜静脉周围炎 见有关章节。

2. 眼缺血综合征 视网膜静脉扩张,管径粗细不均,视网膜小动脉变窄。可有视网膜中央动脉搏动。颈动脉超声可显示狭窄。

【治疗】

1. 病因治疗 查结核、弓形虫、梅毒等,并针对性治疗。

2. 球后注射激素,如曲安奈德。局部可滴用激素。

3. 如合并玻璃体混浊,可应用碘剂等对症治疗。

【预后】预后较好,大多数视力可恢复正常。如损伤黄斑则视力预后不佳。

十八、Coats 病

【概述】又称为渗出性视网膜炎,外层渗出性视网膜病变。青少年男性多发。

【临床表现】

1. 主诉 早期常无自觉症状。多以视力下降、家长发现斜视或瞳孔出现黄白色反光就诊。

2. 眼底检查 可见多发性黄白色渗出病灶,以视网膜颞侧多见。可伴有视网膜出血、视网膜静脉迂曲及多种血管畸形。随病情发展可有渗出性视网膜脱离,晚期可继发增殖性视网膜病变。

3. 后期可伴发虹膜睫状体炎、并发性白内障、继发性青光眼,最后眼球萎缩。

4. FFA 病变区小动脉、小静脉及毛细血管扩张迂曲。小动脉管壁囊样扩张,呈串珠样强荧光,可见微动脉瘤、无灌注区、动静脉短路、新生血管毛刷状强荧光渗漏。

【诊断】根据临床体征、眼底及 FFA 检查可诊断。

【鉴别诊断】

1. 早产儿视网膜病变　有早产史,出生体重低,有吸氧史。双眼发病。

2. 视网膜母细胞瘤　三岁以前发病多见,病程发展快,玻璃体混浊重,视网膜呈灰白色隆起。X线检查可见钙斑。超声波检查可见实性肿瘤波形。CDI检查显示与中央动静脉相连的高速高阻血流频谱。

3. 眼内炎　常有内眼手术史或外伤史,睫状充血,眼痛。可见前节KP,房水闪辉阳性。B超无肿瘤回声,无钙斑反射。CDI无血流显示。

【治疗】

1. 早期病例眼内激光封闭视网膜异常血管,阻止渗出。早期是治疗Coats病的最佳时期。

2. 如合并渗出性视网膜脱离可考虑视网膜冷冻治疗,必要时可联合眼内注射抗VEGF类药物。激光治疗或玻璃体手术。

3. 如并发白内障、继发性青光眼可进行相应的对症治疗。

十九、早产儿视网膜病变

【概述】早产儿视网膜病变(ROP)为初生视网膜毛细血管发育异常的疾病,曾被称为晶状体后纤维增生症。常见于生后1个月内,少数见于生后10周内。

【临床表现】

1. 主诉　早期患儿常因早产而被产科医师推荐进行眼底筛查。晚期患儿常被家长发现生后不能注视或瞳孔白色反光而就诊。

2. 眼底检查

(1) 急性期:视网膜周边部病变,以颞侧为著。发现视网膜周边部血管突然终止,称为分界线。如变厚变宽,称为嵴。可见视网膜表面纤维新生血管增殖,视网膜血管扩张、迂曲,可有动静脉短路。严重者视网膜脱离或玻璃体积血。

(2) 退行期:分界线视网膜颜色粉红色,周边部视网膜由混浊变透明。

(3) 瘢痕期:新生血管机化膜形成,牵拉视网膜变性或破孔形成,或视网膜皱襞。重症者广泛结缔组织增生,全视网膜机化膜形成致视网膜全脱离。晶状体后白色机化组织呈白瞳。

【诊断】

1. 诊断依据　早产、低体重儿或有吸氧史,根据临床体征可诊断。屈光间质混浊时需行超声检查。

2. 眼底早期筛查适应证

(1) 全部出生体重小于 1500g 的早产儿。

(2) 早产儿出生体重大于 1500g,吸氧浓度大于 30%。

(3) 足月产儿吸氧浓度大于 30%,且吸氧大于 48 小时。

(4) 早产儿或足月产儿计算核实孕周(从受孕起)44 周内做过手术。

(5) 早产儿或足月产儿患败血症。

(6) 早产儿或足月产儿出生 14 天内反复输血。

3. 按区域定位(图 11-1)

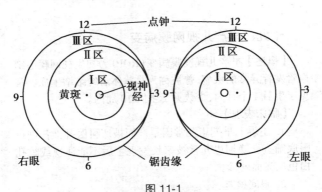

图 11-1

(1) Ⅰ区:从视盘至黄斑中心 2 倍距离为半径的圆内,约相当于后极部 60°以内。

(2) Ⅱ区:从Ⅰ区外缘至以视盘到鼻侧锯齿缘为半径的圆内。

(3) Ⅲ区:从Ⅱ区外缘开始余下的颞侧周边视网膜,

此区域为最常发病的区域。

4. 按时钟钟点定位病变范围 按眼底常规钟点定位：3点位在右眼鼻侧，左眼颞侧；9点位在右眼颞侧，左眼鼻侧。

5. 按疾病程度分期

(1) Ⅰ期：周边视网膜有血管与无血管区，有明显的划界线。

(2) Ⅱ期：交界处向眼内隆起形成嵴。

(3) Ⅲ期：嵴伴视网膜表面纤维血管增殖。

(4) Ⅳ期：视网膜脱离。

(5) Ⅴ期：漏斗型全视网膜脱离。

6. Plus病变 后极部视网膜血管扩张、迂曲；虹膜血管充血；瞳孔固定；玻璃体混浊；视网膜玻璃体积血。

7. 瘢痕期分期

(1) Ⅰ期：周边轻度改变，视网膜色素沉着，玻璃体混浊，近视。

(2) Ⅱ期：周边部视网膜纤维瘢痕化，后极部视网膜向颞侧牵拉。

(3) Ⅲ期：周边部视网膜纤维收缩，视网膜皱襞形成。

(4) Ⅳ期：纤维增殖更重。晶状体后纤维增殖血管膜形成。侵及部分瞳孔区，并伴有部分视网膜脱离。

(5) Ⅴ期：晶状体后全部为纤维组织膜，视网膜全脱离。

【鉴别诊断】

1. 永存原始玻璃体增生（PHPV） 为先天异常，多单眼发病，足月生产，晶状体后原始玻璃体增生呈灰白色。

2. 视网膜母细胞瘤 无早产史，超声波检查瘤体呈高强度回声，可见钙斑。早产儿视网膜病变则为视网膜脱离的膜样回声。

3. Coats病 单眼，青少年多发。

4. 家族渗出性玻璃体视网膜病变 易与早产儿视网膜病变急性期混淆。但患者无早产史，双眼病变不对称，追问并检查其家族成员，可发现家族遗传史。

【治疗】病程分期第Ⅰ、Ⅱ期可自然退行，故密切观察;第Ⅲ期采用冷冻或光凝,以防止新生血管形成;已发生部分视网膜脱离采用巩膜扣带术,全视网膜脱离需行玻璃体切除术。

1. 眼底激光治疗。

2. 视网膜冷冻。

3. 玻璃体视网膜手术　Ⅳ和Ⅴ期病变需手术治疗,Ⅳ期可考虑扣带术,Ⅴ期则应行玻璃体手术,包括开放式和闭合式两种术式。

【预后】

1. 80%~85% 的患儿 3~5 个月后自行缓解,故此阶段轻者(Ⅰ~Ⅱ期)可密切观察随诊。

2. 20%~25% 的患儿病情进展,视网膜冷冻或激光治疗可阻止病情的进展和晶状体后纤维增生的发生,对其不良后果可以减低 50% 的发生率。

3. 病情进展到晚期,尤其发生视网膜脱离、晶状体后纤维增生(Ⅳ~Ⅴ期)的患儿,预后不佳。

【预防】本病重在预防。与产科医师、新生儿科医师合作,在不妨碍治疗早产儿疾病的情况下,尽量减少用氧时间。对用氧早产儿及时进行眼底筛查,早发现早治疗。

二十、糖尿病视网膜病变

【概述】是糖尿病严重并发症之一。

1. 1984 年我国糖尿病视网膜病变分期标准

(1) 单纯型:

1) Ⅰ期:微动脉瘤或并有小出血点, (+)较少,易数; (++)较多,不易数。

2) Ⅱ期:黄白色"硬性渗出"或并有出血斑,(+)较少,易数;(++)较多,不易数。

3) Ⅲ期:白色"软性渗出"或并有出血斑, (+)较少,易数;(++)较多,不易数。

(2) 增生型:

1) Ⅳ期:视网膜有新生血管或并有玻璃体积血。

2) Ⅴ期:玻璃体有新生血管并有纤维增生。

3）Ⅵ期：眼底有新生血管并有纤维增生，并发视网膜脱离。

2. 2003 年美国眼科学会和国际眼科学会推荐分期标准

（1）DR-0：无眼底病变。

（2）DR-Ⅰ：轻度非增生性糖尿病视网膜病变（NPDR），眼底仅有微血管瘤。

（3）DR-Ⅱ：中度非增生性糖尿病视网膜病变（NPDR），病变介于轻度和重度 NPDR 之间。

（4）DR-Ⅲ：重度非增生性糖尿病视网膜病变（NPDR），眼底病变满足下列条件之一者：

1）4 个象限中纬部视网膜较多视网膜出血（超过 20 个出血点）。

2）2 个象限发现视网膜静脉呈串珠样改变。

3）1 个象限发现视网膜内微血管异常（IRMA）。

（5）DR-Ⅳ：增生性糖尿病视网膜病变（PDR）。出现 NVD/NVE/ 玻璃体积血 / 视网膜前出血。

3. 临床有意义的黄斑水肿　生物显微镜下中心凹至周围 500μm 视网膜增厚，或中心凹至周围 1PD 视网膜伴中心凹至周围 500μm 范围内硬性渗出。

【临床表现】

1. 主诉　病情可轻可重。轻者可无任何症状。累及黄斑者可伴视力下降，眼前漂浮物增多。视网膜及玻璃体积血者可突然视力下降，眼前黑影遮挡，视力严重下降。伴发虹膜红变新生血管青光眼者可头痛、眼痛。

2. 病史　糖尿病病史。部分患者可伴高血压病史。

3. 眼底检查　非增生期眼底检查可见微动脉瘤形成、出血、水肿、渗出的改变。出血可位于视网膜各层，视网膜水肿可位于黄斑区和后极部。黄斑区可有星芒状渗出。增生期眼底检查可见视网膜新生血管（NVE）、视盘新生血管（NVD）。沿颞上、颞下血管弓生长白色纤维组织，不完全玻璃体后脱离，玻璃体积血，牵拉性视网膜脱离。可有视盘水肿、视神经萎缩改变。

4. 其他眼部检查　注意检查瞳孔缘、房角处虹膜新生血管,病情严重者虹膜红变,前房积血,房角粘连呈新生血管性青光眼表现(眼压增高、角膜水肿等)。外眼及眼前节检查部分患者可有眼肌麻痹、结膜血管瘤、白内障、暂时性屈光改变等。

5. FFA 微动脉瘤呈现点状强荧光,荧光素渗漏。静脉扩张呈串珠样或管壁着染。视网膜水肿造影晚期组织染色。黄斑囊样水肿呈现花瓣状荧光素渗漏。出血呈现遮蔽荧光。毛细血管闭塞呈现无荧光充盈的大片无灌注区。新生血管呈现多种形态荧光素渗漏并可进入玻璃体。伴发视盘新生血管可有视盘部位荧光素渗漏,伴发缺血性视神经病变可有造影早期与视野缺损相应的视盘处血管及其附近脉络膜血管充盈不良,造影晚期病变处强荧光改变。

6. 电生理检查及暗适应检查 ERG 检查 a 波和(或) b 波振幅降低,振荡电位波幅降低,潜伏期延长。P-ERG 较 F-ERG 敏感。多数患者暗适应下降。

【诊断】糖尿病病史,根据临床体征及眼底检查可诊断。

FFA 不是糖尿病视网膜病变诊断的必需。但可提高糖尿病视网膜病变的诊断率和估计病变严重程度。当常规眼底检查并未明确新生血管存在而患者糖尿病病史较长,提倡进行 FFA 帮助评价病情严重程度,判断激光治疗时机。

【鉴别诊断】

1. Leber 多发性粟粒状动脉瘤 视网膜血管较多动脉瘤形成,但无糖尿病病史。

2. 高血压性视网膜血管病变 血压升高到一定程度,眼底除血管病变外亦可有视网膜出血、微血管瘤、少许棉絮斑、硬渗等改变。高血压视网膜动脉硬化,微血管瘤数量少,无糖尿病病史。

3. 低灌注视网膜病变 患者可有一过性黑矇。眼底特点是视网膜动脉普遍变细,视网膜中心动脉压普遍降低,可见视网膜动脉自发搏动。

【治疗】

1. 糖尿病视网膜病变的治疗原则

（1）控制血糖、血压、血脂，稳定全身情况。

（2）根据不同时期进行药物、激光和手术治疗。

2. 全视网膜光凝适应证

（1）PDR。

（2）重度 NPDR。

3. 黄斑水肿的光凝治疗

（1）临床有意义的黄斑水肿应行局部光凝。

（2）弥漫性黄斑水肿应行格栅光凝。

（3）缺血型黄斑病变不可作光凝治疗。

（4）眼内注射抗 VEGF 类药物或长效皮质激素治疗有效。

【随诊】

1. 糖尿病眼病患者眼部就诊时间建议（表 11-2）

表 11-2　糖尿病眼病患者眼部就诊时间建议

DM 发生年龄	首次眼部就诊时间	最短复诊时间
10~30 岁	确诊糖尿病后 5 年内	每年 1 次
>31 岁	确诊糖尿病时	每年 1 次
妊娠前	早孕 3 个月内	每 1~2 个月

2. 糖尿病眼病患者眼科随诊时间建议（表 11-3）

表 11-3　糖尿病眼病患者眼科随诊时间建议

视网膜状况	随诊时间
眼底正常或几个血管瘤	每年 1 次
轻度 NPDR	每 6 个月
中度 NPDR	每 6 个月
重度 NPDR	每 2~4 个月 *
视网膜病变合并有意义的黄斑水肿	每 2~4 个月
*PDR	每 1~3 个月 *

* 考虑激光治疗

3. 全视网膜光凝术后长期随访　1 个月复查眼底、3 个月复查 FFA，补充光凝新生血管后 3~6 个月复查。

二十一、视网膜母细胞瘤

【概述】是婴幼儿最常见的一种眼内恶性肿瘤,对生命有严重威胁。

【临床表现】

1. 主诉 由于患者多为 5 岁以下儿童,常无不适主诉,早期多因斜视、眼球震颤;晚期瞳孔区黄白色反光被患者家长发现而就诊。

2. 病情分期

(1)眼内生长期:早期眼底任何部位可出现灰白色、白色,单个或多个隆起结节。可见瞳孔区白色反光"黑矇性猫眼"。

(2)青光眼期:肿瘤长大,眼压增高。

(3)眼外扩展期:肿瘤细胞沿视神经蔓延至眶内和颅内,眼球突出,甚至表面坏死出血。

(4)全身转移期:瘤细胞经视神经向颅内转移,经淋巴管向淋巴结、软组织转移,经血液循环向全身转移。

3. 眼眶 X 像可见钙斑及视神经孔扩大。

4. B 超可见实性肿块回声波,其内 CDI 检查可见动静脉血流信号。

5. CT 检查 可见眼内局限性密度增高不均匀肿块,伴钙斑,视神经孔扩大。

6. MRI 可显示视神经、颅内的侵犯病灶。

7. 实验室检查 尿香草苦杏仁酸(VMA)和高香草酸(HVA)增高可协助诊断,但阴性结果也不能除外肿瘤。

【诊断】根据典型的临床表现及影像等检查可诊断。但临床有近 25% 患者表现不典型,可以前房积脓、玻璃体混浊、眼内炎、眼内出血、新生血管性青光眼为表现的,极易误诊。

【鉴别诊断】

1. 眼内炎 常有外伤或内眼手术史,B 超检查球内无实性回声。

2. Coats 病 男性多见,发病年龄多 5 岁以上,单眼发病。眼底可见黄白色渗出物外,还有胆固醇结晶和微血管瘤。

3. 早产儿视网膜病变(ROP) 患儿早产史可资鉴别,有高浓度氧气吸入史,眼底可见纤维血管组织由视网膜颞侧周边部向视盘和晶状体后方。超声波检查可鉴别。

4. 原始玻璃体增生症(PHPV) 为先天异常,多单眼发病,患眼常为小眼球足月生产晶状体后原始玻璃体增生呈灰白色。超声波检查可鉴别。

【治疗】

1. 局部放射敷贴治疗 应用于孤立直径小于10mm的肿瘤。

2. 光动力疗法 眼内期肿瘤。

3. 视网膜冷冻治疗 早期小肿瘤。

4. 全身化疗 早期小肿瘤与其他疗法联合应用;或眼摘或眶内容物剜除后有转移的病例。

5. 眼球摘除术 眼内期,肿瘤已占眼底面积达1/2以上,没有希望恢复有用视力。

6. 眼内容剜除术或眶内容剜除术 若扩散至巩膜或侵犯视神经应行眶内容剜除术。

【预后】

1. 生命预后 经综合治疗现该病死亡率在10%以下。50%患者死于眼外转移,20%患者因发生第二肿瘤致死。单发小肿瘤预后良好。

2. 视力预后 单眼患者健眼一般视力预后良好。双眼患者视力取决于病变范围和治疗效果。肿瘤侵及黄斑、视神经者视力预后差。

【预防】

1. 产前诊断 已知酯酶D(EsD)基因与Rb基因紧密连锁;13号染色体限制性内切酶片段长度多态性(RFLP)与视网膜母细胞瘤连锁。

2. 对患者后代及双亲再育子女提供遗传咨询。双侧患者的子女和同胞发病风险约45%,单侧有家族史者患者的子女和同胞发病风险约45%,散发者子女和同胞发病风险约8%。患者未发病同胞子女患病风险较低。

【随访】

1. 对治疗后患者应定期随访,复查B超、CDI、MRI或

CT 检测肿瘤大小、隆起高度、基底径或基底面积与视神经关系和肿瘤形态的变化。观察钙斑的多少。

2. 对患儿对侧及高危家庭出生婴儿定期随访监测：3 岁以前每 4 个月全麻检查 1 次；5 岁前每 6 个月检查 1 次；5 岁以后每 6 个月 ~1 年检查 1 次。

二十二、视网膜血管瘤

【概述】为斑痣性错构瘤病之一，又称 von Hippel 病。

【临床表现】

1. 主诉　早期可无任何症状。晚期波及黄斑，视力可严重减退。

2. 临床分期

（1）早期：可见小血管瘤或毛细血管扭曲成团。瘤体小时可误认为出血或不被发现。

（2）血管扩张期和血管瘤形成期：多于视网膜颞侧可见迂曲静脉和动脉连接处的毛细血管高度扩张成球状血管瘤。

（3）视网膜脱离期：可见大片硬性渗出和渗出性视网膜脱离。

（4）末期：可有眼压增高、晶状体混浊，甚至眼球萎缩。

3. FFA　早期病例可帮助诊断。典型病例动脉期血管瘤迅速显影，静脉未显影时可见回流静脉层流。后期血管瘤强荧光，瘤体四周荧光素渗漏。

【诊断】根据典型的临床表现即可诊断。

【鉴别诊断】

1. 视网膜蔓状血管瘤　为先天动静脉直接吻合，动静脉均粗大迂曲且形成藤蔓状血管。无血管瘤和黄白脂质渗出。

2. 脉络膜血管瘤　多位于眼底后极部视盘周围。视网膜血管正常，FFA 可鉴别。

3. 视网膜血管瘤样增生　无粗大迂曲的视网膜血管，单眼发病，无家族史及其他病变。

【治疗】

1. 对小而扁平的瘤体光凝效果最好。可同时光凝供养的动脉,不可光凝静脉。

2. 发生视网膜脱离者可行冷凝或玻璃体手术治疗。

【预后】早发现早治疗预后最好,发生渗出性视网膜脱离者预后差。

二十三、视网膜大动脉瘤

【概述】又称孤立性大动脉瘤,老年女性好发。

【临床表现】

1. 主诉 未累及黄斑者可无症状。发生出血者视力可突然下降至光感。

2. 眼底检查 后极部可见颞上、颞下小动脉处梭形或圆形扩张。附近毛细血管扩张。动脉瘤周围可有环形脂质渗出。出血进入玻璃体者眼底窥不入。

3. FFA 大动脉瘤早期强荧光,瘤体内充满荧光素,瘤壁荧光素渗漏,可有微动脉瘤和岛状无灌注区。

4. OCT 可显示视网膜出血及水肿。

【诊断】根据典型的临床体征及 FFA 检查可诊断。

【鉴别诊断】

1. Leber 多发性粟粒状动脉瘤 累及视网膜范围广,较多动脉瘤形成。

2. 糖尿病视网膜病变 糖尿病病史,双眼发病,病变广泛。

3. 老年黄斑变性 双眼玻璃疣多,双眼病变。

【治疗】

1. 动脉瘤可自身消退。无渗出者可观察。

2. 如动脉瘤渗出较多,累及黄斑者可行光凝治疗。

【预后】多数预后良好。

二十四、先天性视盘发育异常

(一) 先天视盘小凹

【概述】为视神经先天异常。

【临床表现】

1. 主诉 多无症状。黄斑浆液性脱离时视力下降。

2. 眼底检查 视盘颞侧一边界清楚的灰白色凹陷。

深度可达 5 个屈光度以上。表面有灰白色胶质组织覆盖。

3. FFA 早期视盘小凹处低荧光,晚期颞侧荧光素渗漏。黄斑脱离处无荧光渗漏。

4. OCT 可显示视盘小凹和黄斑区视网膜脱离、视网膜劈裂。

【诊断】根据典型的眼底表现即可诊断。

【鉴别诊断】

1. 假性视盘小凹 可见于低眼压性青光眼或原发开角性青光眼。可有视盘旁火焰状出血。

2. 中心性浆液性脉络膜视网膜病变 FFA 和 OCT 可鉴别。

【治疗】孤立视盘小凹不需要治疗。

合并黄斑病变者可光凝视盘颞侧边缘或玻璃体手术。

【随访】治疗后每周复查 1 次,液体吸收后一年复查 1 次。

(二) 牵牛花综合征

【概述】为少见的胚裂闭合不全先天性异常,多为单眼。

【临床表现】

1. 主诉 单眼视力差,外斜视。

2. 眼底检查 大的视盘缺损,合并视网膜血管异常。视盘有白色中心、漏斗形凹陷,周围灰色脉络膜视网膜色素异常,边缘有粗细不等的血管爬出,而视网膜血管放射状走形平直向周边延伸,形似牵牛花。黄斑无血管区不清。

3. 常合并近视性屈光不正,部分病例可并发视网膜脱离。

【诊断】眼底检查可明确诊断。

【鉴别诊断】

1. 视盘缺损 视盘缺如。

2. 先天性视盘凹陷 视盘凹陷大,看不清边缘,血管正常。

【治疗】无特殊疗法。

(三) 视盘缺损

【概述】由于胚裂闭合异常所引起的视神经乳头的完

全缺损或部分缺损,有时可伴有虹膜和脉络膜的缺损。多单眼发生。

【临床表现】

1. 主诉　患眼视力不佳或有斜视。

2. 眼底检查　视盘直径明显扩大,视盘缺损区为一大而深的凹陷,由视盘进出的血管从缺损区边缘处钩状弯曲分布于视网膜上。可有脉络膜和虹膜的缺损。如为部分缺损多在下方,表现为一较大的凹陷区域。

3. 视野　生理盲点扩大。

【诊断】根据眼底所见即可诊断。

【鉴别诊断】

1. 青光眼视盘凹陷　眼压可不正常,青光眼相关检查可鉴别。

2. 先天性视盘凹陷　视盘凹陷大,看不清边缘,血管正常。

【治疗】无治疗方法。

二十五、先天性脉络膜缺损

【概述】是由于脉络膜发育不全,眼泡胚裂闭锁不全,致使脉络膜发生停止于胚胎的某一阶段,导致 RPE 和脉络膜发生缺损。

【临床表现】

1. 典型先天性脉络膜缺损为三角形或半卵圆形,其顶端向视盘,基底向周边。缺损部直接暴露巩膜呈白色或灰白色。缺损的边缘齐整清楚,周边部有色素,视网膜血管位于其上。

2. 缺损区缺乏脉络膜组织,常常略凹陷,缺损区边缘多隆起呈脊,视网膜血管进入凹陷区时向下弯曲。

3. 缺损部有时可见色素和少量脉络膜血管,严重者巩膜暴露呈白色。

4. 典型者在视盘下方面积较大,多大于数 PD。

5. 视野检查可见与此一致的扇形缺损。多为双眼,常伴有其他先天异常如小眼球、小角膜、虹膜、视神经、晶状体缺损等。

6. 非典型脉络膜缺损可发生在眼底上方、内侧或外侧。发生在黄斑部者称黄斑缺损，中心视力丧失，这是最多见的非典型脉络膜缺损。

7. 部分患者成年后可并发视网膜脱离。

【诊断与鉴别诊断】根据眼部表现可明确诊断。非典型脉络膜缺损需要和陈旧性脉络膜病灶相区别。后者形状不一，边缘不整齐，往往不是单一的，萎缩区有瘢痕组织和大量色素增生，不伴有其他先天异常。

【治疗】无有效治疗。并发视网膜脱离者需手术治疗。

二十六、无脉络膜症

【概述】为常染色体隐性遗传。累及脉络膜毛细血管层和视网膜色素上皮 - 感光细胞复合体。

【临床表现】

1. 主诉　夜盲。常于几岁或 20 余岁起病。

2. 眼底检查　早期：男性整个眼底散布色素颗粒，黄斑通常不累及。晚期：视网膜色素上皮和脉络膜毛细血管变性、萎缩、消失。女性：为携带者，眼底病变为静止性，程度轻。表现为色素脱失及增生，呈椒盐状萎缩，多位于眼底赤道部，大小不等的视网膜色素颗粒散布在中周部脉络膜萎缩灶上。晚期可见视网膜小动脉变细，视神经萎缩。

3. 病史　常有家族史。

4. 视野　周边视野缩窄。

5. 电生理检查　视网膜电流图（ERG）异常，以暗适应 ERG 波形消失为著。

6. FFA　早期即可发现斑片状脉络膜毛细血管消失。晚期为广泛的脉络膜毛细血管消失。

【诊断】典型者根据临床表现即可诊断。FFA 及 ERG 检查可协助诊断。

【鉴别诊断】

1. 视网膜色素变性　无脉络膜萎缩，可见骨细胞样色素沉着。

2. 回旋状脉络膜萎缩　扇形的视网膜色素上皮和脉络膜萎缩，后囊下白内障，高度近视合并散光，高鸟氨酸血症。常染色体隐性遗传。

3. 白化病　晚霞样眼底，可见脉络膜血管。ERG正常。

4. 硫利达嗪性视网膜病变　每天服用硫利达嗪超过800mg。病史可资鉴别。

【治疗】无有效疗法。可向患者提供遗传咨询。

【预后】中心视力可保持到晚期。绝大部分患者成年或中年视力明显下降。病情进展速度家系中有所不同。女性携带者可终身保持正常视力。

二十七、视网膜色素变性

【概述】为一组进行性营养不良性退行病变。常起于儿童或青少年期，视野进行性缩小，晚年黄斑受累致中心视力减退，视力严重下降甚至失明。

【临床表现】

1. 主诉　夜行困难，进行性夜盲。

2. 眼底检查　视网膜色素变性三联症：视盘颜色蜡黄、视网膜血管狭窄、骨细胞样色素沉着。部分患者可有后极白内障、近视或青光眼。玻璃体混浊、浮游细胞是视网膜色素变性持续存在的体征。

3. ERG　熄灭型反应。

4. 视野检查　环形暗点至管状视野。

5. 色觉检查　半数患者有色觉障碍，多为三色盲。

6. FFA　色素遮挡处为遮蔽荧光，其余部位为透见荧光和荧光渗漏。

【诊断】根据病史及典型眼底改变可诊断。

【鉴别诊断】

1. 假性视网膜色素变性　吩噻嗪中毒、梅毒、风疹都可有椒盐样眼底的改变，需询问病史。吩噻嗪有药物应用史，梅毒无视网膜色素变性家族史，ERG 异常；风疹 ERG正常。

2. 视网膜脱离自发复位或治疗后　可有色素沉着，病史有诊断意义。

3. 色素性静脉旁视网膜脉络膜萎缩　可见静脉旁色

素上皮变性和色素沉着,无明确遗传方式。视野和 ERG 可正常,也可有多样性改变。病变通常静止,不需要随访。

【治疗】

1. 无确定治疗方法。

2. 合并白内障患者行白内障手术可提高中心视力。

3. 视力下降至 0.2 或管视时佩戴助视器和低视力训练。

4. 帮助遗传咨询。

【预后】一般 10 岁左右发病者,30 岁左右视功能明显受损,40~50 岁接近全盲。常染色体显性遗传者视力常到一定程度不再恶化。而常染色体隐性遗传者发病早、病情重、发展快。

二十八、Stargardt 病

【概述】Stargardt 病亦称眼底黄色斑点症,多为常染色体隐性遗传性疾病,偶尔呈常染色体显性遗传,常发生于近亲结婚的后代,但临床上常见一些散发病例。发病年龄多为 6~20 岁,多数在 15 岁以前发病,病变多为双眼对称。双眼视力下降,早期视力下降程度常常与检眼镜下表现不相符。

【临床表现】

1. 中心视力缓慢进行性减退。视野有比较性或绝对性中心暗点。视力下降是最早的症状。中心视力下降往往发生在检眼镜检查发现异常之前。视力下降最终达 0.05~0.1 水平。

2. 检眼镜检查 在发病初期,除视网膜色素上皮着色深外,眼底表现相对正常。病变稍久,黄斑中心凹光反射消失,黄斑部视网膜色素紊乱,并可见一些黄色小点。

3. 非渗出性(萎缩性)黄斑变性 病程逐渐发展,黄斑萎缩区更加明显,形成横椭圆形、境界清晰的病灶,约 2PD 宽,1.5PD 高,呈金箔样反光,病灶周围的黄色斑点也逐渐增多,并向上下血管弓外扩展,这些斑点不断被吸收,又不断有新的斑点出现,到晚期后极部色素上皮、视网膜神经上皮及脉络膜毛细血管全部萎缩,仅见脉络膜大血管及白色巩膜。

4. 大多数病例出现黄斑区外或中轴部的色素上皮萎缩，而周边视野正常。本病有轻度的红绿色觉障碍，ERG早期正常，后期可异常。但 EOG 检查多有异常。

5. FFA　在发病初期，当检眼镜还看不出异常时，即可见黄斑部色素上皮色素脱失，透见脉络膜背景荧光。病程较久者血管造影黄斑部有椭圆形色素上皮萎缩区，呈现点状窗样缺损杂以斑点状遮蔽荧光。晚期患者黄斑部脉络膜毛细血管萎缩，呈现低荧光区，并透见脉络膜大血管，造影后期外露的巩膜弥漫着色。眼底黄色斑点：血管造影时新鲜的斑点为遮蔽荧光，而吸收后的斑点因色素上皮色素脱失而透见荧光。血管造影时，有时脉络膜背景荧光不显影，这种现象被称为脉络膜淹没征。这是由于色素上皮细胞中含有过量的脂褐质遮蔽脉络膜荧光之故。

6. AF（自发荧光照相）　较早期即可发现异常荧光。

7. OCT　视网膜外层或黄斑区神经上皮变薄。

【诊断与鉴别诊断】根据本病的视功能检查以及特征性的眼底及 FFA 检查可诊断。本病应与下列遗传性黄斑变性鉴别：

1. 视锥或视锥 - 视杆细胞营养不良　可以出现牛眼样黄斑改变，但有显著的色觉异常和特征性 ERG 改变。

2. 中心性晕轮状脉络膜营养不良　为常染色体显性遗传。黄斑部是对称性界限非常清楚的脉络膜视网膜萎缩。病变周围视网膜正常。荧光造影显示黄斑受累区透见荧光。晚期脉络膜毛细血管萎缩而出现充盈缺损的低荧光，暗适应表现为视锥细胞部分异常，视杆细胞部分正常。色觉为后天获得性中度红绿色觉缺陷。

3. 蝴蝶形色素上皮营养不良　为常染色体显性遗传，发病多在 10~50 岁，患者常不出现任何症状或有轻度视力减退。眼底黄斑中心凹呈网状（即蝶形）色素沉着。荧光造影显示相应的色素沉着呈网状低荧光。EOG 常表现异常，ERG、暗适应及色觉均正常。视野部分患者有相对性暗点。

4. 白点状眼底　弥漫的、小的、白色分散小点，主要出现于眼底中周部而很少出现于中心凹；非进行性先天性夜盲,无萎缩性黄斑变性或色素改变。视力视野保持正常。

5. 白点状视网膜色素变性　临床表现与白点状眼底相似,但视力、视野越来越差,夜盲症状加重。出现明显的ERG异常。

6. 玻璃疣　位于视网膜深层的黄白色小点,有时有钙化,常在老年期出现。FFA 可鉴别,所有玻璃疣均呈强荧光,而 Stargardt 病可以有或无强荧光,并在一些没有斑点的区域出现强荧光。

7. Batten 病和 Spielmeyer-Vogt 病(家族性黑矇性痴呆)　可有牛眼样黄斑病变,为常染色体隐性遗传性溶酶体积聚病,有进行性痴呆、癫痫发作;可有不同程度的视神经萎缩、视网膜血管变细和周边 RPE 改变。外周血或结膜组织的电镜检查显示有曲线性或指纹样内含物。

8. 氯喹 / 羟基氯喹性黄斑病变　有用药史,与用药剂量相关。

9. 心因性视力损害　眼底、FFA、ERG 和 EOG 检查正常,通过特殊试验常能诱导患者视力提高。

【治疗与预后】本病无特殊治疗。病变呈进行性发展,出现黄斑变性者其视力预后较差。

二十九、卵黄状黄斑营养不良

【概述】卵黄状黄斑营养不良(Best 病)是常染色体显性遗传性疾病,有明显家族史。外显率和表现不稳定。携带者可以眼底正常但 EOG 异常。也有常染色体隐性遗传或性连锁遗传的个别报道。

【临床表现】

1. 多发生于 5~15 岁(平均 6 岁)的幼儿及少年。成人发病也不少见。

2. 视力下降或无症状。出生时发病,但如不检查可以几年不被发现。

3. 病程可分为五期

(1) Ⅰ期:卵黄病变前期,黄斑区看不出任何明显病变,患者无任何症状,ERG 检查正常,但 EOG Arden 比下降,这是本病的重要特征。

(2)Ⅱ期:卵黄病变期,黄斑区呈典型卵黄样改变,双眼对称,圆形或卵圆形均一黄色囊样隆起,边界清晰,视网膜血管跨越其上,大小为 0.5~3PD。病变醒目,但患者视力多正常或轻度异常,病变与视力损害不相称是本病特征。

(3)Ⅲ期:假性前房积脓期,卵黄物质脱水、凝聚、出现液面。

(4)Ⅳ期:卵黄破碎期,患者视力减退,卵黄物质破碎呈炒鸡蛋形状,部分患者同时可伴有 CNV 形成,出现渗出、出血、机化、瘢痕形成。

(5)Ⅴ期:萎缩期,视网膜脉络膜形成萎缩斑,色素脱失和堆积,透见白色巩膜,视力中度到重度减退。视野出现绝对中心暗点。

4. 有 10% 的病变是多病灶和黄斑外的。ERG 正常,而眼电图(EOG)异常。

5. 可有远视和内隐斜或内斜视。

6. FFA 卵黄病变期表现为自始至终低荧光(荧光遮蔽),病灶周围因色素上皮脱色素而透见荧光。假性前房积脓期,病灶下半仍被卵黄样物质遮蔽荧光,上半因色素上皮萎缩而透见荧光。卵黄破碎期造影形态不规则。CNV 形成时可有典型 CNV 荧光图像。萎缩期后极部为透见荧光或因 CNV 表现为低荧光。

7. ERG 一般正常。患者及携带者 EOG 均异常,表现为光峰与暗谷比值降低。

8. 色觉早期一般正常,有报道红绿色弱或全色弱。

9. 视野一般正常或相对性中心暗点。视力减退者有黄斑病变对应的中心暗点。Amsler 表检查有视物变形。

10. OCT 可以显示黄斑区卵黄样物质的沉积以及继发病变。

【诊断与鉴别诊断】家族史,典型的五期黄斑病变过程,或黄斑部典型病变但视功能良好,FFA 检查,EOG 异常可明确诊断。应与以下疾病相鉴别:

1. 假性卵黄样黄斑变性 病变一般较小,约为 1/3PD,EOG 正常,FFA 示中心凹毛细血管渗漏。

2. 黄斑部炎症　如弓形虫病,前房及玻璃体中有炎症细胞,EOG 正常。

3. 玻璃疣　一般较小,FFA 显示透见荧光,EOG 正常。

4. 详细的眼底检查,包括散瞳眼底检查,用裂隙灯结合三面镜,前置镜仔细检查黄斑区。

5. 做 EOG 以证实诊断或检查携带者的患病状况。

6. FFA 可证实 CNV。

【治疗】

1. 对本病无有效的治疗。

2. 对有 CNV 者应予以治疗。此外,给患该病的患者 Amsler 方格表,指导患者使用,并告诉他们,如果发现改变应立即复诊。

3. 成人型卵黄状盘状变性(地图形营养不良)中,卵黄状损害常常出现于 30~50 岁,该病是显性遗传,并且可有也可没有 EOG 异常。尚无有效的治疗。

三十、视锥细胞营养不良

【概述】包括多种不同的临床类型,可分为静止型和进展型两类。

【临床表现】

1. 主诉　慢性进行性双眼视力丧失,畏光,色觉减弱或色盲。日间视力比夜间视力差。

2. 眼底检查　进展型早期多数正常,晚期黄斑区金箔样反光,呈牛眼样改变;中央视网膜色素上皮和脉络膜毛细血管地图状萎缩。视盘颜色苍白。偶尔可有视网膜色素变性眼底改变。静止型多数正常。

3. 外眼检查　眼球震颤。可有弱视、色盲。

4. FFA　椭圆形强荧光背景,围绕一个弱荧光中心。或有界限不清的背景荧光增强区。强荧光晚期消退。

5. ICGA　晚期病例可见脉络膜毛细血管闭塞。

6. 视野　有比较性到绝对性中心暗点。可有中心回避。

7. 色觉检查　红绿色盲或全色盲。

8. 视网膜电图(ERG)　闪光 ERG 波幅降低或无波形。

9. OCT 视网膜外层萎缩变薄。

【诊断】根据临床症状及特征性眼底表现可诊断。FFA 及 OCT 等检查有助于确诊。

【鉴别诊断】

1. 眼底黄色斑点症 发病初期眼底亦可无异常，晚期可有色素上皮萎缩。FFA 可见脉络膜湮没征或自发荧光。

2. 中心性晕轮状脉络膜营养不良 视网膜色素上皮地图状萎缩，明适应 ERG 正常。

3. 年龄相关性黄斑变性 可有视网膜色素上皮地图状萎缩，但色觉和明适应 ERG 正常。

4. 氯喹性视网膜病变 亦有牛眼样黄斑病变，色觉减弱。氯喹服药史可资鉴别。

【治疗】

1. 本病无确切有效治疗方法。

2. 可验光配镜提高中心视力或佩戴深色墨镜改善畏光。

3. 必要时可用 0.5% 毛果芸香碱每天 4 次改善畏光。

4. 低视力者可佩戴助视镜。

5. 对患者提供遗传咨询。

【随访】每年随访 1 次。

三十一、Valsava 视网膜病变

【概述】Valsava 视网膜病变是腹腔压力突然升高，引起黄斑区浅层毛细血管破裂。常有 Valsalva 动作（紧闭声门时强迫性呼气动作）史。可单眼，也可双眼发病。

【临床表现】

1. 主诉 视力突然下降，也可无症状。

2. 眼底检查 孤立或多发的黄斑区盘状或哑铃状视网膜内界膜下出血。经过数周或数月逐渐吸收。吸收过程中出血灶可逐渐变成黄白色。偶见玻璃体积血或视网膜下出血。

【诊断】典型者根据临床表现即可诊断。FFA 及 B 超检查可协助诊断。

【鉴别诊断】

1. 玻璃体后脱离 偶可见玻璃体积血,视盘周围或周边视网膜出血,但无典型的内界膜下出血。

2. 视网膜大动脉瘤 视网膜出血可位于视网膜内,也可位于视网膜下,还可发生于玻璃体腔,大动脉瘤周围常可见环形硬性渗出。

3. 糖尿病视网膜病变 双眼可见微血管瘤、斑点状出血、棉絮斑和硬性渗出,可见视网膜新生血管等,但不会出现孤立的内界膜下出血。

4. CRVO 或 BRVO 患眼可见多发的视网膜内出血,同时合并静脉扩张迂曲。

5. 贫血和白血病 可有多发火焰状出血及棉絮斑,可伴发内界膜下出血。

6. 视网膜裂孔 裂孔周围的出血或可遮盖裂孔,但少见于黄斑区。

【治疗】

1. 对症处理。

2. YAG 激光切开内界膜可能有利于出血的吸收。

3. 必要时可选择玻璃体手术。

三十二、摇晃婴儿综合征

【概述】简称摇婴症或 SBS,是婴儿重度身体受虐待的一种类型,因极易引起硬膜下出血,死亡率高。即使未死亡,也是终生残留重度神经系统后遗症的严重头部外伤的原因。因婴儿受到持续摇晃而对其脑部产生的损害,常常在没有外部损伤迹象的情况下造成头或脑的损伤。

由于婴儿脑部发育仍未稳固,当受到强力摇晃时,颅骨和颅内结构各自产生不同运动,该作用力使桥静脉过度牵拉导致破裂,产生硬膜下血肿。脑在颅骨中剧烈震荡,也可引起脑挫伤和脑撕裂伤,极易合并视网膜出血。后遗症包括头痛、头晕、失忆及影响智力,严重者因脑部有大量微血管爆裂,导致脑部大量出血,可导致瘫痪甚至死亡。

【临床表现】

1. 常见于 1 岁以下、6 个月以内的婴儿,有剧烈摇晃婴儿史。

2. 患儿意识障碍,嗜睡,抽搐呼吸障碍。

3. 视网膜出血。

4. 头部 MRI 可诊断硬膜下出血。

5. 部分患儿因紧抱患儿胸部摇晃可有肋骨骨折。

6. 长大后发育迟缓,智力低下。

7. 严重的会因颅内血肿而夭亡。

【诊断与预防】因很少有父母讲述摇晃婴儿的病史,所以遇到有意识障碍、抽搐主诉的患儿,如果不存在神经系统感染性疾病等明确原因,应考虑摇晃婴儿综合征。

婴儿摇晃综合征是可以避免与预防的。中心因素是增强人们对危险摇晃的认识性。指导年轻父母正确面对婴儿的啼哭及处理压力的正确方式。

三十三、病理性近视眼底改变

【概述】轴性近视超过 -6D 为高度近视,是伴随眼球进行性改变的高度近视性屈光不正。眼球后段逐渐延伸、变薄是轴性近视发展为高度近视的基础,在此基础上发生视网膜脉络膜变性等退行性改变。

【临床表现】

1. 视力下降　患者常在 50 岁之后再出现进行性视力下降。

2. 由于后极眼球壁延长,视盘颞侧向后移位,视盘生理凹陷倾斜,视盘呈斜入状态,表现为上下径较长,横径较短。

3. 近视弧　与视盘相邻的月牙形白色巩膜或脉络膜血管区,与正常眼底之间有一条色素增生线相隔,萎缩弧随时间的延长而增大,萎缩弧两端有时可延长到视盘上下,甚至形成环形萎缩,有时向颞侧延展,甚至将黄斑包括在内。

4. 黄斑区色素异常,可见形状不规则的单独或联合的脉络膜视网膜萎缩斑,其边缘或周围有色素沉积,可见脉络膜大血管。黄斑部可有出血、视网膜下新生血管、黄色视网膜下条纹(漆裂纹)以及色素斑(Fuchs 斑)。

5. 眼轴长,大于 26~27mm。

6. 其他体征 眼底呈豹纹状,视盘颞侧灰白,后巩膜葡萄肿,视盘血管向视杯鼻侧移位,视盘鼻侧缘可见视网膜和脉络膜跨越,边界清楚的萎缩区,脉络膜硬化,周边视网膜变薄,格子样变性。有些患者合并有视网膜脱离或青光眼的体征。

7. 并发症 玻璃体退行性改变,黄斑裂孔,CNV 形成,视网膜脱离,并发白内障等使视力极度减退,甚至失明。

【诊断】

1. 显然验光或散瞳验光,或两者并用。

2. 压平眼压计测量眼压。

3. 散瞳,间接检眼镜检查眼底,寻找裂孔或视网膜脱离。巩膜压迫有助于检查远周边部视网膜。

4. 裂隙灯结合三面镜,前置镜检查后部玻璃体及黄斑,查找视网膜下新生血管膜(暗灰色或绿色的视网膜下损害,视网膜下出血或渗出,或视网膜下积液)。观察玻璃体变性、劈裂及后脱离。

5. FFA 可明确视网膜下新生血管膜。

6. 疑有青光眼时,应行视野检查。

7. OCT 可清楚显示黄斑部劈裂距离、裂孔及 CNV,有无玻璃体牵引、黄斑前膜及脉络膜厚度等。

【鉴别诊断】

1. 老年性黄斑变性(ARMD) 可以形成 CNV 以及相似的黄斑部表现,但有玻璃疣而缺乏上述近视眼的视盘改变特征。

2. 倾斜视盘 合并有巩膜弧的不规则的视盘,最常向鼻下方,从视盘发出时血管的形态不规则(位置与正常相反),眼底有朝向倾斜方向(向鼻下方)的扩张区。许多患者有近视和散光。但没有脉络膜视网膜变性或漆裂纹。常常可见与眼底扩张区相一致的视野缺损。绝大多数患者为双眼。

3. 回旋状脉络膜视网膜萎缩 罕见。出现于儿童,开始于中周部的界线清楚的视网膜脉络膜萎缩,随后逐渐汇合波及眼底的大部。血鸟氨酸水平升高。常常有高度近视。为常染色体隐性遗传。

4. 眼弓形虫病　有境界清楚的脉络膜瘢痕,不形成典型的 CNV,活动期病变有视网膜炎和玻璃体炎。

【治疗】

1. 有症状的视网膜裂孔应采用激光光凝、冷凝进行治疗。

2. 无症状的裂孔,如果其周围无色素或分界线应考虑进行治疗。

3. 对于中心凹外或中心凹旁的 CNV 可考虑激光光凝。中心凹下的 CNV 选择眼内注射抗 VEGF 类药物或联合 PDT 治疗。

4. 黄斑裂孔、劈裂或前膜、脱离者选择玻璃体手术。

5. 对于可疑青光眼患者,单一的视野检查常常不能区别近视眼视野损害和早期青光眼视野损害。如果没有进行性近视而有进行性视野损害,则提示存在青光眼且需要接受治疗。

6. 嘱患者平时注意避免过劳和剧烈的运动。无症状时,每6~12个月复查1次眼底,有症状时及时到医院就诊。

第十二章

神经眼科

一、视神经炎

【概述】视神经炎(optic neuritis)是以视神经的炎症为主,早期伴有明显视功能损害的视神经疾病。目前尚无统一的分类方法,多按炎症所在的位置分为:视神经乳头炎、视神经视网膜炎、球后视神经炎。可能与局部感染、全身感染、脱髓鞘疾病及中毒等有关。发病年龄 15~45 岁。

【临床表现】

1. 症状

(1) 视力急剧下降,可发生在数小时至数天内,发病一周后最严重。病情可轻可重。多为单侧,也可为双侧先后发病。

(2) 初起时可有眼球转动疼痛,眼眶周围疼痛。

(3) 若由多发性硬化引起,可伴全身感觉和运动障碍,如四肢软弱无力、麻木、刺痛等。发病前可有流感症状。

2. 体征

(1) 单眼发病者 RAPD(+),双眼发病者瞳孔散大,直接、间接对光反射消失。

(2) 视盘正常(球后视神经炎)或有水肿(视神经炎),隆起 2~3D,颜色正常或稍红。视盘周围视网膜水肿、渗出和出血(视神经视网膜炎)。晚期炎症消退后视盘苍白。

(3) 视野:中心暗点、旁中心暗点、哑铃状暗点、弓形暗点或向心性缩小等。

(4) VEP:患侧视神经传导阻滞(P100 波潜伏期延长,波幅降低)。

(5) FFA:视神经炎者动脉期显示视盘毛细血管扩张。

（6）MRI：视神经节段性或全程 STIR 脂肪抑制信号增高，视神经增粗、边缘模糊，与周围蛛网膜下腔分界不清。增强联合脂肪抑制技术扫描后，受累节段视神经异常强化。视神经炎者可见水肿增大的视盘。由多发性硬化引起者，头颅 MRI 可见脑白质脱髓鞘样改变。

（7）视神经脊髓炎者，脑脊液中细胞数及蛋白增高。

【诊断】

1. 单眼或双眼急性视力下降。

2. 瞳孔散大，对光反射消失。单眼者 RAPD(+)。

3. 视盘水肿或正常，充血或正常。

4. 视野　Octopus 或 Humphrey 视野计检查表现中心暗点等改变。

5. VEP　视神经传导阻滞。

6. 头颅 MRI　正常或视神经炎症样改变。多发性硬化者可见大脑白质脱髓鞘样改变。

【鉴别诊断】

1. 缺血性视神经病变　无眼球疼痛，视力中度下降，多有高血压及糖尿病病史。视盘轻水肿呈白色，视野呈象限性缺损，年龄 40~60 岁。FFA 示视盘早期低荧光，晚期强荧光。

2. 视盘水肿　多为双侧，无明显视力下降。视盘水肿 >3D，成蘑菇状。RAPD(−)，视野生理盲点扩大。行头颅磁共振检查，除外颅内占位病变，或引起颅内压增高的其他原因。

3. Leber 视神经病变　发病年龄 10~30 岁，有或无母系遗传家族史，双眼同时或先后发病，早期视盘水肿，随后视神经萎缩。线粒体 DNA 突变位点阳性。

4. 眼眶肿瘤　单侧发病，视盘水肿，压迫视神经时视力下降，眼球突出及运动受限。

5. 癔症　多见于女性，多由精神因素诱发，双眼视力重度下降，但与行动不符，眼底及 VEP 正常，视野呈螺旋形向心性缩小。暗示治疗有效。

6. 视盘血管炎　单侧发病，视力正常或轻度下降，有时为体检发现。视盘水肿、充血，盘周线状出血，视网膜动脉细，静脉曲张，血管旁白鞘。视野表现为生理盲点扩大。

表 12-1 视神经炎与其他疾病的鉴别诊断

	视神经炎	缺血性视神经病变	视盘水肿	Leber 视神经病变	眼眶肿瘤	癔症	视盘血管炎
病程	短	数周~数月	长	起病急, 病程长	长	短	数周至数月
眼别	单/双	双眼先后发病	双	双	单	双	单
视力	重度下降	中、重度下降	轻度下降	重度下降	逐渐下降	重度下降	正常或轻度下降
视盘水肿	<3D, 充血	<3D、色淡	>3D, 蘑菇状	早期水肿 <3D	有, 程度不等	无	<3D, 充血
血管	静脉曲张	动脉细	静脉曲张	动、静脉细	静脉迂曲扩张	正常	动脉细、静脉曲张、血管旁白鞘
渗出	+/-	-	++	-	+	-	+
视野	中心暗点	水平敏感损限盲	生理盲点扩大	中心暗点或心性缺损	依受压部位相应改变	螺旋形向心性缩小	生理盲点扩大
VEP	P100 潜时长, 波幅低	P100 潜时长, 波幅低	正常	P100 潜时长, 波幅低	可正常	正常	可正常
神经系统	-	-	+	-	-	-	-
颅压	正常	正常	高	正常	正常	正常	正常
其他	眼球转动疼痛	高血压、糖尿病等病史	头颅 MRI 可见病灶	线粒体 DNA 突变位点阳性	眼球突出, 眼球运动受限	精神刺激因素	年轻患者多见

【治疗】

1. 病因治疗　如考虑由感染引起者,治疗可能存在的全身急性或慢性感染、眼局部及其周围(如鼻窦)的感染性病灶。全身或局部使用抗感染药或抗病毒药。

2. 糖皮质激素　急性视力下降在 2 周以内者,甲泼尼龙 1g/d×3d,而后泼尼松 1mg/(kg·d)×11d,每 4 天递减 10mg。辅以胃黏膜保护药,如法莫替丁 20mg,每天 3 次。适当补充钾、钙等。亦可辅以球后注射地塞米松 2.5mg。

3. 神经营养药　维生素 B 族,如甲钴胺等。

4. 改善微循环药　血管扩张剂,如口服烟酸 0.1g 每天 3 次或胰激肽原酶 120IU 每天 3 次或长春胺缓释胶囊 30μg 每天 3 次等,球后注射苄唑啉 10mg 或盐酸山莨菪碱 5mg。复方樟柳碱 2ml 颞浅动脉旁皮下注射。

5. 中药等。

6. 多发性硬化者请神经内科协助治疗,用硫唑嘌呤等免疫抑制剂。

【预后】

1. 一部分病例视力可自行恢复。

2. 部分患者发展至视神经萎缩。

【预防】

1. 积极治疗全身病(如脱髓鞘性神经病变)及局部相关病灶(如鼻窦炎、眶周炎)。

2. 预防感冒。

二、视盘血管炎

【概述】视盘血管炎(optic disc vasculitis)为视盘内血管的非特异性炎症病变。病因不清,复发率低。多见于健康青壮年。

【临床表现】

1. 症状

(1) 视力一般正常或轻度下降,多为单侧。严重者视力下降明显。

(2) 有时可伴眼球后间歇性钝痛或头痛。

2. 体征

(1) 视盘水肿、充血,隆起 <3D,其周围可见少量渗出或小片出血。

(2) 视网膜动脉细,静脉扩张、充盈、迂曲。血管旁白鞘。

(3) 视野:多数为生理盲点扩大,少数出现中心暗点、旁中心暗点或水平半盲等。

(4) VEP:患侧视神经轻度传导阻滞(P100 潜伏期延长,波幅降低)。

(5) FFA:视盘及视网膜静脉出现荧光渗漏,静脉充盈延迟。

【诊断】

1. 单眼视力轻度下降或体检发现视盘水肿。

2. 视盘水肿、充血,其周围渗出、出血。

3. 视野以生理盲点扩大为主。

【鉴别诊断】

1. 视神经炎　以视盘水肿为主要表现的视神经炎者视力下降明显,视野表现以中心暗点为多,视盘水肿消退快,若萎缩为苍白色。

2. 视盘水肿　多为双眼,视盘隆起 >3D,水肿逐渐加重,持续时间长。伴颅内压高等全身症状。

3. 缺血性视神经病变　年长患者,既往有心血管疾病或糖尿病等全身性疾病。双眼可先后发病,视力中、重度减退,视野呈水平半盲或象限盲。

4. 视网膜中央静脉阻塞　视力下降明显,视网膜静脉迂曲扩张,视网膜出血多、水肿明显。

【治疗】

1. 糖皮质激素　药物及用法同视神经炎。

2. 非甾体抗炎药物　可用水杨酸类(如阿司匹林)、吲哚类(如吲哚美辛)及丙酸类(如布洛芬)中的一种。

3. 改善微循环药物　药物及用法同视神经炎。

4. 营养神经药物　药物及用法同视神经炎。

5. 合并黄斑水肿者可考虑眼内注射抗 VEGF 类或皮质激素类药物。

【预后】预后良好,有自愈倾向。

【预防】治疗可能相关的原发病灶,如颞动脉炎等。

三、缺血性视神经病变

【概述】缺血性视神经病变(ischemic optic neuropathy)是指营养视神经的血管发生急性循环障碍而出现的视神经营养不良性改变。多由高血压动脉硬化、心血管疾病、糖尿病、血压过低、动脉炎等引起。临床上按部位将其分为前部缺血性视神经病变(睫状后短动脉供应障碍,造成视盘筛板前区、筛板区及筛板后区缺血)和后部缺血性视神经病变(软脑膜动脉分支供应障碍,造成视神经眶内段、管内段和颅内段缺血)。

(一)前部缺血性视神经病变

【临床表现】

1. 症状

(1)突发的无痛性单眼或双眼视力减退。

(2)多见于 40~65 岁中老年人。

(3)心血管疾病或糖尿病等疾病史,发病前有紧张、劳累、焦虑等诱因。

2. 体征

(1)单眼或双眼先后视力下降,视力一般在 0.1~0.5。

(2)患眼 RAPD(+)。

(3)早期视盘水肿,可局限性,也可为弥漫性,色灰白,视盘周边线状出血。水肿消退后视盘呈萎缩样改变。双眼先后发病者可出现一眼视盘水肿、另一眼视神经萎缩的现象。

(4)视野:水平视野缺损,以下半部为多,或象限性、扇形缺损,一般缺损与生理盲点相连。

(5)FFA:视盘荧光充盈延迟或荧光缺损。

(6)VEP:P100 潜伏期延长,波幅降低。

【诊断】

1. 中老年患者,突然发病,既往全身相关疾病史。

2. 单眼或双眼视力中、重度下降。

3. 视盘水肿,色淡白,视盘边缘线状出血。

4. 视野　与生理盲点相连的扇形或水平状缺损。

5. FFA　视盘低荧光或充盈迟缓。

【鉴别诊断】

1. 视神经炎 年轻患者居多。视盘水肿、充血,盘周视网膜渗出、出血。视野多为中心暗点。VEP 异常。

2. Foster-Kennedy 综合征 也有一眼视盘水肿、另一眼视神经萎缩的现象,但视力下降缓慢,视盘呈高度水肿,可行头颅 MRI 检查以鉴别。

3. 视盘血管炎 多为青年男性,视力正常或轻度减退,视盘充血。

【治疗】

1. 病因治疗 治疗糖尿病、高血压等原发病。

2. 改善微循环 扩张血管,如葛根素 400mg 每天 1 次静脉滴注。其他药物及用法同视神经炎。

3. 降低眼压 0.5% 噻吗洛尔眼液滴眼每天 2 次,乙酰唑胺 250mg 口服每天 3 次。

4. 糖皮质激素 泼尼松 1mg/(kg·d)×11d,每 4 天递减 10mg。辅以胃黏膜保护药,如法莫替丁 20mg,每天 3 次。适当补充钾、钙等。亦可辅以球后注射地塞米松 2.5mg。糖尿病及高血压患者慎用。

5. 神经营养药物 药物及用法同视神经炎。

6. 中药。

【预后】不良。

【预防】积极治疗可能的原发病,如糖尿病、高血压等。

(二) 后部缺血性视神经病变

【临床表现】

1. 视力突然下降,无眼球转动疼痛。

2. 患眼 RAPD(+)。

3. 早期视盘正常,一个月后视盘苍白。

4. 视野 多种多样,可有中心暗点、向心性缩小等。

5. FFA 一般正常。

6. VEP P100 潜伏期延长,波幅降低。

7. 颈动脉造影或超声多普勒 患侧颈动脉痉挛或管壁粥样硬化斑。

【诊断】

1. 中老年患者突然无痛视力下降,有高血压或糖尿病等病史。

2. 早期视盘正常,后期视盘苍白。

3. 各种类型的视野缺损。

4. VEP 潜时延长,波幅降低。

【鉴别诊断】

1. 球后视神经炎 中青年发病,眼球转动疼痛,视盘色可稍红,视野为中心暗点或哑铃形缺损。

2. 开角型青光眼 视力下降缓慢,眼压高,眼底可见视杯大、盘沿面积缩小,典型者违反 ISNT 法则。

3. 癔症性视功能障碍 多见于女性,发病前有明确的精神创伤史,双眼视力重度下降,但与行动不符,眼底及 VEP 正常,视野呈螺旋形向心性缩小。

【治疗】

1. 病因治疗 控制高血压、糖尿病等。确定由颈内动脉狭窄引起者,可由神经外科行颈动脉内膜切除术或颈动脉支架成形术。

2. 改善视神经血液循环 药物及用法见视神经炎。

3. 糖皮质激素 全身或局部应用,药物及用法见前部缺血性视神经病变。糖尿病、高血压患者慎用。

4. 改善视神经营养。

【预后】不良。

【预防】控制好原发病。

四、视神经萎缩

【概述】视神经萎缩(optic atrophy)是指在各种不同原因影响下,视网膜神经节细胞及其轴突广泛损害,神经纤维丧失,神经胶质增生,引起视神经传导障碍。临床上分为原发性、继发性视神经萎缩两种。

【临床表现及诊断】

1. 不同程度的视力下降。

2. 眼底改变

(1) 原发性视神经萎缩:视盘边界清晰,色淡或苍白。

(2) 继发性视神经萎缩:视盘边界模糊,色泽灰白、晦暗,血管旁有白鞘。

3. 瞳孔散大,对光反射消失或迟钝。

4. 视野改变各异。

5. VEP　P100潜伏期延长,振幅降低。

6. FFA　视盘低荧光。

【几种常见类型的视神经萎缩】

1. 先天性视神经萎缩(原发性)

(1) 先天发育异常、缺血缺氧性脑病或脑皮质发育不良等。

(2) 出生后不久发现视觉障碍,视力在0.1以下。

(3) 瞳孔对光反射消失。

(4) 眼球震颤。

(5) 视盘边界清晰,色淡,颞侧苍白。

(6) VEP:视神经传导阻滞的表现(各波潜伏期延长,波幅降低)。

2. Leber遗传性视神经萎缩(原发性)

(1) 母系遗传家族史,多见于10~30岁男性。

(2) 双眼同时或先后发病。

(3) 视力急骤下降,多在0.1以下。早期色觉障碍,主要是红绿色盲。

(4) 早期视盘水肿,随后视盘边界清晰,颞侧苍白,继之鼻侧变苍白。视盘周围血管减少,管腔细。

(5) 视野:中心暗点,进行性扩大,周边视野向心性缩小。

(6) VEP:视神经传导阻滞的表现(各波潜伏期延长,波幅降低)。

(7) 线粒体DNA突变位点(3460、11778、14484)检测阳性。

3. 压迫性视神经萎缩(继发性)　颅内或眶尖肿瘤可直接压迫或因高颅压间接压迫视神经,造成视神经萎缩。

(1) 高颅压性视神经萎缩:早期双眼视盘高度水肿(>3D),晚期视盘蜡黄或灰白,边界不清,视网膜血管细。

(2) 颅内或眶尖肿瘤直接压迫者:多见于单眼视盘苍白,边界清晰,视网膜血管正常。

4. 炎症性视神经萎缩(继发性)

(1) 发生于视神经炎者视盘边界清(球后视神经炎)或不清(视神经炎),颜色苍白或灰白。

(2) 发生于视网膜脉络膜炎后者,除视盘苍白外,伴有视网膜脉络膜萎缩及色素沉着。

5. 血管性视神经萎缩(继发性)

(1) 继发于视网膜血管病变或全身性血液循环障碍。

(2) 视盘边界清晰,颜色苍白,视网膜动脉极狭窄,管壁变性增厚,出现白鞘或白线。

6. 变性性视神经萎缩(继发性)

(1) 继发于视网膜色素变性等疾病。

(2) 视盘边界清晰,色蜡黄,视网膜动静脉狭窄。

7. 青光眼性视神经萎缩(继发性)

(1) 多见于开角型或正常眼压性青光眼。

(2) 视力缓慢进行性下降。

(3) 眼压正常或中等程度升高。

(4) 视盘凹陷进行性变大、变深,盘沿面积缩小。视神经纤维层缺损。

(5) 视野:呈青光眼性视野改变。

8. 中毒性视神经萎缩(继发性)

(1) 长期接触或短期内大剂量接触可能引起视神经中毒的物质,如烟、酒、药物(奎宁、麦角类、异烟肼、乙胺丁醇等)、化学制剂(铅、汞及其化合物等)等。

(2) 视力缓慢下降,色觉障碍。

(3) 视盘边界清晰,颞侧色淡白。

(4) 各种类型的视野缺损。

(5) VEP:P100 潜伏期延长,波幅下降。

【鉴别诊断】诊断时需鉴别视神经萎缩属先天性、遗传性、原发性还是继发性,以利治疗。

【治疗】

1. 对原发性、先天性、遗传性视神经萎缩目前无有效的治疗方法。

2. 对继发性视神经萎缩者,去除病因是最重要的治疗方法。手术切除脑瘤、药物或手术降低高眼压、治疗视神经炎、改善视神经血液供应、去除中毒因素等。

3. 神经营养药物。

4. 改善微循环。

5. 若为中毒性者,应针对中毒因素给予相应的中和药物治疗。如烟中毒予 5% 硫代硫酸钠 30~40ml 每天 1 次口服,共 12~20 次。

6. 中药。

【预后】预后不良。

【预防】积极治疗原发病,避免长期接触慢性中毒物质。

五、有髓神经纤维

【概述】出生后视神经髓鞘继续生长,超过筛板水平,到达视网膜,形成白色的有髓神经纤维。

【临床表现】

1. 多为单眼,常无任何症状,体检时发现。

2. 一般不影响视力。

3. 视盘边缘或沿视网膜上、下血管弓分布的大小不等的片状、乳白色羽毛状斑,覆盖所在的视网膜及血管组织。

4. 视野 生理盲点扩大或浓厚的有髓神经纤维遮挡处相应的视野缺损。

【诊断】根据典型的眼底改变及相应的视野改变可以诊断。不典型者如大面积的或位于中周边部者易误诊,需观察病变末梢呈羽毛状改变有助于诊断。

【鉴别诊断】

1. 棉絮斑 形态不规则,白色棉绒状,同时可见视网膜脉络膜的其他炎症性改变。FFA 证实为毛细血管的无灌注区。

2. 血管白鞘 同时合并视网膜或视神经炎症性改变。

【治疗】不需要治疗。

六、瞳孔异常

【概述】瞳孔异常表现为大小异常和对光反射异常两种。正常人双侧瞳孔大小一致,若两眼相差大于 1mm 为病理性瞳孔不等。

(一) 阿 - 罗(Argyll Robertson)瞳孔

【临床表现】

1. 瞳孔缩小,不易散大,形状不规则,直接、间接对光反射弱或消失,集合时瞳孔正常收缩,虹膜萎缩。

2. 多为双眼发病。

3. 视力正常。

4. 对毒扁豆碱反应好，对阿托品反应弱。

5. 可能与神经梅毒、脑炎、多发性硬化、脊髓空洞症、糖尿病等有关。

【诊断】根据双眼瞳孔缩小、对光反射消失、集合反应存在等可诊断。

【鉴别诊断】

1. Horner 综合征　单眼瞳孔缩小，对光反射存在。患侧眼睑下垂，面部无汗，眼球内陷。

2. 痉挛性瞳孔缩小　瞳孔多为圆形，调节反应减弱或消失。

【治疗】

1. 无明确病因者观察。

2. 治疗原发病。

（二）埃迪（Adie）强直性瞳孔

【临床表现】

1. 多见于年轻女性。

2. 单侧瞳孔不规则扩大，直接、间接对光反射弱或消失，集合反应消失。

3. 膝反射或踝反射消失。

【诊断】根据单眼瞳孔散大、对光反射消失、膝反射或踝反射消失等可诊断。

【鉴别诊断】

1. 药物性瞳孔散大　有眼部或全身用扩瞳药物史。

2. 痉挛性瞳孔散大　睑裂开大、多汗等。

【治疗】

1. 不需要治疗。

2. 若希望改善外观，可局部滴 0.125% 毛果芸香碱，每天 2~4 次。

七、视路疾病

视路是视觉兴奋传导的神经通路，起自视网膜神经节细胞，经视神经、视交叉、视束、外侧膝状体、视放射终止于大脑枕叶皮质。

（一）视交叉病变

【概述】视交叉最常见的病变是脑垂体瘤,其次为鞍结节脑膜瘤、颅咽管瘤,也可能有视交叉蛛网膜炎、视交叉神经胶质瘤等。

【临床表现】

1. 缓慢进行性视力下降。

2. 瞳孔　偏盲性瞳孔强直(光刺激双眼鼻侧视网膜时瞳孔对光反射消失,刺激颞侧视网膜时瞳孔对光反射存在)。

3. 眼底　视盘边界清晰,颜色苍白。

4. 视野　依病变侵犯视交叉的部位不同而异,最常见的是双眼颞侧偏盲缺损。

5. 复视　肿瘤向两侧扩展,压迫第Ⅲ、Ⅳ、Ⅵ对脑神经时可出现相应的眼肌麻痹。

6. 头颅 MRI　可见鞍区占位性病变。

7. 全身表现　因肿瘤本身出现的全身异常,如脑垂体瘤可引起肥胖、内分泌紊乱、性功能减退等。

【诊断】根据慢性视力下降,典型的视野改变及头颅MRI可明确诊断。

【治疗】针对病因进行治疗,如肿瘤切除等。

（二）视束病变

【概述】因炎症(如大脑炎、视神经脊髓炎等)、血管性疾病(如血管硬化或血管瘤等)或肿瘤(垂体瘤、颞叶肿瘤、第三脑室瘤等)等侵犯视束而引起的相应视功能改变。

【临床表现】

1. 视力减退。

2. 瞳孔　视束的前 2/3 发生病变可出现同侧偏盲性瞳孔强直。

3. 眼底　视盘边界清晰,患侧颜色淡。

4. 视野　同侧偏盲,黄斑分裂(无黄斑回避)。

5. VEP　潜伏期延长,波幅降低。

6. 头颅 MRI　可见视束部位血管性或炎性或占位性病变。

7. 其他　全身神经系统改变。

【诊断】根据典型的视野改变及头颅 MRI 可明确诊断。

【鉴别诊断】

1. 外侧膝状体病变　无偏盲性瞳孔强直。

2. 视放射病变　视野同侧偏盲有黄斑回避。

3. 枕叶病变　无偏盲性瞳孔强直,视野同侧偏盲有黄斑回避。

【治疗】治疗原发病。

（三）外侧膝状体病变

【概述】供应外侧膝状体血管性病变（大脑中动脉动脉瘤、血栓形成等）或其附近肿瘤压迫等造成此传导通路的相关性功能障碍。

【临床表现】

1. 视力　双眼视力进行减退。

2. 眼底　一般正常,偶可见视盘颜色苍白。

3. 视野　同侧偏盲。

4. VEP　潜伏期延长,波幅降低。

5. 全身神经系统改变　对侧半身疼痛和肌力弱。

6. 头颅 MRI　可发现病灶。

【诊断】根据双眼视力下降、典型的视野改变及头颅 MRI 可明确诊断。

【鉴别诊断】

1. 视束病变　偏盲性瞳孔强直。

2. 视放射病变　视野同侧偏盲有黄斑回避。

3. 枕叶病变　视野同侧偏盲有黄斑回避。

【治疗】积极治疗原发病。

（四）视放射病变

【概述】因血管疾患或颅内占位病变损害视放射区域的神经纤维引起的视功能障碍,多见颞叶、顶叶及枕叶的各种胶质瘤或脑膜瘤等。

【临床表现】

1. 视力　双眼视力减退。

2. 瞳孔　对光反射正常。

3. 眼底　正常。

4. 视野　依损害部位不同视野的改变各异。内囊区受损:病灶对侧的双眼完全一致的同侧偏盲;颞叶受损:病灶对侧视野的双眼上象限同侧偏盲;顶叶受损:病灶对侧视野的双下象限同侧偏盲。有黄斑回避。

5. VEP 潜伏期延长,波幅降低。

6. 头颅 MRI 可发现病灶。

7. 全身神经系统的改变 内囊病变可致对侧肢体偏瘫,颞叶受损会出现视幻觉,顶叶受损则有失读和视觉领会不能。

【诊断】根据双眼视力下降、典型的视野改变及头颅 MRI 可明确诊断。

【鉴别诊断】

1. 视束病变 有偏盲性瞳孔强直。

2. 外侧膝状体病变 晚期双眼底可见视盘颜色苍白。

3. 枕叶病变 依头颅 MRI 鉴别。

【治疗】积极治疗原发病。

(五) 枕叶病变

【概述】因脑梗死、脑外伤或肿瘤压迫等损害枕叶皮质纹状区而导致的相应视功能损害。

【临床表现】

1. 视力 双眼视力下降。

2. 瞳孔 对光反射正常。

3. 眼底 正常。

4. 视野 双眼一致性同侧偏盲,并伴有黄斑回避。

5. 皮质盲 双侧枕叶广泛受损时出现的黑矇、瞳孔对光反射正常、眼底正常。

6. VEP 潜伏期延长,波幅降低。

7. 头颅 MRI 可发现病灶。

8. 枕叶损害的相应症状,如失读、失认等。

【诊断】根据双眼视力下降、典型的视野改变及头颅 MRI 可明确诊断。

【鉴别诊断】

1. 视束病变 有偏盲性瞳孔强直。

2. 外侧膝状体病变 头颅 MRI 可鉴别。

3. 视放射病变 头颅 MRI 可鉴别。

【治疗】积极治疗原发病。

表 12-2 视路各部位病变的眼部表现

	视交叉	视束	外侧膝状体	视放射	枕叶
病因	肿瘤、血管疾病、炎症等	炎症、血管疾病、肿瘤等	血管性疾病	血管性疾病	血管性疾病、炎症
视力	缓慢进行性双眼视力下降	双眼视力下降	双眼视力进行性减退	双眼视力减退	双眼视力下降
瞳孔	偏盲性瞳孔强直	偏盲性瞳孔强直	对光反射正常	对光反射正常	对光反射正常
眼底	视盘边界清晰,颜色苍白	视盘边界清晰,颜色苍白	视盘边界清晰,颜色淡	正常	正常
视野	双眼颞侧缺损	同侧偏盲伴黄斑分裂	同侧偏盲或同侧象限盲	同侧偏盲伴黄斑回避,颞侧半月视野缺损	双眼同侧偏盲,黄斑回避
VEP	潜伏期延长,波幅降低	潜伏期延长,波幅降低	潜伏期延长,波幅降低	潜伏期延长,波幅降低	潜伏期延长,波幅降低
头颅 MRI	鞍区病变	视束部位病变	外侧膝状体病变	视放射区病变	枕叶病变

续表

	视交叉	视束	外侧膝状体	视放射	枕叶
神经系统症状	肥胖、内分泌紊乱、性功能减退等	肢体感觉和运动异常	对侧半身疼痛和肌力弱	内囊病变:对侧肢体偏瘫;颞叶受损:视幻觉;顶叶受损:失读和视觉忽领会不能	失读、视失认等
其他	复视:第Ⅲ、Ⅳ、Ⅵ对脑神经可出现麻痹	视动性眼球震颤		视动性眼球震颤	
治疗	治疗原发病	治疗原发病	治疗原发病	治疗原发病	治疗原发病

第十三章

眼　视　光

一、近视

【概述】近视(myopia)是指在调节松弛状态下,平行光线经眼的屈光系统屈折后焦点形成在视网膜前方,视网膜上只能形成弥散光圈,因此看不清远处目标。近视眼的发生主要与遗传和环境两大因素有关。近视眼按其性质可分为轴性近视、曲率性近视和屈光指数性近视;按其程度可分为轻度近视(屈光度 –3.00D 以下)、中度近视(屈光度 –3.00~–6.00D)、高度近视(屈光度 –6.00~–9.00D 以上)和超高度近视(屈光度 –9.00D 以上)。

【临床表现】

1. 视觉障碍　远视力减退,但近视力正常。

2. 视疲劳　严重者可出现类似结膜炎的症状。

3. 外隐斜或外斜视　集合功能减弱所致。可伴有头痛、视疲劳。

4. 眼轴变长、眼球突出　高度近视患者 A 超测量眼轴变长,眼球前后径增加,眼球较正常突出。因眼轴的变化一般限于赤道部以后,且受个人面部特征影响,眼球突出的表现并非绝对出现的症状。

5. 屈光检查　散瞳验光呈近视屈光状态。

6. 玻璃体液化、混浊、后脱离　多见于高度近视。

7. 眼底改变　低、中度近视一般无变化,但是也有部分伴有玻璃体混浊或周边视网膜变性。高度近视由于眼轴变长,眼球内表面积增加,相对单位面积的视网膜的血供减少,从而引起相应的眼底退行性改变,如近视弧形斑或环形斑、豹纹状眼底、黄斑部改变(新生血管膜、出血、形状不规则的脱色素的白色萎缩斑或有色素沉着的呈圆形的黑色 Fuchs 斑)、巩膜后葡萄肿、周边部视网膜变性(包括格子样变性、视网膜突、视网膜裂孔,严重者可引起视网膜脱离)。

【诊断】根据散瞳验光检查结果可以确诊。对于青少年近视患者,屈光检查要在睫状肌麻痹的状态下进行,12岁以下最好用 1% 阿托品眼膏,12 岁以上可用 2% 后马托品眼膏或快速散瞳剂进行散瞳验光,除外假性近视。

【鉴别诊断】

1. 假性近视 由于睫状肌过度收缩引起的调节痉挛造成的近视状态,即调节痉挛性近视,用睫状肌麻痹剂散瞳验光即可鉴别。

2. 高度近视眼的眼底改变应与黄斑变性、回旋状脉络膜萎缩、眼组织胞浆菌病、眼弓形虫病等相鉴别。

3. 圆锥角膜 早期圆锥角膜由于矫正视力好,裂隙灯检查无异常,很容易误诊为近视眼,接诊近视患者时要仔细询问病史及近视发展速度,对于近视和散光增加较快的患者可进行角膜地形图检查,以及更为敏感的 Orbscan II 分析角膜后表面的变化。

【治疗】

1. 非手术治疗

(1) 佩戴框架眼镜:目前矫正近视最传统、最安全的方法,原则是选用使患者获得最佳矫正视力的最低度数凹镜片。合并外斜视者应全部矫正。

(2) 佩戴角膜接触镜:置于角膜前表面,所用屈光度比框架眼镜低,其优点为对物像的放大率影响较小,不影响视野,不影响外观,尤其适用于高度近视、屈光参差及某些职业需要。但存在佩戴不适,有角膜、结膜刺激症状,过敏性结膜炎,严重的角膜感染,干眼症等。佩戴时应注意清洁及卫生,避免划伤角膜,佩戴不可过夜,连续佩戴不超过 8 小时。

(3) 角膜塑形镜(orthokeratology, OK contact lens):应用非球面逆转技术而特殊设计的透氧硬性角膜接触镜,通过压迫角膜中央视区,使角膜中央屈率变小,从而使角膜屈光力降低,起到矫正近视的作用。但无防止近视发展的作用,一旦停戴,迅即回退。因其佩戴时间为夜间,如使用不当,可发生细菌性、真菌性及阿米巴角膜溃疡等严重并发症,因此使用时应严格掌握适应证和使用规则。

2. 手术治疗

(1) 角膜屈光手术。(详见屈光手术)

(2) 眼内屈光手术。(详见屈光手术)

(3) 眼底检查发现视网膜格子样变性、视网膜裂孔的患者,应接受预防性视网膜光凝术,以免引起视网膜脱离。

【预防】学龄前阶段就应该养成良好的用眼习惯,预防近视的发生和发展。对于高度近视眼,应定期检查眼底情况,防止视网膜脱离等严重并发症的发生。

二、远视

【概述】远视(hyperopia)是指眼在调节松弛状态下,平行光线经眼的屈光系统折射后所形成的焦点在视网膜之后,在视网膜上形成一个弥散环,不能形成清晰的物像。

眼在通过调节作用后,使屈折力增强,部分降低远视的屈光度,轻微的远视甚至可以全部消失。表现为正视眼(潜伏性远视,或称隐形远视),只有当应用睫状肌麻痹剂后才能表现出来。

按远视性质分类:轴性远视,眼轴较正常眼短,是远视眼中最常见的一种;曲率性远视,眼屈光系统中任何屈光面的弯曲度变小所表现的远视,如扁平角膜;屈光指数性远视,由屈光间质的屈光指数降低造成;无晶状体性远视,术后无晶状体眼或晶状体全脱位均可表现出高度远视。

按远视程度分类:轻度远视,+3.00D 以下;中度远视,+3.00~+5.00D;高度远视,+5.00D 以上。

【临床表现】

1. 视力障碍　轻度远视可表现为潜伏性远视,无视力障碍。随着远视程度的增加,先表现为近视力下降,远视力仍可正常。较高度远视,则远视力、近视力均下降。视力的下降程度与患者的年龄、所具有的调节能力有关。

2. 视疲劳　此症状是远视最突出的临床表现,如眼球、眼眶胀痛,头痛,甚至恶心、呕吐等,尤其在近距离工作时明显,休息后症状可减轻或消失。

3. 内斜视　由于过度调节所伴随的过度集合所致。

4. 慢性结膜炎、睑缘炎　远视患者常见的伴随症状。

5. 屈光检查　散瞳验光呈远视屈光状态。

6. 眼球结构特点　角膜扁平,曲率低,前房浅,A、B型超声检查显示眼球小、眼轴短。眼底可见视盘较小、色红、微隆起。

【诊断】根据散瞳验光的屈光检查结果可以确诊。

【鉴别诊断】

1. 原发性青光眼　远视眼的症状可与原发性青光眼相似,且裂隙灯检查前房浅,但眼压、视野正常。

2. 视盘炎或水肿　远视眼视盘可呈假性视盘炎表现,但矫正视力正常或与以往相比无变化,视野正常。

【治疗】

1. 戴镜治疗　佩戴凸透镜片矫正。配镜前应做详细的屈光检查,40 岁以下的患者需用睫状肌麻痹剂进行散瞳验光,12 岁以下的儿童要用 1% 的阿托品眼膏散瞳。轻度远视,视力正常,且无症状,不需要配镜;轻度远视,如有视疲劳和内斜视者,则需配镜矫正;中度以上远视应配镜矫正,以增进视力,解除视疲劳和防止内斜视发生。

2. 手术治疗

(1) 准分子激光屈光性角膜手术:应用准分子激光切削周边部角膜组织,以使角膜前表面变陡,屈折力增加,但手术治疗的选择要根据患者角膜的 K 值及远视度数来确定。(详见屈光手术)

(2) 钬激光角膜热成形术:手术区位于角膜周边部,准确性差。

(3) 角膜表面镜片术:适用于高度远视以及不适合植入人工晶状体的无晶状体眼者。

三、散光

【概述】散光(astigmatism)是指眼球各条径线(主要

是角膜和晶状体)的屈光力不同,平行光线进入眼内后不能在视网膜上形成焦点,而是形成前后两条焦线的一种屈光状态。散光在临床上分为规则散光和不规则散光两大类。

1. 规则散光 各径线的曲率半径大小不同,在一个主径线上的曲率半径最小,即屈光力最强,而与此径线垂直的另一主径线的曲率半径最大,即屈光力最弱,这种散光能被圆柱透镜矫正,使平行光线聚焦于视网膜上。自然形成的散光多数为规则散光,具体又有以下两种分类:

(1) 根据轴的位置分为:

1) 顺规性散光:当最陡的径线(屈光力最强)位于或接近 90° 时,为顺规性散光,能用轴位于或接近 90° 的正柱镜矫正,或用轴位于或接近 180° 的负柱镜矫正。

2) 逆规性散光:当最陡的径线(屈光力最强)位于或接近 180° 时,为逆规性散光,能用轴位于或接近 180° 的正柱镜矫正,或用轴位于或接近 90° 的负柱镜矫正。

3) 斜轴散光:当主径线位于或接近 45° 与 135°时,为斜轴散光。

(2) 根据各径线的屈光状态分为:

1) 单纯近视散光:即一个主径线上为正视,另一个主径线上为近视。

2) 单纯远视散光:即一个主径线上为正视,另一个主径线上为远视。

3) 复性近视散光:两个互相垂直的主径线均为近视,但近视的度数不同。

4) 复性远视散光:两个互相垂直的主径线均为远视,但远视的度数不同。

5) 混合散光:一个主径线上为远视,另一个与其垂直的主径线上为近视。

2. 不规则散光 不但角膜各径线上的屈光力不同,在同一径线上各部分的屈光力也可能不同,没有规律可循,称为不规则散光,如某些病变(角膜瘢痕、圆锥角膜等)引起的散光。

【临床表现】´

1. 视力障碍 除轻微散光外,均有远、近视力障碍。

复性及混合散光视力下降明显。

2. 视力疲劳　散光常见症状，表现为眼痛、眼眶痛、流泪、单眼复视等。

3. 代偿头位　头位倾斜及斜颈等。

4. 散光性儿童弱视　多见于复性散光及混合性散光。

5. 眯眼视物　看近看远均眯眼，以起到针孔和裂隙作用，减少散光。

6. 屈光状态　验光检查呈散光屈光状态。

【诊断】根据验光检查结果即可确诊，要注意必须充分麻痹睫状肌后进行检影，才能发现准确的散光状态。

【鉴别诊断】散光引起的症状通过屈光检查很容易与其他病症鉴别。但当散光进行性增加，应该警惕圆锥角膜的可能，圆锥角膜早期可能仅表现为规则散光，矫正视力也可正常，此时需要进行角膜地形图的检查协助诊断。

【治疗】

1. 轻度散光如无临床症状，不必矫正。

2. 佩戴圆柱透镜进行光学矫正，尤其对于学龄前儿童，一定要充分矫正散光，这样有助视觉发育，可以有效地防治弱视。

3. 佩戴角膜接触镜，但需注意佩戴的位置。

4. 佩戴硬性治疗性角膜接触镜可矫正轻度不规则散光。

5. 准分子激光屈光性角膜手术，可有效地矫治各种散光。（详见屈光手术）

四、屈光参差

【概述】双眼屈光状态不等，无论是屈光不正的性质的不同，还是度数的不同，均称为屈光参差（anisometropia）。

【临床表现】

1. 双眼裸眼视力不等。

2. 视疲劳、双眼单视障碍　轻度屈光参差可无症状，当屈光参差超过 2.50D 时，因双眼物像大小不等产生融合困难而破坏双眼单视，为了使双眼同时视，双眼的调节产生矛盾而出现视疲劳。

3. 可产生交替视力　即一眼看近,另一眼看远。

4. 弱视、斜视　屈光参差大者,屈光度大的眼睛常发展为弱视或斜视,此类弱视称为屈光参差性弱视。

【诊断】根据屈光检查结果可以确诊。

【治疗】

1. 佩戴框架眼镜　若双眼屈光度差距不大可试用框架眼镜,充分矫正,经常佩戴,以保持双眼单视功能且消除症状。如超过 3.00D,多因双眼成像放大率相差太大而无法忍受,屈光度较高的一侧眼不能完全矫正。

2. 佩戴角膜接触镜　屈光参差太大,可试戴角膜接触镜,可以克服成像不同的干扰。

3. 准分子激光屈光性角膜手术。

4. 无晶状体眼性屈光参差,应行人工晶状体植入术。

5. 如伴有斜弱视,应行弱视训练和斜视治疗。

五、老视

【概述】老视(presbyopia)是指由于年龄增长,睫状肌功能逐渐减低,导致眼生理性调节功能下降。老视是一种生理现象,一般开始发生在 40~45 岁。

【临床表现】

1. 视近困难　阅读等近距离工作困难,开始仅表现为将所视目标放远,以后随年龄增长,症状逐渐加重。

2. 视疲劳　常产生因睫状肌过度收缩和相应的过度集合所致的视疲劳症状。

3. 屈光检查　如原为正视眼或远视眼则视近需加用凸透镜,如原为近视眼则视近需降低相应的度数。

【诊断】根据年龄及临床表现,即可诊断。

【鉴别诊断】远视:远视是一种屈光不正,眼的调节功能正常,高度远视时看远不清楚,看近更不清楚,佩戴眼镜即可矫正远近视力。

【治疗】

1. 根据患者的工作性质和习惯,选择合适的阅读距离进行老视验配。

2. 佩戴双光眼镜或多焦点镜片,可同时看近看远。

3. 单眼视角膜接触镜（monovision contact lens）形成交替视力。

4. 手术治疗（详见屈光手术）。

六、屈光手术

【概述】屈光不正主要是由于眼球前后径过长、过短，或者由于角膜和晶状体的屈光力过强或过弱所致，使从远处来的平行光线进入眼内经过屈光介质聚焦后的焦点，位于视网膜之前、之后或形成多个焦点。

眼球的总屈光力是 +58.64D，而角膜的屈光力是 +43.05D，占总屈光力的 70%，其中角膜前表面的屈光力是 +48.83D，后表面的屈光力是 −5.88D，由此可见，眼球的屈光力主要决定于角膜，而角膜的屈光力主要决定于其前表面，因此改变角膜前表面的弯曲半径可以有效地矫正眼球的屈光状态。

目前最广泛用于治疗屈光不正的手术方法是准分子激光角膜屈光手术。手术常用氩氟混合气体（ArF）产生的波长为 193nm 紫外光波矫正屈光不正，其原理是：通过准分子激光光脉冲准确地击中细胞的分子键，每脉冲切削大约 0.2μm 的深度，角膜中央部分被削薄，可以得到凹透镜的效果（治疗近视）；周边部被削薄，中央保留，可以得到凸透镜的效果（治疗远视）；椭圆形的切削可以治疗散光。

【准分子激光角膜屈光手术的基本检查项目】

1. 视力检查　包括远近视力。

2. 眼前节检查　除外眼球其他病变，尤其注意角膜和晶状体。

3. 眼后节检查

（1）直接检眼镜：主要检查眼后极部，注意视盘颜色，杯盘比，边缘有否萎缩弧，黄斑区中心反光，有否萎缩、出血、新生血管。

（2）间接检眼镜：主要检查近视眼周边视网膜的情况，如果发现有视网膜裂孔、格子样变性、牵拉变性、视网膜突等病变，应在术前进行视网膜光凝术。

4. 眼压的测定　要除外眼球壁硬度的影响，可采用压平眼压计(Goldmann,Perkins)或非接触式压平眼压计测定,如用压陷眼压计(Schiotz)测量,必须用双砝码法测定。

术后眼压的评估:角膜屈光手术后,角膜形态改变和角膜变薄可影响眼压计的读数值。无论压平眼压计,还是非接触式压平眼压计,所测出的眼压值都明显低于术前,前者降低 2~4mmHg,后者为 6~7mmHg。

5. 屈光状态的检查　是屈光手术前最重要的检查,是决定手术量的重要依据,包括散瞳验光及显然验光。

6. 角膜厚度的测量　最常用的是 15~20MHz 超声测厚仪,通过探头可以测量角膜上任何一点的厚度,同一点多次反复测量而取其有效平均值。对于近视的矫正,角膜中心和旁中心厚度的测量最重要;而对于远视的矫正,应加测角膜周边的厚度。Orbscan-Ⅱ角膜形态检查系统也可测量角膜厚度,并包括角膜上任一点的数值,但测量结果与超声测厚仪有差异,需进行校正,且其可重复性与精确性尚不如超声角膜测厚仪。角膜厚度的测定,不但可以预测术后的效果,还可以解释术前检查中高眼压的现象(角膜越厚,则测量的眼压较高)。

7. 角膜屈光力的测定　可用角膜曲率计和角膜地形图。

8. 泪液分泌试验　即 Schirmer 试验测定基础分泌,在暗房中,先滴用表面麻醉剂于结膜囊中,30 秒钟后放置滤纸,5 分钟后测定滤纸湿润的长度,正常不低于 10mm。也可同时检查泪膜破裂时间(BUT)及泪液镜,以评估泪液功能及泪膜稳定性。

【准分子激光角膜屈光手术的特殊检查项目】

1. 前表面角膜地形图检查(corneal topographic map)术前角膜地形图的检查有助于筛选早期圆锥角膜,并对于手术方案的设计与确定、手术结果的预测及手术的成功均具有重要的参考价值。术后角膜的形态发生了一定的改变,角膜地形图有助于评价手术效果(包括切削后角膜屈光的均匀性、切削后中心的位置、切削区域的大小及切削量),也对于术后创面愈合、屈光回退的动态观察有重要意义。术前诊断的圆锥角膜,早期可戴 RGP 治疗,严重者则需进行角膜移植手术。术后检查发现矫正视力不佳,并伴有偏心切削或中央岛,可选择角膜地形图引导的激光切削进行二次手术。

2. ORBSCAN-Ⅱ检查系统 以扫描光全方位弥漫性后散射为测量原理,并结合了 Placido 盘角膜地形图,全面反映角膜前表面、后表面、虹膜前表面、瞳孔区晶状体前表面的三维图像数千个分析点。与传统的角膜地形图相比,能更好地描述角膜(包括前、后表面)的光学特征,能显示全角膜厚度,能更准确地反映早期圆锥角膜,能显示角膜后表面膨隆和角膜后圆锥。术后动态观察有助于分析术后屈光状态的稳定性及屈光回退的原因、角膜后表面膨隆及医源性圆锥角膜的形成。

3. 视觉对比敏感度(contrast sensitivity function, CSF) 有助于正确评价屈光手术后的效果。准分子激光手术后短期内均有不同程度的对比敏感度的下降,大多数患者在术后 3 个月内有一定程度的恢复,一般可在术后 3~6 个月恢复术前水平,甚至超过术前水平。

4. 眩光检查(glare) 眩光包括不适眩光与失能眩光。本检查有助于正确评价屈光手术后的效果。

5. 波阵面(波前)像差(wavefront aberration)测量 此检查有助于更加全面评估视觉质量,并可应用于引导准分子激光屈光手术进行个体化切削(customized ablation)。波前像差中的球差(spherical aberration)和彗差(coma)的增加与一些视觉质量问题(眩光、光晕、晚间视力下降)相关。如果术前检查发现总的高阶像差增加或球差、慧差和三叶草等,影响视觉质量的像差存在,且检查的重复性好,与验光检查的屈光度相吻合,可建议患者接受虹膜定位 + 波前像差引导的个体化切削,有助于减少术后眩光、夜间视力差等并发症。

6. 角膜内皮细胞的检查 一般术前、术后角膜内皮细胞的计数不会发生明显改变。

7. 眼球的超声生物测量 可以判断屈光不正的性质和程度,术后可用于区分是发展性近视还是回退现象。

【准分子激光角膜屈光手术分类】准分子激光角膜

屈光手术可分为两大类:准分子激光角膜表面切削手术(PRK、PTK、LASEK、Epi-LASIK)和准分子激光原位角膜磨镶术(LASIK)。

1. 准分子激光角膜表面切削手术

(1) 准分子激光屈光性角膜切削术(excimer laser photorefractive keratectomy,PRK):是最先开展的准分子激光角膜屈光手术方式,机械刮除角膜中央 8.5~9.0mm 区域的上皮,然后切削角膜前弹力层和部分角膜基质。目前仅对于部分低度数的患者可考虑选择。操作简单、安全、可预测性强,除眼部疼痛及部分患者角膜上皮下雾状混浊(haze)、激素性高眼压、屈光回退、眩光、术后中央岛。度数越高,角膜混浊(haze)的发生率越高。

(2) 准分子激光治疗性角膜切削术(excimer laser phototherapeutic keratectomy,PTK):应用于临床上治疗角膜病变。与 PRK 相比,PTK 是对有病变的角膜组织进行切削。PTK 术后要求保留至少 250μm 的角膜厚度,对于深度不超过 1/3 角膜厚度的病变包括角膜混浊、角膜表面不规则及复发性角膜上皮糜烂等,均可考虑做 PTK。但对于正视眼患者,术后会导致远视。

(3) 准分子激光上皮瓣下角膜磨镶术(laser subepithelial keratomileusis,LASEK;Epi-LASIK):包含化学性(乙醇)LASEK 和机械性(微型上皮刀)Epi-LASIK 制瓣方式。激光切削角膜前弹力层和部分角膜基质,术后效果及并发症与 PRK 基本相同。

2. 准分子激光原位角膜磨镶术(laser in situ keratomileusis,LASIK) LASIK 手术先在角膜上用特制的显微角膜板层刀(microkeratome)制作一个带蒂的角膜瓣,掀开后在暴露的角膜基质床上进行准分子激光切割。由于手术不破坏角膜上皮及前弹力层,可以避免或减少 PRK 术后的一些并发症,如 haze、屈光回退等,手术后无明显的眼部不适、视力恢复快、术后用药时间短,因此目前已经成为屈光矫治手术中开展最多、应用最为广泛的一种手术方式。

术后常见并发症有:角膜瓣移位或丢失,角膜瓣皱褶(flap striae),角膜瓣下异物残留,弥漫性层间角膜炎

[diffuse lamellar keratitis,DLK,又称非特异性弥漫性层间角膜炎或撒哈拉综合征(Sahara syndrome)],感染性角膜炎,角膜瓣下上皮植入(epithelial ingrowth),角膜瘢痕,干眼症,LASIK所致的神经营养性上皮病变(LASIK-induced neurotrophic epitheliopathy),屈光回退(regression),过矫及欠矫,不规则散光,眩光及光晕,视网膜并发症。

飞秒激光是近年发展起来的激光制作角膜瓣的手术方法,可以精确设定角膜瓣厚度、直径及蒂的大小;可以避免板层刀的金属屑残留、负压环松脱所致角膜瓣制作不良等缺点。但仪器费用昂贵,而且瞬间眼压很高,对眼底的影响还有待进一步观察。

【准分子激光角膜屈光手术适应证及禁忌证】

1. 适应证

(1) 本人有摘镜需求,对手术过程及疗效有比较充分的认识。

(2) 年龄在18周岁以上。

(3) 近2年屈光状态稳定(每年变化在0.50D之内)。

(4) 中央角膜厚度大于450μm(术前超声测厚)。

(5) 屈光度矫治范围:一般认为近视 −1.00~−14.00D、远视 +1.00~+6.00D、散光6.00D以下为佳。

(6) 特殊情况下的矫治:如穿透性角膜移植术后、白内障摘除人工晶状体植入术后的屈光不正、双眼屈光参差等,可以不受年龄的限制。

2. 禁忌证

(1) 眼部有活动性感染或炎症性病变。

(2) 眼睑异常如睑裂闭合不全、睑内翻等。

(3) 严重干眼症、青光眼、严重眼底病史。

(4) 圆锥角膜(包括临床前期)。

(5) 精神病患者;心理障碍、性格偏执、对手术效果要求过高的患者。

(6) 胶原病、自身免疫性疾病及免疫缺陷、严重的糖尿病等。

【其他屈光手术】

1. 角膜基质环植入术(intrastromal cornel ring segment,

ICRS）包括两种手术形式即 360° ICR 和两片植入物（开放式）ICRS，目前临床多用 ICRS。其最大特点就是保持角膜结构的完整、手术操作可逆、保持完整的角膜光学区、不影响视轴、无明显的并发症、手术简单经济。但目前只对 −6.00D 以下的近视有较好的矫治效果。

2. 有晶状体眼人工晶状体植入术（phakic IOL，PIOL）代表了一种新的人工晶状体手术，扩大了屈光手术的范围，为手术医师提供了新的视觉矫正方法。包括前房型有晶状体眼人工晶状体（anterior chamber phakic intraocular lens，ACPIOL）、虹膜固定型（iris-fixed，PIOL）、后房型有晶状体眼人工晶状体（posterior chamber phakic intraocular lens，PCPIOL）。

3. 双光学（bioptics）　双光学是指在 PIOL 植入之前先制作一个角膜瓣，随后在 PIOL 术后恢复一段时间（一般为 1 个月）后再进行准分子激光的治疗极高度近视患者的方法。联合屈光手术进一步扩大了屈光手术的限度。

4. 传导性角膜成形术（conductive keratoplasty，CK）近年来，矫正远视及老视的新兴技术。角膜热成形术包括非接触性 YAG 激光角膜热成形术（noncontact Ho：YAG LTK）、接触性钬：YAG 激光角膜热成形术（contact Ho：YAG LTK）、半导体激光角膜热成形术（DTK）及传导性角膜成形术（CK），其中 CK 效果较为持久。

第十四章

斜视与弱视

一、共同性内斜视

【概述】一眼或双眼交替向内侧偏斜,双眼分别注视时和向各个方向注视时测量的偏斜角基本相等。无眼球运动障碍。常合并弱视,可伴随下斜肌功能过强、A-V 征、垂直斜视。

【临床表现】

1. 先天性内斜视

(1) 生后 6 个月内发病。

(2) 斜视角大,常大于 $40^{\triangle} \sim 50^{\triangle}$,看远和看近时斜视角相等。

(3) 屈光状态与年龄相称,一般呈轻度远视。斜视度的大小与屈光不正的类型和程度无关。

(4) 眼球运动时内转过强,外转不足。

(5) 可双眼交替注视。单眼注视者非注视眼常有弱视。

(6) 可合并下斜肌功能亢进、分离性垂直偏斜、眼球震颤等。

2. 调节性内斜视

(1) 屈光性调节性内斜视:好发年龄为 2~3 岁,屈光状态多为中高度远视,斜视角常在 $20^{\triangle} \sim 30^{\triangle}$,AC/A 比值正常。配镜矫正远视性屈光不正后,内斜视可矫正。多数患者可有双眼视觉。

(2) 非屈光性调节性内斜视:多在 1~4 岁发病,看近时的内斜度大于看远时的内斜度。视远时双眼可以正位。斜视与屈光度无关,以轻、中度远视多见。AC/A 比值高,多有双眼视觉,少有弱视。

（3）部分调节性内斜视：发病年龄在 1~3 岁,有中度远视性屈光不正。远视性屈光不正全部矫正时,内斜度减小,但仍有残余内斜视。AC/A 比值正常。有异常视网膜对应,少数人有双眼视觉。常合并垂直斜视、下斜肌功能过强或 A-V 综合征。

3. 非调节性内斜视

（1）基本型：发病年龄 6 个月~6 岁,无明显屈光不正,看远看近斜视度相等,斜视度多在 30$^\triangle$~70$^\triangle$。常有外伤、热病、惊吓史。

（2）集合过强型：2~3 岁发病,屈光状态为正视或远视,佩戴矫正眼镜不能减少内斜度。看近时内斜度大于看远时的内斜度,相差大于 10$^\triangle$。AC/A 比值正常或较低。早期发病者双眼视觉差。

（3）分开不足型：无屈光不正,双眼视力相等。看远时内斜度大于看近时的内斜度,相差大于 10$^\triangle$。AC/A 比值较正常低。

4. 急性共同性内斜视

（1）发病多在 5 岁以前或年长儿童。

（2）突然发生间歇性内斜视或恒定性内斜视,伴有复视。

（3）复视为同侧水平性,复像距离在各方向相等。

（4）眼球运动正常。

（5）有一定的双眼视功能。

（6）神经系统检查无器质性病变。

5. 知觉性内斜视

（1）年幼时发生单眼或双眼器质性病变或视觉剥夺致视力低下,如角膜白斑、白内障、眼外伤、视神经或黄斑病变、肿瘤、屈光参差等。

（2）通常为共同性,眼球各方向运动不受限。

（3）长时间内斜视可出现外转障碍、内转过强,牵拉试验阳性。

【诊断】根据发病年龄、屈光状态、看远和看近时的眼位、戴屈光矫正镜后的眼位、AC/A 比值、有无复视、眼部有无引起视力低下的病变等进行诊断。

【鉴别诊断】

1. 假性内斜视 通常因内眦赘皮、鼻梁宽或瞳孔间距窄使婴幼儿外观看似内斜视。用角膜映光法及交替遮盖法检查证实眼位无偏斜。

2. 先天性展神经麻痹 可由先天性展神经核发育不全或不发育所致,也可由新生儿出生时,外直肌及展神经直接受损所致。

3. 眼球震颤阻滞综合征 先天性冲动性眼球震颤合并内斜视,眼球内转时眼震消失或减轻,外转时眼震加重。代偿头位为用内转眼注视。内斜度愈大,眼震愈轻。

【治疗】如有≥+2.00D 的远视应戴镜矫正,有弱视者先进行弱视治疗。

1. 先天性内斜视

(1) 能交替注视者应尽早进行手术矫正斜视,争取在生后 6 个月~1.5 岁前进行手术,以获得功能性治愈的机会。

(2) 单眼注视者进行遮盖治疗直至双眼视力相等后手术。

2. 调节性内斜视

(1) 屈光性调节性内斜视:在睫状肌麻痹下检影验光。佩戴远视全矫眼镜。每年进行散瞳验光,根据屈光度变化决定是否调换眼镜,调换眼镜时应满足视力和眼位正常。

(2) 非屈光性调节性内斜视:佩戴全屈光矫正下加+2.50~+3.00D 的双焦点镜或手术矫正斜视。不能戴镜或手术者,使用缩瞳剂,局部形成药物性近视,减少中枢性调节,但不宜长期应用。

(3) 部分调节性内斜视:佩戴远视全矫眼镜,矫正部分内斜视。戴镜 3 个月后眼位不能完全矫正,非调节部分应手术矫正。术后调节部分仍需继续戴镜矫正。

3. 非调节性内斜视 应手术矫正。

4. 急性共同性内斜视

(1) 进行神经科检查以除外颅内疾患。

(2) 内斜度小,复视可耐受者,观察或佩戴底向外的三棱镜。

(3) 内斜度大,症状稳定时可行手术治疗。

5. 知觉性内斜视

（1）治疗引起视力低下的疾病。

（2）矫正屈光不正。

（3）治疗弱视。

（4）手术矫正斜视。

二、共同性外斜视

【概述】双眼视轴分离，一眼或双眼交替间歇性或恒定性外斜，遮盖注视眼时非注视眼由外向内转，向正前方注视。可合并弱视、上斜肌或下斜肌功能异常、A-V 综合征或垂直斜视。

【临床表现】

1. 先天性共同性外斜视

（1）1 岁以前发病。

（2）斜视角度大。

（3）眼球运动正常。

（4）可合并分离性垂直偏斜、斜肌功能异常。

2. 间歇性外斜视　　最初看远或一眼被遮盖时有外斜视，斜视角变化大，外斜视可受内融合控制为正位或减轻。强光下喜闭一眼。双眼视力大多正常，弱视少见。近立体视觉可正常，远立体视觉部分丧失。随病情进展，斜视发生频率和持续时间增加，看近时也出现外斜视。可有斜肌功能异常、A-V 综合征、垂直斜视。

（1）基本型：看远和看近斜视度相等。

（2）外展过强型：看远斜视度大于看近斜视度 15 $^\triangle$ 以上。

（3）集合不足型：看近斜视度大于看远斜视度 15 $^\triangle$ 以上。

（4）类似外展过强型：看远斜视度大于看近斜视度，戴 +3.00D 镜片测量看近斜视度或遮盖一眼 30~45 分钟后测量，则看远和看近斜视度相等。

3. 恒定性外斜视

（1）可由间歇性外斜视发展而来或出生后即有。

（2）斜视度通常较大而恒定。

(3) 发病年龄小者双眼视功能较差。

(4) 交替性外斜视弱视不常见,单眼恒定性外斜视的偏斜眼常有严重弱视。

(5) 可合并斜肌功能异常、A-V 综合征及垂直斜视。

4. 知觉性外斜视

(1) 单眼视力损害,如屈光间质混浊、屈光参差及眼的器质性病变。病变发生年龄常稍大。

(2) 斜视恒定在视力差眼,斜视角随年龄增大有略增大的趋势。

(3) 罕有复视。

5. 连续性外斜视

(1) 出现外斜视前有内斜视手术史或单眼严重弱视的内斜视。

(2) 可出现复视。

【诊断】根据发病年龄、视力、屈光状态、看远和看近的斜视度、双眼视功能、斜视手术史等进行诊断。

【鉴别诊断】

1. 假性外斜视　正 Kappa 角有类似外斜视的外观。瞳孔间距过宽、双眼眶距过大以及某些眼病如早产儿视网膜病变向颞侧牵拉视网膜及其他视网膜病等导致旁中心注视。

2. 外隐斜　可有视疲劳的表现。用遮盖 - 去遮盖法检查,非遮盖眼不动;用交替遮盖法检查,刚去遮盖眼出现由外向内的运动。

3. 动眼神经麻痹　除因内直肌麻痹引起的外斜视致眼球内转受限,还可有眼球上下转运动受限、上睑下垂等。

4. 眼球后退综合征　可为外斜视伴眼球运动时的睑裂改变。常见为内转时睑裂缩小、眼球后退,外转时睑裂开大。眼球内转或外转运动受限。

【治疗】

1. 先天性共同性外斜视

(1) 能交替注视者,尽早手术矫正斜视,以获功能性治愈。

(2) 单眼注视者,矫正屈光不正,进行遮盖治疗弱视至双眼视力平衡后手术矫正斜视。

2. 间歇性外斜视

（1）矫正屈光不正。

（2）对小角度外斜、双眼视功能尚存的患者可进行融合训练，并定期复查。

（3）同视机远立体视功能丧失时，应尽早手术治疗。

（4）对不能配合双眼视觉检查的儿童，当间歇外斜视时间大于觉醒时间的 1/2，或外斜视的时间增长、发生频率增加时，可手术治疗。

3. 恒定性外斜视

（1）矫正屈光不正，治疗弱视。

（2）手术矫正斜视。

4. 知觉性外斜视

（1）治疗引起视力低下的疾病。

（2）治疗弱视。

（3）手术矫正斜视。

5. 连续性外斜视

（1）内斜视矫正术后早期发生者，可暂观察，远视欠矫，必要时可进行融合训练。

（2）斜视角度小且有复视者可戴三棱镜矫正。

（3）如保守治疗失败，外斜视持续 2~3 个月，应手术矫正。

三、麻痹性斜视

【概述】是眼运动神经核、神经或肌肉本身病变所致的斜视。根据肌肉瘫痪的程度可分为完全性或部分性肌肉麻痹。先天性麻痹性斜视是先天肌肉发育异常或产伤及生后早期的疾病所致。后天性者多由炎症、血管性疾病、内分泌性疾病、肿瘤、外伤等引起。眼位偏斜，双眼分别注视时和向各方向注视时测量的偏斜角不同，第二斜视角大于第一斜视角；眼球向一个或几个方向运动受限；可有复视及代偿头位。

【临床表现】

1. 动眼神经麻痹

（1）患眼不同程度的上睑下垂，大角度外斜视。

（2）受累眼内转明显受限,内上、外上、外下运动均有不同程度的限制。

（3）眼球轻度突出。

（4）眼内肌受累时瞳孔开大,对光反射和近反射消失,调节麻痹。

（5）先天性动眼神经麻痹恢复期可出现神经迷行现象,受累眼上睑下垂消失,向下注视时上睑迟落。

（6）动眼神经不全麻痹时,可表现为该神经支配的单条眼外肌（内直肌、上直肌、下直肌或下斜肌）麻痹。

（7）先天性动眼神经麻痹可致斜视性弱视。

（8）后天性动眼神经麻痹受累眼开启时有复视。

2. 滑车神经麻痹（上斜肌麻痹）

（1）受累眼呈上斜视,可单侧或双侧发病。双侧发病者两眼可以对称或不对称。

（2）患眼向内上注视时垂直斜视度最大。患眼内转时上转,下斜肌亢进,内下转受限。

（3）代偿头位采取头向健侧肩倾斜,面向患侧转,下颌内收。少部分患者头向患侧肩倾斜,目的是增加复视像距离。

（4）Bielschowsky 头位倾斜试验阳性。

（5）部分先天性上斜肌麻痹患者可有面部发育不对称。

（6）双侧上斜肌麻痹伴随双侧下斜肌亢进、双侧上斜肌力弱、V 型斜视、双侧 Bielschowsky 征阳性。双马杆检查有双眼外旋斜视。

（7）复视是后天性上斜肌麻痹的主要临床特征。先天性上斜肌麻痹失代偿时可有复视。

3. 展神经麻痹

（1）患眼内斜视,第二斜视角大于第一斜视角。

（2）患眼外转受限。外转不过中线时为展神经完全麻痹,外转可过中线时为展神经不全麻痹。

（3）代偿头位面向患侧转,双眼向健侧注视。

（4）后天性者有水平同侧复视,向麻痹肌作用方向注视复视明显。

（5）先天性者多无复视,而有弱视。

【诊断】根据病史、眼位、眼球运动、Bielschowsky头位倾斜试验、代偿头位、Hess屏及复视像检查可以诊断。

【鉴别诊断】

1. 先天性斜颈　有产伤史，生后即发现颈部胸锁乳突肌呈索条状，头向患侧倾斜。应与先天性上斜肌麻痹鉴别。

2. 对侧上直肌麻痹　患眼下斜，眼球向外上转受限，头向患侧倾斜，Bielschowsky头位倾斜试验阴性。Hess屏检查可发现麻痹眼。应与上斜肌麻痹鉴别。

3. 原发性下斜肌亢进　与大角度内、外斜视伴发，原在位垂直斜视度小。眼球内转时上转，内下转不受限。代偿头位少见。Bielschowsky头位倾斜试验阴性。应与上斜肌麻痹鉴别。

4. 先天性内斜视　可有眼球外展不足，做娃娃头试验外转正常。应与展神经麻痹鉴别。

5. Duane眼球后退综合征　先天性眼球运动异常，Ⅰ型有患眼外转受限，第一眼位可为正位。内转时睑裂缩小，眼球后退。有代偿头位。应与展神经麻痹鉴别。

6. 甲状腺相关性免疫眼眶病　有或无甲状腺功能亢进病史，单眼或双眼突出，上睑退缩、迟落，结膜充血，眼外肌肥大，下直肌和内直肌最常受累，常引起眼位偏斜和眼球上转、外转受限。常有复视。应与动眼神经及展神经麻痹鉴别。

7. 眶壁骨折　眶内壁骨折使内直肌嵌顿，可有患眼内斜视，眼球外转受限，牵拉试验阳性。眶下壁骨折使下直肌嵌顿，可有患眼下斜视或原在位正位，眼球向上转受限或上、下转均受限。

8. 眼眶肿瘤　肿瘤或炎性假瘤引起眼球突出和眼球运动受限。

9. 重症肌无力　可累及提上睑肌和所有眼外肌。根据受累肌肉不同可有上睑下垂和不同方向眼球运动受限。常在晨起较轻，下午加重，休息后减轻。新斯的明试验阳性。

【治疗】儿童患者均应先矫正屈光不正并积极治疗弱视。

先天性麻痹性斜视应行手术治疗。后天性麻痹性斜视应首先明确诊断，针对病因治疗。在发病6个月后如仍有斜视,小于 $10^{\triangle}$ 者可佩戴三棱镜矫正原在位的复视;斜视度大者可行手术治疗。手术仅能矫正眼位,不能完全恢复麻痹肌的作用,术后在某些方向注视时仍可能有复视。

1. 动眼神经麻痹　手术矫正斜视及上睑下垂。上睑下垂手术应在垂直斜视矫正术后进行。如缺乏 Bell 现象,上睑下垂手术应低矫,以免发生暴露性角膜炎。

2. 滑车神经麻痹　先天性者确诊后尽快手术,以防斜颈引起面部、颈椎和脊柱畸形。

3. 展神经麻痹　先天性者尽早手术。后天性者在发病早期可在内直肌注射肉毒杆菌毒素,以防内直肌挛缩,待病程达 6 个月以上时手术。

四、A-V 综合征

【概述】是一种特殊类型的水平斜视。在向上和向下注视时水平斜视度不同。用字母 A 和 V 的形态表示上、下斜视角的集合和分开。A 征在向上 25° 和向下 25° 注视时斜视度相差 $\geq 10^{\triangle}$,V 征在向上 25° 和向下 25° 注视时斜视度相差 $\geq 15^{\triangle}$ 有临床意义。可由水平肌、垂直肌或斜肌功能异常引起。

【临床表现】

1. 发病年龄小,常为先天性。

2. 常有间歇性、一过性复视及视力疲劳。

3. V 型外斜视,上方斜视角大于下方;A 型外斜视,下方斜视角大于上方。

4. V 型内斜视,上方斜视角小于下方;A 型内斜视,下方斜视角小于上方。

5. 眼球运动检查常见下斜肌过强或上直肌功能不足与 V 征合并,上斜肌过强或下直肌功能不足与 A 征合并,或无明显异常。

6. V 型外斜视与 A 型内斜视可有下颌上举的代偿头位,A 型外斜视与 V 型内斜视可有下颌内收的代偿头位。

7. 可有弱视。

8. 异常视网膜对应。

【诊断】根据向上 25° 和向下 25° 注视时斜视角的差

别进行诊断。

【鉴别诊断】无特殊疾病需要鉴别。

【治疗】

1. 矫正屈光不正,治疗弱视。

2. 矫正水平斜视时,V 型斜视有下斜肌功能亢进者,行下斜肌减弱术。无下斜肌功能亢进者,行水平直肌垂直移位术:内直肌向 V 型尖端方向移位 1/2 或全肌肉宽度;外直肌向 V 型开口方向移位 1/2 或全肌肉宽度。

3. 矫正水平斜视时,A 型斜视有明显上斜肌功能亢进者,行上斜肌减弱术。上斜肌功能亢进较轻或无明显亢进者,行水平直肌垂直移位术:内直肌向 A 型尖端方向移位 1/2 或全肌肉宽度;外直肌向 A 型开口方向移位 1/2 或全肌肉宽度。

4. A 型斜视伴明显上斜肌功能亢进但有立体视者,上斜肌减弱术视为禁忌,可行水平直肌垂直移位术。如有内旋斜视,可行上斜肌减弱术。

五、分离性垂直偏斜

【概述】又称双上隐斜,指双眼交替遮盖时,被遮盖眼呈上斜视或向上漂移,不遵循眼球运动的 Hering 法则。发病机制不明。

【临床表现】

1. 发病年龄小于 2 岁。

2. 交替遮盖时被遮眼向上漂移合并外旋,去遮盖后眼位缓慢回到注视位合并内旋。上斜眼转为注视眼时,对侧眼并不向下转,无垂直运动,或缓慢向上漂移。有些患者精神不集中时即可出现以上表现。看远时容易暴露。

3. 可单眼或双眼发病。双眼发病者,可为对称性或非对称性。

4. 常与共同性斜视相伴发,也可单独发生。

5. 多数患者合并隐性眼球震颤和弱视。

6. 眼位能被融合控制者,可有视物不能持久、眼眶痛等视疲劳症状。

7. 可以合并下斜肌功能亢进。

8. Bielschowsky 现象　当遮盖眼上转时,在注视眼前放一暗镜片,遮盖眼上转位置下降,甚至下转。当暗镜片亮度增加时,下转眼再次上转。

【诊断】根据发病年龄、交替遮盖试验、眼球运动、Bielschowsky 现象可以诊断。

【鉴别诊断】

1. 下斜肌功能过强　表现为向侧方注视时内转眼上转,内上转亢进;当内转眼注视时,外转眼则下转。单侧或双侧发生,常不对称。分为原发性和继发性。常合并 V 征,眼底检查可有外旋。

2. 上隐斜视　一般多为单眼,患眼被遮盖时,眼位上斜;患眼注视时,对侧眼下斜。不伴有隐性眼球震颤。

3. 双侧上斜肌麻痹　双眼出现对称或不对称的上斜视,也可无明显垂直斜视。双侧下斜肌亢进,双侧上斜肌力弱,V 型斜视,双侧 Bielschowsky 征阳性,可有代偿头位。

【治疗】

1. 垂直斜视度小于 5° 者,可保守治疗。如合并屈光不正,可在配镜时用光学手段转换注视眼,即让眼位上飘明显的眼转为注视眼,达到抑制或减少该眼上飘的目的。

2. 合并下斜肌功能亢进者行下斜肌转位术。

3. 不合并下斜肌功能亢进者以减弱上直肌为主。

4. 合并水平斜视者在矫正 DVD 的同时予以矫正。须注意一眼同时手术不能超过两条直肌。

六、眼球后退综合征

【概述】又称 Duane 综合征,为一种先天性眼球运动障碍。可因眼外肌及筋膜发育异常或内、外直肌异常神经支配所引起。临床上以眼球运动限制、眼球后退和异常头位为主要特征。

【临床表现】

1. 临床分为三型

(1) Ⅰ型:受累眼外转受限,内转无明显限制,可以合并内斜视。

(2) Ⅱ型:受累眼内转受限,外转无明显限制,可以合并外斜视。

(3) Ⅲ型：受累眼内、外转均受限，眼位大多正位，也可合并内斜视或外斜视。

2. 多数患者有眼球外转受限，外转时睑裂开大。内转时眼球后退、睑裂变小。常合并眼球内转时上转（上射）和（或）下转（下射）现象。

3. 多为单眼发病，也可双眼发病。

4. 常有明显面向患侧转的代偿头位。

5. 被动牵拉试验阳性。

6. 肌电图表现外直肌异常神经支配。

【诊断】根据发病年龄、眼球运动、代偿头位、牵拉试验、肌电图检查可以诊断。

【鉴别诊断】

1. 外直肌麻痹　虽有外转受限，但内转时无眼球后退和睑裂变小。牵拉试验阴性。

2. 展神经先天缺如或外直肌先天发育不全　EMG 检查，外直肌无任何电活动。而眼球后退综合征内转时外直肌有电活动。

3. 先天性内斜视　外转受限或内转过强，内转时无眼球后退和睑裂缩小。EMG 检查，内转时外直肌无电活动。

【治疗】

1. 第一眼位无明显斜视和代偿头位者无特殊治疗。

2. 第一眼位有斜视或有明显代偿头位者应手术治疗。手术仅限于改善眼位和代偿头位，对恢复眼球运动无帮助。

七、眼球震颤

【概述】为一种有节律的不自主的眼球摆动，它是中枢神经系统、眼外肌、视觉系统和耳迷路疾病的常见体征。按其震颤节律分为冲动型和钟摆型两类。前者有快、慢相的差别。按其震颤形式分为水平性、垂直性、旋转性和混合性四型。眼球震颤又可分为生理性和病理性两大类，后者按发病时间分为先天性和后天性两型。

【临床表现】

1. 生理性眼球震颤　发生于正常眼，例如两眼极度向侧方注视时的终位性眼球震颤,采用旋转、冷热、注视黑白条纹转鼓或其他刺激所诱发的眼球震颤。

2. 先天性眼球震颤　先天性者无症状。

(1) 婴儿型眼球震颤:生后即发现眼球震颤,终生不变。双眼多见,极少为单眼。部分患儿常以侧头视物为主诉。生后2~3个月发病者,有大的摇摆性眼球运动;到4~6个月时又有小的钟摆样眼球运动;6~12个月时,出现冲动性眼球震颤和零点征(双眼处于眼球震颤最轻或完全消失位置,即为零点位,或称中间带)。常为水平摆动性,偶为斜向性、旋转性或混合性。振荡的频率较高。可伴点头动作。可发生代偿性头位异常,面部转向快相侧,双眼转向慢相侧,即眼球震颤的零点位。除特发性眼球震颤外,常伴有白化病、无虹膜、Leber先天性黑蒙、双侧先天性白内障、视神经或黄斑病变。

(2) 隐性眼球震颤:双眼睁开时无眼球震颤出现,遮盖一眼后可诱发双眼眼球震颤。震颤为冲动型,快相向注视眼一侧。多合并斜视或弱视。显性隐性眼球震颤常发生于一眼有斜视或视力下降的儿童中,为双眼睁开时非注视眼或视力差的一眼起到遮盖眼的作用,因此仅用一眼注视,就出现眼球震颤。快相指向注视眼。

(3) 眼球震颤阻滞综合征:为先天性冲动性眼球震颤合并内斜视。婴儿早期出现眼球震颤,采取注视眼内斜视来减轻或消除眼球震颤。注视眼由内转位向第一眼位及外转运动时,眼球震颤愈来愈明显。

3. 后天性眼球震颤　视力严重丧失,可因致密的白内障、外伤、视锥细胞营养不良引起。表现为单眼及双眼眼球震颤。可见于中毒及代谢性疾病,也可见于维生素B_1缺乏及中枢神经系统疾病。可见下列类型:

(1) 跷板型:一眼向上向内,另一眼向下向外。最常见于累及视交叉和(或)第三脑室的病变。可由侧脑室肿物导致双颞侧偏盲。先天性者罕见。

(2) 集合退缩型:当试图向上注视时,眼球出现集合样运动,伴有眼球退入眼眶,向上注视受限、眼睑退缩以及瞳孔散大,可有视盘水肿。常由松果体肿瘤或其他中脑异常所致。

（3）上跳型：快相向上的垂直眼震。当震颤出现在原位时，病变累及脑干或小脑蚓部。当眼球震颤只在向上注视位发生时，最可能病因是药物作用。

（4）下跳型：快相向下的垂直眼震。病变位于脑干下端、颈髓交接处。最常见由 Arnold-Chiari 畸形引起。

（5）回跃型：由改变注视方向触发，快相向注视方向。但当持续注视发生疲劳时，快相即改变方向。当注视返回原位时，快相运动在眼球回复原位的方向增加。常见于小脑病变。

（6）凝视诱发型：向前注视不出现眼球震颤，双眼向侧方注视时出现眼球震颤。向震颤快相方向注视时，震颤幅度增加。眼球震颤的频率较低。最常见原因为乙醇中毒、应用镇静剂、小脑及脑干病变。

（7）周期性交替型：眼球震颤快相向一个方向持续 60~90 秒，伴有头转向；然后转向相反方向持续 60~90 秒；如此周而复始。可能是先天性的，少见于盲。此外，可能由颈髓交界处病变引起。

（8）前庭型：为水平或水平旋转性眼球震颤。可伴有眩晕、耳鸣或耳聋。可由前庭终末器官、第Ⅷ脑神经或脑干的听神经核病变引起。结构破坏性病变产生的眼球震颤快相背向受累的终末器官，刺激性病变产生的眼球震颤快相向着受累的终末器官。

【诊断】病史、家族史、全面的眼科检查、与药物中毒、饮食因素相关的尿液和(或)血清检查、头颅 CT 或 MRI 检查等有助诊断。

【鉴别诊断】

1. 先天性眼球震颤

（1）眼阵挛：表现为重复性、不规则多方向眼球运动。由小脑或脑干疾病、病毒性大脑炎等引起。成人可在药物成瘾或脑梗死中见到。

（2）点头状痉挛：表现点头和转头，伴有垂直、水平或旋转性眼球震颤。于 6 个月 ~3 岁间起病，2~8 岁期间消失。可为单侧或双侧。视交叉的神经胶质瘤可能造成相同的临床表现,需做 MRI 予以排除。

2. 后天性眼球震颤

(1) 上斜肌肌纤维颤搐:一眼小的单侧垂直性和旋转性眼球运动,用裂隙灯或眼底镜可见。当受累眼向鼻下注视时,症状和体征明显。常为良性,自行消退。可用卡马西平治疗。

(2) 眼阵挛:表现为重复性、不规则多方向眼球运动。

(3) 肌阵挛:眼球摆动性震荡,伴有非眼外肌如腭、舌、面部肌肉收缩。病变在脑桥和小脑的下橄榄核。

【治疗】

1. 婴儿型眼球震颤

(1) 矫正屈光不正,治疗弱视,尽量提高视力。

(2) 有小角度的面部转动代偿头位者,佩戴三棱镜,基底朝向面部转动方向。

(3) 有大角度的面部转动代偿头位,且固定在一定方向者,可行眼肌手术,将零点位所在一侧的水平直肌后退,其对侧水平直肌缩短,使零点位转移到正前方。

2. 隐性眼球震颤

(1) 矫正屈光不正,治疗弱视,尽量提高视力。

(2) 如伴有斜视,可行眼肌手术。

3. 眼球震颤阻滞综合征 对大角度的面部转动代偿头位,一般采用手术矫正内斜视。

4. 后天性眼球震颤

(1) 寻找病因,治疗原发病。

(2) 对定期交替性眼球震颤,巴氯芬可能有效。口服每天 3 次,开始时每天 15mg,以后每 3 天增加 15mg,直至达到理想的治疗效果。每天剂量不可超过 80mg。若最大耐受剂量无改善,应逐渐减量。儿童不宜服用。

(3) 严重功能丧失性眼球震颤可用球后注射肉毒毒素治疗。

八、Brown 综合征

【概述】又名上斜肌肌鞘综合征,曾被认为是上斜肌肌鞘过度发育或上斜肌反转腱短,当眼球内转时反转腱绷紧限制眼球的鼻上转动。现在认为是受累眼鼻上象限上斜肌肌腱与滑车粘连。

【临床表现】

1. 第一眼位无明显斜视或受累眼轻度下斜视。

2. 受累眼鼻上运动明显限制甚至不能超过中线,多数情况下不合并上斜肌功能亢进。

3. 患眼内转时向上牵拉试验阳性。

4. 患眼外转时上转正常。

5. 代偿头位以下颌轻度上抬为主,也可无明显头位。

【诊断】根据病史、眼位、眼球运动、牵拉试验可以诊断。

【鉴别诊断】

1. 下斜肌麻痹　患眼下斜视,内上转功能不足,可有上斜肌功能过强。患眼内转位时向上牵拉试验阴性。

2. 爆裂性眶底骨折　眶底骨折时上转受限,不仅表现在内转位,在第一眼位和外转位上转均可受限。

【治疗】

1. 有明显代偿头位或受累眼有明显旋转斜视者,可以手术切断上斜肌反转腱以解除上斜肌机械性粘连,或行上斜肌反转腱延长术。

2. 术后代偿头位可以消除或明显改善,但很少能使眼球运动恢复正常。

九、眼外肌纤维化

【概述】是一种单眼或双眼的眼外肌分化异常。可为常染色体显性或隐性遗传,也可为散发病例。眼外肌组织学检查可见眼外肌肌纤维被纤维化组织所取代。

【临床表现】

1. 典型病例为单眼或双眼固定在内下斜位,眼球不能运动,企图上转或向任何一侧注视时可见异常集合运动。

2. 双眼严重上睑下垂,无 Bell 现象。

3. 下颌明显上抬,头后倾。

4. 被动牵拉试验存在明显阻力。

【诊断】根据家族史、眼球运动、被动牵拉试验、病理检查等可以诊断。

【鉴别诊断】

1. 先天性眼外肌全麻痹　双眼上睑下垂，眼球固定在中央，不能向任何方向转动，瞳孔对光反射正常，有一定视力，牵拉试验时眼球向各方向转动均不受限。

2. 慢性进行性眼外肌麻痹　多在青春期发病，进行性上睑下垂和眼球运动受限，缓慢进行至成年后止。眼球固定在休息眼位，呈分开性偏斜，牵拉试验阴性。病理改变为肌原性萎缩。

【治疗】

1. 治疗以手术为主，根据眼外肌功能受损的严重程度决定术式，但疗效很难令人满意。

2. 有些患者可适当矫正上睑下垂，以能暴露瞳孔改善头位为目的。由于无 Bell 现象，为避免术后的暴露性眼病，手术应欠矫。

十、弱视

【概述】是指在视觉发育期间，由于各种原因引起的视觉细胞接受有效刺激不足，导致单眼或双眼最佳矫正视力低于正常同龄人，而这种视力下降又不能直接归因于眼球结构或视路异常的一种视觉状态。

【临床表现】

1. 根据弱视的病因分为：

（1）斜视性弱视：单眼注视患儿的偏斜眼（非注视眼）多发生弱视，是斜视后复视和视觉混淆引起视皮质抑制的结果。

（2）屈光参差性弱视：双眼屈光不等，使视网膜成像清晰度不等或经矫正后视网膜成像大小不等，视皮质抑制了来自屈光不正度较大一眼的物像。

（3）屈光不正性弱视：多见于双侧，发生在高度屈光不正未戴矫正眼镜患儿，常为高度远视或散光。

（4）形觉剥夺性弱视：单侧或双侧由婴幼儿期屈光间质混浊、先天性（如眼睑血管瘤）或医源性（如遮盖）完全性上睑下垂所致。在视觉敏感期(3 岁以前)更易形成。

2. **拥挤现象**　即患眼对大小相同、排列成行字母的识别能力,比同样大小单个字母的识别能力小得多。

3. 对比敏感度检查示全频段降低,高峰左移。

4. 可有旁中心注视或旁黄斑注视。注视点离黄斑越远,该眼视力越差。

5. 图形视觉诱发电位示 P100 波振幅降低,潜伏期延长。

【诊断】根据病史、视功能、屈光检查及眼部伴发病可作出诊断。

【鉴别诊断】

1. **屈光不正**　当眼球处于调节松弛状态下,来自 5m 以外的平行光线,经过眼的屈光系统屈折后,不能聚焦在视网膜上。包括近视、远视、散光。其最佳矫正视力与正常同龄人相等。

2. **低视力**　不论何种原因所致的一定程度的视力损伤,应用通常的眼镜和角膜接触镜不能矫正视力,患者视物模糊,视野缩小或视野中有大的暗点。双眼中较好眼的最佳矫正视力低于 0.3。

【治疗】

年龄小于 9~12 岁的患儿:

1. 早期发现、早期治疗是获得良好疗效的关键。

2. 针对引起屈光间质混浊等的疾病进行治疗。

3. 行睫状肌麻痹下的屈光检查,佩戴合适的矫正眼镜。

4. 对大多数单眼弱视患儿或双眼视力不等的患儿,限制使用视力好的眼,强迫使用视力差的眼。

(1) 健眼全遮盖疗法:除睡眠外,全天遮盖。在年幼儿童,为防止遮盖性弱视,可遮盖健眼 1~6 天,遮盖弱视眼或去遮盖 1 天,3~6 周复诊 1 次。至双眼视力相等或视力不再提高,改用部分遮盖。如遮盖眼发生弱视,改为遮盖对侧眼一定时间,密切随诊。

(2) 压抑疗法:用正镜片或滴 0.5%~1% 阿托品滴眼液压抑健眼功能,弱视眼戴矫正眼镜。适用于中度弱视。

5. **视觉刺激疗法**　用视觉刺激仪(CAM)训练,用于中心注视性弱视。

6. 对旁中心注视性弱视,可用海丁格刷法、后像疗法或红色滤光片法治疗,使其转为中心注视。

7. 4 岁以上患者,其双眼视力接近相等且≥0.6 者,可进行双眼视觉的训练。

8. 手术矫正斜视,应在弱视治疗后双眼视力相等或弱视眼获得最佳矫正视力后进行。

9. 对年龄大于 12 岁的患儿,无特殊疗法。如未采用过遮盖疗法,可以试行。

第十五章

眼 眶 病

一、眼眶蜂窝织炎

【概述】是儿童常见的眼球突出病因,需要急诊处理。在没有使用抗生素的情况下,可引起海绵窦血栓造成失明或死亡。按解剖部位可分为眶隔前蜂窝织炎和眶深部蜂窝织炎。

【病因】常继发于鼻窦、面部、口腔感染,虫蚊叮咬,外伤或者手术等;最常见致病原为细菌,其次为真菌和寄生虫等。

【检查及诊断依据】

1. 眼部检查 红、肿、热、痛,包括:眼眶压痛、眼球转动痛、眼球突出、运动受限、眼睑红肿、结膜充血水肿、上睑下垂、眼睑开启困难等,重者可有视力下降、脓肿形成(皮肤面/结膜面)。

2. 全身情况 可有白细胞增高,体温升高,鼻窦炎症,眶壁骨折者还要注意脑脓肿、脑膜炎等。

3. 影像学 CT 和 MRI 可以帮助区分感染部位(眶隔前/后),这对选择治疗方法非常重要;CT 上可见感染部位呈边界不清高密度阴影,MRI 增强扫描可见脓肿壁强化。

【鉴别诊断】因其发病急、进展快,诊断并不困难,需要与海绵窦栓塞、横纹肌肉瘤、炎性假瘤、Graves 眼病、眶深部异物等相鉴别。

【治疗】早期可以冷敷,减轻水肿;在找到致病源前应先全身给予广谱抗生素,考虑鼻部来源的给予血管收缩剂治疗,同时作结膜囊、鼻窦、血液的细菌培养及药物敏感试验,一有结果立刻静脉给予敏感药物,至少 1~2 周。有脓肿者可以切开引流,引流条一般需要放置 7 天。以上治疗无效者,应考虑真菌感染、寄生虫、眶内异物、鼻窦炎症以及全身疾病等。

二、眼眶炎性假瘤

【概述】是一种急性或者慢性、特发性、增殖性病变,是成人常见的眼球突出的病因之一。多为单侧,可累及泪腺、眼外肌、视神经以及其他眶内软组织。

【病因】病因不明。目前多认为与自身免疫有关。

【病理】一般分为淋巴细胞型、硬化型和混合型。

【检查及诊断依据】

1. 眼部　眼睑水肿发红,结膜充血水肿,疼痛,眼球运动障碍,眼球突出,复视甚至视力下降。

2. 全身症状　可伴头痛、恶心等。

3. 影像学　B 超多可看到不规则的低回声区;CT 可见块状不规则高密度影,偶有骨质破坏,MRI 在淋巴细胞型可见 T_1 为低信号,T_2 为稍高信号,在硬化型可见 T_1 和 T_2 都是低信号,增强扫描有强化,可以在排除其他疾病的情况下确诊。

【鉴别诊断】需与 Graves 眼病、横纹肌肉瘤、感染性炎症、淋巴瘤、腺样囊性癌等相鉴别。

【治疗】需系统使用非甾体抗炎药、皮质激素、免疫抑制剂或者放射治疗。在使用激素时要注意全身情况,逐渐减量。另外,对于早期病例,可以在炎性假瘤局部注射皮质激素(短效地塞米松,长效曲安奈德),这样可以适当减少全身的激素用量。

三、甲状腺相关性免疫眼眶病

【概述】是成人最常见的眼球突出的病因,是由眼肌肌腹的水肿和增粗引起的一系列眼部不适,多为双眼发病,但两只眼的病情程度可以不同;部分患者可以伴有甲状腺功能亢进,女性多于男性,中青年多发。

【病因】病因不明。目前多认为和复杂的自身免疫性疾病有关,也有人认为与遗传和环境有关。

【病理】主要是以透明质酸为主的亲水性的黏多糖在眼外肌的大量沉积造成,还有部分免疫活性的炎性细胞浸润在眼球后眶结缔组织和眼外肌间质中。

【检查及诊断依据】

1. 眼部症状　上睑退缩、迟落,眼睑肿胀,瞬目反射减少,畏光、流泪、异物感,眶周疼痛,进行性眼球突出,运动障碍,复视,严重者可有视力下降、暴露性角膜炎等。

部分患者可有甲状腺功能亢进。

美国甲状腺协会将此病分为以下几级:

(0) 没有症状或体征。

(1) 只有体征,包括上睑退缩,伴或不伴上睑回落迟缓,或眼突不超过 22mm。无症状。

(2) 软组织受到累及。

(3) 眼突大于 22mm。

(4) 眼外肌受到侵犯。

(5) 角膜受累。

(6) 视神经受累导致视力丧失。

2. 影像学检查

(1) B 超:可显示眼外肌肥厚。

(2) CT 和 MRI:可显示病变眼肌的位置,下直肌最易受累;肥厚程度,主要以肌腹肥厚为主,成梭形改变。需要水平位与冠状位结合,除外眶内肿瘤。

(3) 实验室检查:部分患者可有血清中总 T_3 和 T_4 升高,TSH 下降。

【鉴别诊断】需与炎性假瘤眼肌型、眶内炎症、颈动脉海绵窦瘘和眶内肿瘤相鉴别。

【治疗】

1. 有甲亢者需内科治疗甲状腺功能亢进。

2. 使用人工泪液、眼药膏等保持角膜湿润。

3. 5% 硫酸胍乙啶滴眼可暂时治疗眼睑退缩。

4. 全身系统给予激素治疗以减轻水肿,可以口服或者大剂量冲击;可以联合环孢素。眶内局部注射糖皮质激素可以减轻水肿。

5. 眼眶减压术可治疗暴露性角膜炎及视神经受压迫

水肿;眼肌手术治疗斜视;眼睑手术治疗眼睑退缩。

6. 低剂量的眼眶放射治疗可用抑制成纤维细胞的增殖,适用于早期尤其是疾病的活动期以及进展期。

四、眶静脉曲张

【概述】眶内静脉可呈不规则、囊状、蜂窝状、条状等扩张。在特殊体位可使眼球突出。重者可有静脉破裂、眶内出血而影响视力。

【病因】眶内静脉先天发育异常导致此病,但多在成年人发病。

【检查及诊断依据】

1. 眼部 体位性眼球突出;精神因素也可致眼突;突发性眼球突出,可有视力下降(多为出血造成);可伴头疼或一过性视力下降;眼球内陷;结膜、眼睑和其他部位的静脉异常;眼球搏动。

2. 影像学检查 B超:压迫颈内静脉时可探及眶内无回声区或不均匀低回声区;CT与MRI:可显示病变范围、形态、位置,有"静脉石"者CT显示高密度影,MRI显示低信号区。

【鉴别诊断】需与毛细血管瘤、动-静脉瘤鉴别。

【治疗】手术是比较有效的方法,但是风险很高;只有在视力受到影响或者病情加重时再考虑手术。考虑急性出血时可行眶内穿刺放血,减轻眶压。另外,静脉内栓塞也有效果。

五、颈动脉海绵窦瘘

【概述】颅内海绵窦内的颈内动脉或颈内-外动脉分支破裂,导致动脉血向眼上静脉引流,致使眶内眼上静脉扩张、迂曲,甚至眶内出血,眶压增高压迫视神经水肿,引起视力下降。

【病因】外伤、动脉硬化、动脉瘤破裂、先天性动-静脉交通或先天性颈内动脉壁薄等可引发此病。

【检查及诊断依据】

1. 眼部 眼睑肿胀,球结膜水肿,眼球表面血管怒张和红眼,血管扩张,搏动性眼球突出,麻痹性斜视,眼底静脉曲张,眼内压升高,视力下降等。

2. 其他　血管杂音性耳鸣,与心率同步;头痛。

3. 影像学　B超:眼上静脉扩张、搏动,静脉反向和动脉化血流,眶内软组织结构肿胀;CDI:眼上静脉扩张,较强的血流信号;CT:眼上静脉扩张,强化后显示海绵窦影扩大,眼外肌轻度增粗;MRI和DSA:可显示扩张的海绵窦和眼上静脉以及血流方向,还可显示颈内动脉-海绵窦瘘的瘘口部位。

【鉴别诊断】需与眶内动静脉畸形,颅或眶内动脉瘤,眶骨壁缺损、脑膜膨出,海绵窦栓塞性静脉炎,眼肌型炎性假瘤,Graves病鉴别。

【治疗】轻者观察,重者可行选择性动脉或静脉内栓塞、颈动脉结扎治疗。

六、皮样囊肿

【概述】病程较长,早期呈渐进性、无痛性眼球突出,晚期可致眼球运动障碍,视力下降;多发于颞上象限;囊内富含油脂状液体;并发炎症者可有窦道及瘘管形成。

【病因】起源于胚胎组织表皮外胚层,在发育期间陷到软组织内或者眼眶的骨缝之间,常包含表皮组织结构如角蛋白、毛发等。

【检查及诊断依据】

1. 眼部　可触及圆形、光滑的肿块,质硬,多于骨壁紧密连接;无疼痛与压痛;眼球突出及运动障碍;重者可有眶压增高。

2. 影像学　B超:可见圆形或者类圆形低回声区,内部不均匀;CT与MRI:可确定位置、大小及与骨壁关系,因内容物的不同,MRI可有不同表现,如内含液体可见"界面征",同时要注意有无颅眶沟通。

【鉴别诊断】需与黏液囊肿、先天性小眼球合并眼眶囊肿、其他实性肿瘤鉴别。

【治疗】表皮样囊肿比较容易手术切除,但是囊皮要完整摘除,否则容易复发;其内容物外泄可致严重的眶内炎症,注意冲洗干净。皮样瘤因其基底部分较深,必须切除时小心其他重要组织结构,不一定要完整摘除。另外要注意,如有与颅内沟通者,需与神经外科联合手术。

七、血管瘤

在眼眶肿瘤中所占比例较高。发病缓慢,晚期可有视力受损。依据来源和形态可以分为毛细血管瘤、海绵状血管瘤。

(一)毛细血管瘤

【概述】90% 发生于出生后前 6 个月,在第 1 年生长较快,在随后的 6~7 年逐渐退缩。表浅者呈红色(草莓痣),深部者呈暗蓝色。

【病因】内、外皮细胞和残存的平滑肌细胞发育成血管细胞,形成错构瘤。

【检查及诊断依据】

1. 眼部　红色或者暗蓝色肿块,质软,边界清晰,可位于皮内或者皮下。眼球突出,斜视,上睑下垂,弱视。

2. 检查　B 超:圆形或类圆形、不均强回声,可以压缩,界限不清;MRI:T_1 为等信号,T_2 为高信号。

【鉴别诊断】需与淋巴管瘤、绿色瘤、横纹肌肉瘤鉴别。

【治疗】小的没有影响其他结构和功能的血管瘤可以观察,大部分会自行退化;影响眼肌及提睑肌或瘤体较大造成弱视的需要治疗,可以局部注射皮质激素或者手术;其他治疗方法还包括长时间加压、系统激素治疗、局部注射硬化剂、冷冻、激光、放疗。

(二)海绵状血管瘤

【概述】海绵状血管瘤为良性,生长缓慢,多在成年产生症状。它不像毛细血管瘤那样能自发退化,常需手术切除。

【病因】与毛细血管瘤相同,只是生长形态不同。

【检查及诊断依据】

1. 眼部　皮下圆形肿块,质地中等,表面光滑,可移动,与皮肤无粘连;眼球突出,运动受限;重者因视神经受压造成视力下降。

2. 影像学 B超:圆形或椭圆形强回声,界限清楚,可压缩;CT 和 MRI:眼眶扩大,骨壁受压改变,但无骨质破坏,增强扫描可见渐进性强化。

【鉴别诊断】需与海绵状淋巴管瘤、皮样囊肿、神经鞘瘤鉴别。

【治疗】因其不能自行退化,并且有逐渐增大趋势,手术摘除是有效的方法。对于比较小的肿瘤和眶深部而视力较好者可暂行观察。

八、淋巴管瘤

【概述】与血管瘤相似,来源于淋巴管,为良性缓慢生长,出现症状的时间可以更晚。可以间歇性瘤体内自发出血并恶化,引起眼球突出、视力下降。

【病因】由胚胎时期的内皮组织或淋巴组织发育异常所致。

【病理】组织学上分为毛细管状、囊状和海绵状淋巴管瘤。儿童以前两者多见,易发生瘤体内自发出血;成人以后两者多见。瘤体由大量充满血清的管腔和淋巴小泡构成。

【检查及诊断依据】

1. 眼部 与血管瘤症状相似;瘤体内自发出血者可突然增大,结膜下出血;部分患者结膜下可见大量细小透明淋巴囊泡。

2. 影像学 B超:多发圆形暗区,可压缩,伴出血时可见锥形低回声区;MRI:与血管瘤相同,可确诊,强化时略快。

【鉴别诊断】急性出血时需与眼外伤鉴别,还有横纹肌肉瘤、白血病等。

【治疗】急性出血时可以穿刺抽血,能临时解决眶压高的问题;手术切除是主要方法,但不容易完整切除。容易复发。某些病例中医治疗有效。

九、眼眶脑膜瘤

【概述】分为视神经鞘脑膜瘤、眶骨膜脑膜瘤和异位细胞性脑膜瘤；视神经鞘脑膜瘤按部位又分为视神经内、早期突破硬脑膜和混合型。生长于视神经内的脑膜瘤早期即可影响视力，而早期突破硬脑膜者对视力的影响较晚。脑膜瘤大多为良性，多发于中年女性。病程较长，早期症状多见眼球突出，晚期视神经受压而导致视力下降。向视神经管或颅内蔓延者，早期即可出现严重症状。

【病因】蛛网膜的浅层及内层细胞增生。

【检查及诊断依据】

1. 眼部 脑膜瘤"四联症"包括眼球向正前方渐进性无痛性突出，视力下降，如果视神经受压，早期可有视盘水肿性萎缩、视盘睫状静脉、运动受限、复视。

2. 影像学 B超：圆形或椭圆形低回声区，可压缩，有钙化时有强回声；CDI：瘤体内有丰富的血流信号；CT 和 MRI：眼眶扩大，骨质增生、钙化点，T_1 为中信号，T_2 为高或中信号，增强扫描有强化。

【鉴别诊断】需与神经胶质瘤、神经鞘瘤鉴别。

【治疗】有症状者以手术切除为主，但是术后复发率较高；对于视神经管和颅内的肿瘤，需与神经外科合作。

十、视神经胶质瘤

【概述】多为良性肿瘤，常见于儿童。因其早期即侵犯视神经，故视力下降为初发症状，然后有眼球突出、运动受限等。它也可以向颅内蔓延。

【病因】视神经内的星形胶质细胞和少突胶质细胞病理性增殖形成。

【检查及诊断依据】

1. 眼部 视力下降，慢性无痛性眼球突出，运动受限，视神经水肿或萎缩，斜视。

2. 其他 皮肤色素斑。

3. 影像学 B超：视神经旁有暗区，呈梭形或葫芦形低回声；CT 和 MRI：肌锥内可见梭形、葫芦形肿块，可向颅内蔓延者，可见视神经孔扩大，T_1 为低或等信号，T_2 为高信号，增强扫描，强化明显。

【鉴别诊断】主要与视神经鞘脑膜瘤鉴别。

【治疗】有严重症状者可考虑手术切除,但是风险很高;蔓延到视神经管和颅内者,需与神经外科合作手术。

十一、横纹肌肉瘤

【概述】居儿童眼眶恶性肿瘤首位。起病急,进展快,容易蔓延和转移,预后较差。

【病因】发生于横纹肌,一些研究认为与某些蛋白表达过量有关。

【检查与诊断依据】

1. 眼部　眼睑红肿,眼球突出,结膜充血水肿,流泪;眶内可及固定质硬肿块,可有压痛;可伴有颌下、耳前淋巴结肿大。

2. 影像学　B超:圆形或类圆形均匀回声,压缩性差;CT 和 MRI:软组织密度增加,眶骨骨壁深凹及移位,眼眶或眶上裂扩大,骨质破坏,可侵及颅内,增强扫描可强化。

【鉴别诊断】需与神经母细胞瘤、眶蜂窝织炎、炎性假瘤等鉴别。

【治疗】确诊后应按急诊处理,根据病变部位和范围,可以手术联合化疗与放疗,重度者可行眶内容剜除术。同时,要注意有无全身转移,及时处理转移灶。术后要定期严密随诊。

第十六章

眼 外 伤

临床上眼外伤根据致伤物的性质和方式不同,可将眼外伤分为机械性眼外伤与非机械性眼外伤。前者又分为挫伤和锐利伤,后者又分为化学性眼外伤、热烧伤和辐射性眼外伤等,多由职业原因所引起,又称职业性眼病。

一、眼挫伤

由于钝力作用,如打击、压迫、震荡等所致眼部的损伤称为挫伤。

(一)眼球挫伤

眼球挫伤是由各种钝器击伤眼部所造成的损伤。

1. 结膜挫伤

【概述】确定创伤性质,是否有眼球破裂,以及金属撞击或枪伤所致的眼内、眶内异物。

【临床表现】

(1)症状:轻微疼痛、眼红、异物感。

(2)主要体征:结膜下出血、结膜水肿、结膜裂伤。

(3)检查:彻底检查眼球,必要时可点表面麻醉剂后检查。应仔细检查结膜裂伤对应部位的巩膜,散瞳检查眼底,特别要注意损伤结膜相对应的部位。荧光素染色可明确结膜的撕裂、卷边、巩膜暴露等。必要时行眼眶 CT 或超声波检查排除异物或眼球破裂。怀疑眼球破裂时应打开结膜探查伤口。

【治疗】

(1)单纯结膜下出血:早期冷敷,4~5 天后热敷,可自行吸收。

(2)局部应用抗生素眼膏。

（3）结膜裂伤：一周内局部使用抗生素滴眼液及眼膏。伤口不足 5mm，可自然愈合，不需要缝合。5mm 以上裂伤应缝合，仔细对合伤口，不要嵌入 Tennon 囊组织，注意泪阜和半月皱襞的解剖关系。怀疑有巩膜裂伤者，应及时进行伤口探查。

2. 角膜挫伤

【概述】较轻的钝性力量可引起角膜浅层组织的擦伤，较重的钝性力量则可引起角膜组织急剧内陷、角膜内皮层和后弹力层破裂，造成角膜基质层水肿，甚至导致角膜破裂。

【临床表现】

（1）病史：确定创伤性质，检查有无眼球破裂及异物。

（2）症状：眼痛、异物感、畏光、流泪、眼睑痉挛和视力下降。

（3）主要体征：由于上皮及内皮的损伤导致角膜渗透性失常而发生水肿混浊。角膜增厚水肿，可伴有后弹力层皱褶。

（4）其他体征：可合并结膜充血、眼睑肿胀及轻度前房反应等。严重者可有角膜板层或全层裂伤。角膜全层裂伤时常伴有眼内容物脱出。当虹膜及晶状体全脱出并发生严重眼底改变时预后差。

（5）检查：裂隙灯检查和荧光素染色可明确角膜损伤情况。

【诊断与鉴别诊断】

（1）单纯疱疹病毒性角膜炎：有上感发热史、角膜上皮及基质层病变。

（2）复发性角膜糜烂：见角膜病相关章节。

【治疗】

（1）角膜水肿、混浊：不合并裂伤时局部滴用皮质类固醇滴眼水或 50% 葡萄糖等高渗溶液，以加速角膜水肿的吸收。6 个月以上的角膜基质层顽固水肿，可考虑角膜移植术。

（2）角膜裂伤：显微镜下用 10-0 尼龙线仔细缝合，有眼内容物脱出者要同时处理，术毕注意恢复前房，详见相关手术章节。术后应用局部及全身抗生素,并加用眼部散瞳药。6个月后根据视力及角膜瘢痕情况决定是否行角膜移植术。

(3) 眼部用抗生素眼膏或眼水。必要时结膜下注射或全身用药。对佩戴角膜接触镜的角膜上皮损伤患者建议应用抗假单胞菌的药物,如妥布霉素、氧氟沙星等眼水或眼膏。

(4) 合并外伤性虹睫炎时可用睫状体麻痹剂和非甾体抗炎药。

(5) 有大片角膜上皮剥脱的非角膜接触镜佩戴者可包扎。

3. 巩膜挫伤

【概述】眼球受钝力作用后,可发生巩膜破裂,多发生于巩膜最薄弱的角巩膜缘或眼球赤道部,尤其在眼直肌下。由于结膜具有很好的弹性和延伸性,有时巩膜裂伤直观下不易查见。

【临床表现】

(1) 病史:眼部有钝挫伤史。

(2) 症状:视力有不同程度的下降,严重者往往仅有光感或无光感。

(3) 主要体征:伤口可看到黑色葡萄膜组织,可有玻璃体嵌顿。有时晶状体可从巩膜伤口脱出而结膜依然保持其完整性。常伴有结膜下出血、前房及玻璃体积血。眼压低,可伴有瞳孔变形或移位。角膜可变形。

(4) 其他体征:在眼球破裂的方向,眼球运动受限。直肌下巩膜破裂时,有时不易发现。

(5) 检查:赤道部后的巩膜破裂不易发现,可借助B型超声波进行检查,有助于诊断和定位。特别应注意结膜裂伤对应部位的巩膜。

(6) 对有眼部钝挫伤史,视力明显下降,眼压低,但未找到破裂伤口的患者,应考虑隐匿性巩膜破裂的可能。

【治疗】

(1) 小的巩膜破裂伤不伴有眼内容物脱出且结膜完整者,不必手术缝合,包扎双眼1~2周,伤口会自行愈合。

（2）结膜完整,结膜下出血呈暗红色,眼压低,疑有巩膜裂伤者应行伤口探查。

（3）伤口较大或伴有结膜破裂时,在尽量不扩大结膜伤口的前提下,仔细检查巩膜伤口。若为 24 小时内新鲜脱出的葡萄膜组织,伤口不污秽者,应还纳入眼内,脱出的玻璃体可剪除。对锯齿缘后的巩膜裂口,仔细缝合后应作冷凝及外加压术,以防止视网膜脱离。详见相关手术章节。若术中发现眼内容流失过多,特别是视网膜损伤过重的无光感眼,眼球外形恢复确实无望者,可考虑摘除伤眼眼球。若合并眼内炎及玻璃体积血者应及时行玻璃体切除术以挽救视力。

（4）眼部应用抗生素治疗,必要时应用皮质类固醇。

（5）角膜水肿或层间裂伤应每 3 天复诊 1 次,至水肿消失或裂伤愈合。复诊时观察患者视力、角膜情况及眼压,注意预防感染和调整皮质类固醇用量。角膜清亮后及时检查眼底。角膜或巩膜的裂伤按眼球穿孔伤随访。

4. 虹膜挫伤

【概述】挫伤时致伤力经房水传递,可致瞳孔括约肌麻痹、断裂、撕破,瞳孔变形,部分或全部虹膜根部离断等。

【临床表现】

（1）外伤性散瞳:瞳孔呈偏心性中等散大,对光反射迟钝或消失,有时可见瞳孔括约肌微小裂口或撕裂。

（2）虹膜根部断离:外伤性虹膜根部断离是指虹膜根部与睫状体相连处分离。眼部钝挫伤或爆炸伤时,眼球受压变形,虹膜被拉伸,变得很薄,压力通过房水的传递,向后方和周边冲击,随之后部的反冲力作用于虹膜最薄的根部,加上虹膜根部无晶状体支撑,很容易导致虹膜根部离断,自睫状体附着处断裂。离断的长度与直接受作用力的大小和方向有关。作用力位于角膜时容易产生虹膜根部断离。<1 点钟虹膜根部断离者,可无自觉症状。检查时不易被发现,造成漏诊。需在前房角镜下才能看见。<1/4 象限的虹膜根部断离,一般用手电或裂隙灯斜照法即可看到周边部的黑色空隙。如用检眼镜,通过此黑色空隙,可看到眼底。离断侧的瞳孔缘变直,故瞳孔呈 D 形,可出现

单眼复视症状。因虹膜根部血管较大,破裂后常有前房积血,所以,有的病例需在前房积血吸收后,方可发现虹膜根部离断。1/4~1/3象限虹膜根部断离则可使瞳孔变形,产生视觉混乱,可造成单眼复视。当虹膜与睫状体连接处360°圆周完全分离,即为外伤性无虹膜,多伴有前房积血,积血吸收眼内呈黑色。可合并晶状体脱位。

(3) 房角后退:前房角变宽,周边前房加深。一度撕裂表现为虹膜末卷与睫状体带撕裂;二度撕裂表现为睫状肌撕裂,睫状体带变宽;三度撕裂表现为睫状肌撕裂加深,前房角明显变宽。后期常继发青光眼。

(4) 外伤性虹膜睫状体炎:外伤后3天内出现感觉迟钝、疼痛或搏动性疼痛、畏光、流泪等,视力偶有下降。前房有白细胞和房水闪辉。可伴有睫状充血。无反复发作史。

(5) 裂隙灯检查可以清晰地观察到虹膜以及虹膜结构是否完整。裂隙灯细的明亮的裂隙聚焦于前房,高倍放大镜观察可便于观察前房反应。小的离断裂缝,需在前房角镜下检查才能看见,虹膜周边呈现一个新月形黑色裂隙,通过断裂处能看到晶状体周边部和睫状突,甚至有玻璃体疝出。大的离断用一般斜照法即可看到周边部的黑色空隙。UBM检查一般表现为虹膜与巩膜突、睫状体完全分离,而睫状体与巩膜则完全粘连在一起。注意测量眼压及检查眼底。

【鉴别诊断】

(1) 虹膜根部断离应与内眼手术时损伤或手术切除虹膜根部相鉴别。既往病史及内眼手术史有助于鉴别诊断。

(2) 外伤性无虹膜应与先天性无虹膜鉴别。后者无外伤史。

(3) 房角后退应与原发性青光眼相鉴别。有无外伤史及房角镜检查有助于诊断。

(4) 外伤性虹膜睫状体炎应与角膜擦伤(角膜上皮缺损,荧光素染色着染)、外伤性前房积血(前房可见悬浮红细胞)、外伤性视网膜脱离(可伴有前房反应,眼底检查可见视网膜脱离)、非肉芽肿性前葡萄膜炎(无创伤史,创伤与炎症反应程度不一致)等相鉴别。

【治疗】

(1) 外伤性散瞳:口服或肌内注射维生素 B_1、维生素 B_{12} 类药物,部分患者可自行恢复。若瞳孔括约肌完全断裂,则不可恢复。强光下戴有色眼镜可减轻畏光症状。

(2) 虹膜根部断离:范围较小者不需要处理,有复视或断离范围大者应及早行虹膜根部复位术。

(3) 房角后退:若无眼压升高不需要处理。如眼压增高,可用 0.5% 马来酸噻吗洛尔滴眼液等降眼压药物控制眼压。药物治疗无效时可行抗青光眼手术。

(4) 外伤性虹膜睫状体炎:除一般性抗炎药物外,可加用睫状肌麻痹剂。

(5) 外伤性无虹膜:严重畏光者,可佩戴有小孔的有色眼镜或安装人工虹膜。

5. 前房积血

【概述】钝挫伤常合并前房积血。虹膜血管的渗透性失常或虹膜血管破裂可引起前房积血。出血来源于虹膜动脉大、小环,睫状体血管。原发性出血多发生在受伤当时。继发性出血多发生在伤后 2~5 天,可反复发作,常为继发性青光眼的原因,亦可伴发角膜血染。

【临床表现】

(1) 症状:疼痛,视力模糊。

(2) 前方微量积血:仅在裂隙灯下发现房水中只有悬浮的红细胞。

(3) 少量积血:当前房有较多悬浮的红细胞时,可见到前房水轻度混浊,红细胞逐渐形成沉积,前房积血呈液平面。

(4) 大量积血:可充满整个前房,致眼压增高。积血初为鲜红色,以后逐渐变为暗红色,根据出血的多少而有不同程度的视力下降,积血量多时可致视力暂时性完全丧失。

(5) 根据前房积血量,前房积血分为三级:积血量不到前房 1/3,血平面位于瞳孔缘以下者为 I 级;积血量占据前房容积的 1/2,血平面超过瞳孔下缘者为 II 级;积血量超过前房 1/2,甚至整个前房者为 III 级。

（6）前房积血可引起继发性青光眼。晚期可发生角膜血染。如前房积血量多，伴发眼压增高及角膜内皮层损伤，积血的分解产物可经内皮层侵入并沉着于角膜基质层内，称为角膜血染。初为棕色，以后逐渐变为黄绿色以至灰褐色。一般先自周边部吸收，最后可遗留有角膜中央区的灰白色混浊。

（7）检查首先要确定有无眼球破裂伤。裂隙灯检查确定出血量，测量眼压。无法窥见眼底时可行超声波检查。怀疑晶状体破裂或其他前节改变时可行 UBM 检查。

【治疗】

（1）急症处理：双眼包扎，半卧位，限制活动。也有主张用眼罩遮盖患眼，不要包扎，以便及时发现再次出血时的视力丧失。应用止血药物，如酚磺乙胺（止血敏）、肾上腺色腙（安络血）、巴曲酶（立止血）等。不能服用阿司匹林及其他非甾体抗炎药物。一般情况下不散瞳亦不缩瞳，必要时用托吡卡胺（托品酰胺）散瞳以活动瞳孔。有虹膜睫状体炎时用皮质类固醇滴眼液。

（2）反复出血者应加用云南白药，每次 0.5g，每天 3 次。将小量粉末状凝血酶（200~300U），置于下穹隆部以促进前房积血吸收。前房内积血多并有凝血块，超过 7 天不吸收者或眼压高经乙酰唑胺及甘露醇治疗无好转者，应行前房穿刺冲洗术，或用 1:5000 尿激酶生理盐水溶液冲洗前房，血块可溶解吸出。

（3）角膜血染：已有角膜血染或有角膜血染倾向者，应及时作前房穿刺冲洗术。已发生角膜血染时应用 0.5%EDTA 滴眼液滴眼，每天 3 次。血染吸收后，留有中央混浊严重影响视力者，可行穿通性角膜移植术。

（4）眼压高者应用降眼压药物。积极药物治疗无法控制眼压可行前房穿刺冲洗术。见外伤手术章节。

（5）伤后 2 周内白天应佩戴眼镜或眼罩，晚上应佩戴眼罩，如有潜在损伤的危险，患者应佩戴保护性眼镜。嘱患者创伤后 2 周内不能进行剧烈运动（包括下蹲和用力呼气）。伤后应密切随诊，可根据前房积血量、有无潜在眼压升高危险及其他眼内和眼眶损伤的程度定期复查。所有患者伤后 2~4 周均应行房角检查,必要时行 UBM 检查,散瞳巩膜压迫法检查眼底。注意随诊,最好每年复诊,以便及时发现房角后退引发的青光眼。

6. 睫状体挫伤

【概述】轻的挫伤常可由于睫状肌的痉挛或麻痹而发生视觉调节障碍。重度挫伤可伴发大量玻璃体积血。力的冲击作用于房角的各个方向,引起各种类型的房角结构损害,如睫状肌撕裂、睫状体断离等。

【临床表现】

(1) 轻者仅表现轻度视力减退。重者合并玻璃体大量积血时,视力严重损害,甚至无光感。睫状体断离时,由于晶状体悬韧带松弛,晶状体凸度增加,引起近视和调节功能减弱,因此远、近视力均减退。

(2) 低眼压:眼压多低于 0.65kPa 以下,角膜内皮出现皱褶。

(3) 前房变浅:由于房水排出过多和晶状体位置前移所致,检查时应与健眼相比较,以角膜厚度记录。

(4) 瞳孔变形:多数患者出现瞳孔不圆,尖角形成,尖端多朝向睫状体脱离相应的时钟方位,可依据房角镜检查证实。

(5) 虹膜睫状体炎:眼压一旦过低,葡萄膜血管通透性增加,房水蛋白含量增高,既形成血浆样房水,裂隙灯检查闪光多呈阳性。

(6) 晶状体混浊:长时间低眼压可致晶状体正常代谢障碍,出现晶状体不均匀混浊。

(7) 眼底改变:眼球受到挫伤之后,视网膜血管引起痉挛性收缩,致组织细胞缺氧坏死,释放出组胺类物质,进而又使血管形成麻痹性扩张,产生渗出、水肿及出血,在眼底出现视盘充血、水肿、视网膜静脉血管扩张,后极部视网膜水肿,黄斑区放射状皱褶形成,中心反光消失,有时周边部脉络膜浅脱离。吸收后遗留一些色素痕迹,往往造成中心视力减退。

(8) 其他体征:有时同时合并存在前房积血、瞳孔括约肌撕裂、虹膜根部离断、外伤性白内障、晶状体半脱位、玻璃体积血等病变。

(9) 睫状体断离房角镜检查可见睫状体从巩膜突处脱离,露出瓷白色的巩膜内壁,脱离的睫状体与巩膜之间有一裂隙,睫状体表面常有轻重不等的撕裂,宽度增加。当眼压低、房角镜检查不能明确的睫状体断离时,可用超声生物显微镜(UBM)精确定位。

【治疗】

(1) 轻度挫伤:可用皮质类固醇滴眼液点眼,口服吲哚美辛(消炎痛),一般都能恢复。

(2) 发生玻璃体积血时,根据积血量的多少以及对视力的影响大小来决定是否作玻璃体切除术,大量积血应在玻璃体积血机化前手术。

(3) 睫状体断离:对于一过性低眼压或眼压轻度降低者,可采取保守治疗,经观察 2~3 周后,部分患者眼压得以恢复,不需特殊治疗。对于轻度睫状体脱离者用 1% 阿托品眼膏散瞳,以利于房角周边部的愈合。对于持续性低眼压,经药物治疗无效者,需要手术治疗。经房角镜或 UBM检查证实有睫状体断离并伴有低眼压,应酌情考虑行睫状体复位术,恢复正常眼压。

7. 晶状体挫伤

【概述】 由于挫伤使晶状体囊渗透性增加或因晶状体囊破裂,使房水渗入晶状体内而发生各种不同形态的挫伤性白内障。由于晶状体悬韧带断裂而使晶状体呈部分或完全性脱位。

【临床表现】

(1) 发生挫伤性白内障时表现为伤后出现不同程度的视力下降。发生晶状体脱位时表现为视力下降,屈光状态突然改变或单眼复视,继发青光眼时,眼球胀痛。

(2) 挫伤性白内障:

1) 虹膜印环(Vossius):当钝力作用于眼球时,虹膜被压向晶状体,使虹膜色素印在晶状体前囊表面,大小和形状与当时瞳孔状态相同。

2) 无晶状体囊破裂的挫伤性白内障:晶状体仅受到震荡的影响,晶状体囊的渗透性改变,使房水易渗入晶状体内而失去其透明性,一般很少引起晶状体全部混浊。

3) 晶状体囊破裂后的白内障:若裂口小,且伤后很快闭合,则混浊局限于该处;若裂口达到一定的大小,房水继续侵入,则可形成全白内障;若皮质膨胀突入前房可引起继发性青光眼或葡萄膜炎。

(3) 晶状体脱位:

1) 晶状体部分脱位:晶状体向悬韧带断裂的相对方向移位,在瞳孔区可见晶状体的赤道部,前房深浅不一,有虹膜震颤,玻璃体疝,视力下降,屈光突然改变,散光或单眼复视,亦可继发青光眼。

2) 晶状体全脱位:可脱入结膜下、前房或玻璃体内、严重者也可脱出眼球外,一般都伴有眼部其他损伤或有严重并发症。

【鉴别诊断】应与先天悬韧带发育不全或松弛无力的晶状体异位相鉴别。

【治疗】

(1) 挫伤性白内障:虹膜印环不需要治疗。晶状体局限性混浊可暂观察,进行性混浊者可行白内障摘除及人工晶状体植入术。晶状体皮质突入前房与角膜内皮接触或继发性青光眼者,应急诊手术治疗。

(2) 晶状体脱位:如无严重视力下降及并发症,可暂观察;若严重影响视力或继发青光眼应摘除晶状体。术前应查房角,若有房角损伤,在摘除晶状体的同时行抗青光眼手术。

(3) 随访:对未行手术的患者应定期随访,如果出现晶状体进行性混浊影响视力者考虑手术。

8. 玻璃体挫伤

【概述】根据致伤力的轻重,玻璃体的损伤有玻璃体变性、玻璃体脱离、玻璃体疝、玻璃体脱出和玻璃体积血等。

【临床表现】

(1) 症状:患者主诉有飞蚊症的症状,视力不同程度下降。

(2) 玻璃体变性:裂隙灯下见玻璃体内黄白色点状漂

浮物,日后可使玻璃体基质崩解,发生液化。

（3）玻璃体后脱离:在视盘前方看到灰白环,随眼球运动,若此环正在黄斑中心凹前,可发生一定程度的视力障碍。

（4）玻璃体疝:根据玻璃体突出的部位,分前房内玻璃体疝、角膜裂口内玻璃体疝及巩膜裂口内玻璃体疝。

（5）玻璃体脱出:钝力作用使眼球壁破裂,玻璃体可从角膜或巩膜裂口脱出眼球外。

（6）玻璃体积血:有不同程度的视力障碍及黑影浮动,严重者仅有光感。出血易使玻璃体液化或有胆固醇结晶。新鲜积血时,裂隙灯下可见红色反光或红色积血。陈旧积血呈棕色点片状混浊。大量积血,瞳孔区无红光反射。大量反复积血,视网膜前后发生增殖,最终导致视网膜脱离。

（7）眼部超声波检查有助于检查玻璃体情况。

【鉴别诊断】应与糖尿病、视网膜静脉阻塞等原发疾病引起的玻璃体积血以及玻璃体炎症相鉴别。

【治疗】

（1）玻璃体变性:无特效治疗,早期可用碘剂以促进混浊吸收。

（2）玻璃体后脱离:无特效治疗。

（3）玻璃体疝:嵌在角膜或巩膜伤口时,应切除并仔细缝合创口。若玻璃体大量涌入前房使房角阻塞引起继发性青光眼时,应手术治疗。

（4）玻璃体脱出:及时将脱出到创口外的玻璃体剪除并缝合创口,同时给予抗感染药物。

（5）玻璃体积血:新鲜积血者,应以止血为主。出血停止后应采用促进血液吸收的药物,对出血量大或出血不吸收的患者,应在玻璃体机化前行玻璃体切除术。如有视网膜脱离应尽早手术。

（6）随访:玻璃体积血患者应定期随诊,必要时考虑手术。

9. 脉络膜挫伤

【临床表现】

（1）病史:有眼部外伤史。

（2）症状：挫伤后双眼非对称性视力下降或无症状。

（3）主要体征：散瞳检查眼底可见脉络膜破裂常伴有出血，早期难以发现裂伤，出血吸收后可暴露白色的巩膜，两侧缘有色素增生，视网膜血管跨越其上，常可发生于视盘周围，呈与视盘同心的弧形。根据脉络膜破裂和出血范围的大小、位置，可发生不同程度的视力障碍，位于黄斑区的出血，视力可急剧下降。

（4）其他体征：晚期可出现脉络膜新生血管膜、外伤性视神经病变等。

（5）检查：详细检查眼底。FFA可确定是否有脉络膜破裂，并可很好地描绘脉络膜新生血管膜的分布情况。

（6）诊断：根据外伤病史及眼底镜检查可明确诊断。

（7）鉴别诊断：

1）高度近视：常为双侧性，视盘倾斜，靠近视盘处可见新月状巩膜，红褐色或灰色的视网膜下条纹，有时可见脉络膜新生血管膜。

2）血管样条纹：双眼均可见到以视盘为中心、放射状分布的巩膜，红褐色或灰色的视网膜下条纹，有时可见脉络膜新生血管膜。

【治疗】

（1）少量出血：休息和给予止血或促进血液吸收的药物。血液进入玻璃体时按玻璃体积血治疗。出血形成脉络膜脱离，经药物治疗无效者，可经积血处巩膜切开放出积血或积液，然后电凝或冷凝。

（2）当脉络膜新生血管膜远离视网膜中心凹，距离中心小凹大于 $200\mu m$ 时，可考虑行激光治疗。

（3）随访：眼部创伤眼底出血无法窥清眼底的患者，应该定期复查眼底，观察脉络膜情况。嘱脉络膜破裂的患者自查 Amsler 方格表。如有改变，立即就诊。每 6~12 个月复查眼底。经激光治疗脉络膜新生血管的患者应密切随诊，观察是否有旧的新生血管残留和新的新生血管出现。

10. 视网膜挫伤

【概述】眼球挫伤力可对后极部视网膜发生冲力引起视网膜震荡挫伤。机械性眼外伤可破坏血眼屏障，发生炎症反应、视网膜出血、玻璃体嵌顿、视网膜脱离等。

【临床表现】

(1) 病史:有眼部外伤史。外伤性视网膜脱离和增生性视网膜玻璃体病变多见于青少年。

(2) 症状:根据眼底病变的不同,视力可有不同程度的下降。

(3) 主要体征:

1) 视网膜震荡:多在伤后 6 小时后发生,常见黄斑部灰白色水肿,其范围和受伤程度与外力作用方向有关。根据损伤程度,可发生不同程度的视力障碍,出现中心性相对性暗点,视物变形、变小、变远等症状。伤后早期 FFA 可有轻度低荧光,无荧光素渗漏。

2) 视网膜挫伤:表现为不可逆的视力减退。中心视力可明显下降,甚至在 0.05 以下。视网膜呈乳白色混浊、出血,水肿范围大,严重者有樱桃红点样改变。FFA 多有荧光素渗漏。ERG 检查有 a 波和 b 波波幅下降。

3) 视网膜出血:视网膜受钝力作用,血管破裂引起出血。根据出血所在部位,分为视网膜前出血和视网膜内出血,出血量多时,可进入玻璃体内而成为玻璃体积血。

4) 黄斑裂孔:多发生在囊样变性的基础上,视力明显下降,有相对性或绝对性中心暗点。裂孔呈圆形或椭圆形,边界清,有深度感。三面镜或前置镜下可见裂孔处有光带中断现象。OCT 检查可将其分类及帮助确定治疗方案。

5) 外伤性视网膜脱离:在外伤当时或外伤后数周至数月发生,视力突然明显下降,充分散瞳后可在三面镜或眼底镜下发现视网膜裂孔。

6) 其他体征:可合并有前房炎性反应或出血,瞳孔散大,对光反射可消失,晶状体混浊或脱位等。

7) 检查:散瞳后详细眼底镜检查、超声波检查、FFA 以及 OCT 检查等可帮助诊断。

【鉴别诊断】根据外伤病史及眼底镜检查可明确诊断。视网膜震荡应与视网膜分支动脉阻塞以及其他眼底血管性疾病相鉴别。外伤性视网膜脱离应与原发性视网膜脱离相鉴别。明确眼部外伤史有助于诊断。

【治疗】

（1）视网膜震荡及视网膜挫伤：应用血管扩张剂、维生素 B_1 及口服皮质类固醇。

（2）视网膜出血：头高位休息，口服止血剂、维生素 C。稍晚些时候，可给予碘剂以促进血液吸收。

（3）黄斑裂孔：若孔缘有牵拉，可手术治疗。

（4）外伤性视网膜脱离：找到裂孔后应及时手术。若由玻璃体积血机化而引起的牵拉性视网膜脱离，有时需行玻璃体切除联合视网膜脱离手术。

（5）随访：视网膜震荡及视网膜挫伤患者一般 1~2 周后应散瞳复查眼底。嘱患者如出现视网膜脱离症状立即就诊。

11. 视神经挫伤

【概述】外力的钝性打击或挤压引起视神经挫伤，尤其是来自眉弓颞上方的钝击或挤压伤，导致视神经管扭曲或变形，造成视神经受压。

【临床表现】

（1）病史：有眼眶及眶周创伤史。

（2）症状：视力急剧下降，甚至无光感。可伴有创伤后疼痛等。

（3）主要体征：瞳孔直接对光反射减弱或消失，间接对光反射存在。早期（2 周内）眼底检查完全正常，晚期视盘苍白。

（4）视神经撕裂：视神经撕裂可分为部分性撕裂和完全性撕裂即视神经撕脱。部分性撕裂表现为在视盘撕裂处呈限局性向后凹陷，有点类似先天性视盘小凹，如凹陷被出血遮盖，则只有待出血吸收后才能见到。相应于撕裂处的视网膜血管常变细，乳头周常常有多处出血斑包绕。完全性撕裂则表现为视盘处呈一较深的黑洞，常并发较广泛的视网膜出血甚至玻璃体积血，晚期视网膜血管极细甚至看不见，时久凹陷被纤维组织所充填，视力则完全受损或丧失。

（5）视神经鞘膜内出血：视网膜静脉怒张、迂曲，视网膜出血，视盘水肿，邻近视盘有红圈，晚期视神经萎缩。

(6)检查:瞳孔检查至关重要。CT 可正常,亦可示视神经管骨折。伤眼色觉减弱,视野缺损。VEP 监测可示 P 波潜伏期延长,波幅降低,重者呈熄灭型改变。

【诊断】根据眼眶及眶周外伤病史、眼部体征、CT、视野及 VEP 检查可明确诊断。

【鉴别诊断】

(1)严重性视网膜损伤:检查可见明显的视网膜病变。

(2)创伤性玻璃体积血:散瞳检查眼底时视网膜看不清,相对性传入性瞳孔障碍较轻。

(3)颅内损伤造成不对称的视交叉损伤。

(4)功能性非生理性视觉丧失。见有关章节。

(5)视盘水肿、球后视神经炎、皮质盲等:无外伤史。有相应的原发病因及视野和 VEP 检查结果支持诊断。

【治疗】

(1)早期可球后注射苄唑啉 12.5~25mg、地塞米松 2mg,全身应用皮质类固醇、甘露醇,减轻视神经周围的水肿。对大剂量皮质类固醇冲击治疗,目前尚存在争议。

(2)早期给予维生素 B_1、维生素 B_{12}、ATP 及血管扩张剂等。

(3)若有视神经管骨折,可及时行视神经管开放减压术。

(4)导致视神经损伤的视神经鞘膜内出血可试行视神经鞘膜切开术。

(5)随访:每天检查视力、瞳孔反射和色觉。

(二)眼附属器外伤

1. 眼眶挫伤

【概述】当打击眼眶时可产生眼眶骨折、眶内出血、眶内组织受损。按骨折性质可分为爆裂性骨折和非爆裂性骨折。

【临床表现】

(1)病史:有眼及颅脑外伤史。

(2)症状:视力下降,双眼复视。疼痛(尤其眼球企图在垂直方向运动时),局部触痛,鼻子受打击后出现眼睑肿胀和捻发音。

（3）主要体征：

1）眶壁爆裂性骨折：根据患者受伤的外力可致不同部位的眶骨骨折，以眶下壁、内侧壁骨折多见。患者以主诉复视就诊，应及时做 CT 检查以明确诊断。眼球运动受限，尤其是向上或向外注视明显，皮下或结膜气肿，眶下神经分布区（同侧面颊和上唇）感觉减退，点压痛，眼球内陷（起病时可被眼眶水肿掩盖）。

① 眶下壁骨折（眶底骨折）：常伴上颌骨骨折和上颌窦损伤，眼眶组织及眼外肌陷入上颌窦，出现眼球下陷及垂直运动受限，可有垂直位斜视。

② 眶内侧壁骨折：易发生眼睑皮下气肿，严重者可出现水平运动障碍及眼球后退综合征（retraction syndrome），由于内直肌嵌顿，眼球外转受限，亦可同时伴有鼻部畸形和内眦移位。

③ 眶顶骨折：可伤及提上睑肌，出现上睑下垂。波及眶上裂时可出现眶上裂综合征，最严重的是颅前窝破裂。

④ 眶尖骨折：合并视神经管骨折，视神经受压或被切断，严重影响视力或立即失明，出现眶上裂综合征或眶尖综合征。

2）眶内出血：由于钝性物体打击眼前部，眼球突然向眶内挤压，引起眶内血管破裂而出血。亦可由于眶骨骨折伴随眶内出血，当眶内大量出血或积血时，眶内压增加而发生特有的压迫症状，如肌圆锥内出血，眼球向正前方突出；肌圆锥外出血，眼球向侧方突出。由于眼球被压及突出，限制了眼球运动，可发生复视。又因静脉回流障碍，使球结膜发生高度淤血性水肿，导致眼睑不能闭合。眶内动脉受压，可出现视网膜中央动脉阻塞的眼底征象。视力低下，甚至完全失明。

（4）其他体征：常伴有颅脑及鼻窦的外伤。鼻出血，眼睑水肿、出血斑。眶上缘和眶顶骨折可导致同侧额部的滑车上神经或眶上神经分布区感觉减退和上睑下垂，牙关紧闭，颧骨变平。可触及的眶下缘畸形是三角形骨折的特征。可使视神经管骨折，眼球破裂伤，引起视力下降。

（5）检查：应作全面眼科检查，包括眼球运动情况和眼球是否有移位,比较受累侧睑颊感觉有无异常,触压眼睑是否有捻发音(皮下气肿),观察是否有眼球破裂、前房积血、创伤性虹膜炎以及有无脉络膜、视网膜损害,同时应测量眼压。CT 检查帮助确诊及定位。诊断不明确或需要手术治疗,或怀疑眶上壁骨折(上部受伤),应行 CT 检查眼眶和大脑(轴位和冠状位,每 3mm 一个层面)。若眼球运动受限超过一周,应行被动牵拉试验。VEP 检查了解视神经情况。

【诊断】根据眼及颅脑外伤史以及眼部体征、CT 影像学检查可明确诊断。

【鉴别诊断】

(1) 无爆裂性骨折的眼眶水肿和出血:也会有眼球运动受限、眶周肿胀及瘀斑,但一般 7~10 天消退。

(2) 脑神经麻痹:眼球运动受限,但被动牵拉试验不受限。

【治疗】

(1) 单纯眶缘骨折:无明显移位者,不需要治疗。

(2) 眶底骨折及眶内壁骨折:有复视或眼球内陷者,可行手术整复。

(3) 视神经骨折:要及早进行视神经管开放减压术。

(4) 眶顶骨折:伴额骨破损大者,应与脑外科合作,采用颅眶联合手术,将骨片复位。

(5) 眶内出血:眶内单纯出血,量多时可用止血剂,压迫绷带。因出血致眶压增高者,应切开外眦减压;或用粗针头将血液吸出,为防止眶内再度出血,在吸出眶内的血液后立即施以压迫绷带。对眼球突出者,应保护角膜,防止发生干燥及溃疡。需涂大量的油膏,或用湿房眼罩,必要时可施行眼睑缝合术。

(6) 合并颅脑及其他外伤:请请有关科室协助处理。

(7) 伤后早期可用皮质类固醇减轻组织水肿和粘连。局部可使用减轻鼻出血的药物,如伪麻黄碱喷鼻剂。口服广谱抗生素。避免擤鼻涕。伤后 24~48 小时内可冷敷。

(8) 随访:伤后 1~2 周,急性眼眶水肿消退后需对患者重新检查,观察有无持续性复视和眼球内陷,这些症状通常预示着有眶内容物的陷落或大的移位性骨折,需要手术治疗。同时还要检查有无眼部损伤的进展(如眶蜂窝织炎、房角退缩性青光眼和视网膜脱离等)。伤后 3~4 周,可用房角镜检查房角,散瞳后用巩膜压迫器检查眼底。眶蜂窝织炎和视网膜脱离的一些症状要提前告知患者。对有视力丧失危险的患者,应每月进行检查,直到病情稳定,急性期过后,每隔数周检查 1 次,观察有无感染或脓肿形成,后期可能形成纤维化,限制眼球运动。

2. 眼睑外伤

【概述】眼睑裂伤是眼外伤中较常见的一类眼科急症,包括单纯性眼睑皮肤裂伤、睑皮肤合并睑缘及睑板裂伤以及合并眼睑和睑板缺损的皮肤裂伤等。由于致伤物和伤口的方向、长度、深度、部位不一,有无组织缺损以及夹杂异物等情况,眼睑裂伤可有不同症状和体征。通常发生在被钝性物体打击时,或爆炸物冲击波致伤。临床上较为常见的切裂伤包括锐器所致的眼睑皮肤切割伤、钝器所致的皮肤撕裂伤以及动物撕咬所致的皮肤撕脱伤。

【临床表现】

(1)病史:有钝挫伤史。确定外伤性质,是否为动物咬伤,伤口是否有异物等。

(2)症状:眶周疼痛,溢泪。

(3)主要体征:

1)常有眼睑皮下出血或血肿,亦可有眼睑裂伤或贯通性眼睑破裂。

2)眼睑皮下气肿,触诊有捻发音,说明有鼻窦骨折。

3)眼睑血肿迟迟不退,可能有眶骨骨折,如伴有结膜下出血及迟发性眼睑皮下出血,常累及双眼,呈眼镜样血肿时,常是颅底骨折的重要征候。

4)损伤性上睑下垂,多半由于致伤物碰撞于眶上缘与眼球之间,提上睑肌受外力作用时伸展过度,或发生撕裂,以及动眼神经的损伤等而发生。

(4)其他体征:眼睑挫伤经常合并眼部其他损伤,如眼球破裂伤、泪器损伤、角膜擦伤、眼眶损伤等。

(5)检查:注意眼睑伤口深度。注意检查眼球,包括眼底检查,除外眼球损伤。怀疑有异物,眼球破裂伤时,必要时可行CT检查。近内眦的眼睑外伤要注意有无泪道损伤。

【诊断与鉴别诊断】除眼睑外伤外,要注意有无其他合并外伤的表现。对于内眦及外眦部裂伤创口处置应特别注意是否伤及泪小管,应做泪道冲洗。还要注意是否合并有内眦韧带断裂。上睑皮肤裂伤时尤其远离睑缘较深伤口,应注意是否有上睑提肌损伤,上睑提肌损伤可引起部分性或完全性上睑下垂,尤其在眼睑明显肿胀、大量眼睑皮下出血等状态下,上睑下垂容易遗漏。

【治疗】

(1) 眼睑出血或血肿早期用冷敷,5天后用热敷。

(2) 伤口处理:缝合前应探查创口有无异物掺杂,并探查伤口深度。

1) 小伤口:若与眶缘平行,自然对合良好,不需要缝合,如皮肤伤口较大,应缝合。

2) 伤口与眶缘垂直:应先将眼轮匝肌断端缝合,再缝合皮肤伤口。

3) 眼睑全层裂伤:应分层缝合,注意睑缘对齐,如提上睑肌断裂,应同时缝合。

4) 伤口不整齐或皮肤撕裂破碎者:应将一切尚可存活的皮肤碎片保存,细心对齐缝合。

5) 近内眦部眼睑裂伤:如合并泪小管、泪囊和内眦韧带的损伤,应及时修复。否则术后可以发生内眦畸形或内眦部向颞下侧移位。

6) 外眦部裂伤有时可同时存在外眦韧带断裂、外眦角变钝、睑裂变短。缝合外眦韧带,也可将外眦韧带鼻侧断端缝于相应的眶骨膜上。

7) 伤口内异物应完全取出,即使异物为较小的玻璃或石渣等稳定物质,也应尽力清除,以防日后异物包裹影响局部外观。伤口内如有异物,如未进入眼球或累及眼眶时应去除。

8) 动物撕咬所致的皮肤撕脱伤应进行过氧化氢溶液创口局部冲洗和创口消毒,注射破伤风抗毒素和狂犬疫苗,创口不宜立刻缝合,暴露48~72小时后再进行处理以防厌氧菌感染。

（3）注射破伤风抗毒素。

（4）怀疑伤口感染时，全身应用抗生素。

（5）随访：如皮肤创口较浅，组织肿胀不明显，术后可不予加压包扎，如创口较大、较深、组织肿胀明显并排除了眼球破裂伤可能，应予以加压包扎 24~48 小时，加压包扎不但有止血消肿作用，而且有一定止痛作用。污染不重或清洁伤口，术后全身可不使用抗生素；污染较重创口，怀疑有异物残留或有眶脂肪脱出者术后可预防性应用抗生素 3 天。上述方法绝大多数应使用可吸收缝线（除了在睑缘缝合中可任意选择丝线缝合外）。若使用非吸收缝线，睑缘缝线应保留 10~14 天，其他表浅缝线应保留 4~7 天。随访注意伤口愈合情况，有无感染溢脓。由于伤后瘢痕收缩致畸形者，伤后 6 个月可考虑整形手术。损伤性上睑下垂：6 个月后不能自然恢复者，可考虑行上睑下垂矫正术。

3. 泪器挫伤

【概述】上睑外侧的严重裂伤或该处的眶壁骨折可损伤泪腺或导管。眼睑内眦部的挫伤可伤及泪点及泪小管。内眦部骨折可伤及泪囊，上颌骨骨折可损伤鼻泪管。

【临床表现】

（1）病史：有内眦侧眼睑裂伤史。

（2）症状：无泪或流泪。

（3）主要体征：

1）泪腺分泌减少或完全停止。

2）溢泪。

3）下泪管断裂。

4）眼睑组织裂伤。

（4）其他体征：可合并其他眼部损伤。

（5）检查：冲洗泪道可见自皮肤裂开处有冲洗液流出。泪道碘油造影确定泪囊的大小及病损部位。

【诊断】根据眼睑裂伤、泪道冲洗情况可明确诊断。必要时可行泪道碘油造影协助诊断。

【鉴别诊断】应与鼻泪管阻塞相鉴别。后者冲洗泪道时可有同一眼上 / 下泪小点反流。

【治疗】

（1）泪腺：若泪腺已严重破坏或脱出伤口，可将其摘除。

（2）泪道：

1）泪点和泪小管损伤：应在显微镜下及时手术修复吻合泪小管，泪管导管留置3个月后拔除，并定期冲洗泪道。

2）泪囊损伤：如泪囊壁破坏，应直接缝合，再缝合皮肤伤口；如泪囊已破碎，应摘除；晚期慢性泪囊炎或泪囊瘘管形成，可在切除瘘管同时行泪囊鼻腔吻合术。

（3）局部使用抗生素眼液，必要时全身使用抗生素。

（4）随访：注意留置的泪管导管情况，拔除后应定期冲洗泪道。

二、眼球穿孔伤

【概述】包括眼球穿孔伤和贯穿伤，前者为致伤物一次穿过眼球壁达眼球内，后者则为致伤物两次穿过眼球壁，即眼球上有入口，也有出口。眼球穿孔伤包括角膜穿孔伤和巩膜穿孔伤两种。眼球穿孔伤容易合并眼内其他组织的损伤，甚至有发生感染、眼内异物存留及交感性眼炎的危险。眼球穿孔伤分为无眼内容脱出的单纯性眼球穿孔伤和伴有眼内容脱出的眼球穿孔伤。

【临床表现】

1. 病史　有外伤史。细长锐器刺伤多为眼球单纯性穿孔伤。碎屑飞溅伤、火器伤，多并发眼内异物或为贯穿伤。爆炸伤多为复合伤。

2. 症状　畏光、流泪、疼痛及视力减退。小的角膜穿孔伤或眼球细小的异物穿孔症状可能不显著，偶因其他眼病就诊时，发现眼球内存留有异物或有陈旧的穿孔伤痕。

3. 主要体征

（1）无眼内容物脱出的单纯性眼球穿孔伤可发生于角膜、角巩膜缘区以及巩膜上。虽然同时也可伤及眼内各种组织，但因伤口不大，无眼内组织脱出，所以仍保持着眼球的形态，或保持一定的视力。

（2）伴眼内容脱出的眼球穿孔伤。

（3）角膜穿孔伤：常伴有虹膜和晶状体的损伤。在虹膜上可发现大小不同的孔洞、虹膜瞳孔缘破裂以及虹膜根部断离，房水外溢使前房变浅和眼压降低，虹膜脱出致瞳孔变形等。晶状体可发生仅限于伤道的局限性混浊，混浊也可以发展为晶状体全混浊，甚至有破碎膨胀的晶状体皮质混浊团块脱入前房内。

（4）角巩膜缘及虹膜睫状体的穿孔伤：常伴有睫状体的损伤，其伤后所致的虹膜睫状体炎迁延难愈，眼压过低，导致视力丧失和眼球萎缩。

（5）巩膜穿孔伤：损伤晶状体的机会很少，但脉络膜、视网膜和玻璃体的损伤则是不可避免的，在玻璃体内常伴有不同程度的积血和混浊，有时会伴有视网膜脱离。

（6）火器性穿孔伤和严重的非火器性穿孔伤很少限于角膜和巩膜，常同时伤及虹膜、睫状体、晶状体、玻璃体以及脉络膜和视网膜等眼球各种组织，视力下降明显或即刻失明。

4. 其他体征　常合并结膜下出血、前房积血、低眼压、眼球破裂伤的伴随体征，尖锐异物进入眼球史等。

5. 检查　检查时应注意手法轻柔，避免压迫眼球造成眼内容进一步脱出。必要时眼眶 CT 扫描有助于了解眼内情况。超声波检查可判断裂伤位置及异物情况，但注意手法要轻柔。

【诊断】根据外伤史及眼部体征可明确诊断。

【治疗】

1. 非手术治疗　比较小的角膜伤口（一般长度不超过 5mm），若无眼内容物嵌置，创口对位良好，前房存在，前房内无晶状体皮质突入，可不必缝合。口服非甾体抗炎药，无炎症即可停药。结膜下注射时注意勿向眼球加压，以免伤口裂开。每天涂抗生素眼膏和 1% 阿托品眼药膏，更换敷料即可。2~3 周后可改用抗生素滴眼液滴眼，伤后 24 小时内肌内注射破伤风抗毒素 1500U。

2. 手术治疗　角膜伤口缝合应在 24 小时内，时间愈早，就愈能最大限度地解除伤口内粘连的眼内组织和预防并发症的发生。术后治疗同非手术治疗。

3. 必要时全身应用抗生素。

4. 随访　术后随访观察注意眼内炎性反应情况。一旦发生眼内炎，应积极处理。

三、眼异物伤

很常见。异物损伤的因素包括机械性损伤、化学损伤、有无继发感染等。根据异物性质，所在眼内位置、时间、反应的不同，处理方法也不同。

（一）结膜异物

【概述】灰尘、煤屑、虫毛、谷壳、炸药末等异物进入结膜囊内，可以单个也可多个，后者多见于爆炸伤，进入速度较慢者黏附在结膜表层，速度较快者可以进入结膜下。

【临床表现】

1. 病史　有眼部外伤史。确定有无佩戴防护眼镜。

2. 症状　随异物所在位置而异，位于睑板下沟者，瞬目动作可摩擦损伤角膜，异物刺激感症状明显。若异物位于穹隆部、半月皱襞或结膜下，可无症状。

3. 主要体征

（1）结膜金属异物：如铁质异物，可产生结膜铁质沉着症。裂隙灯显微镜下，中央呈金色反光，四周有棕色颗粒。在结膜上的铜异物常并发化脓性脓肿或坏死。

（2）结膜内植物性异物：可引起炎症反应，产生异物性肉芽肿。

（3）不具备化学活动性的异物：如玻璃、塑料、煤屑及碎石等均不产生化学反应。

4. 其他体征　眼睑肿胀、结膜充血等。

5. 检查　注意充分反转眼睑，暴露结膜进行裂隙灯检查。必要时可先点表面麻醉剂，减轻刺激症状，再行检查。

【诊断与鉴别诊断】根据眼部外伤史及临床表现可诊断。注意与结膜结石鉴别。

【治疗】

1. 浅层异物　贴附在结膜表面的单个或多个异物，可用生理盐水冲掉，或用湿棉签蘸去。

2. 对无刺激的结膜下异物可观察或待异物有排出倾向时再取。

3. 多发性结膜下异物无炎症及刺激症状者可不取。

4. 有结膜铁锈沉着症可刮除之。若为多发异物引起的铁锈症,可用0.5%EDTA滴眼液滴眼。

5. 根据病情需要决定是否复查。如有残留的结膜异物,在1周后复查。

(二) 角膜异物

【临床表现】

1. 病史　有眼部外伤史。

2. 症状　常突然感觉眼部刺激症状,如异物感、畏光、流泪、结膜充血、眼睑痉挛,甚至视力障碍等。

3. 主要体征

(1) 临床检查可见角膜异物,有的异物用肉眼即明显可见,细小的异物必须通过裂隙灯显微镜仔细检查。

(2) 铁质异物存留数天后可出现锈环或浸润晕,若不除去,铁锈可波及角膜上皮、前弹力层及附近的基质,不仅产生角膜刺激症状,而且可以导致局部角膜混浊。

(3) 铜质异物在角膜的反应取决于铜的含量,含铜多者,局部可有化脓性改变,异物多可自动排出;含铜少者,可产生直接性铜质沉着症,裂隙灯显微镜下可见上皮层、前弹力层及基质浅层有金红色小粒堆聚。若铜质异物位于角膜深层,部分进入前房,可以出现间接性铜质沉着症,晶状体呈向日葵样白内障。

(4) 植物性角膜异物,尤其部分进入前房者,有时可有前房积脓。

(5) 许多化学性不活动的异物,如玻璃、塑料、煤屑及碎石等在角膜均不产生化学反应,但可有明显的刺激症状。

4. 其他体征　眼睑肿胀,结膜充血,轻度前房反应,浅层点状角膜炎等。

5. 检查　裂隙灯检查确定异物位置深度,有无角膜穿通,前房、虹膜、晶状体情况。排除巩膜贯通伤。散瞳查眼底,除外玻璃体视网膜异物可能。眶部B超、UBM和CT检查可协助诊断眼内异物。但金属异物应避免行MRI

检查。

【诊断与鉴别诊断】根据眼部外伤史及临床表现可诊断。应与丝状角膜炎、结晶样角膜变性相鉴别。

【治疗】角膜异物应尽早取出。术中应严格无菌操作，以避免术后发生感染，操作要轻巧、准确，避免不必要的损伤。

1. 角膜浅层异物　可用生理盐水冲洗除去，如无效可在表面麻醉后，以生理盐水棉签将异物轻轻拭去。

2. 嵌入角膜的浅层异物　在表面麻醉后，用4号针头轻轻将其剔除，注意针尖应朝向角膜缘，以免患者不合作而误伤角膜。

3. 原则上角膜深层异物均应立即取出，特别是金属异物和植物异物，前者可引起铁锈或铜锈沉着症，后者容易发生感染性角膜溃疡。深层角膜异物若为磁性异物，可在手术显微镜或双目放大镜下，先将浅层角膜切开，直达异物，然后以磁铁吸出，如为非磁性异物或磁性异物不易吸出者，可以异物为中心，作一尖端指向角膜缘的V形切口，直达异物所在平面，露出异物后，用注射器针头或异物针挑出异物，或用微型无齿镊将异物夹出，可不缝合，术后加压包扎。若角膜瓣较大，可用8-0~10-0尼龙线缝合。必须小心操作，术前应缩瞳，以防异物在术中坠入前房，损伤晶状体或异物坠入后房。

4. 爆炸伤引起的角膜多发性异物，早期可分次取出较大的或突出于角膜表面的异物，然后等异物逐渐排向表层时分次取出。那些极细小、泥沙样异物，没必要也不可能取净。对异物多而刺激重、视力又低于0.1者，可考虑板层角膜移植术。

5. 对于化学性质较稳定的细小异物，其表层角膜组织已愈合，不会引起患眼磨痛，则可观察，不急于取出。甚至在瞳孔区，也不主张作异物取出的操作。因其会造成角膜新的、更大范围的损伤，而影响视力。

6. 角膜锈环　可于异物剔除后，立即用异物针将其刮去。

7. 异物取出后因角膜瘢痕严重影响视力者，早期可用促进吸收的退翳药物。如伤后一年,经治疗视力仍低于0.1,可考虑行板层或穿通性角膜移植术。

8. 异物取出后要滴用抗生素滴眼液及涂眼药膏,必要时结膜下注射抗生素。如发生感染,应按角膜炎处理。

9. 随访　若有铁锈残留,24小时内复查。如有遗留异物,应复诊观察。

(三)眼内异物

【概述】根据异物性质分为:眼内磁性异物及眼内非磁性异物。眼内异物中磁性异物占82%~90%。非磁性异物中以铜异物居多,其次为石头、玻璃等。眼内异物是眼外伤中常见的一种急症,较单纯穿孔伤更为严重,不仅造成机械性损伤,还可以带入病原微生物引起感染。眼内异物并发症多,失明率高,特别是金属异物,在眼内存留时间越长,对眼组织损伤越大,手术预后越差。不同性质、不同部位的异物以及异物的大小引起眼组织的损伤及反应各不相同。

【临床表现】

1. 病史　多数患者可询及外伤史,如锤打金属崩入眼内异物。详细询问异物成分。

2. 症状　眼痛,视力下降,或无症状。

3. 主要体征

(1)有眼球穿孔伤伤痕:根据穿孔伤的部位不同,临床上可查到各种不同的异物入口处。

1)结膜伤口:可伴有出血或结膜下眼内容物脱出,结膜伤口可迅速愈合而遗留不明显的瘢痕。

2)巩膜伤口:常可见结膜下出血、球结膜水肿或结膜下色素组织。有时,细小的异物经巩膜入口很快闭合,并不引起患者的注意,甚至患者否认曾有外伤史。

3)角膜伤口:可表现角膜全层穿通或仅有板层破裂。周边角膜上皮微囊样水肿,提示在与其对应位置的前房角处可能藏有异物。

(2)眼压降低:新鲜的穿孔伤,房水或玻璃体流出,眼压明显下降。眼球贯穿伤时,眼压常极低,异物由后部眼球壁穿出至眼球外,已不属眼内异物的范围,角膜或巩膜小伤口常可自行闭合或愈合,此时眼压亦可恢复正常。

(3) 前房改变:角膜伤口可使前房变浅。有时巩膜伤口有玻璃体或葡萄膜脱出,则前房变深。角膜或巩膜小伤口闭合或自行愈合后,则前房可恢复原来的深度。

(4) 瞳孔变形:近瞳孔区的伤口,瞳孔缘常嵌顿于伤口,而使瞳孔变形。巩膜前部穿孔伤有较多睫状体脱出时,也可发生瞳孔变形及相应的瞳孔缘向周边移位。小的异物穿孔伤常不影响瞳孔的正常形状和部位。

(5) 晶状体混浊:穿通性白内障一般发展较快,晶状体前囊可见穿破口,或有皮质涌至前房,或在破口处有虹膜后粘连。可形成全白内障或只发生局限混浊,但如果异物未穿过晶状体,则可不发生晶状体混浊。

(6) 眼内容物脱出:新鲜外伤,异物较大时,结膜囊内可有黏稠的玻璃体或葡萄膜嵌置于伤口。

(7) 异物的发现:①前房异物;②晶状体异物;③眼球后段异物。

4. 其他体征　玻璃体积血,眼内炎,虹膜睫状体炎,继发青光眼,视网膜脱离,眼球萎缩等。

长期反复发作的不明原因的单眼虹膜睫状体炎或全葡萄膜炎,应详细询问外伤史并进行其他检查以证实或排除眼内异物的存在。

青壮年不明原因的单眼白内障,有时可为晶状体内异物或穿过晶状体的异物所致。

多数进入眼内的异物经睫状体部或击伤视网膜后导致玻璃体积血、机化条索牵拉视网膜脱离。若铁质异物小,未被及时发现可导致眼铁质沉着症,这两者是眼外伤中最严重的并发症。若治疗不及时,最终因增生性玻璃体视网膜病变或铁质沉着症致眼球萎缩或失明。

5. 检查　眼内异物定位:

(1) X线定位法:限于金属异物。

(2) 超声波定位法:适宜于X线不易显影的异物,对区别异物在球内或球外常有决定性意义。

(3) CT:适宜于X线不显影的非金属异物以及用超声波难以发现的眼前部异物。

（4）检眼镜定位法：对屈光间质尚透明者，可直接用检眼镜检查定位。

（5）UBM：有利于眼前节小异物或多发异物（磁性及非磁性异物）的诊断。

（6）前房角镜检查有助于发现房角异物。

详细检查视力。如有眼球贯通伤，检查手法应轻柔，避免进一步眼内容脱出。ERG可检查异物对视网膜的金属毒性。异物取出后视网膜毒性可逆转。

【诊断】根据有无外伤史、眼部表现、影像学检查可明确诊断。特别要注意勿遗漏前节细小异物。

【鉴别诊断】必要时应与脉络膜骨瘤及视网膜母细胞瘤相鉴别。

【治疗】

1. 处置伤口　同角巩膜穿孔伤。

2. 预防感染。

（1）应用破伤风抗毒素。

（2）异物的处置：若角膜伤口较大，在处置伤口时，酌情考虑从原伤口取出异物。如前房内异物、嵌入晶状体的金属异物，必要时用磁石从原伤口吸出。但不要造成眼内容物脱出或强取。

（3）择期手术：对于不需缝合的小伤口或从原伤口未能发现异物及对磁石无反应者，应在伤口愈合之后或经X线检查明确定位后择期手术摘除。为了减少异物对组织的损伤，手术摘除异物应早安排。

（4）眼内异物的摘除途径有直接摘除、经玻璃体手术摘除、经前房角膜缘切口摘除及摘除异物联合穿通性角膜移植。伤口可见异物及前段磁性异物可采取直接摘除的方法，对于屈光间质混浊的睫状体部微小异物、玻璃体内异物、后极部异物、异物存留同时合并视网膜脱离者均应采取玻璃体手术摘除。眼内异物的摘除又分为急诊摘除与择期摘除，前段异物合并眼内炎者应及时摘除异物，而出血较多以及非金属异物则待病情稳定2周左右择期摘除。详见眼外伤手术章节。

（5）随访：密切观察住院患者有无炎症和感染的迹

象,很有必要进行长期(甚至数年)随诊,观察有无迟发的炎症反应。若眼内异物未能取出,在安全的条件下应尽快行视网膜电图(ERG)检查,确定有无视网膜毒性反应。在异物取出后,视网膜毒性反应通常会逆转。

(四)眼内异物的并发症

1. 铁质沉着症

【概述】铁质异物长期留在眼内所致。铁的化学性质极不稳定,进入眼组织后,受二氧化碳的作用变为重碳酸氧化亚铁,再经氧化变为氧化铁(铁锈)。铁锈进入组织内,与组织蛋白结合成一种不溶性含铁蛋白而形成组织内铁锈沉着。其症状的轻重与铁质异物的大小和所含铁质成分及其在眼内的部位有关。位于睫状体及眼球后部没有被组织包裹的异物,破坏性最大,症状也最严重。

【临床表现】

(1)病史:多数患者可询及外伤史。也有个别患者无明确外伤史,因出现眼铁质沉着症表现就诊。

(2)直接铁锈症:为早期的铁质沉着现象。进入眼组织内的铁屑,迅速产生一层铁锈并直接扩散到周围组织内。如位于角膜的铁屑,在其周围形成锈环。位于虹膜的铁屑,很快被组织包围,周围呈铁锈色。位于晶状体内的铁屑,常可在其周围看到黄色环形带。在多数情况下,晶状体发生进行性混浊。

(3)间接铁锈症:铁屑进入眼内,经过相当一段时间,在异物环外的某些眼组织内发生铁锈沉着现象。这是由于眼内液的传播产生,也叫远达性铁质沉着症。这种现象主要发生在晶状体前囊下的上皮内、睫状体上皮内、视网膜及虹膜组织内以及角膜的深层组织和内皮层等。

1)虹膜颜色的改变是铁质沉着症的第一特征。虹膜失去光泽,呈铁锈色,为铁质沉着于虹膜的前界层内所致。

2)瞳孔反应迟钝,调节减退。临床表现瞳孔常不易散大,为铁质沉着在瞳孔开大肌及括约肌内。

3)晶状体前囊或前囊下可呈现均匀的棕色小点,是铁锈症的可靠特征。

4)房角镜检查可见小梁有色素沉着,呈铁锈色,可引起继发性青光眼。

5）角膜基质层内可出现均匀一致的棕色颗粒。

6）玻璃体常液化，呈铁锈色。

7）视网膜色调变暗，有黄色颗粒沉着，血管变细，神经节细胞变性，色素上皮细胞增生，引起视网膜色素沉着，患者有视力减退、夜盲及视野缩小的症状。

【诊断】眼部外伤史及眼部临床表现可明确诊断。

【治疗】

（1）应设法及早取出异物。由于异物长期存留及铁锈形成，异物常常变小，造成取出困难，眼前段异物，一般采用直接吸引取出，后段异物多采取玻璃体手术摘取异物。

（2）术后可较长期应用 0.5%EDTA（依地酸）滴眼液，使铁离子排出眼外。

2. 眼铜质沉着症

【概述】铜质异物长期存留眼内所致。铜质沉着症与铁质沉着症不同。铁盐主要与细胞蛋白质结合为含铁蛋白质沉着物。而铜盐则主要沉着于膜状组织，如角膜后弹力层、玻璃体纤维、晶状体囊和视网膜等组织。两者结局亦不同，引起铁质沉着症的铁屑，如不处理，将不可避免地导致失明；而铜质沉着症，仅引起视力减低，一般不致完全失明。

【临床表现】

（1）病史：多数患者可询及外伤史，也有个别患者无明确外伤史。

（2）症状及体征：

1）铜内障：为铜质沉着症最常见的临床特征。铜盐沉着在晶状体前囊下的上皮内，呈粉末状细密的小点，瞳孔区较密集而呈圆盘状。若将瞳孔散大，可见沉着物自圆盘区向外围呈花瓣状放射形似葵花，所以又叫葵花状白内障。侧照检查可见金黄色或蓝绿色反光。铜盐沉着发生极慢，故铜内障的形成，有经过数年至数十年者。铜盐沉着不与组织形成一种固定的结合物。经过若干年后，若这种结合物能被吸收，则铜内障也可自行消失。

2）角膜的铜盐沉着：主要在角膜后弹力层上，呈蓝绿色反射,直接光线照明不易看出,需用后部反光法检查。

3）虹膜上有时可见黄绿色铜盐沉着。

4）玻璃体纤维上铜盐沉淀:可见呈金属反光的棕色点状颗粒。玻璃体常有液化、变性及混浊。

5）视网膜铜质沉着:主要发生在黄斑区及视网膜血管附近,见黄色、橙红色或金黄色色素斑点,形成类似视网膜色素变性的改变和视神经萎缩。

【诊断】眼部外伤史及眼部临床表现可明确诊断。

【治疗】

(1) 应设法及早取出异物。多采取玻璃体切除联合异物取出。单眼、被包裹的异物取出须慎重。

(2) 术后可较长期用0.5%EDTA液滴眼,以使铜离子排出体外。

(五)眼眶异物

【概述】高速飞溅的异物贯穿眼睑或眼球进入眶内。大多数为金属异物,如铁屑、铜片、铅弹,其他如树枝、玻璃、塑料等。

【临床表现】

1. 病史　眼部外伤史,可发生于数年前。确定异物的性质。

2. 症状　视力下降,疼痛,复视,或无症状。

3. 主要体征　可见眼睑皮肤或眼球有穿孔伤痕。可触及眼眶肿块,可有眼球运动受限,眼球突出,眼睑或结膜撕裂、充血、水肿、眼睑瘀斑,出现传入性瞳孔障碍症状者可能有视神经病变。

4. 其他体征　常合并眼球穿孔伤。植物性异物可引起眶蜂窝织炎,脓肿破溃,形成瘘管。

5. 检查　X线异物定位或CT扫描,超声波检查证实异物在眶内。引流液培养确定致病菌。

【诊断】根据眼部外伤史及临床表现、影像学检查可以明确诊断。

【鉴别诊断】应与眶部炎性假瘤相鉴别。后者无眼部外伤史,影像学检查可以协助诊断。

【治疗】异物在眶内多被机化物所包围,一般无不良后果,如不影响视功能,无疼痛等其他并发症,不需要取出;对位于球后的眶内异物,视力正常者,手术一定要慎重。在 CT 或 MRI(金属异物禁忌)正确定位后,确定手术入路,可在内镜下摘取深部眶内异物。冲洗伤口,注射破伤风抗毒素,全身应用抗生素。下列情况则为手术适应证:

1. 异物压迫视神经,引起视功能障碍者。

2. 异物过大致使眼球移位,眼球运动受限者或视功能已严重损害者,或患者坚决要求手术者。

3. 有感染征象 如眼球突出、眼球运动受限、严重水肿、眶触痛、发热,CT 扫描发现水肿。

4. 瘘管形成 多见植物性异物。

5. 易于摘除的大的或边缘锐利的异物。

6. 随访 病情稳定后,应每周复查 1 次,若有病情恶化,应及时复诊。眼球穿孔伤的处理见眼球穿孔伤。

四、化学性眼外伤

是指酸、碱或其他有强刺激性的化学物质溅入眼部而引起的损伤,其损伤程度和预后取决于化学物质的性质、浓度、渗透力、作用方式、与眼部接触的时间、面积以及温度、压力等。化学性眼外伤的预防工作十分重要。一旦发生眼部化学伤应立刻进行治疗,紧急治疗完成后再进行详细的眼部检查。

紧急治疗:充分冲洗是化学性眼外伤紧急治疗最初也是最关键的一步。一旦发生眼化学伤,应争分夺秒急救,现场的冲洗急救是最重要的。凡从事酸、碱等工作人员,都应具备自救与互救的知识。自救或互救后应去医院检查,医师应首选生理盐水或乳酸林格液反复充分冲洗患眼。现场不具备条件时,未经消毒的水也可用来冲洗。但注意不要用酸或碱性液体来中和碱或酸。冲洗时可点少许表面麻醉剂。特别要注意充分暴露和冲洗穹隆部。冲洗完成后 5~10 分钟可用 pH 试纸检测穹隆部 pH 值,pH 值应达到 7。一定要注意上下穹隆部分结膜有无固体化学物质残留,可用湿棉签擦拭,并除去坏死组织。

（一）眼部酸性烧伤

【概述】酸烧伤分有机酸和无机酸烧伤。临床常见为无机酸即硫酸、盐酸、硝酸、冰醋酸等烧伤。酸性溶液基本上属于水溶性，易为角膜上皮屏障所抑制。酸与组织接触后致组织蛋白变性、凝固，这样就有效地阻止了剩余酸继续向深层组织渗透，故对角膜的损伤程度往往较碱性物质为轻。但高浓度的酸性溶液，其渗透性和破坏性虽不及同等浓度的碱性溶液强，但亦不能轻视，临床上亦有强酸烧伤后视力严重损害的病例。

【临床表现】

1. 病史　详细询问酸烧伤的时间、酸性物质的种类、冲洗的时间以及其他治疗措施。

2. 症状　根据酸性物质的种类和浓度，可引起眼部不同程度的刺激症状，如刺痛、畏光、流泪和眼睑痉挛，视力不同程度地下降。

3. 主要体征

（1）低浓度酸烧伤：球结膜充血，结膜及角膜上皮缺损。角膜上皮缺损包括浅层点状角膜炎、局限性上皮缺损、上皮剥脱等。角膜缘无明显缺血。

（2）高浓度酸烧伤：可立即发生烧伤。浓度愈高或接触时间愈久，损伤也愈严重。接触部位的表面，被覆白色略带黄色或污秽灰色的薄膜（坏死性薄膜）。轻度的表面烧伤，经几天之后，薄膜可脱落，代之以新生上皮。较重的烧伤，可有明显的球结膜水肿和深部组织坏死。

（3）酸烧伤的一般特点：

1）酸向眼内渗透慢，病变边缘较为清晰。

2）酸烧伤一般为非进行性，故在烧伤后数小时内，即可判断其预后。

3）角膜上皮很少呈片状脱落。

4）纤维蛋白性虹膜炎较少见。

5）对血管的侵犯如结膜高度水肿、贫血等不如碱烧伤显著。

6）晚期并发症较碱烧伤少见。

4. 其他体征　球结膜局限性充血、水肿、出血，眼睑轻度肿胀,轻度前房反应,眼周围皮肤烧伤等。极重度酸烧伤可以出现眼睑皮肤组织溃疡,角膜全层混浊、穿孔,甚至眼球萎缩。

5. 检查 裂隙灯显微镜荧光素染色检查,观察角膜上皮、前房等情况。注意反转眼睑,检查有无异物。测量眼压。

【诊断与鉴别诊断】根据眼部酸性物质烧伤史,可以明确诊断。

【治疗】

1. 除前述的紧急治疗措施外,急救及早期治疗还包括:

(1)黏膜分离:大面积的化学烧伤,每天可用带有油膏的玻璃棒分离上、下睑穹隆部以防止形成睑球粘连。实际上,由于睑、球结膜之间有创面,以后还会形成程度不同的睑球粘连。

(2)结膜切开术:如烧伤后球结膜高度水肿或球结膜呈苍白贫血状,应作数个垂直于角膜缘的放射状结膜切开,用生理盐水在结膜下冲洗,这样的切口有利于保护角膜周围血管网,改善角膜的血供。

(3)结膜下注射苄唑啉 12.5~25mg 以扩张结膜血管,增进角膜营养,注射维生素 C 0.5ml(100mg)。自体血 1ml 结膜下注射,每周 2 次,可以促进组织再生,改善角膜营养。

(4)睫状肌麻痹剂散瞳,但应避免使用收缩血管的去氧肾上腺素。

(5)早期使用大量维生素 C 静脉注射:烧伤早期,消化道外或局部大量应用维生素 C,对烧伤后角膜基质层的重建或修复具有极为重要的作用。临床的用量为 1.5~2.0g,加入 50% 葡萄糖溶液 40ml 中,静脉注射,每天 1 次。可持续使用 2 周或至角膜上皮复生为止。

(6)注意观察眼压,眼压升高时应用降眼压药物,如口服乙酰唑胺或醋甲唑胺。局部点 β-受体阻滞剂如 0.5% 马来酸噻吗洛尔眼水等。

(7)胶原酶抑制剂:角膜组织释放胶原酶的高峰一般在 1 周左右,在此时应用胶原酶抑制剂能起到防止溃疡形

成和角膜穿孔的功效。常用的胶原酶抑制剂有两种:

1) 0.5%EDTA:为间接性胶原酶抑制剂,作用较短暂,需频繁滴眼。亦可用 EDTA 亲水性软性角膜接触镜,根据病情轻重每天或 2~3 天更换 1 次软镜,直到角膜溃疡坏死基本愈合为止。

2) 2.5% 乙酰半胱氨酸滴眼液:是直接胶原酶抑制剂,与 EDTA 相比,比较理想,但乙酰半胱氨酸不稳定,必须现配现用。

(8) 皮质类固醇的应用:皮质类固醇滴眼液,可使角膜表层细胞坏死和脱落,出现溶解,并能激活胶原酶。因此,在上皮未形成的情况下应禁用。上皮形成后可密切观察慎用,可减轻眼内外炎症反应,抑制新生血管生长及防止睑球粘连。应用 7~10 天后应减量或停用。

(9) 局部应用抗生素。

2. 晚期治疗　主要是针对并发症进行相应治疗:

(1) 睑球粘连分离及成形术。

(2) 眼干燥症的治疗。

(3) 角膜移植。

3. 随访　伤后早期应每天检查患眼,应用抗生素及睫状肌麻痹剂,注意有无角膜并发症等。伤后晚期应定期检查患眼,观察有无并发症,决定进一步处理。

(二) 眼部碱性烧伤

【概述】常见的致伤物质有氢氧化钾、氢氧化钠、石灰和氨水等。碱性物质接触眼组织,与细胞膜的脂质发生皂化反应,生成既有水溶性又有脂溶性的物质,从而破坏了角膜上皮屏障,迅速地穿透角膜面到达眼内组织(角膜上皮、内皮和结膜上皮是嗜水性的,只有水溶性的液体才易于透过)。故在碱烧伤时,眼部组织的破坏是持续性的,可因角膜穿孔或其他并发症而失明。

【临床表现】

1. 症状　由于碱性物质对眼的刺激,患者可表现畏光、流泪、眼睑痉挛。视力下降或骤降。

2. 主要体征　碱烧伤的创面,边界不清楚,可在 1~2 天内创面继续扩大,组织水肿及炎性刺激症亦加重,故在伤后 1~2 天,难以判断预后。有的碱性物质,如生石灰(氧化钙)与组织接触后,可吸收组织中的水分,变成熟石灰(氢氧化钙),造成强碱烧伤;同时,在反应过程中,由于释放热量,又造成组织热烧伤;对角膜的胶原、黏液质、蛋白质、间质细胞以及内皮细胞,均产生严重影响。碱烧伤的主要体征包括:

(1) 睑球粘连:高浓度碱性物质与结膜、角膜等组织接触后,可立即形成广而深的组织坏死,修复后形成深层瘢痕收缩,从而发生睑球粘连、上下睑缘粘连,甚至眼睑闭锁。

(2) 结膜损伤:球结膜充血、水肿,甚至坏死。角膜周围血管网被破坏。

(3) 角膜损伤:角膜上皮剥脱、混浊,甚至可呈瓷白色,由于角膜周围血管网的破坏和阻塞,严重影响角膜的营养,可反复发生无菌性角膜溃疡,重者 2~3 周发生角膜穿孔。目前认为,这种溃疡是由于角膜组织释放的胶原酶使角膜组织溶解而出现溃疡,甚至穿孔。

(4) 前房水混浊:由于碱性物质的刺激及渗透使房水混浊,pH 值升高。若用荧光素着染角膜,有时可见房水绿染,说明碱性物质已进前房。

3. 其他体征 常在碱烧伤的晚期发生顽固的虹膜睫状体炎及由此而引发的一系列并发症,如继发性青光眼、并发性白内障、眼球萎缩等。眼睑皮肤肌肉溃疡以及假性翼状胬肉、角膜葡萄肿等。

4. 检查 裂隙灯显微镜荧光素染色检查,观察角膜上皮、前房等情况,特别注意有无房水绿染。注意反转眼睑,检查有无异物。测量眼压。

【诊断与鉴别诊断】根据眼部碱性物质烧伤史及眼部烧伤临床体征,可以明确诊断。

【治疗】

1. 除前述的紧急治疗措施外,急救及早期治疗还包括:

(1) 黏膜分离:可用带有油膏的玻璃棒分离上、下睑穹隆部以防止形成睑球粘连。

(2) 结膜切开术。

(3) 前房穿刺术:碱性物质接触时间愈久,房水 pH 值升高的持续时间亦愈长。房水绿染是行急诊前房穿刺术的指征。手术愈早愈好,最好在伤后 1~2 小时内进行,以减少碱性物质对眼组织的损害。前房穿刺时要用滤纸测 pH 值,轻压伤口后唇多次,直至房水 pH 值下降至正常为止。前房穿刺不仅排除有害物质,新生房水亦有消炎和营养作用,有助于受伤组织的修复。次日可从原穿刺口放液,再置换房水,根据临床情况连续重复放液数次。在前房穿刺术的同时,若结膜苍白,可同时行球结膜放射状切开术。

(4) 结膜下注射基本同酸烧伤。

(5) 睫状肌麻痹剂散瞳,但应避免使用收缩血管的去氧肾上腺素。

(6) 注意观察眼压,眼压升高时应用降眼压药物。

(7) 早期使用大量维生素 C 静脉注射,同酸烧伤。

(8) 胶原酶抑制剂:烧伤后 1 周内不会产生胶原酶,碱烧伤的早期(24 小时内)主要为碱性物质对眼组织的直接腐蚀作用。伤后 3 天~1 周是溃疡加深扩大与组织再生交替的病理生理过程,此时是角膜组织释放胶原酶的高峰(一般在 1 周左右),在此时应用胶原酶抑制剂能起到防止溃疡形成和角膜穿孔的功效。

(9) 皮质类固醇:皮质类固醇滴眼,可使角膜表层细胞坏死和脱落,出现溶解,并能激活胶原酶。应用 7~10 天后应减量或停用。

(10) 局部应用抗生素和散瞳药。

(11) 频点无防腐剂的人工泪液或凝胶。

(12) 必要时佩戴软性角膜接触镜。

2. 晚期治疗

(1) 睑球粘连分离及成形术:晚期治疗睑球粘连,必须等碱烧伤反应完全静止后(即伤后至少半年到 1 年)方可考虑手术。过早手术会使术后炎症加重,粘连复发,手术失败,而且粘连及瘢痕将加重。

(2) 眼干燥症的治疗:严重碱烧伤后,结膜广泛坏死,破坏了结膜的杯状细胞,使之不能产生黏液;主泪腺导管亦被破坏,致使泪液显著减少或缺如,形成眼干燥症合并睑球粘连,这种眼干燥症常使任何复明手术均告失败。亲水软性角膜接触镜配合人工泪液滴眼可减轻眼干燥症状。

(3) 角膜移植:由于角膜新生血管多,瘢痕面积大及眼内并发症等,使手术成功率较低,失败的主要原因是免疫排斥反应及重新使植片血管化。

3. 随访 严密观察,密切监测眼压及角膜修复情况。

五、热烧伤

【概述】高温物质如铁水、火焰、沸水、沸油等溅入眼内,引起眼部的烧灼伤。在战时因各种油料特别是汽油、火焰喷射器、凝固汽油弹等造成高温的气体、液体、固体武器可致眼、颜面及全身烧伤。热烧伤的轻重,决定于热物体的大小、温度及接触的时间等因素。热物体的体积小,所带的热量亦少,与组织接触后迅速冷却,烧伤的面积小而浅;反之,体积大的热物体,所带的热量多,冷却慢,所造成的组织损伤也越重。高温的液体或固体,其温度超过1000℃可致严重烧伤,如铁水熔点为1200℃,玻璃水熔点为1300~1500℃,铜水熔点为1000℃。而熔点较低的物质,如铅水熔点为330℃,锡水熔点为280℃,所致的热烧伤则较轻。

【临床表现】

1. 病史 有眼部高温物质烧伤史。

2. 症状 眼部疼痛,不同程度的视力下降。

3. 主要体征

(1) 轻度烧伤可见眼睑皮肤红斑、水疱、球结膜充血、水肿,角膜上皮呈乳白色混浊,虹膜纹理不清。

(2) 重度烧伤可致眼睑皮肤全层坏死,结膜、巩膜及角膜苍白、坏死,甚至角膜、巩膜穿孔,眼内容脱出,眼内炎,甚至眼球萎缩。晚期可发生睑球粘连、睑外翻、睑内翻倒睫、眼睑闭锁或闭合不全。

4. 检查 角膜混浊无法窥见眼内时,眼部超声波检查有助于了解眼内情况。

【诊断】根据眼部高温物质烧伤史及眼部体征可明确诊断。

【鉴别诊断】应与眼部带状疱疹、接触性皮炎、酸碱烧伤相鉴别。眼部高温物质烧伤史是诊断关键。

【治疗】

1. 清除结膜和角膜表面的热物质、异物及坏死组织，必要时可行自体结膜移植术或角膜板层移植术。

2. 轻度烧伤者，局部滴用抗生素滴眼液及涂眼膏、散瞳及包扎伤眼。可以每天重新包扎患眼，直至角膜缺损愈合，注意角膜有无溃疡和感染。

3. 早期应用大量维生素C静脉滴注（同碱烧伤），以促进角膜损伤的修复。

4. 有溃疡者的处理同碱烧伤溃疡的处理。即早期用抗生素，1周左右开始用胶原酶抑制剂，防止角膜穿孔。

5. 预防和治疗睑球粘连。

6. 随访　对轻度烧伤患者注意观察角膜情况，有无溃疡感染，必要时包扎，直至缺损愈合。对重度烧伤患者，不论住院与否均需要密切观察。因局部使用的皮质类固醇可促进角膜溶解，应在7天后停用。长期应用人工泪液或润滑软膏，每天1~4次。严重的眼干燥症需要睑缘缝合术、结膜移植或羊膜移植。单侧损伤几周或几个月内不能愈合时，可行结膜移植，应注意随访，晚期根据睑球粘连等并发症情况进行相应手术治疗。

六、辐射性眼外伤

【概述】电磁波包括范围很广，可对眼产生辐射性损伤。电磁波波长愈短，能量愈大，其传播可分为电离辐射与非电离辐射。γ射线、X线及远紫外线（即波长在100nm以下的紫外线）等短波长电磁波在生物组织内产生电离效应，为电离辐射。而近紫外线（即波长在100nm以上的紫外线）、可见光、红外线、微波等波长均较长，能量亦逐渐降低，在生物组织内产生光生化效应或热效应，为非电离辐射。在日常工作及生活中，多见的是各种非电离辐射伤，特别是激光和微波。

（一）电光性眼炎

【概述】是眼科最常见的一种辐射伤，系暴露于短波紫外线的结果。多见于金属焊接工人或水银灯下电影工作者。

【临床表现】

1. 病史　有紫外线照射史。可以是直接照射所致，但更多的是从旁边散射而来，每次剂量虽小，由于紫外线照射有累积作用，当暴露时间在一天之内累积到 15 分钟以上时，经 6~10 小时，即可出现症状，发病时间往往是黄昏或深夜。

2. 症状　接触紫外线照射 6~10 小时后，双眼同时出现异物刺痛感并逐渐加重，产生剧痛、畏光、流泪、眼睑痉挛。

3. 主要体征

（1）眼部检查可有眼睑或面部潮红、结膜充血，尤以睑裂部显著。

（2）角膜可有弥散性上皮点状剥脱、荧光素着染，以睑裂部角膜更显著。重者可见角膜上皮大片剥脱，瞳孔呈痉挛性缩小。

4. 检查　裂隙灯荧光素染色检查有助于诊断。对疼痛症状较重无法配合检查的患者可先滴一滴表面麻醉剂再行检查。

【诊断】根据紫外线照射史及眼部体征可明确诊断。

【鉴别诊断】应与角膜上皮缺损相鉴别，后者无紫外线照射史。

【治疗】

1. 轻症患者不需要特别处理，可局部滴用抗生素滴眼液及涂眼膏，双眼遮盖，休息 1~2 天即可恢复正常。

2. 对症状较重、疼痛较甚的患者，除用抗生素局部滴眼外，剧痛时可用少量 1% 丁卡因（潘妥卡因）眼膏暂时缓解症状。因该药有抑制角膜上皮生长的作用，故只作为临时使用，不能作为长期治疗手段。

（二）日光性视网膜病变

【概述】眼睛长时间注视强烈的光线，如直接注视太阳或眼科检查及手术中强烈的光源,大量可见光经晶状体到达黄斑聚焦,引起黄斑的烧灼伤。因多见于观察日食时,也称为日食性视网膜炎。

【临床表现】

1. 病史　有观察日食或眼科检查手术史。

2. 症状　畏光,视力减退,视物变形,眼前出现黑点。

3. 主要体征　黄斑水肿、出血、色素紊乱,严重者可形成黄斑穿孔。

4. 检查　视野检查可见中心暗点。FFA 可有荧光素渗漏。

【诊断】根据病史及眼部体征可诊断。

【鉴别诊断】应与中心性浆液性脉络膜视网膜病变相鉴别。后者好发于中青年,多单眼发病,无外伤史,FFA 检查有助于诊断。

【治疗】

1. 观察日食,应间歇观察或通过有色滤光片短暂观察,并加强防护知识宣教工作,禁止直视太阳、电弧光、较强的照明光源或冰与水面的镜面反光。

2. 如发现视网膜灼伤,早期可服用泼尼松、维生素 B_1、腺苷钴胺(辅酶维生素 B_{12})以及血管扩张剂,以改善视网膜营养。当有黄斑穿孔时,酌情采用手术治疗。

(三) 电离辐射性损伤

【概述】X 射线、γ 射线以及中子线等照射可引起眼部辐射性损伤,以中子线危害最大,它们造成的损伤均为离子性损害。射线作用于人体组织后,使体内元素的原子失去电子,呈离子化状态,在组织中产生离子化自由基,导致组织损伤。射线也可直接作用于细胞中的 DNA 分子链,导致链的断裂而影响细胞的生长。晶状体是全身对电离辐射最敏感的组织之一。此外,电离辐射还可致眼睑、结膜、虹膜、睫状体及视网膜等损伤。电离辐射性损伤可见于放射事故、放射治疗及核爆炸等。

【临床表现】

1. 病史　有放射线接触史。

2. 症状　不同程度的眼部刺激症状及视力减退。

3. 主要体征

（1）晶状体后极部后囊下细点状、颗粒状混浊，可发展为后囊下皮质呈蜂窝样混浊，伴有空泡，最后可发展为全白内障。

（2）其他眼部表现为眼睑皮肤出现红斑、泪液减少、结膜干燥、不同程度的角膜炎、急性虹膜睫状体炎等。

4. 其他体征　可有全身电离辐射的表现，如造血系统的损害。

5. 检查　应行详细的眼部裂隙灯和眼底检查。

【诊断】根据放射线接触史及临床表现可诊断。

【治疗】

1. 放射治疗或从事放射职业的工作人员，应根据不同的辐射源性质和能量，分别选用不同厚度的铅屏蔽和防护眼镜。

2. 白内障混浊明显时，可行白内障摘除及人工晶状体植入术。

眼与全身病

一、糖尿病

【概述】一种多病因的代谢疾病,特点是慢性高血糖,伴随因胰岛素(insulin)分泌和(或)作用缺陷引起的糖、脂肪和蛋白质代谢紊乱。其引起的眼部并发症较多,并影响全身多个器官。

【临床表现】

1. 糖尿病视网膜病变(DR) 见第十一章。

2. 屈光不正 短期内屈光可迅速变化。

3. 虹膜睫状体炎 多见于青少年。

4. 糖尿病性白内障 多为后囊下混浊。

5. 原发性开角型青光眼 糖尿病患者患原发性开角型青光眼的几率增加。

6. 新生血管性青光眼 虹膜产生新生血管,虹膜红变。最早发生于瞳孔缘,同时也要注意房角新生血管的有无。

7. 脑神经麻痹 可导致Ⅲ、Ⅳ、Ⅵ脑神经麻痹。表现为复视和眼肌运动障碍。

8. 糖尿病性视盘水肿 双眼均可出现良性视盘水肿,视盘可有毛细血管扩张、少量视盘出血或棉絮斑。视野可见生理盲点扩大或弓形暗点。FFA 早期视盘毛细血管扩张,晚期视盘弥漫性强荧光。

9. 前部缺血性视神经病变 视力突然减退,视盘颜色浅。视盘水肿较轻,视网膜少许出血。

10. 毛霉菌病 多见于酮症酸中毒者。出现眼睑水肿、眶蜂窝织炎、眼肌麻痹、发热改变。

11. 干眼症及眼表异常。

【诊断】不同并发症依据临床体征和不同眼科检查确诊。

【鉴别诊断】病史血糖高可支持糖尿病并发症诊断。各项并发症详见各对应章节。

【治疗】

1. 积极控制血糖及全身情况。

2. 屈光不正 可验光配镜。

3. 虹膜睫状体炎 对皮质类固醇和散瞳剂效果好。但需注意皮质类固醇类药对血糖和全身的影响。

4. 糖尿病性白内障 必要时在控制视网膜病变和眼底病变严密监测下行手术治疗。

5. 原发性开角型青光眼 同青光眼的治疗。注意局部用 α 受体阻滞剂治疗时的不良反应,如掩盖出汗、颤抖等低血糖症状。

6. 新生血管性青光眼 应尽早进行全视网膜光凝。

7. 脑神经麻痹 多数 3 个月左右自愈,不需要治疗。

8. 急性视盘水肿 多数 3 个月左右自愈,不需要治疗。

9. 眼前部缺血性视神经病变 改善眼部微循环、皮质类固醇局部治疗。

10. 毛霉菌病 两性霉素 B 全身应用。

二、动脉硬化和高血压

【概述】动脉硬化包括动脉粥样硬化、动脉中层硬化、老年退化性硬化、小动脉硬化四种。眼底见到的视网膜动脉硬化为老年退化性硬化及小动脉硬化。

原发性高血压分为慢性高血压和急性高血压,眼底改变各有不同。

【临床表现】

1. 动脉硬化性视网膜病变

(1) 主诉:常于查体时发现,多无不适主诉。

(2) 眼底检查:视网膜动脉血管弯曲度增加,动脉管径粗细不均,呈铜丝样和银丝样外观。出现动静脉交叉压迹,呈笔尖征。静脉可呈驼峰状隆起。晚期视网膜后极部渗出、出血。

（3）内科检查：部分患者可伴发原发性高血压。

2. 高血压眼底改变

（1）主诉：高血压内科表现，如头痛、头晕；或无不适主诉。眼部症状有视力下降或无不适主诉。

（2）内科检查：收缩压大于 160mmHg 和（或）舒张压大于 95mmHg。

（3）高血压脉络膜病变：可见视网膜深层色素上皮平面浅白色或红色斑（Elschnig）。后极可见黄斑星芒状渗出，赤道部色素斑沿脉络膜血管走行呈线状分布（Siegrist斑）。脉络膜吲哚青绿血管造影可见脉络膜毛细血管低灌注区。

（4）高血压视网膜病变：可见视网膜动脉硬化改变。视盘周围神经纤维层内可见点线状出血，后极部黄斑星芒状渗出、棉絮斑。可见成簇状微血管瘤旁环形硬渗（环状视网膜病变）。同时可伴发中央或分支动脉、静脉阻塞病变。可有黄斑水肿、黄斑出血或渗出、黄斑前膜。

（5）高血压视神经病变：视盘可有普遍苍白，视神经萎缩。

3. 高血压性眼底改变的分期

（1）Ⅰ期（视网膜动脉痉挛期）：动脉管径普遍变细或限局性痉挛。动静脉管径之比为 1：2。

（2）Ⅱ期（视网膜动脉硬化期）：

1）轻度：动脉管径狭窄、管壁反射增强、动静脉交叉轻度异常。动静脉管径之比为 1：2~1：3。

2）中度：动脉管壁反光呈铜丝状，动静脉交叉中度异常。动静脉管径之比为 1：3。

3）重度：动脉反光呈银丝状，动静脉交叉重度异常。动静脉管径之比为 1：4。

（3）Ⅲ期（视网膜病变期）：动脉痉挛、硬化、视网膜广泛水肿、出血和渗出。

（4）Ⅳ期（视网膜视盘病变期）：除上述改变外视盘水肿。

4. 恶性高血压眼底改变

（1）主诉：头痛、恶心、呕吐、惊厥、昏迷等。早期视力无下降,急进期视力急剧下降。

(2)眼底检查:视盘水肿和视网膜水肿。视盘水肿隆起明显约 6D,生理盲点扩大。棉絮斑明显,位于后极,沿视盘周围放射状分布,边界不清。黄斑区星芒状硬性渗出,脉络膜缺血 Elschig 斑。晚期血管可呈银丝状或完全闭塞呈血管白线,视网膜新生血管形成。

(3)荧光素眼底血管造影:视盘毛细血管扩张迂曲,晚期荧光渗漏。视网膜毛细血管荧光渗漏,无灌注区周围毛细血管扩张,荧光素渗漏。

【诊断】根据病史、内科检查及眼底改变可以诊断。

【鉴别诊断】

表 18-1　高血压性视网膜病变的鉴别诊断

疾病	视网膜						视盘	血压
	动脉硬化	出血	水肿	硬渗	棉絮斑	星芒状渗出		
高血压性	++	+	-	-	-	-	-	+
恶性高血压性	+++	+	+	+	+	+	++	+++
动脉硬化性	++	-	-	-	-	±	-	+
肾性	+~++	+	++	-	+	+	++	++
妊娠毒血症性	-~+	+	+++	-	+	+	+	++
糖尿病性	-~+	+	-	+	-	-	-	-
颅内肿瘤	-	-~±	-~±	-	-	-~±	++	-

【治疗】

1. 明确病因,低盐低脂饮食。

2. 内科降血压治疗。

3. 眼科改善微循环等对症治疗,有无灌注区和新生血管者可行眼底激光。

三、血液病

【概述】血液病引起的眼部改变是一个空泛的概念。因为血液病分类较细，从贫血到白血病以至淋巴瘤、血小板减少性紫癜等都可以引起不同形态的眼部改变。基于本书篇幅所限，仅就内科常请会诊的白血病引起的眼底改变做一摘要。白血病根据病情缓急分为急性和慢性白血病，又根据细胞类型可分为粒细胞、淋巴细胞、单核细胞白血病等。

【临床表现】

1. 急性白血病多以青少年常见，主诉常为出血、贫血和发热等症状。慢性白血病多以老年人居多，早期可无症状，晚期消瘦、乏力、低热、胸痛。

2. 就诊眼科患者往往为内科会诊或视力下降、夜盲为主诉。

3. 外眼检查　眼睑水肿、苍白，可有眼睑皮下结节和肿块、皮下淤血。眶内可有泪腺肿块或占位导致眼球突出（绿色瘤）、眼位偏斜和眼球运动障碍。结膜贫血状态，苍白、表面干燥。虹膜累及可有血管扩张、瞳孔不等大。

4. 眼底检查　视网膜神经纤维层或视网膜前出血，出血斑中心可见白色点，为 Roth 斑。玻璃体积血或视盘水肿、苍白。

【诊断】

1. 血液病相关检查明确白血病诊断。

2. 眼部临床体征。

【治疗】

1. 内科治疗为主。眼科仅为对症治疗。

2. 眼球突出者可予湿房或角膜营养药保护角膜。

3. 由于白血病有明显出血倾向，对此类病患玻璃体积血应以药物保守治疗为主，手术慎重。

四、获得性免疫缺陷综合征

【概述】获得性免疫缺陷综合征（AIDS）简称艾滋病，

是严重慢性传染病。特点以平素健康者出现严重免疫系统损害,以细胞免疫为主,发生严重难以控制的条件致病微生物感染,常合并恶性肉瘤,短时间内死亡。

【临床表现】

1. 主诉　急性感染期可有流感样疾病史,全身皮疹,胃肠道症状。此后可有无痛性淋巴结肿大,晚期除各种机会感染全身症状外,眼部病变主诉多样,重度视力损害可致视力严重下降甚至失明。

2. 外眼疾病　眼带状疱疹、皮肤多发性出血性肉瘤(Kaposi 瘤)、传染性软疣、角结膜炎(病毒、细菌、真菌性)、带状疱疹性盘状角膜炎、巨细胞病毒性角膜炎。

3. 葡萄膜炎　可由病毒、梅毒、弓形虫、药物所致,严重者可有假性前房积脓。

4. 视网膜病变

(1) HIV 视网膜病变:以棉绒斑、视网膜内出血、微动脉瘤为特征,与糖尿病类似。但血糖正常,HIV 阳性。

(2) 巨细胞病毒性视网膜炎:视网膜周边出血、混浊,进而血管弓出现坏死区并融合出血,视网膜萎缩。

(3) 此外还可有弓形虫、梅毒等机会感染所致视网膜炎。

5. 实验室检查

(1) AIDS 实验室检查:血常规为白细胞减少,红细胞减少,血红蛋白下降。免疫学 CD4/CD8 倒置,CD4 计数下降。病原学为抗 HIV 阳性,应进一步检测病毒载量和 P24。

(2) 针对不同并发症可有不同机会感染阳性发现。

【诊断】依据实验室检查、病史及临床特征诊断。

【治疗】无有效的治疗手段,眼科仅为针对不同并发症对症治疗。

【预后】预后不佳。

【预防】此病主要通过性接触传染,禁止性滥交是预防 HIV 的关键。

五、白化病

【概述】是一种先天性、遗传性色素缺乏症。

【临床表现】

1. 主诉　严重畏光伴不同程度的视力减退。

2. 眼部检查　高度屈光不正,眼震,虹膜透照试验阳性。眼底检查可见色素高度减少或全部消失,呈黄白色,以周边部为著,可透见脉络膜血管。视网膜血管未包绕中心凹,中心凹发育不良。

3. 立体视觉检查　无立体视。

4. 分类

(1) 眼皮肤白化病:常染色体隐性遗传,头发及皮肤白化、眼底色素缺失。

(2) 眼白化病:X-连锁隐性遗传,也称为 Nettleship-Falls 型眼白化病。女性携带者可有部分虹膜透照,周边视网膜斑点状色素脱失。

【诊断】

1. 临床体征　包括全身及眼部检查。

2. 病史及家族史

3. 屈光检查及立体视觉检查。

【治疗】

1. 目前无有效治疗方法。

2. 应对有家族史患者及亲属提供遗传咨询。

3. 治疗弱视,正确矫正屈光不正。

4. 对有明显斜视和眼球震颤患者应行眼肌手术。

5. 内科检查血小板及出凝血时间有无异常,必要时请内科会诊。

六、同型胱胺酸尿症

【概述】同型胱胺酸尿症为常染色体隐性遗传病,病因为缺乏脱硫醚合成酶,不能使同型胱胺酸转化为胱胺酸所致。最常影响骨骼,是以骨质疏松和全身血栓形成趋势为特征。

【临床表现】该病患者可合并有先天性白内障、视网膜脱离和变性、无虹膜等异常。晶状体悬韧带的组织机构及超微结构有异常改变。晶状体多向鼻下方脱位,易脱至前房和玻璃体腔内。多发生于 25 岁以前,晶状体形态可正常或呈球形,多易发生高眼压。

【诊断及鉴别诊断】根据裂隙灯检查,结合实验室检测血、尿中是否含有同型胱氨酸可以进行诊断。由于本病患者存在四肢细长、蜘蛛指及晶状体脱位,应与 Marfan 综合征相鉴别,后者血、尿中不含有同型胱氨酸。

【治疗】

1. 大剂量服用维生素 B_6 有一定的效果,因为维生素 B_6 参与胱氨酸的代谢,可降低血中同型胱氨酸水平。同时还应限制含蛋氨酸食物的摄入。

2. 手术治疗同第八章晶状体脱位。

七、下颌瞬目综合征

【概述】下颌瞬目综合征(Marcus Gunn 综合征)是一种较少见的先天性上睑下垂和下颌的共同运动,因先天性三叉神经与动眼神经中枢或末梢有异常联系所致。

【临床表现】

1. 多为单侧,左眼多见。

2. 患眼可伴有上睑下垂,当张口或下颌向左右活动时,上睑提起,睑裂开大甚至超过健眼;闭口时上睑又恢复下垂位置。

3. 咀嚼时眼睑随下颌的运动不停地瞬目。

4. 可伴有眼外肌不全麻痹。

【诊断】根据临床表现可以诊断。

【鉴别诊断】先天性上睑下垂:常为双侧,有时为单侧。常伴眼球上转运动障碍。患者可有仰头视物的代偿头位。张口和咀嚼时无睑裂大小变化及瞬目表现。

【治疗】

1. 轻度者不需要治疗。

2. 重症者可以手术。手术可行提上睑肌切断联合额肌腱膜悬吊术。

八、脑颜面血管瘤(Sturge-Weber)综合征

【概述】此综合征为眼、皮肤及脑血管瘤。属先天性遗传性疾患,为胚胎 6 周时,胚胎血管系统发育异常。是

母斑病的一种。

【临床表现】

1. 主诉　颜面部紫红色皮肤血管瘤。眼压高时可有青光眼头痛、眼胀等表现。可有癫痫、智力低下等。

2. 眼科检查　弥漫性脉络膜血管瘤，番茄酱样眼底表现，所有脉络膜血管不清，并产生均匀眼底红光。虹膜异色，上睑可有皮肤血管瘤。前房角镜下 Schlemm 管可见血液；继发浆液性视网膜脱离；继发性色素上皮病变；可出现色素上皮变性样眼底。

3. 全身体征　葡萄酒色素痣或火焰痣。沿三叉神经眼支和上颌支分布的先天性面部血管瘤。

4. 神经科体征　智力低下，癫痫发作，末梢动脉短路，与火焰痣同侧的半侧面部肥大，软脑膜血管瘤，大脑钙化。

【诊断】临床体征及颅脑 CT 或 MRI 可诊断。

【治疗】

1. 治疗青光眼　可应用房水生成抑制剂。因巩膜上腔静脉压增高，故拉坦前列腺素、毛果芸香碱和肾上腺素制剂效果差。早期行小梁切除术或房角切开术效果好。晚期疗效差，可行睫状体光凝术。

2. 早期激光光凝或 TTT、PDT 治疗瘤体。浆液性视网膜脱离危及黄斑，激光光凝成功率低，应行巩膜敷贴治疗促进视网膜下液吸收。

3. 癫痫发作请神经内科会诊治疗。

4. 皮肤火焰痣可请皮肤科会诊激光治疗。

【随访】

1. 发生青光眼者密切随诊。

2. 确诊患者每 6 个月复查 1 次，检查有无青光眼和浆液性视网膜脱离。上睑皮肤火焰痣者更需注意随访。颌下皮肤受累者眼科疾患风险低，随访间隔可延长为 1 年。

九、小脑视网膜血管瘤（von Hippel Landau）综合征

【概述】为血管瘤增殖性病变，单发于视网膜者称 von

Hippel 综合征,合并脑组织同样性质病变者,称 von Hippel-Landau 综合征或中枢神经系统血管瘤综合征。一般为常染色体显性遗传。

【临床表现】

1. 主诉 合并中枢系统病变可有头痛、恶心、眩晕、呕吐、单侧运动失调等表现。合并视网膜脱离或病变波及黄斑者视力可明显下降。

2. 眼部检查 可见视网膜血管瘤,单个较多,直径2~4PD,隆起 2~6D。血管瘤周围可见环形黄色硬性渗出。黄斑区可见星芒状渗出,视网膜可有少量出血,亦可有大量玻璃体积血。继发青光眼、白内障、低眼压甚至眼球萎缩。

3. 全身表现 颈强直、癫痫、精神错乱、智力低下。

4. 化验室检查 血红细胞增高。

5. B 超 肾囊肿、附睾囊肿等多有发现。

6. 脑血管造影和头颅 CT 脑血管瘤。

【诊断】根据临床体征及颅脑 CT 或 MRI 检查可诊断。

【鉴别诊断】

1. 视网膜蔓状血管瘤 无明显的肿瘤,可见动静脉短路、血管迂曲扩张。

2. Coats 病 动脉瘤样血管扩张,大量黄白渗出。多单眼,男性多发。

3. 家族性渗出性玻璃体视网膜病变 常为双眼,颞侧周边视网膜渗出合并视网膜血管异常,无眼内肿瘤。

【治疗】

1. 视网膜血管瘤影响视力时,可行光凝、低温疗法、光动力疗法。

2. 遗传咨询。

3. 根据临床表现进行全身治疗。

【随访】每 3~6 个月随访 1 次。

十、Stevens-Johnson 综合征

【概述】又称重型多形性红斑;Neumann 黏膜溃疡病;Fissinger-Rendu 综合征;Baader 综合征,渗出性多形性红

斑综合征等。

【临床表现】

1. 主诉 发热伴眼红。全身不适,可有关节痛。有咳嗽、咽痛等上呼吸道感染症状。皮肤可有皮疹出现。

2. 急性期眼部表现 黏液脓性或假膜性结膜炎,角膜水肿溃疡,并可穿孔。浅层巩膜炎或虹膜炎;可前房积脓,眼内炎。

3. 全身症状 体温升高,急性呼吸道感染症状。

4. 皮肤损害 四肢、躯干及面部皮肤水疱、溃疡或红色丘斑疹。皮损愈合后留色素斑块,皮肤 Nikolski 征阴性。

(1)口腔黏膜溃疡。

(2)生殖器、肛门溃疡。

(3)胃肠道溃疡,肾炎。

(4)血液检查:血沉快,白细胞计数增加。

【诊断】依据临床体征及血液检查、疱疹检查、皮肤活检诊断。

【治疗】

1. 卧床休息。

2. 抗生素、激素全身应用。

3. 对症处理 泪液缺乏可用人工泪液、眼膏等。虹睫炎可局部滴用皮质类固醇。

4. 按烧伤方案处理全身皮肤创面损伤。

5. 手术治疗晚期并发症 如睑内翻矫正、穿透性角膜移植等。

【预后】

1. 重症期为 10 天左右,经治疗 15~30 天可痊愈。

2. 痊愈后,病情可反复。

3. 可遗留视力障碍。

4. 严重病例可死亡。

十一、Terson 综合征

【概述】蛛网膜下腔出血导致的玻璃体和视网膜前出血。

【临床表现】

1. 视力下降。

2. 玻璃体积血,常集中于玻璃体中轴后部。

3. 视网膜出血,可形成视网膜前膜、视网膜脱离。

4. 早期颅内出血体征、意识障碍等。

【诊断】

1. 有神经科颅内出血依据、CT、腰椎穿刺等。

2. 眼科 B 超检查。

【鉴别诊断】

1. 排除眼底出血的其他病变,如增殖性糖尿病性视网膜病变。

2. 眼外伤合并玻璃体积血,特别要除外隐匿性巩膜裂伤。

【治疗】

1. 早期药物治疗,促进出血吸收。

2. 若出血较多,药物治疗效果较差,视功能改善不明显,有视网膜脱离趋势或已有视网膜脱离者,待脑出血情况稳定后,考虑行玻璃体切除术。

【预后】

1. 伴有视网膜出血的死亡者是未出血的 2 倍。

2. 出血吸收较快或玻璃体手术及时,患者多保留较好的视功能。

十二、肾性视网膜病变

【概述】肾性视网膜病变包括急性、亚急性及慢性肾小球肾炎。肾脏疾病能引起肾性高血压,可导致视网膜局部缺血缺氧,引起一系列眼 - 视网膜病变。由于肾功能障碍,促红细胞生成素减少,患者可有不同程度的贫血。急性肾小球肾炎大多眼底正常,少数有眼底改变。慢性肾小球肾炎常有眼底改变。

【临床表现】

1. 急性和亚急性肾小球肾炎

(1) 多见于儿童及青少年,急性和亚急性肾小球肾炎病史。

（2）局灶性肾小球肾炎无高眼压眼底改变。弥漫性肾小球肾炎在不同阶段都会出现高血压，少数患者有持续性高血压。多数患者眼底正常，少数表现为轻度小动脉狭窄，视盘边界不清，轻度视网膜水肿，少许浅层线状或火焰状视网膜浅层出血及棉絮斑。

（3）全身病情好转后，眼底改变可消退，恢复正常。

2. 慢性肾小球肾炎

（1）根据病史长短、高血压程度不同，眼底表现也不同。慢性肾小球肾炎眼底表现为高血压性视网膜病变和贫血性眼底改变。

（2）可有不同程度视力下降和（或）视物变形。

（3）视神经乳头色淡、边界不清、水肿，有的病例水肿显著。

（4）视网膜动脉明显收缩，其收缩程度随病情轻重与病程长短而不同，严重者动脉呈"铜丝状"或"银丝状"，有显著的动静脉交叉压迫现象。

（5）视网膜上可见深层圆形或浅层火焰状、大小不等的出血，以及棉絮斑。在视盘附近和黄斑部可见边缘清楚、形状不规则、视网膜深层的灰白点。在黄斑区可见排列完全的或不完全的呈星芒状的灰白色渗出点。视网膜普遍水肿呈灰白色，以视盘和黄斑部为重。严重者可形成渗出性视网膜脱离。如病情持续视网膜上的水肿、渗出和出血斑继续加重；如病情好转，可逐渐消退。最后遗留静脉充血、动脉缩窄，并伴有白线，视网膜上出现色素斑和萎缩灶，视神经乳头颜色苍白萎缩。

（6）视网膜动脉功能性收缩，视网膜水肿、渗出，表明血压急剧升高。视网膜动脉硬化说明病程长久。慢性肾炎出现视网膜病变预示预后严重。

【治疗】内科治疗。

十三、妊娠

【概述】妊娠可导致多种眼科疾病。

【临床表现与治疗】

1. 屈光变化

（1）妊娠妇女体液分布、激素水平改变或两者共同作用的结果，在分娩后可恢复正常。

（2）主诉视力模糊或视力下降。

（3）妊娠时角膜厚度增加可引起屈光度发生变化。眼底无异常改变。

（4）重新验光或小孔镜可提高视力。

（5）分娩后几周再重新验光配镜。

（6）接触镜佩戴困难：角膜的生理变化妨碍角膜接触镜。因为妊娠时角膜敏感性降低，最好不要佩戴接触镜。

2. 妊娠期高血压疾病

（1）发生于妊娠后 3 个月，及妊娠 6 个月以后。

（2）主诉视物模糊，闪光，幻视，复视，视野有暗点。

（3）眼底改变与高血压正相关。若原有高血压，症状出现较早或加重。临床表现为高血压性视网膜病变：局限或弥漫性小动脉狭窄，火焰状出血，棉絮状斑，视盘水肿、渗出性视网膜脱离。控制血压后可消退。

（4）FFA 示早期脉络膜毛细血管迟缓充盈，中期和晚期沿无灌注区逐渐出现强荧光，荧光渗漏到视网膜，呈融合的强荧光区，视网膜色素上皮色素变动，形成色素脱失及沉着，显示透见荧光和荧光遮蔽。

（5）妊娠期高血压疾病分期：

1）视网膜动脉痉挛期：视网膜小动脉功能性收缩。表现为局限性小动脉狭窄，也可为均一性普遍性小动脉狭窄。动静脉比可为 1：2、1：3 或 1：4。

2）视网膜动脉硬化期：动脉管径变窄，管壁中心光反射增宽，动静脉交叉压迫征。

3）视网膜病变期：视网膜水肿、渗出，毛细血管无灌注区，棉絮斑、黄斑星芒状渗出，严重者视盘水肿，渗出性视网膜脱离。严重妊娠期高血压疾病患者可有皮质盲。

（6）治疗：

1）妊娠高血压视网膜病变的严重程度与胎儿的死亡率及妊娠妇女肾脏的损害密切相关。病变出现早且广泛，胎儿死亡率较高，也影响妊娠妇女产后的视力。

2）仅有动脉功能性收缩，产科处理症状可缓解，可观察继续妊娠。

3）治疗全身情况不改善或加重,视网膜出血水肿渗出,渗出性视网膜脱离,需终止妊娠。

3. 中心性浆液性视网膜病变

(1) 主诉视力模糊或视力下降。

(2) 黄斑区浆液性渗出。

(3) 大多数患者在分娩后渗出吸收。

(4) 矫正远视可暂时提高视力。

(5) 不需要激光治疗。

4. 糖尿病视网膜病变

(1) 主诉视力模糊或视力下降。

(2) 对妊娠合并糖尿病患者的处理基于妊娠前对本病的诊断。

(3) 妊娠性糖尿病:无视网膜病变的危险,不需治疗和随访。

(4) 在妊娠前无视网膜病变或单纯性视网膜病变(Ⅰ期):大多数患者病情不进展,不影响视力,妊娠前、后3个月时进行检查,不需治疗;单纯性视网膜病变(Ⅱ、Ⅲ期):部分患者会发生恶化,但分娩后恢复,每3个月检查1次,不需治疗。

(5) 高危的增殖前期视网膜病变:50%的患者会发生恶化,分娩后恢复。每月检查1次,监视病情。发生高危增殖性改变时需要治疗。

(6) 增殖性视网膜病变:在早期增殖性视网膜病变有快速恶化的趋势,妊娠妇女更应该积极治疗,采用全视网膜激光光凝。但无终止妊娠指征。每个月检查1次。

(7) 在妊娠期活动性增殖性视网膜病变是终止妊娠指征,因为分娩时屏气(Valsalva 动作)可引起玻璃体积血。

5. Purtscher 视网膜病变

(1) 病因不明,可能与静脉压突然升高、脂肪或羊水栓塞、在妊娠和分娩时炎性介质释放有关。

(2) 主诉视力模糊或视力下降,视力下降至 0.1 或更低。

(3) 在后极部出现广泛棉絮斑、火焰样出血,视网膜前出血。眼底改变可在几周内吸收,但部分患者的视力障碍持续存在。

（4）不需治疗。

6. 垂体腺瘤

（1）患有垂体腺瘤的妇女在妊娠期可因垂体腺瘤增大造成视野异常（双额侧偏盲）和头痛。

（2）MRI 及腰椎穿刺排除本病引起的蛛网膜下腔出血。

（3）垂体腺瘤生长增大，特别是有蛛网膜下腔出血的妊娠妇女应该终止妊娠，以避免在分娩时发生卒中，分娩后出血或休克可能引起希恩（Sheehan）综合征。

7. 脑假瘤

（1）本病在妊娠妇女中的发生率与同龄人对比无明显增高。

（2）主诉头痛。

（3）眼底可见视盘水肿。

（4）脑 MRI 正常、脑脊液压力高和脑脊液成分正常。

（5）因妊娠使治疗手段受限。预后与非妊娠妇女之间无差别。

8. 偏头痛　在妊娠和分娩时常常加重。

9. 脑膜瘤　生长快速，治疗困难。

注：所有主诉头痛的妊娠妇女应测量血压和视野，检查眼底（特别注意视盘水肿）。必要时进行 MRI 和（或）脑脊液检查。

十四、结核病

【概述】结核病是由结核分枝杆菌引起全身多脏器的炎性改变。偶有眼部并发症，可累及除晶状体以外的眼部所有组织。

【临床表现】眼睑皮肤结核可为原发性，也可以是继发性。初起时为大小不等的圆形硬性结节，以后发生干酪样变，表面溃烂穿孔，形成瘘管，向深处侵及眶骨，形成结核性眼眶骨膜炎、骨髓炎，久治难愈，如形成瘢痕收缩可致睑外翻、睑闭合不全或暴露性角膜炎等。

泪器结核以结核性泪腺炎多见。

结膜结核较少见，多为青年人，常单眼发病。因患者的免疫状态不同而有多种表现。临床表现比较多样化,如溃疡型、小结节型、乳头增生型、类息肉型、结核瘤、结核性狼疮、泡性结膜炎和泡性角膜炎,以上类型可单独存在或混合存在。一般患者早期症状不明显,或仅感眼不舒适,病变加重时眼畏光流泪,结膜充血。

结核瘤:开始表现为急性结膜炎,急性期后发展为结核灶。

结膜寻常狼疮:少见,病变处结膜一致性增厚,可见红斑,红斑中可见小溃疡。

疱疹性结膜炎。

角膜结核有原发性和继发性两类:①原发性者比较少见,又可分溃疡型和浸润型两种,前者类似匐行性角膜溃疡或溃疡性盘状角膜炎,可致角膜穿孔,造成严重后果。原发性浸润型角膜结核病变多呈灰色结节状或结核瘤状,严重者可形成角膜后部脓肿,病程很长,形成白斑,严重影响视力。②继发性角膜结核比较常见,多继发于附近组织结核病变。年轻女性多见,易反复发作。常仅侵犯单眼角膜实质层的中层和后层,并有新生血管侵入角膜深层。

结核性角膜溃疡类似匐行性角膜溃疡。

角膜基质炎最常见。

泡性角膜炎。

深层中央性角膜炎与盘状角膜炎相似。

巩膜结核:多发于邻近病灶,也可因结核蛋白过敏而发生。表层巩膜和实质层巩膜均可受累而发生结节性表层巩膜炎、巩膜炎、前巩膜炎及后巩膜炎。若病变侵及角膜时,形成角巩膜炎,也称硬化性角膜炎。

结核性葡萄膜炎:内因性葡萄膜炎之一。葡萄膜血管丰富,血流缓慢,血液中的毒素和细菌易于停留。往往双眼患病,除粟粒型结核外,患者一般身体情况良好。结核性葡萄膜炎按其发病的急缓,可分为急性和慢性两种类型。按其发病部位,可表现为肉芽肿性虹膜睫状体炎、多灶性脉络膜炎、慢性结核性全葡萄膜炎。按其临床病变形态,可分为4型:结节型、团球型、渗出型和成形型,前两型诊断较易,后两型结核性特征有时不很明显。慢性结核性全葡萄膜炎病程长,反复发作,往往出现并发性白内障和(或)继发性青光眼而失明。

视网膜结核:较少见,可能是全身粟粒状结核的一部分或从邻近组织继发。男性常见。

视网膜结核结节:与脉络膜结核同时存在。

结核性视网膜炎:可见黄白色渗出病灶及出血,静脉扩张。

结核性视网膜静脉周围炎:如反复出血可导致增生性视网膜病变或继发性视网膜脱离。

结核性视网膜动脉炎:罕见,视网膜动脉上可见白色渗出物及结核性脉络膜炎表现。

视神经结核:少见,表现为球后视神经炎或视盘炎。

眼眶结核:分为原发性和继发性。继发性眼眶结核是由泪囊、眼球、视神经、鼻窦等感染所致。患部有疼痛感、流泪和眼球突出等症状。眼睑和球结膜水肿,睑外翻,眶骨壁上下缘隆起,晚期形成冷脓肿,并有瘘管和死骨形成。

【治疗】眼睑结核局部治疗目的是杀灭细菌,促进愈合。可用3%硼酸软膏、5%氧化氨基汞软膏或紫外线照射,局部病灶切除等。

角膜结核可局部应用链霉素、黄降汞眼膏及散瞳。

眼眶结核形成脓肿者,早期可切开引流,取出死骨,搔刮窦道。对睑外翻者可手术矫正。

十五、中毒

(一)吩噻嗪类药物中毒

【概述】使用硫利达嗪(甲硫达嗪)后中毒症状和体征可以在开始噻嗪类药物治疗后数周内出现,特别是服用剂量特别大时($>2000mg/d$)。通常引起毒性的剂量为$800mg/d$,且长期使用。

【临床表现】

1. 视物模糊,棕色视,夜视困难。

2. 在后极与赤道部之间的色素团,视网膜脱色素区,视网膜水肿。

3. 视野异常(中心暗点和视野广泛缩小)。

4. ERG 降低或熄灭。

【诊断与鉴别诊断】根据用药史及眼部表现可诊断。ERG 有助于诊断。应与视网膜上出现色素团的疾病鉴别。

1. 视网膜色素变性 有家族史,视盘苍白,小动脉狭窄。

2. 陈旧性梅毒性脉络膜视网膜病变 FTA-ABS 阳性,可有急性视力障碍。

3. 病毒性脉络膜视网膜炎 常联合有前房反应、玻璃体细胞和其他眼征。

4. 外伤 多为单侧,外伤明确。

【治疗】

1. 用药前应检查视力,眼科检查,眼底照相,色觉检查,视野,必要时 ERG 检查。

2. 停止用药。

3. 用药期间定期眼部检查。每 6 个月随访 1 次。

(二) 氯丙嗪中毒

【概述】长期服用氯丙嗪总剂量超过 300g 者可发生晶状体和角膜的改变;超过 500g 者,几乎均可发生眼部病变。一般出现毒性的剂量为 1200~2400mg/d,用药时间长于 12 个月。

【临床表现】

1. 多双眼发病,损害为不可逆性,多与长期服用氯丙嗪后日光或紫外线照射有关。偶有动眼危象。

2. 视物模糊或无症状。

3. 眼睑、角膜、结膜(尤其是睑裂内)异常色素沉着。眼睑呈灰蓝色或紫色,结膜暴露部呈棕色,角膜内皮和后弹力层可见弥漫性浅棕色或白色微粒沉着,逐渐发展至实质层,越近浅层色越淡,上睑遮盖部位无损害。

4. 晶状体前囊及前囊下可见浅棕色或灰白色小点沉着,甚至晶状体全混。

5. 眼底有色素沉着,黄斑区有游离棕色色素,呈点状,可簇状堆积。

【治疗】

1. 用药前应检查视力,眼科检查,眼底照相,色觉检查,视野,必要时 ERG 检查。

2. 停止用药。

3. 用药期间定期眼部检查。每 6 个月随访 1 次。

(三)氯喹/羟氯喹中毒

【概述】长期或大剂量应用氯喹可导致角膜或视网膜病变。产生毒性一般所需的剂量:氯喹,累计总量 >300g;羟氯喹,每天服用 >750mg,持续达数月至数年以上。也有认为氯喹总量超过 100g 或长期服用超过 1 年者可导致眼部病变。

【临床表现】

1. 视力下降,色觉异常,暗适应困难,全身症状有头晕、皮疹。

2. 角膜病变表现为上皮或上皮下氯喹的沉着。裂隙灯下可见细小灰白小点沉淀,呈环状混浊,继而发展成为稍带黄绿色的混浊小条纹于实质层内。开始位于角膜中下部,有视物不清、畏光、虹视等。为可逆性改变,停药后即可恢复正常或自行消失。也可有角膜知觉减退,睫状肌调节功能减弱。

3. 氯喹对视网膜损害不可逆。黄斑色素沉着,围以环形脱色素区,外周再围以色素环,表现为靶心状,呈牛眼样黄斑,中心凹反光消失。FFA 改变更明显。

4. 中心视力下降,中心或旁中心暗点,最后可形成管状视野。偶有双颞侧偏盲。

5. 后期视神经萎缩呈蜡黄色,动脉普遍狭窄。

6. EOG、ERG 异常,暗适应异常。

7. 氯喹对视网膜损害有蓄积作用,中毒后即使停药,病变仍可继续进展,症状常不会消退。新的毒性效果还可以形成。即使已经停用氯喹或羟氯喹,旧的毒性还可以进展。甚至有停药数年后发生视网膜病变者。

【诊断与鉴别诊断】根据用药史及眼部表现可诊断。眼电图有助于诊断。应与可产生牛眼样黄斑疾病鉴别。

1. 视锥细胞营养不良 有家族史,一般年龄在 30 岁以下,严重的畏光,明适应 ERG 异常至记录不到。

2. Stargardt 病 有家族史,一般年龄在 25 岁以下,后极部和中周部可有黄白色斑点。

3. 年龄相关性黄斑变性　可见玻璃疣,色素团、萎缩灶和视网膜色素上皮脱离或视网膜感觉层脱离。

4. Spielrneyer-Vogt 综合征　视网膜色素变性,癫痫发作,共济失调,进行性痴呆。

【治疗】

1. 用药前应检查视力,眼科检查,眼底照相,色觉检查,视野,必要时 ERG 检查。

2. 如果出现毒性症状,停止原有内科治疗。

3. 用药期间定期眼部检查。每 6 个月随访 1 次。

第十八章

眼 科 激 光

眼科激光器分为：①固体激光器：如钇铝石榴石激光（Nd:YAG）、半导体激光、红宝石激光；②气体激光器：如氩离子激光器、氦离子激光器、准分子激光器；③液体激光器：如染料激光。目前常用激光器有：氩离子激光、氦离子激光、Nd:YAG激光、半导体激光、准分子激光等。

一、青光眼的激光治疗

（一）激光虹膜打孔术

【适应证】

1. 原发性急性闭角型青光眼临床前期、前驱期、缓解期或急性发作后药物能够控制眼压者；慢性闭角型青光眼早期。

2. 一眼为原发闭角型青光眼的对侧眼。

3. 恶性青光眼的对侧眼。

4. 虹膜切除术后虹膜未完全切透者。

5. 无晶状体瞳孔阻滞性青光眼。

6. 真性小眼球合并青光眼。

【禁忌证】

1. 角膜混浊，周边前房结构不清。

2. 周边前房极浅，有虹膜灼伤的危险。

3. 前房角广泛粘连、房角关闭。

4. 眼内活动性炎症。

【目的】解除瞳孔阻滞，建立后房至前房的房水流出通道。

【术前准备】

1. 同患者及其家属解释并签订知情同意书。

2. 检查视力、眼压、眼前节、眼底、前房深度及房角。

3. 继续使用原有的降眼压药物。

4. 术前缩瞳 2%毛果芸香碱眼水滴眼 3 次,间隔 10 分钟。

5. 调节激光器 可用 Q-开关 Nd:YAG、氩离子、氪绿激光或倍频 Nd:YAG 激光器。

【操作方法】

1. 患者坐位,眼球表面麻醉。

2. 角膜表面放激光虹膜切除专用的角膜接触镜,如 Abraham 接触镜。

3. 选择 2 点或 10 点虹膜中周边部虹膜隐窝处激光,如是无晶状体硅油充填眼,则选择下方周边切口。

4. 激光器的选择及其应用

(1) Q-开关 Nd:YAG 激光参数:每脉冲能量 3~15mJ,击射数个脉冲。

(2) 氩离子或倍频 Nd:YAG 激光参数设置:功率 800~1000mW,光斑直径 50μm,时间 0.1~0.2 秒,同一部位击射数十次。

(3) 氩离子(氪绿激光或倍频 Nd:YAG 激光)联合 Q-开关 Nd:YAG 激光:单独用氪绿激光很难切开虹膜,而 Q-开关 Nd:YAG 激光虹膜切开易发生色素播散及出血。可采用两者联合的方式,首先用氩离子激光光凝虹膜,减少虹膜厚度,然后用 Q-开关 Nd:YAG 激光虹膜切开[方法如 4(1)和 4(2)]。

上述各种方式击射虹膜根部,直至击穿,可见有色素的房水从后房由虹膜切除口流入前房,并可见其后晶状体。扩大虹膜切开口至 100~200μm。

【术后处理】

1. 术毕滴抗生素眼水。

2. 术后 1~2 小时测量眼压。

3. 术后糖皮质激素(如地塞米松)滴眼液和(或)非甾体激素(如双氯芬酸钠)滴眼液点眼,每天 4 次,减轻前房炎性反应。

【注意事项】

1. 急性闭角型青光眼激光治疗尽可能在眼压控制 2 周以后进行。

2. 切口选择在鼻上或颞上中周边部虹膜,此处前房较周边深,可减少激光对角膜内皮的损伤,防止角膜水肿混浊。

3. 虹膜组织即将穿透时,适当降低激光能量和曝光时间,以免损伤晶状体。

4. 避免在睑裂处行虹膜切开,以防止复视。

5. 术后观察,虹膜切除口关闭可再次激光治疗。

6. 术后周边前房极浅,房角有可能关闭,可行激光周边虹膜成形术。

【并发症处理】

1. 术中前房积血 Q-开关 Nd:YAG 激光的等离子体爆破作用可能引发治疗过程中虹膜少量出血,氩离子激光发生光凝作用,很少发生虹膜出血。以接触镜轻压眼球即可止血。

2. 术后暂时眼压升高 多发生在术后 1~2 小时,少数病例持续数天。可以 0.5%Timolol 滴眼液滴眼,口服乙酰唑胺或甘油,必要时静脉滴注 20% 甘露醇。术后降眼压药物根据病情逐渐减量或停用。

3. 角膜损伤 击射部位一过性角膜水肿,多几天内消退。

(二)激光小梁成形术

【适应证】

1. 药物不能控制的原发性开角型青光眼。

2. 继发性开角型青光眼,如假性晶状体囊膜剥脱性青光眼、色素性青光眼,经药物治疗不能控制眼压者。

3. 人工晶状体植入术后的开角型青光眼。

【禁忌证】

1. 角膜水肿混浊。

2. 房角关闭、房角畸形如虹膜角膜内皮综合征。

3. 继发于葡萄膜炎的青光眼。

4. 眼内活动性炎症。

5. 先天性青光眼、青少年性青光眼。

【目的】

1. 激光热凝固作用　氩离子激光、氪激光、半导体激光等，光凝处瘢痕形成，牵拉关闭的小梁网，扩大小梁间隙，增加引流功能。

2. 激光光热解作用　用于选择性激光小梁成形术。应用倍频 Q 开关 Nd:YAG 激光低能量短脉冲光热解小梁网色素细胞，达到降低眼压的目的。

【术前准备】

1. 同患者及其家属解释并签订知情同意书。

2. 检查视力、眼压、眼前节、眼底、前房深度及房角。

3. 继续使用原有的降眼压药物。

4. 调节氩激光器　氩激光(波长 514nm)、氪激光(波长 568 nm 或 647nm)、Nd:YAG 激光(波长 1064nm)、半导体激光(波长为 810nm)或倍频 Q 开关 Nd:YAG 激光(波长 532nm)等激光器。

【操作方法】

1. 眼球表面麻醉。裂隙灯高倍放大镜(×12 倍或 ×25 倍)下放置房角镜，64° 角的倾斜面放在上方，激光通过斜面击射对侧的小梁网。

2. 氩离子(氪离子、半导体等)激光小梁成形术

(1) 参数设置：功率 500~1200mW，光斑直径 50~100μm，曝光时间 0.1 秒。光斑均匀分布，共 40~50 个点。

(2) 击射部位：击射下方 180°，瞄准光斑在色素和无色素交界的非功能小梁。

(3) 光斑反应：光斑反应为白色小气泡形成，或轻度的组织收缩、脱色素。

3. 532nm 倍频 Q 开关 Nd:YAG 激光选择性激光小梁成形术

(1) 参数设置：光斑直径 400μm，单脉冲时间 3ns，能量 0.6~1.8mJ，光斑点数 50~80 个。

(2) 击射部位：击射下方 180° 色素小梁。

(3) 光斑反应：如击射部位气泡形成或小梁网被打散，则降低能量 0.1mJ，直至上述现象消失。

【术后处理】

1. 术毕滴抗生素眼水。

2. 术后测量眼压。

3. 术后糖皮质激素(如地塞米松)滴眼液和(或)非甾体激素(如双氯芬酸钠)滴眼液点眼,每天 4 次,减轻前房炎性反应。

【注意事项】

1. 氩离子(氪离子、半导体等)激光小梁成形术激光击射部位为非功能小梁,避开功能性小梁。

2. 多种因素影响激光小梁成形术的疗效。随诊 4~6 周后,如眼压控制不满意,可再次激光治疗,击射上方 180° 范围。

【并发症处理】

1. 术中前房积血 激光损伤 Schlemms 管可引起少量渗血,以接触镜轻压眼球即可止血。

2. 术后暂时眼压升高 与术后小梁水肿有关。可以 0.5%Timolol 滴眼液滴眼,口服乙酰唑胺或甘油,必要时静脉滴注 20% 甘露醇。

3. 激光角膜灼伤 一过性角膜水肿,多几天内消退。

4. 虹膜周边前粘连 在巩膜突及少数小梁网上出现丝状粘连,多不影响手术结果。

(三) 睫状体光凝术

包括经巩膜睫状体光凝术、经瞳孔睫状体光凝术和眼内睫状体光凝术。后者比较少用。

1. 经巩膜睫状体光凝术 按激光工作方式及探头与眼球是否接触分为接触式和非接触式。接触式光凝定位更准确;不受患者眼动的影响;所需激光功率小,光凝后并发症少,目前较多应用。具体如下:

【适应证】各种药物治疗无效、传统的手术方法难以控制眼压的青光眼。包括:

(1) 新生血管性青光眼。

(2) 伴有角膜炎、虹膜炎、虹膜角膜内皮综合征的青光眼。

(3) 房角后退性青光眼。

(4) 穿透性角膜移植术后青光眼。

(5) 无晶状体眼或人工晶状体植入术后青光眼。

(6) 滤过手术或引流管植入手术失败的青光眼。

【禁忌证】可以通过药物或手术治疗控制眼压的青光眼。

【目的】破坏睫状体,减少房水分泌,降低眼压。

【术前准备】

(1) 同患者及其家属解释并签订知情同意书。

(2) 常规检查视力、眼压、眼前节、眼底。

(3) 继续使用原有的降眼压药物。

(4) 调节 Nd:YAG 激光器(波长 1064nm),或眼科半导体二极管激光机(波长 810nm)。

【操作方法】

(1) 患者平卧位,对侧眼遮盖。术眼表面麻醉,2% 利多卡因 1.5ml 及 0.75% 布比卡因球后麻醉,放置开睑器。术者带激光防护镜。

(2) 光凝部位:激光光纤头垂直压在角巩膜后 1.2~1.5mm。范围 180°~360°。

(3) Nd:YAG 激光器参数设置:激光能量 4~6mJ(7~9W,时间 0.7 秒)。照射 32~40 点。

(4) 半导体二极管激光器参数设置:激光功率 0.9~2.2W,脉冲时间 2 秒。照射点数 12~28 点。对有视力的患者或再次光凝的患者半量治疗,即 180°、12~16 点。

(5) 能量选择:以能听到轻微的爆破声的最低能量为治疗能量,同时可见气泡及色素颗粒从睫状体光凝处进入前房。

【术后处理】

(1) 糖皮质激素(如地塞米松)滴眼液和(或)非甾体激素(如双氯芬酸钠)滴眼液点眼,每天 4 次;吲哚美辛口服。

(2) 睫状肌麻痹剂(1% 阿托品眼水)散瞳,每天 2~3 次。

(3) 应用降眼压药物,如 0.5%Timolol 滴眼液滴眼,每天 2 次;乙酰唑胺 0.25g 口服,每天 2 次。根据眼压是否控制决定是否停用降眼压药。

【注意事项】

（1）术中平衡盐水保持角膜湿润。

（2）术中注意 3 点和 9 点不做光凝，防止损伤睫状后动脉。

（3）术后 1 个月眼压仍高者，可重复治疗。

【并发症处理】

（1）少量前房积血，药物治疗。

（2）眼部疼痛，吲哚美辛口服。

2. 经瞳孔睫状体光凝术

【适应证】

（1）恶性青光眼。

（2）无晶状体眼青光眼。

（3）新生血管性青光眼。

（4）继发于葡萄膜炎的青光眼。

【禁忌证】

（1）角膜混浊。

（2）瞳孔不能散大。

【目的】收缩睫状肌，选择性破坏睫状突，缓解睫状体阻滞，减少房水分泌。

【术前准备】

（1）同患者及其家属解释并签订知情同意书。

（2）常规检查视力、眼压、眼前节、眼底。

（3）继续使用原有的降眼压药物。

（4）调节 Nd:YAG 激光器（波长 1064nm），或眼科半导体二极管激光机（波长 810nm）。

【操作方法】

（1）术眼散瞳，表面麻醉，球后麻醉。对侧眼遮盖。术者带激光防护镜。

（2）术眼放置房角镜。

（3）激光参数设置：激光功率 600~1000mW，光斑直径 50~100μm，曝光时间 0.2 秒。每个睫状突 2~3 个光斑，光凝 17~18 个睫状突。光斑反应：光斑处色素脱落、气泡形成。

【术后处理】

（1）糖皮质激素（如地塞米松）滴眼液和（或）非甾体

激素(如双氯芬酸钠)滴眼液点眼,每天4次,减轻炎性反应。

(2) 睫状肌麻痹剂(1%阿托品眼水)点眼,每天2~3次。

【注意事项】

(1) 避免低能量光凝治疗。低能量光凝只作用于睫状体表面,不能减少睫状体分泌。

(2) 一个月后眼压不能控制,重复治疗。

【并发症处理】

(1) 光凝部位出血:采用低能量光斑止血,功率200~300mW,光斑直径200μm,曝光时间0.2秒。

(2) 前房积血和玻璃体积血:药物治疗,观察。多自行消退。

二、后发性白内障的激光治疗——晶状体后囊膜切开术

【适应证】后发性白内障,影响患者视力者。

【禁忌证】

1. 角膜水肿、瘢痕、表面不规则。

2. 相对禁忌证　黄斑水肿。

【目的】利用Q-开关Nd:YAG激光的等离子体爆破效应击破混浊的晶状体后囊膜。

【术前准备】

1. 同患者及其家属解释并签属知情同意书。

2. 检查视力、眼压、眼前节、眼底。

3. 散大瞳孔。

4. 调节Q-开关Nd:YAG激光器。

【操作方法】

1. 眼球表面麻醉。在人工晶状体眼表面放置Abraham接触镜协助固定眼球。

2. Q-开关Nd:YAG激光以视轴为中心,聚焦于晶状体后囊膜后击射。调节能量1~4mJ,击破后囊膜。继续向上、下及3点和9点十字形线状击射,扩大切口至3~4mm。

【术后处理】

1. 术毕滴抗生素眼水。

2. 术后测量眼压。

3. 术后糖皮质激素滴眼液（如地塞米松）滴眼，每天4次，减轻前房炎性反应。

4. 适当滴用散瞳剂，防止瞳孔粘连。

【注意事项】

1. 尽可能采用低能量，激光聚焦于晶状体后囊，防止人工晶状体损伤。

2. 确定切口的中心应为视轴中心。

3. 尽可能不用开罐式切开方式，防止眼内残留较大晶状体后囊碎片。

4. 有晶状体皮质残留、合并青光眼者术后注意观察眼压。

【并发症处理】

1. 一过性高眼压　应用降眼压药物，如0.5%Timolol滴眼液滴眼。

2. 虹膜表面出血　观察，多可自行吸收。

三、玻璃体视网膜疾病的激光治疗

（一）封闭视网膜裂孔和视网膜变性区

【适应证】

1. 视网膜周边变性区内的裂孔。

2. 黄斑中心以外的不伴视网膜脱离的视网膜裂孔。

3. 伴限局性视网膜脱离的视网膜裂孔。

4. 视网膜脱离复位术后视网膜裂孔封闭欠佳者。

【禁忌证】

1. 特发性黄斑裂孔。

2. 视网膜裂孔合并广泛视网膜脱离。

【目的】视网膜裂孔周围光凝，封闭裂孔，防止视网膜脱离。

【术前准备】

1. 同患者及其家属解释并签属知情同意书。

2. 视力检查　包括远近视力、矫正视力。

3. 常规眼前节及眼底检查。

4. 充分散大瞳孔。

5. 激光器准备　氩离子激光、氪离子激光、倍频 Nd：YAG 激光等。

【操作方法】

1. 眼球表面麻醉。角膜表面放置三面镜或 160° 接触镜。

2. 激光参数设置　周边部光凝功率 200~500mW，光斑直径 200~300μm，曝光时间 0.2 秒，Ⅱ级光斑。黄斑裂孔光凝功率 50~100mW，光斑直径 50μm，曝光时间 0.05~0.1 秒，Ⅰ~Ⅱ级光斑。

3. 光凝范围　光凝斑包绕视网膜裂孔周围或限局性视网膜脱离区周围2~3排，每2个光斑间隔1个光斑直径。黄斑部裂孔在裂孔边缘视网膜光凝 1 排。

【术后处理】术毕抗生素眼水滴眼。

(二) 播散性视网膜光凝

分为：全视网膜光凝、象限性视网膜光凝、局部视网膜光凝。

【适应证】

1. 全视网膜光凝适应证　血管阻塞性增殖性视网膜病变，如：

(1) 糖尿病性视网膜病变增殖前期及增殖期。

(2) 缺血型视网膜中央静脉阻塞。

(3) 眼部缺血综合征、放射性视网膜病变等眼底大片无灌注区，视网膜新生血管、虹膜新生血管形成，或已发生新生血管性青光眼。

(4) 病变范围广泛的视网膜血管炎、Coats 病、家族性渗出性玻璃体视网膜病变、早产儿视网膜病变等。

2. 象限性视网膜光凝适应证

(1) 缺血型视网膜半侧或分支静脉阻塞。

(2) 部分病变范围局限的视网膜血管炎、Coats 病、家族性渗出性玻璃体视网膜病变、早产儿视网膜病变等。

3. 局部视网膜光凝适应证

(1) 周边局限性毛细血管无灌注区。

(2) 局部多量视网膜微血管瘤，引起视网膜及黄斑水肿。

【禁忌证】

1. 增生性玻璃体视网膜病变增殖较广泛者。

2. 眼内活动性炎症。

3. 眼内新鲜出血。

4. 屈光间质混浊眼底不清。

【目的】

1. 降低耗氧量,改善视网膜缺血,防治视网膜新生血管。

2. 封闭异常血管,减轻渗漏。

【术前准备】

1. 常规检查视力、眼压、眼前节及眼底。

2. 参照 FFA 检查结果。

3. 同患者及其家属签订知情同意书。

4. 充分散瞳。

5. 调试激光器。

【操作方法】

1. 眼球表面麻醉　角膜表面放置 Goldmann 三面镜或周边眼底光凝专用接触镜,如 Volk Trans Equator、Mainster Wild Field 或 Rodenstock 全视网膜镜。

2. 激光参数设置　功率 100~400mW;后极部光斑直径 100~200μm,周边 300~500μm;曝光时间 0.2~0.3 秒;Ⅱ~Ⅲ级光斑。

3. 光凝范围

(1) 全视网膜光凝:由视盘鼻侧及上下 1PD、黄斑上下及颞侧 2PD 向外至赤道部。

(2) 象限性视网膜光凝:据视盘 1PD、黄斑中心 1~2PD 以外,病变所在象限扇形区域。

(3) 局部视网膜光凝:后极部或周边部毛细血管无灌注区、视网膜微血管瘤密集区域。

4. 光斑分布　每 2 个光斑间隔 1~2 个光斑直径。

【术后处理】术毕抗生素眼水滴眼。

(三) 直接光凝(局灶性光凝)

【适应证】

1. 散在的微血管瘤及渗漏的异常血管。

2. 扁平的视网膜新生血管。

3. 视网膜毛细血管性血管瘤。

4. 中心性浆液性脉络膜视网膜病。

5. 中心凹外脉络膜新生血管。

6. 脉络膜肿瘤,如脉络膜血管瘤。

【禁忌证】

1. 视网膜新生血管突入玻璃体。

2. 视盘血管瘤。

3. 病变位于黄斑中心凹下或中心凹旁。

【目的】

1. 封闭色素上皮渗漏点。

2. 封闭异常血管及血管瘤(吸收热能后血管内栓塞,血管萎缩),减轻渗漏。

【术前准备】

1. 常规检查视力、眼压、眼前节及眼底。

2. 参照 FFA 检查结果。

3. 同患者及其家属签订知情同意书。

4. 充分散瞳。

5. 调试激光器 视网膜病变选用绿色或黄色波长,脉络膜病变选用黄色或红色波长。

【操作方法】

1. 眼球表面麻醉 黄斑区病变角膜表面放置黄斑光凝接触镜,如 Mainster 标准镜、Volk 超黄斑镜(super macular)2.0、Mainser 高倍放大镜(high magnification)。黄斑区外病变表面放置 Goldmann 三面镜或周边眼底光凝专用接触镜,如 Volk Trans Equator、Mainster Wild Field。

2. 激光参数设置

(1) 黄斑区病变:激光功率 70~100mW;光斑直径 50~100μm;曝光时间 0.07~0.1 秒;Ⅰ级光斑。

(2) 黄斑区外病变:激光功率 100~400mW;光斑直径 200~500μm;曝光时间 0.2~0.3 秒;Ⅱ~Ⅲ级光斑。

3. 光凝范围 光斑完全覆盖病变表面,较大病灶可采用融合光斑。

【术后处理】术毕抗生素眼水滴眼。

【注意事项】

1. 全视网膜光凝多分 3~4 次完成,以减少黄斑水肿、渗出性视网膜脱离等并发症。

2. 全视网膜光凝顺序可依次为下方、上方、颞侧、鼻侧。如伴有黄斑水肿则先行黄斑部光凝。

3. 增生性玻璃体视网膜病变,在视网膜牵拉点 1~2PD 以外光凝,避免瘢痕形成过程中的牵引视网膜出血或脱离。

4. 视网膜出血处避免激光治疗(特别不能使用绿色及黄色波长激光),防止视网膜内层损伤和视网膜前膜形成。

5. 黄斑部病变光凝治疗时,避免采用绿色波长及较大的光斑直径,以防止产生旁中心暗点。

6. 复诊时 FFA 检查,视情况决定是否补充光凝。

【并发症及处理】

1. 虹膜损伤 眼底周边光凝时,激光可能灼伤虹膜。术后可滴用糖皮质激素眼水。

2. 晶状体损伤 多发生于混浊晶状体。对轻度白内障患者或晶状体表面有色素患者可选用红光或黄光波长激光器,瞄准尽可能聚焦于视网膜上,以避免晶状体吸收散射的激光能量。

3. 视网膜裂孔 光凝治疗能量过大可引起光凝斑部位产生视网膜裂孔。控制光凝治疗能量,裂孔周围以 Ⅱ 级光斑包绕 2~3 排。

4. 视网膜下出血及玻璃体积血 通过接触镜按压眼球增加眼内压,以黄或绿波长激光较大光斑较长曝光时间封闭出血处。术后止血药物治疗。

5. 渗出性视网膜脱离 药物治疗,多可自行消退。

(四)经瞳孔温热疗法(TTT)

【适应证】

1. 中心凹外脉络膜新生血管。

2. 脉络膜肿瘤,如脉络膜血管瘤、脉络膜黑色素细胞瘤、瘤体厚度低于 4mm 的视网膜母细胞瘤、脉络膜骨瘤、脉络膜转移癌等肿物。

3. 视盘、视网膜毛细血管瘤。

【禁忌证】中心凹下及旁中心凹的脉络膜新生血管及

脉络膜良性肿瘤。

【目的】

1. 使眼底病变的温度升高至 45~60℃,导致细胞膜的损害、蛋白质变性等,继而引起组织坏死。

2. 促使血管内血栓形成、色素上皮迁移、增殖,引起血管闭塞。

【术前准备】

1. 常规检查视力、眼压、眼前节及眼底。黄斑部病变 Amsler 方格表检查。

2. 彩色眼底像检查、FFA 及 ICGA 检查。

3. 脉络膜新生血管 OCT 检查,脉络膜肿瘤行 B 超或彩色多普勒检查。

4. 同患者及其家属签订知情同意书。

5. 充分散瞳。

6. 调试激光器 810nm 半导体激光器(如 IRIS Medical Oculight SLx)。

【操作方法】

1. 眼球表面麻醉 角膜表面放置接触镜。视盘和黄斑区病变可放置 Mainster 标准镜、Volk 超黄斑镜(super macular)2.0、Mainser 高倍放大镜(high magnification);黄斑区外病变可放置 Goldmann 三面镜或周边眼底光凝专用接触镜,如 Volk Trans Equator、Mainster Wild Field。

2. 脉络膜新生血管

(1)参数设置:功率 60~360mW,曝光时间 60 秒,光斑直径 0.5~3mm。

(2)击射一至多个激光斑完全覆盖病变范围。

(3)光照反应以病变区表面无明显反应或视网膜轻度发灰色为主。最好无明显肉眼可见的反应,如出现视网膜淡灰色光斑立即降低能量。

3. 视盘血管瘤及视网膜脉络膜肿瘤 根据肿瘤的体积大小、表面色素、对激光的反应采用不同直径的光斑与能量。

(1)参数设置:功率 400~1200mW,曝光时间 1~3 分钟,光斑直径 1~3mm。

(2)击射多个激光斑完全覆盖病变范围。

（3）光照反应为病变区表面灰色光斑。

【术后处理】

1. 术毕抗生素眼水滴眼。

2. 适当滴用散瞳剂，每天 3 次。

【注意事项】

1. 脉络膜新生血管治疗后每月复诊。3 个月后病灶仍有活动性渗漏，可重复治疗。

2. 脉络膜肿瘤治疗后每 1~3 个月复查，3~4 个月病灶未萎缩部分可重复治疗。

【并发症处理】由于眼间质对红外光的吸收少，并发症发生机会很少。

1. 眼前节并发症 如角膜水肿、斑翳；虹膜睫状体炎、虹膜萎缩；晶状体混浊、白内障等。与透镜接触不当和（或）激光损伤虹膜有关，认真细致的操作可降低发生率。

2. 眼后节并发症

（1）视网膜出血：多在治疗中发生。当即降低激光功率，降低能量。口服止血药物，观察。

（2）渗出性视网膜脱离：视网膜脱离范围小可口服卵磷脂络合碘等药物观察，范围大可行手术放出视网膜下液，联合眼底光凝治疗。

（3）视网膜血管阻塞、继发新生血管：阻塞区域或全视网膜光凝治疗。

（4）脉络膜新生血管生长：低能量大光斑重复治疗。

（5）视盘水肿和最终的扇形视神经萎缩：神经营养药物支持。

（6）机化组织增生、视网膜牵引：视具体情况决定是否手术治疗。

四、屈光不正的治疗

详见第十四章。

五、光动力疗法

【适应证】

1. 典型性为主的脉络膜新生血管。

2. 脉络膜血管瘤、脉络膜黑色素瘤、脉络膜转移癌。

3. 视盘毛细血管瘤／视盘颞侧视网膜毛细血管瘤，伴有黄斑渗出、浆液性视网膜脱离和视力明显下降。

4. 视网膜母细胞瘤。

5. 较少用于角膜新生血管、虹膜新生血管。

【禁忌证】

1. 肝病活动期。

2. 未能控制的严重高血压。

【目的】光敏剂吸收光能后通过光化学作用产生氧自由基和（或）单线态氧，损伤光照部位的血管内皮细胞，闭塞血管。

【术前准备】

1. 常规检查视力、眼压、眼前节及眼底。黄斑部病变Amsler 方格表检查。

2. 彩色眼底像检查，FFA 及 ICGA 检查。

3. 脉络膜新生血管 OCT 检查，视网膜脉络膜肿瘤行B 超或彩色多普勒检查。

4. 同患者及其家属签订知情同意书，交代患者术后的避光准备。

5. 计算治疗参数　测量病变区最大线性距离；测量患者身高体重，计算光敏剂使用量，配制光敏剂（如光敏剂Visudyne 剂量为 $6mg/m^2$ 体表面积，溶解于 30ml 注射用水）。

6. 充分散瞳。

7. 调试激光　不同光敏剂不同吸收峰值所对应的红色波段眼底激光器（如光敏剂 Visudyne 需要 689nm 半导体激光器）。

【操作方法】

1. 按照不同的光敏剂所要求的时间肘静脉注射（Visudyne 溶液 10 分钟内匀速静脉注射，注射结束 5 分钟后激光照射）。

2. 角膜表面麻醉　安放适当的角膜接触镜聚焦于病变区。如视盘及黄斑区病变可放置 Mainster 标准镜、Volk超黄斑镜（super macular）2.0、Mainser 高倍放大镜（high magnification）；视盘黄斑区外病变可放置 Goldmann 三面镜或周边眼底光凝专用接触镜,如 Volk Trans Equator、Mainster Wild Field。

3. 设置激光参数 光斑直径(治疗光斑直径为病变区最大线性距离 +1000μm);光照时间、能量密度(Visudyne 治疗脉络膜新生血管光照时间 83 秒,总能量 50J/cm^2;视网膜脉络膜肿物可光照 83~126 秒)。

4. 击射一至多个激光斑完全覆盖病变范围。

【术后处理】术毕抗生素眼水滴眼。

【注意事项】

1. 光敏剂配制及激光治疗应在暗室中进行。

2. 静脉注射时如有光敏剂渗出,重新静脉穿刺继续注射剩余光敏剂。药物渗出部位严格避光。

3. 治疗后按照所要求的时间避光(Visudyne 治疗后需严格避光 48 小时)。

4. 术后 3 个月复诊,根据病情需要重复治疗。

【并发症处理】

1. 治疗部位出血 止血药物治疗。

2. 光敏剂注射部位疼痛水肿 主要与药物渗漏有关。局部冷敷、避光,直到肿胀、变色消失。

3. 背部疼痛 多治疗过程中发生,与光敏剂注射相关,检查患者生命体征正常。注射停止后可自然缓解。

第十九章

眼 科 手 术

一、睑板腺囊肿切除术

【适应证】

1. 睑板腺囊肿较大，从皮肤面可明显触及，或已穿破皮肤者。

2. 未触及包块，但结膜面已形成肉芽组织者。

【禁忌证】

1. 睑板腺囊肿继发感染，炎症未得到控制。

2. 眼部其他部位或组织急性炎症。

【术前准备】术前 3 天滴用抗生素眼药。

【手术方法及操作】

1. 明确囊肿的位置和数量，与患者核对，以免发生遗漏。

2. 囊肿周围皮下及相应穹隆结膜下浸润麻醉。

3. 用睑板腺夹子夹紧固定囊肿。

4. 未穿破皮肤者　①在睑结膜面用尖刀做垂直于睑缘的切口，切穿囊肿中央，如见黄白色脓样物溢出，则可佐证切口准确；②结膜面已长有肉芽者，需一并切除；③刮匙通过切口伸入囊肿内部，彻底清除囊肿内容物；④以齿镊夹住囊肿壁，剪除囊肿壁；⑤结膜囊内涂抗生素眼膏。

5. 如皮肤面已有穿破，可从皮肤面入路，切口平行于睑缘。去除破口周围病变的皮肤组织，清除炎性内容物，用 6-0 丝线缝合皮肤。

6. 术眼敷料覆盖后，患者用手掌心压迫术眼伤口处，直至无渗血。

【术后处理】

1. 未缝线者可于次日自行打开眼敷，继续滴用抗生素眼药数天。

2. 缝线者，术后 5~7 天拆除。

【注意事项】

1. 老年人的睑板腺囊肿，或切开后发现与常见囊肿表现有异者，应将切除物送病理检查。

2. 靠近内眦角的囊肿，谨防术中泪道损伤，必要时术中用泪道探针，或术后行泪道插管进行保护。

二、先天性睑内翻矫正术

本小节仅介绍"缝线法矫正术"，切开法同"老年性睑内翻矫正术"。

【适应证】适用于 2~3 岁患儿，下睑内翻引起倒睫接触眼球，尤其是摩擦角膜者。

【禁忌证】

1. 睫毛乱生或双行睫患者。

2. 睫毛未明显接触眼球者。

3. 复发患者。

4. 眼部其他部位或组织急性炎症。

【术前准备】

1. 术前常规体检。

2. 术前 3 天滴用抗生素眼药。

【手术操作】

1. 全麻下手术。

2. 下睑皮肤及穹隆结膜浸润麻醉。

3. 翻开下睑，以 4-0 双针缝线从下穹隆结膜面进针，距睑缘下方约 2mm 处的皮肤面出针，另一针以同样方法在第一针旁出针，形成第一对褥式缝线；中间放置塑胶细管后，调整缝线至睑缘轻度外翻后将缝线打结，以固定塑胶管。同样的方法，每侧下睑共形成 3 对打结有塑胶细管的褥式缝线。

4. 修剪塑胶管至合适的长度。

5. 结膜囊涂以抗生素眼膏。

6. 术眼眼敷覆盖。

【术后处理】

1. 次日换药，打开眼敷，清洁缝线部位。

2. 视下睑内外翻的程度 7~10 天拆除缝线及塑胶管。

3. 滴用抗生素眼药数天。

【注意事项】

1. 皮肤面出针的位置以及线结的松紧决定手术的矫正程度。

2. 由于缝线法术后均有回退，手术时要适当过矫以免复发。

3. 术后根据过矫情况可提前或迟后拆线。

4. 对于眼轮匝肌肥厚、伴有内眦赘皮或复发性睑内翻的患儿，应行皮肤眼轮匝肌去除术（同老年性下睑内翻矫正术）。

三、瘢痕性睑内翻矫正术

（一）Hotz 法

【适应证】睑板瘢痕或者肥厚所致的睑内翻，多用于上眼睑，下睑板窄而薄，较少应用。

【手术操作】

1. 距睑缘 3~4mm 处画与睑缘平行和等长的皮肤切口线；如果皮肤松弛，则画出皮肤去除量的第二条线。

2. 眼睑皮肤及穹隆结膜下浸润麻醉。

3. 沿画线切开皮肤，去除松弛皮肤及睑板前眼轮匝肌，暴露睑板。

4. 睑板下垫置 Hotz 板，于睫毛根部后 1mm 左右，做尖端朝向结膜的楔形睑板切除，与睑板等长，宽度 2~3mm，深度以不穿透结膜为宜。

5. 6-0 丝线由皮肤切口的下唇穿入，在睑板切口上缘横行穿过后，再由皮肤切口上唇穿出。

6. 结扎缝线，并查看睑缘与睫毛的位置。

7. 局部涂抗生素眼膏，加压包扎。

（二）潘作新法（睑板切断术）

【适应证】睑板肥厚或瘢痕十分严重的瘢痕性睑内

翻,上下睑均可应用。

【手术操作】

1. 眼睑皮肤及穹隆结膜下浸润麻醉。

2. 眼睑拉钩翻转眼睑后,沿睑板下沟处作贯穿内外眦的睑板切口,直至切穿睑板暴露轮匝肌。

3. 用带 1 号丝线的双针从距切口后缘 1mm 的睑结膜面进针,穿过睑板前轮匝肌,从睑缘上方 1~2mm 处皮肤面出针;同一缝线在第一针旁 2mm 处,以同样的方式再次穿出皮肤,完成 1 对缝线。

4. 在眼睑中央、中内、中外 1/3 交界处共作 3 对缝线,垫以小棉枕或塑料管后结扎缝线,使睑缘轻度外翻。

【术后处理】

1. 口服抗生素预防感染。

2. 次日清洁伤口,查看矫正情况。如眼睑肿胀重,可以再次包扎 24 小时,无明显肿胀者,以眼敷遮盖,隔天清洁伤口。

3. 5~7 天拆除皮肤缝线。

【注意事项】

1. 手术操作多触及睑板动脉弓,术中易出血,局麻药中可适量加入肾上腺素溶液。

2. 本病常见于老年患者,因而术前务必将血压控制在正常范围内。

3. 对内翻严重或者局部的睫毛乱生者,术毕可在相应位置行灰线切开。

四、老年性痉挛性睑内翻矫正术

【适应证】皮肤或眼轮匝肌松弛,因重力或痉挛使睑缘内翻。

【禁忌证】睑板有瘢痕或肥厚者。

【术前准备】

1. 术前常规全身体检,尤其是凝血功能的检查。

2. 术前 3 天滴用抗生素眼药。

【手术操作】

1. 皮肤及穹隆结膜下浸润麻醉。

2. 于下睑睫毛根部后 2mm,做平行于睑缘的皮肤切口,适量去除松弛的皮肤及睑板前眼轮匝肌。

3. 皮肤缝合采用固定睑板缝合法,并查看睑缘与睫毛的位置,以轻度过矫为宜。

4. 局部涂抗生素眼膏,覆盖眼敷,加压包扎。

【术后处理】

1. 次日清洁伤口,查看矫正情况。如眼睑肿胀较重,可以再次加压包扎 24 小时,无明显肿胀者,以眼敷遮盖,隔天清洁伤口。

2. 5~7 天拆除皮肤缝线。

【注意事项】

1. 切口离睑缘越近,矫正效果越强,但不要伤及睫毛。

2. 由于不涉及睑板的操作,上睑的皮肤切口可以设计在重睑的位置,兼有美容效果。

五、老年性睑外翻矫正术

【适应证】眼睑组织松弛引起的眼睑外翻,部分麻痹性睑外翻及下睑整形(睑袋整复等)术后眼睑外翻。

【禁忌证】

1. 瘢痕性眼睑外翻。

2. 眼部的急性炎症期。

【术前准备】

1. 术前常规全身体检,尤其是凝血功能的检查。

2. 术前 3 天滴用抗生素眼药。

【手术操作】

1. 皮肤及穹隆结膜下浸润麻醉。

2. 睫毛根部后 2mm 做平行于睑缘的皮肤切口,至外眦切迹处以 120° 角转向外下延长 10mm。

3. 行皮下分离使睑缘复位。

4. 于下睑中外 1/3 处,切除一条基底朝向睑缘的楔形眼睑全层组织,切除长度以使下睑能紧密贴附眼球为度。

5. 6-0 可吸收线外翻褥式缝合睑缘,间断缝合板层睑板。

6. 切口处的皮肤向外上方牵拉,去除颞侧多余的三角形皮肤。

7. 间断缝合皮肤切口。

8. 结膜囊涂抗生素眼膏,覆盖眼敷,加压包扎。

【术后处理】

1. 次日清洁伤口,包扎 48 小时。

2. 局部滴用抗生素药,可以适当口服抗生素预防感染。

3. 7 天拆除皮肤线,10 天拆除睑缘线。

【注意事项】

1. 切除睑板的位置最好位于外侧。

2. 切除睑板的量应适当。

3. 睑缘切口采用外翻褥式缝合,避免成角畸形。

六、睑缘缝合术

根据需要上下睑闭合持续时间长短不同,如 5~7 天者可作临时性睑缘缝合术——缝线法;如需要 2~3 个月或者更长时间者,则行睑缘粘连术。

(一) 缝线法

【适应证】

1. 伴有眼睑闭合不全的昏迷患者。

2. 某种原因导致大量球后出血、眼球外突,有发生暴露角膜炎可能者。

【手术操作】

1. 眼睑皮肤及穹隆结膜下浸润麻醉。

2. 用 1-0 丝线由下睑内中 1/3 交界,距睑缘 3mm 处皮肤进针,穿过浅层睑板组织从下睑缘灰线出针,再从对应的上睑灰线进针,穿过浅层睑板组织,于距上睑缘约 3mm 的皮肤出针;继续再由上睑中外 1/3 交界,距睑缘 3mm 的皮肤进针,同样方法从下睑缘下 3mm 皮肤出针。

3. 拉紧下睑缝线的两端,使上下睑缘紧贴,结扎缝线。

4. 局部涂抗生素眼膏,覆盖眼敷,加压包扎。

【术后处理】

1. 次日清洁伤口,打开包扎。

2. 从内外眦角滴用抗生素眼药。

3. 5~7 天后拆除缝线。

（二）睑缘粘连术

【适应证】

1. 各种原因导致眼睑闭合不全，角膜出现损害为保护角膜。

2. 结膜囊成形或眼睑重建皮片移植术，对抗收缩。

【手术操作】

1. 沿灰线切开上下睑缘，长度根据病情而不同，深度约为 3mm。

2. 去除睑缘切口后唇的上皮组织。

3. 6-0 可吸收线水平褥式缝合上下睑缘后唇数针，线结位于前后唇之间。

4. 前层组织垂直褥式缝合。

5. 局部涂抗生素眼膏，覆盖眼敷，加压包扎。

【术后处理】

1. 次日清洁伤口，并查看上下睑黏着情况，包扎 48 小时。

2. 从内外眦角滴用抗生素眼药。

3. 适当时机再行睑缘切开。

【注意事项】

1. 根据病情不同，可行不同位置、不同长度的睑缘缝合。

2. 内外眦角处不行上下睑的缝合：①避免损伤泪道；②留有空隙滴眼药。

七、双重睑术

【适应证】要求形成双重睑的单睑者。

【禁忌证】

1. 上睑下垂患者。

2. 心理情感障碍者。

3. 周围组织急性炎症者。

【术前准备】

1. 术前常规全身体检，尤其是凝血功能的检查。

2. 术前 3 天滴用抗生素眼药。

【手术操作】

1. 设计重睑位置、弧度、走行。根据患者的职业、睑裂形态和个人要求,重睑高度一般 6~7mm。用甲紫标记,使双眼对称。

2. 根据患者的眼睑情况选择手术方式,较常见的手术方式为:切开法和埋线法。

3. 切开法 适合眼睑饱满、需行脂肪切除及皮肤松弛矫正的患者。

(1) 沿画线切开皮肤,如果皮肤松弛可适量去除。

(2) 去除一条睑板前轮匝肌。

(3) 如果眶脂肪膨出或过多,则打开眶隔,剪除膨出脂肪,止血后可不缝合。

(4) 带睑板或提上睑肌腱膜缝合皮肤。

4. 埋线法 适合眼睑薄、无皮肤松弛者。

(1) 在画线的中央、中内 1/3、中外 1/3 处作 3 个 1~2mm 的皮肤切口。

(2) 6-0 可吸收线从皮肤切口进针,垂直向下,由睑板上缘结膜面出针,再从出针口进针,于结膜下潜行 3mm 左右后再次穿出结膜面,由第二个出针点进针后垂直向皮肤面出针,由皮肤的出针点再次于皮下潜行至第一次的皮肤进针点,结扎缝线,使线结埋藏于皮下,由此完成第 1 根缝线。

(3) 同样的方法完成其他两根缝线。

(4) 皮肤切口自行愈合。

5. 观察双眼的形态,尽可能保持双眼对称。

6. 局部涂抗生素眼膏,覆盖眼敷,加压包扎。

【术后处理】

1. 次日换药,清洁伤口;观察眼睑的肿胀情况,必要时包扎 48 小时。

2. 口服抗生素,滴用抗生素眼药水。

3. 切开法者 5~7 天拆线。

【注意事项】

1. 重睑手术是美容性手术,术前务必与受术者充分交流：明确手术的风险，讲明术后效果与其想象中的差异。

2. 术毕如发现重睑形成不满意，应当即纠正。

八、上睑下垂矫正术

【术前准备】

1. 视功能检查，包括屈光状态测定。

2. 明确双眼眼位，尤其是 Bell 征的检查。

3. 眼睑的功能和形态　上睑遮盖瞳孔程度、睑裂高度及提上睑肌肌力测量。

4. 额肌肌力测量。

5. 除外重症肌无力、交感神经节病变和 Marcus-Gunn 综合征。

6. 术前常规全身体检。

7. 术前 3 天滴用抗生素眼药。

(一) 提上睑肌折叠术

【适应证】

1. 轻度先天或后天性上睑下垂。

2. 各种腱膜性上睑下垂。

【禁忌证】

1. 重度上睑下垂。

2. 眼部组织急性炎症期。

【手术操作】

1. 皮肤及穹隆结膜组织浸润麻醉，不合作的患儿全身麻醉。

2. 沿重睑线切开皮肤、轮匝肌，去除一条睑板前皮肤及轮匝肌，暴露睑板。

3. 在上睑板中央做牵引线，向下方牵引，打开眶隔，向上分离至节制韧带，并将其充分暴露。

4. 5-0 丝线穿过节制韧带及提上睑肌腱膜后，缝合于睑板上缘 1~2mm 处的板层，勿穿透睑板，完成一组缝线；同样方法行 3 组缝线。

5. 嘱患者平视，查看双眼上睑的高度、弧度，调整线结，使上睑位于角膜缘下 0.5mm 为宜。

6. 6-0 丝线按重睑方式缝合皮肤。

7. 结膜囊涂多量抗生素眼膏,覆盖眼敷,加压包扎。

(二)提上睑肌截除术

【适应证】中度上睑下垂,提上睑肌力量在中等以上。

【手术操作】

1. 皮肤及穹隆结膜组织浸润麻醉。

2. 沿重睑线切开皮肤、轮匝肌,去除一条睑板前皮肤及轮匝肌,暴露睑板。

3. 在上睑缘中央做牵引线,向下方牵引,结膜囊内置入 Hotz 板。

4. 于睑板上缘眦角处剪开提上睑肌,形成局部破口,直剪伸入破口内提上睑肌下方,将其完全分离,而后剪断其与睑板上缘的联系。

5. 在睑板上缘分离 Müller 肌,完全离断与提上睑肌之间的联系。

6. 打开眶隔,烧灼止血去除多余脂肪,此时已能充分暴露提上睑肌。

7. 用直剪顺提上睑肌内外侧剪断内外角及节制韧带,可以感觉到提上睑肌被松解。

8. 将提上睑肌腱膜褥式缝合到睑板上缘 1~2mm 处的板层;同样方法形成 3 对褥式缝线。先打活结,嘱患者平视,查看双眼上睑的高度、弧度,调整线结后结扎,术毕使上睑位于角膜缘下 0.5~1mm 为佳。在缝线上 2mm 处剪除提上睑肌。

9. 以重睑方式缝合皮肤,可适当去除多余皮肤,注意睑缘位置、弧度及睫毛方向。

10. 结膜囊涂抗生素眼膏,覆盖眼敷,加压包扎。

(三)额肌悬吊术

【适应证】

1. 重度上睑下垂。

2. 提上睑肌力量差、额肌力量好的患者。

3. 外伤、神经源性上睑下垂。

4. 下颌瞬目综合征。

【手术操作】

1. 患儿在全麻下手术,眼睑及眉弓皮下组织浸润麻醉。

2. 重睑线高度一般设计为 3~5mm,沿重睑线切开皮肤,去除一条睑板前轮匝肌,暴露睑板。

3. 在眶隔与眼轮匝肌之间潜行分离,穿过肌层至眉弓下缘皮下,紧贴皮下向上分离至眉弓上 10mm,鼻侧避开滑车,向颞侧宽度约为 15mm,压迫止血。

4. 将额肌腱膜向下牵引,用 5-0 丝线缝合于睑板上缘 1~2mm 处的板层,行 3 对褥式缝合线。

5. 在眼球正位时,调节缝线使上睑位于角膜缘下0.5mm,并注意睑缘弧度。

6. 以重睑方式缝合皮肤。

7. 结膜囊涂抗生素眼膏,覆盖眼敷,加压包扎。

【术后处理】

1. 口服 3 天抗生素及止血药物。

2. 次日清洁伤口,涂大量眼膏后再次包扎 3~5 天。

3. 密切关注角膜情况,对眼睑闭合不全者,叮嘱睡眠时务必涂眼药膏保护角膜。

4. 术后 7 天拆线。

【注意事项】

1. 术后观察上睑的位置,如需要调整应于术后一周左右打开切口重新调整缝线。

2. 由于手术操作对提上睑肌的刺激,术后前几天内眼睑的位置偏低,不要急于手术矫正。

3. 暴露性角膜炎多发生于术后一周内,表现为:畏光、流泪、视力下降、结膜充血、角膜上皮点片状浸润,重者可发展为角膜溃疡甚至前房积脓。术毕可行下睑缝线牵引使眼睑闭合,预防角膜干燥;术后重视眼药膏的涂抹,保护角膜,对于发生了暴露角膜炎的患者,在持续包扎并加用角膜湿润及营养眼药后无效者,可行上下睑缝合术或者将上睑重新放回原位,待角膜炎痊愈后 3~6 个月再行手术。

4. 缝合切口时,应同时观察睫毛角度,如发现眼睑有内翻倒睫倾向,应当即调整。

5. 穹隆结膜脱垂,多因穹隆结膜的过分分离或者结膜严重水肿导致。轻症者,涂激素眼药膏加压包扎可自行复位;较重者术后 7 天内进行缝合复位;无效者在术后 2 周行脱垂结膜切除术,切口可以不缝合。

九、结膜囊成形术

【适应证】眼球摘除患者,因各种原因结膜囊狭窄或消失,义眼片无法佩戴。

【禁忌证】

1. 各种眼睑或眼窝手术 3 个月内,瘢痕收缩未稳定。
2. 眼部组织的急性炎症期。

【术前准备】

1. 眼部常规检查,尤其是结膜囊的形态及狭窄情况。
2. 常规全身体检。
3. 术前 3 天滴用抗生素眼药。

【手术操作】

1. 在结膜下、眼睑皮下及眶周浸润麻醉。
2. 从内眦到外眦水平切开睑裂中央结膜,结膜下分离,上方不能过深,否则易损伤提上睑肌,下方、颞侧及鼻侧均达眶缘。
3. 查看缺损结膜的范围,压迫止血。
4. 一般取上臂内侧全厚皮片,其无毛发且质地柔软细腻。视结膜囊狭窄程度取皮片,对于结膜囊闭锁者一般取 4mm×6mm 大小即两个眼模大小。供区皮肤拉拢缝合,张力大者先行皮下减张缝合。
5. 去除部分真皮层,使皮片变薄利于成活,适当修剪后将皮片平铺于结膜囊内,6-0 可吸收线将其与残存结膜边缘缝合。
6. 置入透明眼模,拉平皮片,不要有皱褶。
7. 上下睑缘中央 2/3 灰线切开,睑缘后唇作创面,6-0 可吸收线分别褥式缝合上下后唇 3 针,上下前唇 3 针。
8. 涂抗生素眼药膏后,加压包扎。

【术后处理】

1. 口服消炎及止血药物 3 天。
2. 术后加压包扎 3~5 天首次换药,之后再包扎,8 天后打开点药。

3. 睑缘缝线 10 天后拆除。

4. 术后 3 周开始,每 2 周结膜囊冲洗。

5. 手术 6 个月后睑缘切开。

【注意事项】

1. 对拟行义眼台植入术者,应先植入义眼台,再作结膜囊成形术。

2. 术毕一定放入透明眼模并行睑缘粘连术,双向对抗收缩,否则手术失败。

3. 由于皮肤分泌皮脂腺,结膜囊内有异味和白色油腻分泌物,属正常现象,需要定期清洗。

4. 睑缘切开 3 天后,可佩戴义眼片。

十、结膜瓣遮盖术

【适应证】

1. 角膜瘘,保守治疗无效,视力恢复无望者,且无法进行角膜移植者。

2. 大泡性角膜病变,反复形成引起严重刺激症状,视力恢复无望且要求保留眼球者。

3. 轻、中度眼球萎缩拒绝摘除眼球而要求改善外观,但角膜知觉存留无法直接佩戴美容眼片者。

【禁忌证】

1. 眼球无萎缩,且有光感者。

2. 眼球萎缩,经常有不适症状,眼内情况不稳定。

3. 有条件进行角膜移植复明者。

【术前准备】

1. 术前常规全身及眼部检查。

2. 术前 3 天滴用抗生素眼药。

【手术操作】

1. 球后神经阻滞麻醉,球结膜下浸润麻醉。

2. 角膜瘘

(1) 病变位于角膜缘附近:

1) 用刀片切除需覆盖区域的板层角膜,深度达浅层基质,清除角膜上皮层。

2) 弯剪沿角膜缘剪开球结膜,长度依病变范围而定,应略宽于病变范围;在结膜下向穹隆部潜行分离,直至能无张力覆盖病变区域。

(2)病变位于角膜中央,可采用双蒂(桥形)结膜瓣遮盖。

1)去除贯穿中央角膜的板层组织,呈条带状。

2)在上方球结膜做一较病灶宽 2~3mm 的周边弧形球结膜剪开,弧长相当于 10:00~2:00 方位,沿角膜缘再做 8:00~4:00 方位的球结膜剪开,将结膜分离,形成一桥形结膜瓣。

(3)将松解后的球结膜移至需覆盖的角膜区域,结膜瓣边缘大于病损 2~3mm,用 10-0 线缝合固定于角膜上,线结转入角膜组织内。

3. 眼球萎缩及大泡性角膜病变,需要覆盖全部角膜。

(1)弯剪沿角膜缘剪开全周球结膜,再向穹隆部潜行分离。

(2)从角膜缘后 1mm 开始,15 号圆刀切除整个角膜板层,约为 1/3 角膜厚度,切勿穿透。

(3)将上下方的球结膜直接拉拢对合,8-0 可吸收线间断缝合。

(4)结膜囊置入透明义眼模。

4. 结膜囊涂抗生素眼膏,覆盖眼敷,加压包扎。

【术后处理】

1. 术后次日观察结膜瓣覆盖情况,如有缝线松脱、结膜开裂或回退,及时修补。涂用抗生素眼膏后,继续包扎 3 天,隔日观察。

2. 滴用抗生素眼药。

3. 10-0 缝线在伤口愈合牢靠后拆除。

4. 要求美容者,术后 3 周佩戴美容眼片。

【注意事项】

1. 用于遮盖的球结膜尽量不带筋膜组织。

2. 板层角膜应开始于角膜缘外 1mm 处,以免角膜缘干细胞存留,影响创面愈合,也避免囊肿形成。

十一、翼状胬肉切除术

【术前准备】

1. 术前常规眼部及全身检查。

2. 术前 3 天滴用抗生素眼药。

（一）翼状胬肉单纯切除

【适应证】初次手术患者,胬肉侵入角膜 <3mm,胬肉薄,无明显充血。

【禁忌证】

1. 复发患者。

2. 胬肉明显处于快速生长期者。

3. 活动性沙眼、急性结膜炎症期、泪囊炎以及内翻倒睫者。

【手术操作】

1. 眼球表面麻醉后,于翼状胬肉颈部和体部结膜下浸润麻醉。

2. 显微镜下,15 号圆刀片沿胬肉头部约 0.5mm,划开角膜,达角膜前弹力层。由此开始在同一平面行角膜剥离,直至角膜缘,剪开胬肉体部两侧球结膜。

3. 剪除胬肉头颈部及体部结膜下增生的筋膜组织。

4. 将肌止端前缘巩膜面残留的结膜下组织清除干净,如结膜缺损较小,可以旷置裸露的巩膜,待日后结膜组织爬行;如果缺损范围较大,可以将结膜游离缘用 10-0 丝线间断缝合于距角膜 3~4mm 的浅层巩膜上。

5. 结膜囊内涂抗生素眼膏,覆盖眼敷。

（二）翼状胬肉切除联合游离结膜移植术

【适应证】

1. 翼状胬肉复发患者。

2. 翼状胬肉肥厚充血,侵入角膜 >3mm。

【手术操作】

1. 翼状胬肉切除同单纯切除术。

2. 采用下方角膜缘球结膜,在结膜下浸润麻醉,使结膜隆起,方便分离。

3. 尽量剔除结膜下筋膜组织,取 6mm × 8mm 左右大小的球结膜,覆盖裸露巩膜。切勿混淆结膜正反面。

4. 将结膜植片的角膜缘对准创面角膜缘,10-0 丝线将结膜植片与远端残留球结膜缝合,植片四个角缝合时应带浅层巩膜。

5. 植片来源的结膜缺损区,可以空置不处理。

6. 结膜囊涂抗生素眼膏,覆盖眼敷。

【术后处理】

1. 手术次日观察创面及植片的固定情况。

2. 滴用含少量糖皮质激素的抗生素眼药水。

3. 术后 5 天拆除结膜缝线。

【注意事项】

1. 充血较重的翼状胬肉,先局部用药,减轻充血后再手术。

2. 翼状胬肉的手术类型较多,如何选择没有严格的界定,应本着用最简洁的办法达到最佳治疗效果。

3. 手术过程中,剪除增生筋膜组织时,勿损伤内直肌。

4. 缝合游离结膜植片时,切勿将植片的上下面混淆。

5. 对于再次复发或较重的翼状胬肉,可以局部用丝裂霉素,预防瘢痕组织增生。

十二、泪囊摘除术

【适应证】

1. 高龄慢性泪囊炎患者。

2. 泪囊较小并有萎缩性鼻炎不适合行泪囊鼻腔吻合或泪道插管术。

3. 泪囊肿瘤。

4. 结核性泪囊炎。

【禁忌证】

1. 泪囊炎急性期。

2. 有条件泪道再通者。

【术前准备】

1. 术前常规体检,尤其是凝血功能的检查。

2. 术前 3 天滴用抗生素眼药。

【手术操作】

1. 筛前、眶下神经阻滞麻醉,局部皮下浸润麻醉。

2. 距内眦角 3~5mm,内眦韧带上方 3~5mm,顺泪前嵴做 15mm 长弧形切口。

3. 钝性分离皮下组织,暴露内眦韧带并做好标记,切断内眦韧带。

4. 小心纵行剪开泪囊筋膜,紧贴泪囊分离泪囊周围,注意保持泪囊的完整性。

5. 剪断泪总管,充分游离泪囊后,将泪囊上提,从鼻泪管处剪断。

6. 检查泪囊是否破损,清除可能残留的泪囊黏膜。

7. 5% 碘酊烧灼泪囊窝,尤其是泪总管和鼻泪管的断端,生理盐水冲洗。

8. 6-0 可吸收缝线缝合泪囊窝,并复位缝合内眦韧带,关闭皮肤切口。

9. 破坏泪小管黏膜,烧灼封闭泪小点。

10. 局部涂抗生素眼膏,覆盖眼敷,绷带包扎。

【术后处理】

1. 次日清洁伤口,第 7 天拆线。

2. 滴用抗生素眼药水数天。

【注意事项】

1. 泪囊颞侧及顶部粘连较紧,分离时小心剪破泪囊;泪囊顶部血运丰富,易出血。

2. 术中应彻底清除泪囊黏膜,以防术后出现局部黏液囊肿。

3. 如为肿物,应尽量多地切除泪道组织,必要时行术中病理切片检查,确保切除干净。

十三、泪囊鼻腔吻合术

【适应证】

1. 慢性泪囊炎。

2. 鼻部手术导致的下泪道阻塞。

【禁忌证】

1. 泪囊急性炎症。

2. 造影显示泪囊较小。

3. 严重的鼻中隔偏曲及萎缩性鼻炎。

4. 年老体弱患者。

5. 泪道肿物。

【术前准备】

1. 术前常规体检,尤其是凝血功能的检查。

2. 术前3天滴用抗生素眼药水及收缩鼻黏膜药水。

3. 术前清洗面部和手术区域。

4. 中鼻道和鼻甲放置2%利多卡因和1:10 000肾上腺素浸湿的细纱条,纱条尽量紧贴并深入鼻腔,一段外露于鼻孔。

【手术操作】

1. 筛前、眶下神经阻滞麻醉,局部皮下组织浸润麻醉。

2. 切口类似于泪囊摘除术,稍偏向鼻侧。尖刀切开皮肤,放置扩张器,钝性分离直至暴露内眦韧带。

3. 做好标记后,离断内眦韧带。

4. 沿泪前嵴切开骨膜并向颞侧分离,将骨膜连同泪囊推向颞侧。

5. 用镊子将泪骨骨板捅破,以此为切入点用咬骨钳制造以泪前嵴为中心的椭圆形骨窗,大小约为横径15mm,纵径20mm。

6. 骨窗形成后即可见鼻黏膜,抽出鼻腔内纱条,于暴露的鼻黏膜做工形切口,使鼻黏膜形成前后两瓣。

7. 同样在泪囊内侧壁行工形切口,上至泪囊顶部,下至鼻泪管上方,使泪囊也形成能充分张开的两瓣。从泪点插入泪道探针,明确泪囊为全层切开。

8. 6-0可吸收线将鼻黏膜和泪囊黏膜的前唇和后唇对应缝合两针。

9. 复位内眦韧带,关闭皮肤切口。

10. 局部涂抗生素眼膏,覆盖眼敷,加压包扎。

【术后处理】

1. 加压包扎24小时,次日清洁伤口,并冲洗泪道。

2. 局部滴用抗生素眼药。

3. 7天拆除皮肤缝线。

【注意事项】

1. 切开皮肤后,应钝性分离皮下组织至泪前嵴,以免损伤内眦静脉,造成手术野出血。

2. 咬骨前,轻推开鼻黏膜,以免损伤。

3. 术后鼻腔可能有出血,一般均可自行缓解。

十四、眼睑裂伤清创缝合术

【适应证】各种眼睑的破裂伤。

【禁忌证】

1. 伤口部位明显急性感染。

2. 生命体征不稳定时期。

【术前准备】

1. 内外科会诊,确保患者全身情况平稳。

2. 确实能配合手术者,局麻下进行。

3. 必要时全身麻醉,术前常规全身体检。

【手术操作】

1. 清创

(1) 大量生理盐水冲洗伤口,去除伤口表面及周围的异物、血痂。

(2) 对于伤口的出血点尽量采用压迫、钳夹或烧灼的方法充分止血,使手术野清晰暴露。

(3) 冲洗伤口内部,暴露伤口末端,去除伤口内的污秽异物。伤口较深者,应用过氧化氢溶液清洗,勿接触眼球。

2. 根据眼睑裂伤的部位和范围给予适当缝合

(1) 眼睑部分厚度裂伤:顺皮纹的眼睑部分厚度裂伤小于10mm,可以不缝合待其自愈;较大的裂伤,使用6-0丝线行间断缝合。较深裂伤可能伤及眶隔、眶脂肪、提上睑肌等,缝合时要充分暴露其深度,从后向前逐层缝合。深部组织用6-0可吸收线间断缝合或水平褥式缝合。复位脱出的脂肪,如有坏死或污染则行剪除。皮肤对位缝合,如果张力大,可先行皮下减张缝合,预防皮下瘢痕的增宽和伤口裂开。

（2）垂直性睑缘全层断裂：对合睑缘，6-0 可吸收线垂直外翻褥式法缝合睑缘裂伤。间断缝合睑板板层及皮肤。睑缘缝线要留较长的线头，牵拉于睑裂外，防止摩擦角膜。

（3）眼睑内眦角损伤：内眦韧带断裂导致内眦角钝圆形畸形。缝合时，应向伤口深处寻找内眦韧带断端，使用 4-0 丝线褥式缝合。内眦韧带若在附着处断裂，可将其缝合于骨膜上。

（4）提上睑肌断裂：用齿镊在断裂的眶隔下向眶上缘寻找，当夹住可疑断端时，令患者作开睑动作，如感到镊子有明显拉力，即表示已夹住提上睑肌，再找出下方断端，用 5-0 丝线进行褥式缝合。如果提上睑肌的下方断端不能辨认，可将其缝合于睑板上缘。最后分层缝合眼轮匝肌和皮肤伤口。

（5）伴有眼睑皮肤缺损：皮肤缺损不大者，可通过潜行分离附近的组织后拉拢缝合；对于伤口缺损较大者，可根据伤口缺损的形状和位置，应用局部皮瓣或游离植皮来修补缺损，应尽可能利用附近的皮肤来修补。游离植皮可采用耳后、上臂内侧或大腿内侧的全厚皮瓣。为抵抗局部瘢痕收缩张力，要行粘连性睑缘缝合术。

3. 局部涂抗生素眼膏，覆盖眼敷，加压包扎。

【术后处理】

1. 包扎 48 小时，术后 5~7 天拆线，睑缘缝线 10 天拆。

2. 睑缘缝合者，根据局部张力大小，在 3~6 个月瘢痕收缩期过后，行睑裂切开。

3. 适当口服抗生素预防感染。

【注意事项】

1. 尽量采用压迫止血及烧灼止血方法，少用丝线结扎，以免日后引起异物反应。

2. 眼睑伤口的缝合越早越好，最好在受伤后 8 小时内缝合，伤口有感染化脓时，要延期缝合。由于眼睑血液循环好，48 小时内均可对伤口进行一期缝合，对于创面条件较好的，甚至可以在 72 小时内进行一期缝合。

3. 眼睑皮肤菲薄，血液循环丰富，组织再生旺盛，即使是离体的皮瓣,也常能活活,所以要尽量保留破碎的眼睑皮肤,不可轻易将其剪除。

4. 深层组织分层对位缝合,缝合时创面两侧的深度、宽度要一致,避免卷边或错位。

5. 伤后 24 小时内肌内注射破伤风抗毒素。

6. 对于动物咬伤者,注意:①过氧化氢溶液冲洗伤口,但勿接触眼球;②伤口开放,至少 48 小时后缝合;③就近防疫站注射狂犬疫苗。

7. 游离植片缝合时,要采用包堆的缝合法,务必使植片紧贴植床。

十五、泪小管断裂吻合术

【适应证】泪小管断裂,多为下泪小管。

【禁忌证】眼睑局部明显的急性炎症期。

【术前准备】术前冲洗泪道,明确泪小管断裂情况。

【手术操作】

1. 筛前、眶下神经阻滞麻醉,皮下组织浸润麻醉。

2. 在伤口内部,沿泪小管的走行寻找其鼻侧断端。断端具有明显特征:管壁外卷的白环状。一般在显微镜下均易直接找到。如若组织肿胀严重或者断裂部位较深时,可以用猪尾状弯针从上泪小点插入,经泪总管,从鼻侧断端探出。

3. 6-0 可吸收线褥式缝合紧邻断裂管壁的组织,勿穿透管壁。

4. 将作为支撑物的硅胶管或硬膜外麻醉管,从下泪小点进入泪道,穿过泪小管的两个断端,经泪囊进入鼻腔,外露端缝合固定于下眼睑;或者外露端从上泪小点进入泪道,与另一端在鼻腔相遇,并相互打结固定,仅在内眦角呈弧形外露。

5. 间断缝合皮肤伤口。

6. 局部涂抗生素眼膏,覆盖眼敷,加压包扎。

【术后处理】

1. 次日换药,注意支撑管的位置及伤口愈合情况。

2. 滴用抗生素眼药。

3. 支撑管最少保留 3 个月。

【注意事项】

1. 新鲜的泪小管断裂，最好在 48 小时内予以吻合。

2. 最好避免切开泪囊来寻找泪小管的断端，这样损伤较大；而且伤后局部组织肿胀出血，不适宜再另行切口。

3. 部分患者因伤口较深或者断端瘢痕收缩等原因，即便术中吻合成功，日后也有泪溢可能。

4. 陈旧性的泪小管断裂，找寻鼻侧断端的难度较大；即使找到，术后再通的几率也大大降低。

十六、眼球摘除术

【适应证】

1. 严重的眼球破裂伤，无法缝合。

2. 眼内恶性肿瘤，不适合保守治疗者。

3. 无光感眼球反复红痛者。

【禁忌证】

1. 能缝合的破裂眼球，尤其是能恢复部分视功能者。

2. 单眼患者，慎重摘除，尽量保守治疗。

3. 眼内炎患者，应行眼内容摘除。

4. 眼眶急性炎症期。

5. 全身凝血机制障碍未缓解者。

【术前准备】

1. 眼眶 CT 查明眶壁情况。

2. 术前常规体检，尤其是凝血功能的检查。

3. 术前 3 天滴用抗生素眼药。

4. 操作前再次核实眼别。

【手术操作】

1. 球后阻滞麻醉和球结膜下浸润麻醉，必要时加用基础麻醉或全身麻醉。

2. 沿角膜缘全周剪开球结膜，并与巩膜分离直至赤道部。

3. 斜视钩钩出直肌，在直肌止端用 6-0 可吸收线圈套缝合，在缝线和直肌止端间剪断直肌。

4. 血管钳夹住直肌止端,固定眼球,用弯剪或视神经剪从鼻上方伸入球后,感觉到视神经后张开剪刀剪断视神经,将眼球娩出肌锥腔,紧贴眼球剪除其余相连的组织。

5. 钢球或纱布填塞压迫止血。

6. 充分止血后,将四直肌的缝线相互打结。

7. 6-0 可吸收线关闭结膜伤口,也可以留置引流条。

8. 结膜囊涂抗生素眼膏,覆盖眼敷,加压包扎。

9. 摘除的眼球送病理检查。

【术后处理】

1. 全身服用抗生素和止血药物,必要时服用止血药物。

2. 次日清洁伤口,留置引流条者,先拔出少许,48~72小时后全部拔除。

3. 滴用抗生素眼药水。

4. 伤口无渗血后,结膜囊内放置透明义眼模作为支撑,防止组织过于收缩。

【注意事项】

1. 因破裂而摘除眼球时,因眼球塌陷无张力,不易完整剪除巩膜,注意确实剪断部位在视神经上。

2. 摘除眼球后,应检查眼球是否完整,如不完整应将残存巩膜和葡萄膜剪除干净。

3. 术中应尽量保存更多的结膜及眶内软组织,减轻眼窝凹陷,避免结膜囊狭窄。

4. 球内恶性肿瘤者,仔细检查球壁和视神经,如有异常,应进一步治疗。

5. 眼球受到牵拉时,可使脉搏减慢和细弱,甚至恶心呕吐,此类现象称为眼心反射。此时应松开牵拉的组织,数分钟后可缓解,必要时可用阿托品肌内注射。

6. 如无特殊情况,目前均同时植入义眼台。

十七、眼内容摘除术

【适应证】

1. 无法控制的眼内炎症。

2. 眼球穿孔,无法缝合且无法保留。

【禁忌证】

1. 眼内恶性肿瘤。

2. 眼球破裂，累及后壁者。

【术前准备】同眼球摘除术。

【手术操作】

1. 球后神经阻滞麻醉。

2. 尖刀在角膜缘刺入前房，用弯剪去除包括角膜缘在内的整个角膜。

3. 虹膜恢复器伸入葡萄膜与巩膜的间隙，将眼内容物完整去除；局部粘连紧密者，用刮匙搔刮，确保彻底清除色素层，尤其是后极不易暴露的色素组织。

4. 用纱布再次清理残附于巩膜的色素组织。

5. 5%碘酊涂烧巩膜内壁后，大量生理盐水清洗巩膜腔。

6. 上下巩膜缘对合缝合两针，保持局部巩膜腔开放，以利于渗血的引流，或巩膜腔内留置引流条。

7. 局部涂抗生素眼膏，覆盖眼敷，加压包扎。

【术后处理】

1. 全身服用抗生素和止血药物。

2. 次日清洁伤口，留置引流条者，先拔出少许，48~72小时后全部拔除。

3. 滴用抗生素眼药水。

4. 伤口无渗血后，结膜囊内放置透明义眼模作为支撑，防止组织过于收缩。

5. 如拟行义眼台植入，手术在1~3个月后进行。

【注意事项】

1. 术中切勿穿透巩膜，防止交感性眼炎和炎症蔓延。

2. 巩膜腔内的色素组织务必清除彻底，避免交感性眼炎的发生。

3. 义眼台植入手术应二期进行。

十八、结膜裂伤缝合术

【适应证】

1. 单纯球结膜裂伤。

2. 伤口较长,≥10mm。

3. 伤口≥5mm,创缘两侧有张力且呈裂开状。

【术前准备】

1. 术前应详细询问外伤史,仔细行眼表面及裂隙灯检查,荧光素染色可较好地显示结膜损伤范围。同时应除外并发症存在的情况,如巩膜裂伤、眼内异物存留等。

2. 术前宜用生理盐水清洁眼睑皮肤、仔细冲洗结膜囊。

【手术操作】

1. 表面麻醉或局部浸润麻醉,充分暴露球结膜、穹隆结膜,清除伤口及结膜囊异物。

2. 探查并除外巩膜裂伤、眼内异物存留情况。

3. 结膜缝合用可吸收线。对齐结膜损伤边缘,可间断缝合;也可连续缝合,为防缝线松脱,可将连续缝合线的两端打结。可吸收线可行埋藏缝合。

4. 有时急诊情况下,因结膜高度水肿,大量结膜下出血,造成结膜伤口观察欠清、对合欠佳,水肿消除后如发现仍有较大的结膜伤口要及时修补处理。

5. 嵌顿或脱出的筋膜影响伤口愈合,要及时剪除。

6. 出现结膜囊分泌物较多,结膜水肿加重等感染征象时,勿再包扎,要考虑是否有异物存留,并全身应用抗生素。

7. 术毕涂抗生素眼膏,眼垫遮盖或绷带包扎患眼。

【术后处理】

1. 术后常规处理　术后每天或隔天换药,伤口较长或行结膜瓣移植者应连续包扎患眼 2~3 天。以后日间可滴抗生素眼液 3~4 次,晚间涂抗生素眼膏。术后 5~7 天拆除缝线。伤口面积较大、污染较严重者应口服抗生素预防感染。

2. 术后观察　结膜创缘对合情况,是否有筋膜组织嵌顿或脱出,连续缝合线是否松脱,结膜囊是否有分泌物等感染征象。

【注意事项】

1. 缝合时勿使筋膜组织嵌入伤口内而造成伤口延迟

愈合。

2. 当结膜有缺损面时,可沿创缘两侧行结膜下潜行分离,以缓解结膜创缘张力,再行对位缝合。球结膜大片缺损,也可用转移结膜瓣方法进行修补缝合。甚至从健眼取材。

3. 注意泪阜和半月皱襞的解剖关系。

4. 结膜线结勿留太长,以免触及角膜,造成角膜损伤。

5. 结膜裂伤,一般不影响视功能。缝合时注意对位准确,结膜切勿卷边,以免影响伤口愈合;避免缩窄结膜囊,而影响眼部外观。

十九、角膜裂伤缝合术

【适应证】

1. 角膜伤口较大,创缘对合欠佳,前房不能形成。

2. 整齐而较小的伤口经包扎及使用角膜接触镜观察 1~2 天,伤口荧光染色仍有"溪流"征。

3. 有虹膜等眼内组织嵌塞于角膜伤口或有角膜组织缺损。

4. 角膜板层裂伤,但伤口较深、范围较大,特别是前板层呈游离瓣状。

【术前准备】

1. 术前必须详细询问病史,包括受伤过程、致伤物质、受伤时间及抢救情况。

2. 仔细检查眼部,手法轻柔,勿施压于眼球,避免眼内容进一步流失。必要时,滴用表面麻醉剂后检查,以减轻患者刺激症状。必要时可散大瞳孔行眼底检查。

3. 作必要的 X 线检查,除外眼内金属等异物。

4. 受伤后 24 小时内,学龄儿童及成人需行破伤风抗毒素肌内注射。

【手术操作】

1. 采取球后麻醉方式,儿童及不合作者应全身麻醉。伤口小且非常合作患者,可仅用表面麻醉。开睑器开睑,若开睑器增加眼球压力造成伤口处眼内容进一步流失,则用眼睑缝线牵拉开睑。

2. 开睑后应再次在显微镜下清洁角膜伤口,可用稀释的庆大霉素或妥布霉素溶液冲洗角膜伤口,仔细清洁眼球表面。或用浸湿的棉签轻轻拭去污物。清洁伤口创缘,用显微镊子和尖刀刮除渗出物及粘连的色素组织、糜烂的上皮,使角膜实质创面清晰、光洁。

3. 采用 10/0 尼龙线,缝合顺序依伤口情况而定。大的伤口可先将角膜缘对合,对于有角度的伤口先将尖端对位缝合;瞳孔区尽量缝合少、跨度小,以减少角膜中心区散光,保护视力;周边直线伤口,可连续缝合;缝合时要达到角膜实质深层,最宜为全层角膜厚度的 2/3~4/5;避免虹膜嵌塞或缝合于伤口内;伤口密闭应达到水密合或确实的气密合程度。缝合方法包括间断缝合、连续缝合、8 字形缝合以及荷包式缝合等。间断缝合为最常用的角膜裂伤缝合方法,适用于绝大多数角膜裂伤口的缝合,需要注意保持各缝线间张力的均匀分布,尤其对于不规则创口缝合,容易出现后续缝合导致前次缝针张力松弛的现象。其进出针位置应距创缘 1.5~2mm,缝线垂直跨越创缘。在周边角膜进针深度可深达全层角膜厚度的 4/5,在瞳孔区角膜缝合深度应适当减浅,常为角膜厚度的 1/2~2/3。连续缝合及 8 字形缝合法较适用于不在瞳孔区较小的角膜创口,优点是可使缝线张力均匀分布,创口对合整齐,并能减少线结的刺激。连续缝合及 8 字形缝合进针方法和深度与间断缝合相似,但其进针起点可选在一侧创缘的基质层内,最后出针由另侧创缘基质层穿出,线结埋入创口内。荷包式缝合适合于 T 形、星形或瓣状伤口的缝合,其操作方法即在创口部各游离角膜瓣上用刀片做一向心为创口中心的小的弧形板层角膜切口,以其中一小切口基质层为进针起点,经由各游离角膜瓣切口内深基质层,做一连续类圆形缝合,回到进针起点并结扎,使各角膜瓣向创口中心聚拢而密闭创口,线结埋入基质层中。

4. 对于伤后时间较短,组织新鲜、色泽纹理清晰的虹膜,去除表面渗出物、彻底冲洗后还纳于眼内。对于脱出时间较长、表面污秽、渗出物不易去除的虹膜则需剪除。还纳虹膜较困难时,可在角膜伤口缝合后,从远离虹膜脱出的伤口一端,或在对侧角膜缘另行切口,深入虹膜恢复器或钝性弯针头,于虹膜表面从周边向中心分离,将虹膜从伤口中拉向眼内。注意动作缓慢轻柔,避免虹膜根部离断。

5. 向前房内注入纯净空气时,如气体进入后房,前房不能形成。此时不必勉强前房形成,特别是导致眼压升高时,说明伤口已密闭,宜放出部分气体使眼压恢复正常,或注入少量黏弹剂或包扎观察。

6. 有时无论怎样处理,都不能避免虹膜前粘于伤口内面,只要不在瞳孔区,不在伤口处形成嵌顿、脱出,可不处理。

【术后处理】

1. 全身应用抗生素,皮质类固醇和非甾体类抗炎药3~5 天,以抑制眼内炎性反应。

2. 术后每天换药至 1 周,注意角膜伤口是否密闭,是否有眼内组织嵌塞或脱出;角膜水肿是否逐渐减轻;前房形成情况,是否与对侧眼等深;眼内炎症情况,前房渗出是否加重;是否有感染,甚至眼内炎征象等,前房有炎性反应时,可行结膜下注射妥布霉素 2 万 U、地塞米松 2mg;是否有眼压高、晶状体异常等并发症。

3. 复杂伤口或行结膜瓣遮盖者应连续包扎患眼数天。经数天,结膜瓣多自行退回原位。未完全退回的,可在角膜瘢痕形成后,手术切除。

4. 角膜伤口密闭平整术后第二天即可改为眼垫遮盖。患者日间可滴抗生素和皮质类固醇(或混合液)眼液4~6 次,晚间涂 1% 阿托品眼膏、抗生素眼膏。阿托品眼药应用一般到术后 2 周。以后可改为短效散瞳剂活动瞳孔。

5. 术后 1 个月以后视伤口愈合情况拆除缝线。①缝线已松弛,对角膜伤口已不起任何支撑作用,常粘连分泌物,引起患眼异物感,应予拆除。此时即使伤口未愈合,也应拆线后重新缝合。②角膜瘢痕处有新生血管长入时,应拆除该处缝线。③为减少眼部刺激症状、减轻瘢痕形成,又担心伤口愈合不佳时,术后 1 个月可拆除部分缝线,如间断拆除缝线,拆除瞳孔区缝线,拆除伤口直线部分的缝线,拐角处缝线延迟拆除等。

【注意事项】

1. 术前应在裂隙灯下详细观察角膜伤口形态,缝合时尽量一次到位,避免同一部位反复缝合,加重角膜损伤,反而使缝合更加困难,瘢痕形成更加明显。

2. 缝合角膜时,缝线穿过角膜组织应与伤口方向垂直,角膜伤口两侧缝合深度一致。

3. 斜行伤口的缝合,钝角侧进针部位距离创缘要近些。复杂角膜伤口,如 T 形、星形伤口的缝合,可采用 8 字式、荷包式缝合。

4. 缝合结束时,要检查伤口密闭情况及促成前房形成,可从接近角膜缘的伤口一端,深入钝性弯针头,在虹膜表面边注入无菌生理盐水或纯净空气,边抽出针头,前房即可形成。有时需要注入少量黏弹剂。以上操作均应注意勿损伤晶状体和角膜内皮。注入无菌生理盐水或纯净空气时勿使眼压升高。注入的黏弹剂,手术结束时应尽量去除,以免术后高眼压。

5. 对于角膜比较糜烂或角膜有少部分缺损的伤口,可在缝合角膜伤口后行结膜瓣遮盖以保护角膜伤口并促进其愈合。结膜瓣可直接分离角膜缘附近的球结膜,也可游离球结膜做桥式遮盖。

6. 手术结束时,应尽量将线结导入角膜实质内,以避免线结暴露,患者磨痛,并引起长期眼部刺激症状。

7. 前房浅或前房未形成 在伴有低眼压时,应首先检查角膜伤口,行荧光染色,看伤口是否渗漏。若渗漏轻微,可行术眼加压包扎 1~2 天。若伤口渗漏较重,或包扎 1~2 天后伤口仍渗漏,则需行伤口修补术。

8. 继发青光眼可有多种原因 ①术中前房注入黏弹剂,术毕时未清除净,则需观察 1~2 天,待其吸收,同时应用降眼压药;药物控制不佳者可行手术清除。②瞳孔后粘连造成瞳孔阻滞的,早期散瞳,加强抗炎药物应用;晚期手术治疗。③周边虹膜前粘连,甚至前房未形成,需解除后房压力高的因素,如晶状体膨胀等。④植入性虹膜囊肿:

多于手术数年后发生,可行手术切除。

9. 若术后眼痛加重、视力下降,并伴有睫状充血,前房炎性反应加重,前房渗出增加,瞳孔区出现渗出膜,甚至出现前房积脓、玻璃体混浊,提示眼内炎。应立即行眼部B超检查。证实后按眼内炎处理。

二十、巩膜裂伤缝合术

【适应证】

1. 可见裂开的巩膜伤口及脱出的葡萄膜组织。

2. 可见嵌于巩膜伤口内的透明玻璃体。

3. 较严重的限局一侧的黑紫色结膜下出血,伴有低眼压、瞳孔变形移位。

【术前准备】同角膜裂伤缝合术。

【手术操作】

1. 球后麻醉,儿童及不合作者应全身麻醉。

2. 开睑器开睑,若开睑器增加眼球压力造成伤口处眼内容进一步流失,则用眼睑缝线牵拉开睑。眶压高影响眼球暴露者,可行外眦切开。

3. 将伤口周围的球结膜完全打开。若巩膜伤口张力较大,可从伤口近角膜缘端开始,边缝合边向后分离筋膜组织,进一步暴露巩膜伤口。

4. 用 5/0~8/0 可吸收缝线作对位间断缝合巩膜伤口,缝针深度应达到 1/2 巩膜厚度。用虹膜恢复器向眼内按压脉络膜,缝线不可穿过脉络膜。

5. 脱出物的处理　①若有玻璃体脱出,用棉棍将玻璃体粘起,剪刀紧贴巩膜面将其剪除;②对脱出的葡萄膜,剪除要慎重,一般有结膜保护,污染不严重的葡萄膜均应还纳眼内。

6. 巩膜伤口若达到锯齿缘部以后,应行锯齿缘以后伤口周围冷冻、硅胶外加压,预防视网膜脱离。较小的伤口可仅作冷冻。

7. 伤口处若持续出血,应尽快缝合。若玻璃体流失较多,巩膜裂伤缝合后,眼球塌陷严重,可在伤口对侧睫状体平部穿刺,向玻璃体腔内注入平衡液。

8. 缝合球结膜。结膜下注射妥布霉素 2 万 U、地塞米松 2mg,涂 1% 阿托品眼膏、抗生素眼膏,绷带包扎术眼。

【术后处理】

1. 全身应用抗生素,以预防感染。应用皮质类固醇和非甾体类抗炎药,以抑制眼内炎性反应。

2. 如伴有眼内出血,术后应卧床休息,头高位,服用止血药物。

3. 术后观察视功能恢复情况 有无光感、光定位如何;眼压恢复情况;球结膜出血是否减轻或吸收;眼内出血是否减少;有无感染征象,如球结膜充血水肿是否加重,是否出现前房渗出甚至积脓。对于玻璃体积血,可给予止血药物。大量出血,伤后 1~2 周根据眼 B 超情况考虑是否行玻璃体切除术。对于脉络膜脱离,早期给予糖皮质激素、脱水剂治疗。视网膜脱离一般为牵拉所致,尽快考虑手术治疗。

4. 术后 1 周可行眼部 B 超检查,指导进一步治疗。

【注意事项】

1. 作球结膜切口时,球结膜切口应与巩膜伤口错开,以便术后巩膜切口完全为球结膜覆盖。

2. 缝合及分离巩膜伤口时,尽量避免对眼球牵拉和挤压,以免眼内容进一步流失。

3. 必要时探查 360° 巩膜,以免遗漏隐匿的巩膜裂伤。多个巩膜裂伤,逐一缝合,缝合完一个,探查一个。

4. 角膜裂伤延伸至巩膜裂伤时,应先缝合角膜缘一针,然后再分别缝合角膜伤口和巩膜伤口。

5. 显微镜下仔细辨别伤口内脱出的组织,勿将视网膜当做玻璃体一道剪除。

6. 巩膜裂伤宜尽快处理,术中既要使术野暴露清晰,又要避免眼内容进一步溢出,故手法须轻巧。勿求暴露整个伤口再行缝合,否则眼内容进一步流失。只要看清创口对应的两侧,即可开始缝合。应先缝合前端即角膜缘侧或伤口拐弯处。边清理出血及眼内组织边缝合,应用 6-0 可吸收线或锐利纤细缝针缝合巩膜。

二十一、后巩膜裂伤缝合术

【适应证】

1. 视功能严重损害。
2. 广泛而严重的紫黑色结膜下出血。
3. 前房大量出血。
4. 低眼压,伴有前房加深。
5. 葡萄膜组织脱出或晶状体脱出于结膜下。
6. 眼球运动在某一方向受限。
7. 眼 B 超可提示后巩膜裂伤部位。

【术前准备】

1. 详细询问病史,仔细检查眼部,手法轻柔,勿施压于眼球,避免眼内容进一步流失。
2. 若屈光间质尚透明,可散大瞳孔进行眼底检查。
3. 眼内出血较多者,于术前给予止血剂肌内注射。
4. 个别患者,眶压较高,开睑暴露后巩膜困难,可全身应用脱水剂、抗生素和激素,并行眼部包扎 24 小时后再行手术探查。

【手术操作】

1. 麻醉、开睑同巩膜裂伤缝合。
2. 选择可疑方向,打开部分球结膜,或打开 360° 球结膜暴露伤口。有暗红色血流出的地方,往往是巩膜裂伤部位所在。有时需要切断直肌来缝合肌肉下面的伤口,或暴露赤道后的巩膜裂伤。
3. 用 5/0~8/0 可吸收缝线作对位间断缝合巩膜伤口,缝针深度应达到 1/2 巩膜厚度。用虹膜恢复器向眼内按压脉络膜,缝线不可穿过脉络膜。若伤口张力较大,可从伤口近角膜缘端开始,边缝合边向后分离筋膜组织,暴露巩膜伤口。并暂时保留缝线约 10mm,作为牵引线,用于暴露后面的巩膜伤口。
4. 脱出物的处理

(1) 有玻璃体脱出,用棉棍将玻璃体粘起,剪刀紧贴巩膜面将其剪除。

(2) 对脱出的脉络膜,一般应还纳眼内。

5. 预防视网膜脱离　应行巩膜伤口周围冷冻、硅胶外加压。较小的伤口可仅作冷冻。伤口深达后极,不必行硅胶外加压。

6. 清洁筋膜囊,尽量清除色素组织,然后复位断离的直肌,最后缝合球结膜。

【术后处理】同巩膜裂伤缝合术。

1. 玻璃体积血给予止血药物。大量出血,伤后 1~2 周根据眼 B 超情况考虑是否行玻璃体切除术。

2. 视网膜脉络膜脱离一般为牵拉所致,择期行玻璃体视网膜手术。

3. 眼球萎缩,视力恢复无望,眼球塌陷明显,可考虑二期眼球摘除术。

【注意事项】

1. 后巩膜裂伤对眼后段损伤较严重,仔细慎重处理脱出的玻璃体、脉络膜,这对视网膜的保护十分重要。一旦视网膜嵌顿、玻璃体大量脱失,将会大大增加后期玻璃体手术难度,甚至需要大范围的视网膜切开。

2. 缝合及分离巩膜伤口时,尽量避免对眼球牵拉和挤压,以免眼内容进一步流失。

3. 隐匿的巩膜裂伤,多发生在巩膜薄弱处,特别要注意直肌附着点后方。巩膜裂伤多为一个伤口,但也有可能多发。对于多个巩膜裂伤,应逐一缝合。如贯穿伤(双穿孔伤),应先处理前部伤口,在可能的情况下剪开球结膜探查后部伤口。<3mm 的异物贯穿伤,后部伤口可不予处理。

4. 巩膜伤口可能向后延伸很长,应逐步暴露缝合。由于越往球后部,越需要用力牵拉挤压眼球,可能使眼内容进一步流失。故对于后极部难于到达的伤口部分,可予以旷置,待其自行愈合。

5. 显微镜下仔细辨别伤口内脱出的组织,勿将视网膜当做玻璃体一道剪除。

6. 需要暂时剪断肌肉时,直肌断端应预置缝线,肌肉附着点宜保留少部分组织,以便于直肌复位缝合。

7. 随术中探查的深入,对于眼球破裂严重、眼内容流失过多、眼球塌陷严重、术前已无光感者，为防交感性眼炎的发生，可考虑摘除眼球。

二十二、前房异物摘除术

【适应证】

1. 单纯前房异物　金属异物，植物性异物，可在前房内游走的化学性质稳定的异物，如石子、玻璃。

2. 虹膜表面异物　金属异物，植物性异物。

3. 无眼后段损伤　不需联合晶状体、玻璃体手术。

【术前准备】

1. 术前必须详细询问病史，包括受伤过程、致伤物质。

2. 仔细进行眼部检查，特别是裂隙灯显微镜检查。前房异物多伴有角膜贯通伤，通过角膜裂伤形态，可帮助判断异物方位、大小。怀疑有前房异物，勿散瞳检查。

3. 为确定异物有磁性，可行磁石试验。在裂隙灯显微镜观察下，以恒磁铁缓慢靠近眼部，若前房异物有轻微的自主运动，即磁石试验"阳性"，证明异物有磁性。

4. 受伤后 24 小时内，较大儿童及成人需行破伤风抗毒素肌内注射。

5. 术前用 2% 毛果芸香碱眼液缩瞳。

6. 术前宜用生理盐水清洁眼睑皮肤，冲洗结膜囊。

【手术操作】

1. 球后麻醉，开睑器开睑，磁性异物可用睑缘牵引线开睑。手术应在手术显微镜下进行。原角膜伤口若有渗漏，应先予以缝合。

2. 磁性异物

（1）虹膜表面异物：在异物近侧作角膜缘切口，切口应略大于异物长径。以手持恒磁铁，缓慢接近切口，注意磁力线方向（磁头长轴）与切口和异物连线一致。异物即会向切口移动，此时应调整磁铁移动方向和速度，使异物缓慢离开原位，准确移至切口。若异物与虹膜粘连，或前房不易维持，可在切口至异物周围注入少许黏弹剂，用弯针头将异物略作分离。若异物连同虹膜组织一起被吸出，则说明异物部分埋于虹膜组织中，或有机化组织粘连包裹，宜用显微镊轻轻分离之，取出异物后再用虹膜恢复器将虹膜还纳送回前房，恢复瞳孔形态。

（2）前房角异物：若于角膜缘前界附近做切口，内口方向应朝向前房周边房角；也可于角膜缘后界做切口，吸取异物方法同上。注意还纳脱出的周边虹膜，使瞳孔复原。

3. 非磁性异物

（1）虹膜表面异物：因需要用显微镊将异物夹取出来，故角膜缘切口应稍大些，也可以先注入少许黏弹剂，用弯针头将异物略作分离并向切口方向移动，以利于显微镊将其夹出。

（2）前房角异物：宜在偏离异物方向做切口，以免在夹取异物时，顶压异物，使之向后房陷没。应在异物所在区域注入少许黏弹剂，既维持前房，又对异物起一定固定作用，便于分离夹取异物。

4. 因取异物的切口多较垂直，所以较易发生虹膜脱出。做透明角膜切口，使用黏弹剂，减少虹膜脱出。切口缝合后，再用弯针头或虹膜恢复器恢复还纳虹膜。

5. 异物向后房角陷没　切口要与异物所在部位有一定距离，这样器械对异物的操作不会使之向房角后压陷。使用黏弹剂推开堆埋的虹膜，轻轻剥离异物，使之离开房角一些距离，再行夹取。

6. 异物到达瞳孔区　使用黏弹剂，同时用弯针头使之移向周边虹膜表面。

7. 手术结束时，应尽量冲洗净黏弹剂，恢复圆形瞳孔。角膜缘切口小的，自闭不渗漏的可不予缝合，否则予以 10/0 尼龙线缝合。结膜下注射妥布霉素 2 万 U、地塞米松 2mg，涂 1% 阿托品眼膏、抗生素眼膏，敷眼垫遮盖及绷带包扎术眼。

【术后处理】

1. 全身应用抗生素，以预防感染。应用皮质类固醇和非甾体类抗炎药，以抑制眼内炎性反应。

2. 术后每天换药至 1 周，注意观察异物贯通伤口、角膜缘切口愈合情况;如有晶状体、角膜内皮损伤,观察其恢复情况;前房有炎性反应时,可行结膜下注射妥布霉素 2 万 U、地塞米松 2mg。注意活动瞳孔,防止虹膜后粘连。

3. 日间可滴抗生素和皮质类固醇(或混合液)眼液4~6 次,晚间涂 1% 阿托品眼膏、抗生素眼膏。阿托品应用一般到术后 2 周。以后可改为短效散瞳剂活动瞳孔。

4. 术后 1 个月以后视伤口愈合情况拆除缝线。

【注意事项】

1. 术前裂隙灯显微镜检查十分重要。仔细观察异物所在部位、大小,包括异物厚度,特别是异物长径方向,从而设计手术切口的部位、大小、深度、走向,以使异物顺利取出,对眼前节组织损伤达到最小。

2. 术前磁石试验注意勿使异物向瞳孔中心方向移动。

3. 角膜欲被切穿时,应缓慢,以免房水快速涌出,眼压急速下降,虹膜脱出。

4. 角膜缘切口不宜作成较长隧道样切口。特别是前房角异物,不要在异物径线做切口,以免使异物嵌于切口后唇后,不易取出。

5. 夹取异物时,要注意保护晶状体和角膜内皮。

6. 玻璃异物无论在眼内何处,都是很难夹取的,应尽量一次取出。这需要在夹取前很好地设计手术方案,创造好夹取异物的通路。若玻璃异物滑脱,有时很难再次夹取,特别是在前房角,锐利的玻璃边缘,使它很容易向房角深处移位、陷没,甚至消失。

7. 使用黏弹剂是很好的辅助手段。黏弹剂不仅支撑前房,保护晶状体、角膜内皮,对异物也有一定的稳定作用。

二十三、眼内炎前房穿刺冲洗术

【适应证】眼内炎出现前房积脓或房水异常时即可行前房穿刺获取房水标本,同时进行前房冲洗可以将异常房水、积脓去除。

【手术操作】

1. 采用表面麻醉,如预期操作过程较复杂或时间较长宜采用球后浸润麻醉。

2. 开睑器开睑。

3. 以有齿镊在穿刺点对侧角膜缘固定。在角膜缘内1mm的透明角膜,用15°角膜穿刺刀或尖刀作板层穿刺切口。以1ml空针(25G针头)自板层切口刺入前房,缓慢吸取0.2ml房水或化脓性物质。保留此标本做涂片细胞学检查或细菌培养。

4. 继续完成穿刺切口,外口的宽度1mm,内口宽度2mm。

5. 轻压后唇,将脓液或异常房水缓慢放出。以冲洗针头自切口注入生理盐水,同时轻压后唇,让水流出,直至冲洗干净。切口不必缝合,前房内保留生理盐水或消毒空气。

6. 前房内渗出膜较多时,可在上方角膜缘做3.0mm穿刺口,以注吸针吸取渗出膜,直至干净。切口不必缝合。

【术后处理】术眼涂抗生素眼药膏,并继续局部和全身药物的使用。注意观察前房形成及积脓吸收情况,如仍有积脓,必要时可再次行前房穿刺冲洗术。若24小时内需更换房水,可于表面麻醉后,在裂隙灯或手术显微镜下轻压穿刺口后唇即可。

【注意事项】

1. 吸取过程中勿使前房消失,如前房消失则待前房重新形成后,再进行后面操作。

2. 吸取时针头应位于虹膜表面,避免损伤晶状体。

3. 吸取物应包括脓液和异常房水,不应只取得脓液标本。

4. 经反复冲洗,前房脓液大多能冲洗干净。虹膜表面的渗出膜可以无齿镊夹出,但不必强求,避免损伤虹膜。

5. 穿刺口较大或房水流出过快,可能造成虹膜脱出或嵌顿于穿刺口。此时可轻轻按摩角膜使其退回或用虹膜恢复器使其复位,前房注入生理盐水或消毒空气使其形成,必要时以10-0线缝合穿刺口。

6. 前房积血多由于操作中误伤虹膜或经穿刺口流入。穿刺口应选择在透明角膜,减少出血。操作中避免暴力造成虹膜损伤。出血明显时可在前房内注入消毒空气泡止血。少量的积血多可自行吸收,不必处理。大量积血需做前房冲洗。

7. 发生虹膜前粘连多由于穿刺口较大,使虹膜嵌顿或在前房内操作时造成穿刺口处虹膜损伤以及后房压力高所致。结束操作时应注意使前房形成。

8. 角膜后弹力层撕脱多由于穿刺刀、针不够锐利,手术器械反复进出前房或进入的角度不正确所致。小的撕脱不必处理。操作不慎可导致晶状体的损伤,必要时行白内障手术或在玻璃体手术时一并处理。

二十四、玻璃体内标本取出及注药术

【适应证】由于血眼屏障的存在,全身或局部使用抗生素经血液或眼球壁渗透进入眼内,药物不能在玻璃体内形成有效浓度。将抗生素直接注射到玻璃体腔内可促进药物的扩散,使其达到较高的浓度,控制炎症,改善预后。当玻璃体出现炎性混浊,怀疑为眼内炎症,无论外伤性、眼部手术后或内源性感染时,均可以进行玻璃体穿刺获取标本同时进行注药。

【手术操作】

1. 采用表面麻醉或局部浸润麻醉。

2. 开睑器开睑。

3. 在颞上或颞下角膜缘后 2~5mm 做一放射状结膜切开,平行于角膜缘钝性分离,暴露穿刺点巩膜,电凝止血。

4. 有齿镊固定穿刺点对侧角膜缘,用 2ml 注射器(21G 针头)经睫状体平坦部做玻璃体穿刺。穿刺点位于角膜缘后 3.5~4mm,针头先在巩膜内平行于角膜缘方向潜行 0.5~1mm,随后垂直刺向玻璃体中央,进针深度 10mm。

5. 针头斜面向前抽吸出玻璃体 0.1~0.2ml,有时玻璃体黏稠不易吸出,可只取房水。取出标本可立即涂片或保存在针管内,针头插入橡皮塞内密封送检;若作厌氧菌培养,实验室工作人员需携带容器进入手术室直接取走标本。

6. 将配制好的药物更换为 TB 针头,刺入玻璃体腔内球心部,针头斜面勿朝向视网膜,缓慢推入药物,以无菌棉签压住穿刺口。结膜切口不必处理或热凝闭合。

7. 常用玻璃体注药方案

(1) 怀疑为细菌性眼内炎时:方案:①外伤性眼内炎首次注药常规选择:庆大霉素 0.1mg,头孢唑林钠 2.5mg,地塞米松 200μg;②人工晶状体植入术后迟发眼内炎:万古霉素 1mg 及地塞米松 400μg;③首次注药炎症控制不理想,选择联合用药:妥布霉素 200μg 及万古霉素 1mg 或头孢唑林或Ⅵ 1mg 及地塞米松 400μg。若已明确感染菌群,则根据细菌培养结果选择敏感抗生素。对于晚期眼内炎,只为保留眼球时,敏感的抗生素妥布霉素或庆大霉素可应用至 400μg。

(2) 疑为真菌性眼内炎时:方案:①两性霉素 B 5μg;②那他霉素 25μg。

(3) 可酌情考虑抗生素及激素的联合应用。

(4) 玻璃体内注射药物的配制:玻璃体内注射应严格控制药物的剂量,避免不必要的损伤。由于玻璃体内注射的药物量很少,一般需要将药物稀释若干倍后才能使用,所以在配制过程要注意药物含量的准确度。要特别注意从原液中吸取的药物量是否准确;药物稀释后的浓度是否均匀;最终保留剂量是否准确。

1) 以玻璃体内注射妥布霉素 200μg 和地塞米松 400μg 为例进行配制说明。妥布霉素的剂量为 80mg (80 000U):2ml,地塞米松的剂量为 5mg:1ml。

方法 1:以 1ml 注射器吸取妥布霉素 0.1ml,再吸取注射用水稀释至 1ml(此时含妥布霉素 4000μg)。充分混匀后,弃去 0.9ml,注射器内保留 0.1ml(此时含妥布霉素 400μg)。再吸取注射用水稀释至 0.2ml,充分混匀后弃去 0.1ml,注射器内保留 0.1ml(此时含妥布霉素 200μg)。

方法 2:以 2ml 注射器吸取妥布霉素 0.2ml,再吸取注射用水稀释至 1ml(此时含妥布霉素 8000μg)。充分混匀后,弃去 0.75ml,注射器内保留 0.25ml,再吸取注射用水稀释至 1ml(此时含妥布霉素 2000μg)。再充分混匀后,弃去

0.9ml,注射器内保留 0.1ml(此时含妥布霉素 200μg)。

地塞米松吸取 0.08ml 即可(含地塞米松 400μg)。

2) 注意事项:

① 在较大容器内进行稀释易于药物的充分混合均匀。

② 大多数厂家生产的注射器针栓与针头间存在一空间,在配制药物时这一空间也会明显影响药物浓度。应在不排空这一空间气泡的情况下准确吸取药物和注射用水剂量。

③ 确保针头与注射器前部紧密结合,以免在吸取过程中有空气进入影响药物剂量。

④ 如在 1ml 注射器内混合药物,应使其中含有 0.1~0.2ml 气泡,并在上下倒转过程中使其分散为几个小气泡,因为上移过程中对药物搅动作用更强。

【术后处理】

1. 结膜下注射抗生素并涂抗生素眼药膏。

2. 术后继续眼部和全身药物的使用。

3. 严密观察炎症控制情况,注意眼压、玻璃体混浊和视网膜的情况。若炎症控制不理想,必要时二次注药或及时行玻璃体切除术。

【注意事项】

1. 对伴有眼前段感染的患者,同时做前房穿刺吸取前房水。前房穿刺冲洗应在玻璃体穿刺前进行。

2. 在玻璃体穿刺前可先散瞳,经瞳孔可以观察到进入玻璃体的穿刺针头,操作相对安全。但在大多数条件下,由于屈光间质的混浊不能观察到穿刺针头,则应严格掌握穿刺后进针的方向和长度。抽取玻璃体标本时,若抽吸不畅,不要强行抽吸或在玻璃体腔内搅动,避免损伤视网膜。经若干次吸取后,如针管内仍未获得玻璃体标本,则应退出注射器,将针头内的内容物作为标本进行处理。

3. 玻璃体内注药时药物的选择既要达到有效剂量,又不能造成视网膜毒性,而且此时尚不清楚所感染的病原微生物的种类。应常规选择抗菌谱广、视网膜毒性低的抗生素;或根据流行病学资料和临床经验进行选择。当发生混合感染,使用一种抗生素不能控制或病原菌耐药时应考虑联合用药,利用药物的协同作用提高疗效。

玻璃体内注药时首先选取氨基糖苷类抗生素,是因为其抗菌效果随着药物浓度的增加而增加,而且与万古霉素有协同作用。两者联合可同时针对革兰阳性和阴性菌。但氨基糖苷类抗生素可引起视网膜毒性反应,影响视功能。而第三代头孢菌素对革兰阴性菌有较强的作用,在革兰阴性菌的眼内炎中,97% 对氨基糖苷类抗生素敏感,100% 对第三代头孢菌素敏感。且其视网膜毒性低,在动物实验中眼内注射的剂量达到 10.0mg/0.1ml,也未出现视网膜毒性,在酸性和低氧环境中效果比氨基糖苷类抗生素强。故有建议用第三代头孢菌素代替氨基糖苷类抗生素,但两药在联合用药时可形成黄白色沉淀,即使分开注射器给药也会出现,但对视网膜未见有明确的影响。注意在玻璃体切割术后,玻璃体注射药物需减少 50% 或更低。

4. 糖皮质激素的使用,可以减轻病原微生物对眼部的损害,抑制炎性反应,但对终末视力可能没有改善作用。眼内炎玻璃体内使用时,剂量不超过地塞米松 400μg 为宜。真菌性眼内炎时合并使用糖皮质激素还有争议,一般会担心促进真菌的繁殖,使感染加重。但有研究表明其不会减低抗真菌药的药效;在使用有效抗真菌药物的条件下,糖皮质激素不会加重感染,并且可以减轻炎性反应,促进视功能的恢复。

5. 玻璃体内注射时不同的抗生素应选不同的注射器给药,避免出现结晶影响药效。推注时针头的斜面应朝向前方,缓慢推注,使药物均匀分布于眼内。避免眼压骤然波动和对视网膜的损害。眼内注射 1~2 次后,眼内炎仍不能控制或继续加重者,应尽快行玻璃体切割。

6. 眼内炎时结膜巩膜血管扩张充血,穿刺后容易出现穿刺出血。术毕时以无菌棉签压住穿刺口即可。

7. 玻璃体内注射时药物体积过大或推注时速度过快可造成眼压波动。眼内药物应配制成 0.1ml,不要超过 0.2ml,避免不必要的损伤。推注时,一手可轻轻按压眼球壁感觉眼压的变化。如眼压增高应立即停止注射,并行前房穿刺降低眼压。因推注时速度过快造成的眼压波动很快会平稳,不必特殊处理。

8. 视网膜小血管闭塞 主要由于氨基糖苷类抗生素引起视网膜毒性,出现色素上皮细胞和视网膜内层的损伤以及视网膜血管的变化。

眼科有关正常值

附表 1　眼部组织发生起源

神经外胚层	表皮外胚层	中胚层
视网膜	晶状体	角膜基质、内皮、前后弹力层
睫状体上皮	角膜上皮	血管
虹膜色素上皮	结膜上皮	巩膜
瞳孔括约肌及开大肌	睫毛	虹膜基质
视神经	泪腺	睫状肌
	睑板腺	眼外肌
		眶骨壁
		睑板

起自神经外胚层与中胚层两者：玻璃体、晶状体、晶状体悬韧带。

眼球

容积：6.5ml

重量：7g

前后径：24mm

水平径：23.5mm

垂直径：23mm

眼内轴长：22.12mm（角膜内面至视网膜内面）

赤道部周长：74.91mm（环绕前、后极方向的连线）

突出度：12~14mm，双眼差 <2mm

涡状静脉 4~6 条：上直肌内侧，赤道后 7mm

　　　　　　　　　上直肌外侧，赤道后 8mm

　　　　　　　　　下直肌内侧，赤道后 6mm

下直肌外侧,赤道后 5.5mm

总屈光力:58.64D

最大调节时屈光力:70.57D

角膜

水平径:11.5~12mm

垂直径:10.5~11mm

中央厚度:0.8mm(尸体)

0.58~0.64mm(活体,光学法测量)

周边厚度:1mm(尸体)

曲率半径:前面 7.84mm

后面 6.8mm

屈光力:43.05D

(其中前表面屈光力 +48.88D,后表面屈光力 −5.88D)

屈光指数:1.376

角膜缘宽:1~1.5mm

角膜缘至锯齿缘　鼻侧:7mm

颞侧:8mm

角膜缘至赤道:14.5mm

角膜缘至视盘　鼻侧:27mm

颞侧:32.5~33.5mm

上方:31mm

下方:31mm

角膜缘至涡状静脉:20.5~22.5mm

内皮细胞数:$(2899 \pm 410)/mm^2$(请对照近期的正常值)

巩膜

厚度　角膜缘至直肌附着处:0.6mm

直肌附着处:0.3mm

赤道:0.4~0.5mm

后极:1mm

后巩膜孔直径　外口:3~3.5mm

内口:1.5~2mm

前房

深度　中央:2.5~3.0mm

周边:≥2/3 角膜厚度

房水总量:0.25~0.3ml,前房 0.18ml,后房 0.06ml

比重:1.006

屈光指数:1.3336

pH 值:7.3~7.5

房角

Schlemm 管直径:0.28mm

Schwalba 线至 Schlemm 管:0.37mm

小梁宽:0.6~0.7mm

小梁周长:36mm

外集合管:20~30 条,直径 5~50μm

房水静脉　直径:0.01~0.1mm

　　　　　长:1~10mm

瞳孔

瞳距:男 60.9mm,女 58.3mm

直径:2 ~5mm(双眼差 <0.25mm)

新生儿:2~2.5mm

1 岁:4mm

2~10 岁:4~5mm

10~15 岁:4~4.5mm

30~50 岁:3 ~3.5mm

50~60 岁:2.5~3mm

60~80 岁:2~2.5mm

80~90 岁:1.5~2mm

睫状体

冠部　长:3 mm　厚:2 mm

平坦部长:4 mm

睫状突:70~80 条

睫状环宽度　颞侧:6.7mm

　　　　　　鼻侧:5.9mm

睫状突至晶状体赤道部间隙:0.5mm

脉络膜

厚度　前部:0.1mm

　　　后部:0.22mm

脉络膜上腔隙:10~35μm

晶状体

直径:9~10mm

厚度:4~5mm

曲率半径　前面:9~10mm

后面:5.5~6mm

屈光指数:1.44

屈光力:19.11D(静态)

调节时前后曲率半径:5.33mm;屈光力:约 30D

容积:0.2ml

悬韧带纤维直径:2~40μm

玻璃体

容积:4.6ml(占眼球容积 4/5)

屈光指数:1.337

视网膜

视盘直径:1.5mm

黄斑区直径:1~3mm,黄斑中心凹位于视盘颞侧缘 3mm,视盘中心水平线下方 0.8mm

中心凹无血管区直径:0.4~0.5mm

隆起/下陷:3D=1mm

杯盘比(C/D):正常≤0.3,异常 >0.6;双眼相差≤0.2

视网膜中央动脉直径:0.096~0.112mm,于球后 6.4~14(平均 9.34)mm 处入视神经

视网膜中央静脉直径:0.123~0.142mm

动脉:静脉 =2:3

视网膜中央动脉压力:

收缩压 8.0~10.0kPa(60~75mmHg)

舒张压 4.8~6.0kPa(36~45mmHg)

黄斑位置:下斜肌止端鼻侧缘内上 2.2mm

黄斑至赤道距离:18~22mm

附表 2　视神经的长度及直径

	长度（mm）	直径（mm）
球内段	0.7~1	1（筛板前） 3（筛板后）
眶内段	25~30	3
管内段	5~6	4
颅内段	10	4~7
全长	42~47	

眼睑

　　长度：27.88mm

　　宽度：7.54mm（36% 的人双侧不等）

　　内眦间距：33.29mm

　　外眦间距：88.98mm

　　睑缘宽：2mm

　　上睑缘至眉弓距离：20mm

　　上睑板中央部宽：6~9mm

　　下睑板中央部宽：5mm

　　睑缘至睑缘动脉弓距离：3mm

　　睫毛　上睑：100~150 根，长 8~12mm

　　　　　下睑：50~75 根，长 6~8mm

结膜

　　结膜囊深度（睑缘至穹隆深部）

　　　　　　　上方：20mm

　　　　　　　下方：10mm

　　　　　　　外侧：5mm

　　穹隆结膜至角膜缘：上方和下方 8~10mm，颞侧

14mm，鼻侧 7mm

　　泪阜：3mm × 5mm × 5（高）mm

泪器

　　泪点　　上泪点：位于内眦外 6mm

　　　　　　下泪点：位于内眦外 6.5mm

　　　　　　直径：0.2~0.3mm

泪小管　　长：垂直部 1.5~2mm

水平部 8 mm

直径：0.5mm（可扩张 3 倍）

泪囊　　　长：12mm（1/3 在内眦韧带上方）

宽：4~7mm

泪囊窝　　长：16.11mm

宽：7.68mm

鼻泪管　　长　骨内段：12.4mm

鼻内段：5.32mm

管径：4~4.6（儿童为 2mm）

下口：于下鼻甲前端之后 16mm

泪腺大小　　眶部：20mm×11mm×5mm（重 0.75g）

睑部：10mm×7mm×1mm（重 0.2g）

泪液分泌量：0.5~0.6ml/16h（睡眠时无分泌）

泪液 pH 值：7.2

比重：1.008

Schirmer 试验：15mm/5min

泪液薄膜破裂试验：≥10 秒

附表 3　六条眼外肌的起止点及解剖数值

	肌 长（mm）	角膜缘后（附着点，mm）	腱长（mm）	腱宽（mm）	神经支配
内直肌	40~40.8	5.5	3.7	10.3~12.3	Ⅲ下支
下直肌	40	6.5	5.5	9.8	Ⅲ下支
外直肌	40~40.6	6.9	8.8	9.2	Ⅵ
上直肌	40~41.8	7.7	5.8	10.8	Ⅲ上支
上斜肌	60	13~13.8（前端）	20~30	9.4~10.8	Ⅳ
下斜肌	36	10~12（前端）	1	9.4~9.6	Ⅲ下支

眼眶

容积：27.4~29.3ml

眶口垂直径：34.9~36.7mm

眶口水平径：38.5~39.8mm

深度：46.9~47.9mm

眶轴与视轴夹角：22.5°

眶内缘间距：20.8mm

眶外缘间距：95~98mm

眼眶与眼球容积比：4.5∶1

睫状神经节

前后径：2mm

垂直径：1mm

位于眶缘后：30~35mm；视神经孔前：10mm

附表 4 小儿视力发育表

年龄	视力	年龄	视力
2 个月	0.05	2 岁	0.3~0.4
6 个月	0.1	3 岁	0.5~0.7
1 岁	0.2	4~5 岁	1.0

视力

视力 =1/ 视角（分）

附表 5 视力的小数记录法与 5 分记录法换算

小数法	5 分法	小数法	5 分法
0	0	0.1	4.0
光感	1	0.2	4.3
手动	2	0.3	4.5
眼前指数	2.2	0.4	4.6
15cm 指数	2.5	0.5	4.7
30cm 指数	2.8	0.6	4.8
50cm 指数(0.01)	3.0	0.7	4.85
1m 指数(0.02)	3.3	0.8	4.9
0.03	3.5	0.9	4.95
0.04	3.6	1.0	5.0

小数法	5分法	小数法	5分法
0.05	3.7	1.2	5.1
0.06	3.8	1.5	5.2
0.08	3.9		

附表6　各种视力记录对照表

小数制	5分制	分数制		
		5m	6m	20尺
0.1	4.0	5/50	6/60	20/200
0.2	4.3	5/25	6/30	20/100
0.3	4.5	5/16	6/20	20/60
0.4	4.6	5/13	6/15	20/50
0.5	4.7	5/10	6/12	20/40
0.6	4.8	5/8	6/10	20/30
0.7	4.85	—	—	—
0.8	4.9	5/6	6/7.5	20/25
0.9	4.95	—	—	—
1.0	5.0	5/5	6/6	20/20
1.2	5.1	5/4	6/5	20/16
1.5	5.2	5/3	6/4	20/12

低视力和盲的分级标准（WHO,1973）

附表7　低视力和盲的分级标准

	级别	最佳矫正视力 最低视力≥	最佳视力<
低视力	1	0.1	0.3
	2	0.05（3m指数）	0.1
盲	3	0.02（1m指数）	0.05
	4	光感	0.02
	5	0	0（无光感）

注：如中心视力正常而视野小，则以注视点为中心，视野半径
5°~10°为3级，<5°为4级

491

附表 8　眼的最大调节力和近点距离

年龄（岁）	10	15	20	25	30	35	40
调节力（D）	14	12	10	8.5	7	5.5	4.5
近点距离（cm）	7.1	8.3	10	11.8	14.3	18.2	28.5
年龄（岁）	45	50	55	60	65	70	75
调节力（D）	3.5	2.5	1.5	1.0	0.75	0.25	0
近点距离（cm）	32.2	40	66.7	100	133	400	∞

视野

视野范围：用 3/330cm 视标检查，白色视野颞侧 90°，侧鼻 60°，上方 55°，下方 70°，蓝色、红色、绿色依次递减 10°。

生理盲点：垂直径 7.5°±2°

　　　　　横径 5.5°±2°

　　　　　中心居注视点外 15.5°

　　　　　水平线下 1.5°

附表 9　隐斜及融合力正常参考值（单位为△）

		5m	33cm
隐斜	内	3	3
	外	3	8
	左、右上	<1	<1
融合力	内	16~24	24~30
	外	4~8	6~12
	上	3~4	3~4
	下	3~4	3~4

附表 10　眼压及激发试验正常参考值

项目	正常值 kPa (mmHg)	病理值 kPa (mmHg)	
眼压 Schiötz 眼压计	1.33~2.793 (10~21)	>3.199 (24)	
Goldmann 眼压计	0.984~2.527 (7.4~19)	>2.926 (22)	
非接触眼压计 (NCT)	1.33~2.399 (10~18)	>2.799 (21)	
双眼眼压差	≤0.665 (5)	>0.665 (5)	
眼压昼夜差	≤0.665 (5)		
Schiötz 眼压计	≤0.665 (5)	≥1.064 (8)	顶压≥3.332 (25)
Goldmann 眼压计	<0.665 (5)	>0.665 (5)	
饮水试验 (双眼前后相差)	≤0.798 (6)	≥1.064 (8)	顶压≥3.999 (30)
暗卧试验	<0.798 (6)	≥1.064 (8)	顶压≥3.999 (30)